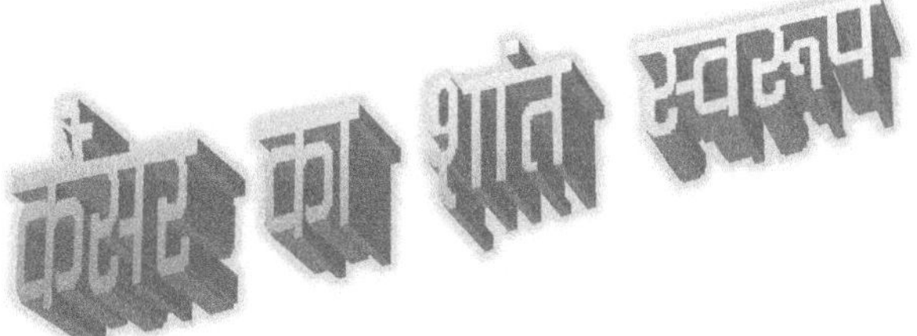

मनु कोठारी
लोपा मेहता

भाषांतर : यदुनाथ मुखर्जी

मूल पुस्तक	:	The Other Face of Cancer
सर्वाधिकार	:	कोठारी एवं मेहता
प्रथम संस्करण	:	2014
प्रकाशक	:	मनु कोठारी एवं लोपा मेहता
आवरण	:	ए. पी. शर्मा

दिवंगत

दीपक एल. कोठारी
एम. डी. (1947 – 1977)
अर्थोपेडिक सर्जन
मुम्बई व न्यू जर्सी

एवं

लॉरेन्स इ. सैवेज
एम. डी. (1929 – 1978)

की स्मृति में
उत्सर्गित

भूमिका

कैंसर का शान्त स्वरूप हिन्दी वाचकों के लिए उपलब्ध कराने का श्रेय श्री यदुनाथ मुखर्जी को जाता है। आपने कई वर्षों तक हमारी मूल अँग्रेज़ी किताबों The Nature of Cancer, Cancer: Myths and Realities of Cause and Cure एवं The Other Face of Cancer का अध्ययन किया है। कैन्सर को पूरी तरह समझने के लिए भगीरथ विचार विमर्श किया। कैन्सर की प्रकृति के ज्ञान को आत्मसात करके अब आप आम आदमी और कैन्सर के मरीज़ को सुखदायक मार्गदर्शन खुद कर रहे हैं। परिणाम यह हुआ है कि यह हिन्दी पुस्तक सिर्फ़ तर्जुमा नहीं रह गयी है परंतु उसमें आपकी गहन समझ का सिंचन भी हुआ है।

एक बहुत अहम बात यह है कि यह किताब सबके लिए कैन्सर की समझ प्राप्त करने के उद्देश्य से लिखी गई है। हमारा हमेशा यही आग्रह रहा है कि मूल अँग्रेज़ी का भाषांतर जब अन्य भाषा में हो तो वह कोई डॉक्टर या कैन्सर विशेषज्ञ की वजाय कोई भी शिक्षित व्यक्ति करे जिससे सबमें यह विश्वास पैदा हो जाय कि कैन्सर की हमारी समझ आसानीपूर्वक ग्राह्य है। गुजराती, बंगला, तमिल, उर्दू, जर्मन और डच भाषाओं के तर्जुमे की तरह यह हिन्दी भाषान्तर भी एक आम आदमी से हुआ है। हमें भरोसा है कि इसकी सरल भाषा में दी गई समझ सबके दिमाग़ से दिल तक आसानी से उतर जाएगी।

श्री अभिजित मुखर्जी हमारे सुहृद हैं। हमारे हर काम में निःस्वार्थ मदद करते आए हैं। इस किताब में उनका योगदान अमूल्य रहा है।

मनु कोठारी
लोपा मेहता
सितंबर 2013

कैंसर के शांत स्वरूप के बारे में टिप्पणियाँ

उर्जा, परमाणु जेनेरेटर, फास्ट ब्रीडर, परमाणु कचड़ा भंडारण जैसे मामलों में जिस तरह जागरूक वोटरों का नियंत्रण अत्यन्त आवश्यक है, ठीक उसी तरह कैंसर अनुसंधान और चिकित्सा सुविधाओं से संबंधित मौलिक नीतियाँ भी आम जनता की निगरानी के तहत बननी चाहिए।

मुझे लगता है यह ऐसी पहली पुस्तक है जिसे पढ़ कर आम आदमी विशेषज्ञों द्वारा इस्तेमाल होने की बजाए उनके परामर्श को इस्तेमाल करने लायक बन जाएगा।

इवन इलीच
(विशिष्ट नृविज्ञानी)

स्वास्थ्य की राजनीति में यह पुस्तक एक क्रांतिकारी हस्तक्षेप है। समकालीन चिकित्सा व्यवस्था से शसमान लाभ-प्राप्ति एक ऐसा विषय है जिससे अब लोग परिचित हो रहे हैं। लेकिन इस पुस्तक में हम उस विषय को वहाँ तक फैला हुआ पाते हैं जिसे उच्चकोटि की तकनीक के समर्थकों और खैराती कोश के रखवालों ने अब तक बेहद चौकसी के साथ अपने नियंत्रण में रखा था- यानी, कैंसर। कैंसर चिकित्सा प्रबंधन स्वास्थ्य सेवा में व्यावसायिक मनोवृत्ति का एक उत्कृष्ट उदाहरण है जो कि हर एक रोग के पीछे एक निश्चित कारण को चिन्हित करने और मोटरगाड़ी की तरह मानव शरीर का यांत्रिक उपचार करने के सिद्धांत पर आधारित है। अपने पेशे में निहित साक्ष्यों के आधार पर कोठारी और मेहता ने उनके अकृत्रिम कैंसर सिद्धांत में जिस चुनौती को रखा है, विश्व भर के कैंसर उद्योगों के लिए उसे अनदेखी कर पाना आसान नहीं होगा। उन्होंने यह उम्मीद भी जगायी है कि पश्चिमी स्वास्थ्य सेवा की अतिवादी आलोचकों ने पेशेवर वर्चस्व की परम्परा से परे हटने के लिए जिस आत्मत्याग को प्रोत्साहित किया था, उसके बारे में अब तक मौजूद आतंक का संभवतः कोई ठास आधार नहीं है।

एलैक्स स्कॉट सैमुयल
(सामुदायिक चिकित्सक, लीवरपुल, इंग्लैंड)

विनम्र निवेदन

यह कैंसर के सच को समझने की अनमोल कुंजी है- कहकर हमारे परम मित्र **श्री गौतमदेव गुप्ता** ने जिस दिन मुझे इस पुस्तक का मूल अँग्रेजी संस्करण (The Other Face of Cancer) पढ़ने को दिया था, उस दिन भी उनकी हालत ठीक नहीं थी। कोलन कैंसर के लिए पहली बार रेडियोथेरापी करवाने के बाद से ही उनकी हालत दिन-ब-दिन बिगड़ती जा रही थी। भयानक दर्द के मारे उन दिनों वे काफी परेशान रहा करते थे। उसी दौर में ही उन्हें वह पुस्तक हाथ लगी और उसके लेखक **डॉ० कोठारी** से उनकी भेंट हुई। उस पुस्तक को बार-बार पढ़ने और **डॉ० कोठारी** से मिलने के बाद वे बेहद प्रभावित हुए। उन्होंने पुस्तक की बीस प्रतियाँ मँगवा कर मुझे सुपुर्द करते हुए कहा कि खास मित्रों के साथ मुझे इसको लेकर चर्चा जारी रखनी चाहिए। उन्हें बेहद अफ़सोस था कि यह पुस्तक उन्हें पहले क्यों नहीं मिली। उनकी दिली तमन्ना थी कि प्रमुख भारतीय भाषाओं में यह पुस्तक उपलब्ध हो।

रेडियोथेरापी उपचार के बाद से लगातार अस्वस्थ रहना उनकी नियति बन चुकी थी। हट्टे-कट्टे मेरे मित्र अंत में एक हड्डीसार ढ़ाँचा बन कर रह गये थे। असहनीय कष्ट में हमेशा उन्हें तड़पता देखकर उनके परिवार के तमाम सदस्य काफ़ी दुःखी थे। उनके दुःख में शामिल होने के अलावा मैं कर ही क्या सकता था? उस दुःख की घड़ी में हमलोग एक स्वर से एक ही बात कहा करते थे कि लम्बे तीस वर्षों से मलद्धार में कभी-कभी दर्द से परेशान रहना और महज पेन किलर लेकर बेहद सक्रिय जीवन बिताना तो उनका जीवन-वृत्त रहा है। आखिर रेडियोथेरापी के बाद बेहद जीवट और मस्त वह आदमी एकदम से पस्त क्यों हो गया? इस प्रश्न का एकदम सटीक जबाब इस पुस्तक को पढ़ने के बाद ही हमें समझ में आया। मुझे उम्मीद है, आप भी समझेंगे।

चंद महीनों तक इसी दशा में रहते हुए उनका देहांत हो गया। लेकिन उनकी कही हुई बातों ने हमारे अंदर कैंसर और उसकी चिकित्सा के बारे में समझने के आग्रह को मरने नहीं दिया। उनके चले जाने के बाद उनके दोनों नौज़वान बेटों और हम कुछ मित्रों ने यह तय किया कि आम लोगों को कैंसर के सच के बारे में सूचित करने के लिए एक वेबसाइट बनानी चाहिए। इस साइट (www.cancerfundamentaltruth.com) को बनाने और अपडेट करते रहने की जिम्मेदारी मित्र **अभिजित मुखर्जी** ने संभाल ली। मुझे इस पुस्तक का हिन्दी में अनुवाद करने की जिम्मेदारी देते हुए **डॉ० कोठारी** ने कहा कि कोशिश करने से मैं अवश्य यह काम कर लूँगा। मित्रगण मेरा हौसला हमेशा बढ़ाते रहे और मैं गिरते-पड़ते इस काम में लगा रहा। दिल्ली के साहिनगंज निवासी मेरे अज़ीज़ नौज़वान

मित्र **मो० अहसान सिद्दीकी** ने मेरे द्वारा किए गए अनुवाद में मौजूद व्याकरणिक तमाम गड़बड़ियों को सुधारने में दिलोंज़ान से लगे रहे। सच तो यही है कि उनके अथक प्रयास और लगन के कारण ही यह काम संपन्न हो सका। पुस्तक का अंतिम अध्याय पूरा करने में बंगाल के हुगली निवासी नौज़वान मित्र **ए० पी० शर्माजी** ने काफ़ी सहयोग दिया। इस पुस्तक का बांगला संस्करण उपलब्ध होने से भी मुझे मूल पुस्तक को समझने में बहुत मदद मिली।

इस पुस्तक को आधार बनाकर आपस में लगातार बहस करते रहने के उपरांत हममें यह विश्वास पैदा हो गया है कि कैंसर और उसकी चिकित्सा के बारे में मौजूद तमाम प्रपंचों और झूठे आश्वासनों को हम आसानी से खंडन कर सकते हैं। बुद्धिजीवियों, चिकित्सकों और कई कैंसर विशेषज्ञों के साथ बहस करने के दौरान हमने यही पाया है कि अनगिनत महत्वपूर्ण तथ्यसूत्रों के सहारे इस पुस्तक में कैंसर और उसकी चिकित्सा के बारे में जिन सच्चाईयों को उजागर किया गया है उन्हें नकारा जाना संभव नहीं है। इस पुस्तक को पढ़ने के उपरांत आप भी यही महसूस करेंगे इसमें सन्देह नहीं है।

एक बात और.......यकीन मानिए कि आम तौर पर चिकित्सा विज्ञान और खास कर कैंसर के बारे में बिल्कुल अनजान मुझ जैसे लोगों ने ही (सिर्फ़ बंगला छोड़कर) अन्य कई भाषाओं (तमिल, गुजराती, उर्दू) में इस पुस्तक का अनुवाद करने की जिम्मेदारी निभाई है। इस पुस्तक के बारे में टिप्पणी करते हुए विशिष्ट मानवशास्त्री **इवन इलीच** ने सटीक ही कहा है - इस पुस्तक को पढ़ने के बाद एक मामूली आदमी भी कैंसर विशेषज्ञ से प्राप्त सलाह को जाँच-परख कर उसपर अमल करने अथवा नहीं करने के लायक बन सकता है।

प्रवीण चिकित्सक, विशिष्ट गवेषक और अत्यंत सम्मानीय अध्यापक **डॉ० मनु कोठारी** और **डॉ० लोपा मेहता** ने हम जैसे लोगों में कैंसर और उसकी चिकित्सा के बारे में आमलोगों को सचेत करते रहने की हिम्मत और प्रेरणा का संचार किया है। इस पुस्तक के पाठक यह महसूस करेंगे कि कैंसर की असली सूरत वैसी नहीं है जैसी हमें बताकर आतंकित किया जाता है। कैंसर का शांत स्वरूप से परिचित होकर आप भयमुक्त हों यही मेरी कामना है।

यदुनाथ मुखर्जी
सितंबर 2013

क्रम

1.	भूमिका	IV
2.	टिप्पणियाँ	V
3.	विनम्र निवेदन	VI
4.	प्रस्तावना	1
5.	कैंसर की कल्पकथाएँ	30
6.	कैंसरः एक जैविक परिघटना	37
7.	कैंसरः एक मानवीय समस्या	49
8.	कारण से परे और अप्रतिरोध्य	60
9.	न तो निदानयोग्य, न ही पर्याप्त पहले पकड़ा जाने वाला	69
10.	रोगमुक्ति असंभव होने पर भी पर्याप्त मात्रा में प्रशमनयोग्य	81
11.	कैंसर चिकित्सा से बचें	100
12.	कैंसर संबंधी पूर्वानुमान	111
13.	प्रतिरक्षण की मरीचिका	122
14.	कैंसर शोधयोग्य नहीं है	128
15.	कैंसरः एक संदर्भ	138
16.	सार संकलन	169
17.	कैंसर संयोजन 2001	180
18.	कैंसर का सचः संयोजन 2009	209
19.	संयोजनः 2014 - मक्खीमारों की गुस्ताखी प्रदर्शन यथावत कायम है।	274
20.	तथ्यसूत्रों (References)	287

सन् १९७९ में इस पुस्तक की पाँडुलिपि ब्रिटेन, जर्मनी और हॉलैण्ड में भेजने के बाद की दो घटनाओं के बारे में पाठकों को सूचित करना जरूरी जान पड़ता है।

१) लंदन स्थित प्रकाशक (Marion Boyars) के तरफ़ से पुस्तक के लेखक मनु कोठारी को प्रकाशक ने कहा 'मनु भाई, मुझे पता है आप बहुत मजाकिया किस्म के आदमी हो। लेकिन इस पाँडुलिपि का दसवाँ अध्याय तो समझ के परे है। 'कैंसर शोधयोग्य नहीं है' - यह कैसे स्वीकारा जा सकता है? मनु भाई ने तपाक से कहा - आप एक काम क्यों नहीं करते? आपके वहाँ के दस प्रमुख कैंसर विशेषज्ञों को यह अध्याय भेजकर आप उनकी राय क्यों नहीं ले लेते? अगर वे इस पर कोई बदलाव की आवश्यकता महसूस करते हैं, तो हम अवश्य उस अध्याय को बदल देंगें। हालाँकि कोई सुझाव नहीं आने के कारण बदलाव की आवश्यकता नहीं पड़ी।

२) जर्मन स्थित प्रकाशक (Rowohit, Hamburg) ने पाँडुलिपि पढ़कर इस पुस्तक का शीर्षक बदलकर 'क्या कैंसर कोई रोग भी है?' रख दिया।

प्रस्तावना

1973 में हमने 932 पृष्ठों पर आधारित 'दि नेचर आफ कैंसर' नामक पुस्तक प्रकाशित की थी। जिसके 23 अध्याय में छोटी-बड़ी पचपन सारणियों के साथ एक सौ बत्तीस रेखाचित्रों एवं छः हजार से ज्यादा हवाले शामिल थे। ईसा पूर्व से लेकर 1973 के शुरूआती महीनों तक कैंसर परिदृश्यों को समेटे होने के कारण यह कैंसर विश्वकोश जैसी हैसियत रखती है।

इसे प्रकाशित करने के पीछे उद्देश्य था कि कैंसर के बारे में सही नजरिया पेश किया जाय। अति सतर्कता और तटस्थता के साथ कैंसर के बारे में सघन अनुसंधान के पश्चात् इसमें दो बातें ठोस रूप से उभर कर आई हैं—पहली यह कि कैंसर कोई चिकित्सकीय समस्या नहीं है, जिसे नोबल पुरस्कार पाने वाले वैज्ञानिक बहस के उपरांत, विश्लेषण के बाद इसका समाधान ढूँढ निकालेंगे ही। बल्कि कसर एक जैविक सत्ता है जिससे पेड़-पौधे, कीड़े-मकोड़े, जानवर और हम मानव, कोई भी अछूते नहीं हैं। दूसरा यह कि कैंसर के बारे में सच्ची और प्रामाणिक समझ हासिल करना एक लोकतांत्रिक कार्य जैसा है—चाहे वह आम आदमी हो या विद्वान-कोई भी इस पर एक ठोस समझ हासिल कर सकता है। कैंसर विशेषज्ञों एवं चिकित्सकों की भूमिका यह होनी चाहिए कि वह कैंसर के शिकार लोगों के कष्ट कम करने में मदद पहुँचाए।

कैंसर की ठोस विशेषताएँ यह हैं कि वह कारणविहीन, निदान व रोकथाम से परे और कई वर्षों तक चुपके से शरीर में जड़ें जमाने वाली एक बीमारी है। इसकी विशेषता यह भी है कि उत्पत्ति के कई वर्षों बाद तक यह रोगी को अपनी उपस्थिति के बारे में भनक तक नहीं लगने देता। चिकित्सक भी उसकी मौजूदगी के बारे में अक्सर देर से ही जान पाते हैं। यह बीमारी मौत का कारण बन भी सकती है और नहीं भी। दुनिया का कोई भी देश इससे अछूता नहीं है। वह राजा-रंक, गरीब-अमीर, काले-गोरे, चिकित्सक-गैर चिकित्सक, बच्चे-बूढ़े, औरत-मर्द किसी में कोई भेद नहीं करती। लगभग सभी मानव समुदाय पर एक समान प्रभाव डालती है। औसतन हर पाँच में से एक व्यक्ति इस बीमारी का शिकार हो सकता है।

चाहे कोई भी किस्म का कैंसर हो, उसकी उत्पत्ति ब्रह्माण्ड की कोख में होती है। काल के आधार पर देखें तो अतीत, वर्तमान और भविष्य का हर एक कैंसर मानो एक ही डोर से बंधा है और

निरपवाद रूप से अद्वितीय है। हर एक कैंसर अपनी निजी विशेषता के लिहाज से अभूतपूर्व, अतुलनीय, अपुनरावर्त्य है। अपने आप पैदा होने के कारण और तयशुदा चारित्रिक विशिष्टता के चलते, कैंसर पर शोध हो ही नहीं सकता। वह शोध से परे है क्योंकि हर एक कैंसर एक दूसरे से सम्पूर्ण भिन्न है। कड़वा सच तो यह है कि हम जिस अनुसंधान कार्य में जुटे हुए हैं, उसके केन्द्र में और चाहे जो कुछ भी हो कैंसर नहीं है, न कभी था और न आगे होगा।

मशहूर विद्वान इवान इलीच के सुझाव के मद्देनजर, हम लोगों ने 'दि नेचर आफ कैंसर' के मूल तत्व को छोड़े बिना संक्षिप्त रूप दिया है। इस सारगर्भित संक्षिप्त संस्करण–'कैंसर : मिथ्स एण्ड रियलिटीज आफ कॉज एण्ड क्योर', को 1979 में इंग्लिश[334], जर्मन[335] और डच[336] में, 1988 में गुजराती में छापा जा चुका है। इंग्लिश संस्करण एक ही साथ अमेरिका और ब्रिटेन में छापा गया। जर्मन संस्करण 1984 में दोबारा प्रकाशित किया गया। कैंसर वास्तविकता के बारे में हम लोगों ने 1973 में जो कुछ भी कहा था, उसके बाद बीस वर्ष गुजर चुके हैं। इस अवधि में शक्तिशाली कैंसर जगत के विशेषज्ञों एवं अनुसंधानकर्त्ताओं द्वारा किए गये ढेर सारे 'कामयाबी' के दावे के कारण यह समीक्षात्मक विवरण पाठ्का तक पहुँचाने के लिए हमें बाध्य होना पड़ रहा है। इन 'कामयाबी' के कारण क्या कैंसर संबंधी हमारी सोच में तनिक भी फेरबदल करने की आवश्यकता है? हमें यकीन है कि यह प्रस्तावना पाठ्कों को यह समझने में मददगार अवश्य साबित होगी।

हालाँकि मूल पुस्तक और उसका संक्षिप्त संस्करण दोनों को ही दुनिया भर में इज्जत व लोकप्रियता मिली है, लेकिन कैंसर चिकित्सा संस्थानों ने एक सोची-समझी साजिश के तहत कैंसर वास्तविकता संबंधी हमारी धारणाओं की पूरी तरह अनदेखी करने की ठान ली है। लकीर के फकीर बने रहने के आदी इन संस्थानों के मठाधीश कैंसर अनुसंधान के क्षेत्र में या कैंसर चिकित्सा के व्यावहारिक ज्ञान के क्षेत्र में कोई सफलता दर्ज तो नहीं कर सके फिर भी उन्हें पहले की अपेक्षा और अधिक आर्थिक अनुदान पाने अथवा धन ज़ुटाने में कोई तकलीफ नहीं हो रही है। सच तो यह है कि ज्यों-ज्यों उनको असफलता उजागर होती गई, कैंसर पुस्तकों, शोध-निबंधों और सेमिनारों की झड़ी सी लग गई।

कैंसर का शांत स्वरूप

मुंबई के बड़े ताम-झाम वाले टाटा मेमोरियल सेन्टर को कौन नहीं जानता! सन् 1968 में टाटा मेमोरियल अस्पताल और टाटा कैंसर रिसर्च सेन्टर का वार्षिक बजट कुल पचास लाख रुपए था। यह बजट 1989 में 18 करोड़ और 1991 में 26 करोड़ 42 लाख पहुँच गया। बजट राशि में ज्यों-ज्यों इजाफा होता गया, इस अस्पताल की लम्बाई-चौड़ाई भी बढ़ती गयी। इसका क्षेत्रफल 1968 में जहाँ 18 हजार 610 वर्ग मीटर था वहीं 1989 में यह बढ़कर 36 हजार 591 वग मीटर और 1991 में 53 हजार 887 वर्गमीटर तक पहुँच गया। टाटा मेमोरियल सेन्टर ने 1991 में अपने स्वर्ण जयंती समारोह के अवसर पर एक स्मारिका छापी थी, जिसमें उसने खुद को कैंसर अनुसंधान, चिकित्सा और उसके बारे में जागरूकता फैलाने के क्षेत्र में अग्रणी होने का दावा किया था। इस स्मारिका के शुरू में उसने कहा था कि हमें और ज्यादा धन, और ज्यादा अनुदान, और ज्यादा सहायता की आवश्यकता है।

बजट राशि में लगातार इजाफा होते रहने के बावजूद इस अस्पताल का कैंसर अनुसंधान संस्थान कुष्ठरोग की एक वैक्सीन (प्रतिषेधक) विकसित करने में लगे रहने के लिए चर्चा में तो रहा, पर कैंसर उपचार के बारे में उसने कोई खास उपलब्धि हासिल की है, यह कभी सुनने/पढ़ने को नहीं मिला। 1993 में उनका बजट लक्ष्य 40 करोड़ रुपए था। हमें उम्मीद है कि आगे भी उनकी जो स्मारिका छपेगी उसमें भी वही पुराना राग अलापा जायेगा—हमें और ज्यादा धन चाहिए, और ज्यादा अनुदान चाहिए, और ज्यादा सहायता चाहिए। यही दस्तूर दुनिया भर के कैंसर संस्थानों का है।

मौजूदा समय तक कैंसर की बाइबिल का रुतबा रखने वाली पुस्तक ''कैंसरः प्रिंसिपल्स एण्ड प्रैक्टिस आफ आंकोलॉजी' को अमेरिकी कैसर जगत के तीन विशिष्ट विशेषज्ञों—डेवीटा, हैलमैन और रोजेन्बर्ग ने संपादित किया है। दो कॉलम वाले बड़े आकार के 2 हजार 747 पृष्ठीय इस ग्रंथ का चौथा संस्करण 1993 में छपा, जिसमें 211 लेखकों के लेख को शामिल किया गया था। 108 पन्नों की संकेत सूची के अलावा इसकी छपाई बेहद सघन थी। इस ग्रंथ की खास विशेषता एकदम शुरू में ही दिखाई पड़ती है। लम्बे अर्से से प्रचारित और 'वैज्ञानिक' रूप से स्वीकृत कैंसर संबंधी मान्यताओं को विद्वान संपादकों ने अपनी ''प्रस्तावना'' में ही नकार दिया है। यह मान्यताएँ हैंः (1) शुरूआती दौर में पकड़ना और इलाज करना, (2) कैंसर अनुसंधान में नाटकीय परिवर्तन होना, और

(3) ज्यादा से ज्यादा रोगी का ठीक होना और तकलीफों में लगातार कमी आना।

अमरीकी कैंसर संस्थान के ज्यादातर सम्मानित सदस्यों के मुँह से लम्बे चौड़े दावे क्यों निकलते रहते हैं इस पर दो दफे नोबल सम्मान से नवाजे गये अमरीकी विज्ञानी लिनस पॉलिंग ने स्पष्ट व्याख्या दी है। कैंसर चिकित्सा और शोध का मक्का कहे जाने वाले स्लोन केटरिंग इंस्टीट्यूट में तरह-तरह की गड़बड़ियों पर उसी संस्थान के जन-सम्पर्क विभाग के भूतपूर्व सहायक निदेशक रॉल्फ मॉस ने एक गंभीर पुस्तक लिखी थी। इसी इंस्टीट्यूट में ही हमारे भूतपूर्व राष्ट्रपति नीलम संजीव रेड्डी, मशहूर अभिनेत्री नर्गिस दत्त और ईरान के शाह इलाज के लिये गये थे। पॉलिंग ने राल्फ मॉस की पुस्तक पर टिप्पणी करते हुए लिखा था—''इस पुस्तक में जिन तथ्यों को उभारा गया है उससे साफ जाहिर होता है कि कैंसर चिकित्सा के नाम पर अमरीकी जनता के साथ सरकार, कैंसर संस्थान और कैंसर चिकित्सक किस तरह विश्वासघात करते आ रहे हैं। यह हर एक को अच्छी तरह समझ लेना जरूरी है कि 'कैंसर के खिलाफ जंग' दरअसल एक विशुद्ध धोखाधड़ी के अलावा और कुछ भी नहीं है। साथ ही यह भी जान लेना बेहद जरूरी है कि नेशनल कैंसर इंस्टीट्यूट और अमरीकन कैंसर सोसाइटी उन्हीं लोगों के साथ दगा करती आ रही है जो इन लोगों की सहायता करते रहे हैं।''

हालाँकि दगा या विश्वासघात जैसे शब्दों में काफी कटुता झलकती है। इसे योजनाबद्ध दगाबाजी कहने के बजाए कैंसर वास्तविकता के बारे में पाली गई अज्ञानता कहना ज्यादा उचित होगा। 2-8 अप्रैल (1989) अंक के 'इलस्ट्रेटेड वीकली आफ इंडिया' ने एक कवर स्टोरी छापी थी जिसका शीर्षक था—'हाउ इंडियन डाक्टर्स आर नाउ सक्सेसफुली बीटिंग द बिग सी।' यानी, इन दिनों भारतीय चिकित्सकगण कैसे सफलतापूर्वक कैंसर को खदेड़ पा रहे हैं। हालाँकि वह लेख मुख्यतः टाटा मेमोरियल अस्पताल पर केन्द्रित था, फिर भी भारत भर में विभिन्न कैंसर चिकित्सा और शोध केन्द्र द्वारा प्राप्त सफलताओं के बारे में उसमें चर्चा की गई थी। उसके इस महत्वपूर्ण दावे की प्रामाणिकता को हम परखें जिसमें कहा गया था कि रेडियोथेरापी बहुत प्रभावशाली साबित हो रही है। अमरीकी विज्ञान पत्रिका 'नेचर' के अक्तूबर 1989 अंक में लिखा

था कि रेडियोथेरापी खुद ही भयानक किस्म के दिल की बीमारी और अन्य तरह के कैंसर को बढ़ावा देती है।

जनवरी 1991 में 'टाइम' ने स्तन कैंसर पर एक विशेष लेख प्रकाशित किया जिसमें कहा गया था कि स्तन कैंसर एक उलझन भरी पहेली है, जिसने बेट्टी फोर्ड और नैन्सी रीगन जैसी विशिष्ट महिलाओं को भी धर दबोचा था, जो कि अमरीका के दो ताकतवर राष्ट्रपतियों की पत्नियाँ थीं। इस लेख में कहा गया था कि रेडियोथेरापी और केमोथेरापी सहित अन्य पद्धतियों के सहारे स्तन कैंसर चिकित्सा कर पाना संभव हो रहा है। लेकिन उसी महीने में 'जर्नल आफ क्लिनिकल आंकोलॉजी' के एक लेख और सम्पादकीय में विलाप भरे स्वर में कैंसर चिकित्सकों को कोसा गया था कि वे अपने सगे-संबंधियों एवं परिचितों की कैंसर चिकित्सा करने के दौरान जिस कदर वैज्ञानिक व तर्कसंगत रूख अपनाते हैं, वैसा अन्य रोगियों के मामले में नहीं अपनाते हैं। आम रोगियों पर सर्जरी, रेडियोथेरापी, या केमोथेरापी प्रयोग करते वक्त वे काफी हद तक सनकी व विवेकहीन हो जाते हैं। चिकित्सा की दुनिया में इस प्रकार की क्रूरता और दोगलापन कोई नई बात नहीं है।

लेकिन कैंसर के बारे में भ्रांतियों के काले बादलों के बीच उजाले की एक रेखा तब नजर आई जब इंग्लैंड स्थित अति सम्मानित संस्था 'दि इम्पीरियल कैंसर रिसर्च फंड' ने धन संग्रह करने के लिए 'दि प्रैक्टीशनर' (फरवरी 1979) में एक अपील जारी की और कहा ''यह याद रखा जाना चाहिए कि ज्यादातर लोग तमाम किस्म के कैंसर से अछूते रह कर स्वाभाविक जीवन गुजार सकते हैं।'' कैंसर के बारे में प्रचारित तमाम धारणाओं से घबराये लोगों को इस तरह के बयान से राहत मिल सकती है।

ऊपर कही गई बातों की अहमियत अच्छी तरह समझने के लिए एक अन्य बयान पर गौर करते हैं। इंग्लैंड के विशिष्ट मनोचिकित्सक व अध्यापक आईसेंक ने दिसम्बर 1980 में उग्र सुधारवादी रुख अपनाते हुए प्रचलित इस धारणा को सिरे से नकारा था कि धूम्रपान के कारण कैंसर व दिल की बीमारी होती है। उनके मुताबिक प्रचलित इस धारणा को कुरेदने से उसमें अनगिनत विसंगतियों के साथ बे-सिर पैर के तर्क और अप्रामाणिक निर्णय थोपने का प्रयास नजर आता है। धूमपान से कितना ही नुकसान क्यों न होता हो पर इससे फेफड़ों का कैंसर या दिल की बीमारियाँ होती हैं, इसका कोई भी ठोस प्रमाण नहीं मिला है। अब समय आ

गया है कि हम कैंसर के बारे में गलत धारणाओं को नजरअंदाज कर दें।

कैंसर पीड़ित हमारे निकटजन

1975 के मध्य में 'इलस्ट्रेटेड वीकली' के तत्कालीन सम्पादक मशहूर पत्रकार और लेखक खुशवंत सिंह ने हम लोगों की धारणाओं को आधार बना कर एक कवर स्टोरी छापी थी। जिसे पढ़ कर गुजरात के एक प्रतिष्ठित लेखक व सम्पादक ने हम लोगों से मुलाकात की। बातों बातों में उन्होंने यह प्रश्न दागा कि क्या, हमें या हमारे किसी रिश्तेदार को कैंसर होने पर भी हम इन्हीं धारणाओं पर अड़े रहेंगे?

किस्मत की बात है कि इस वार्तालाप के चंद महीने के अंदर ही हमारे सामने वह परीक्षा की घड़ी आ ही गई। मनु कोठरी के पिता आँखों के परीक्षण के लिए के.ई.एम. अस्पताल में आये। उस समय उनकी उम्र 70 वर्ष थी। उन्हें उस समय परेशान करने वाली सूखी खाँसी की भी शिकायत थी। नियमित जाँच के दौरान सीने का एक्स-रे किया गया तो पता चला कि उनके दाहिने फेफड़े में एक बड़ी कैंसर गाँठ मौजूद है। अभी एक्स-रे फिल्म पूरी तरह सूख भी नहीं पाई थी कि हम चेस्ट स्पेशलिस्ट के पास पहुँचे। फिर उनसे जो बातें हुईं वह पेश हैं।

चेस्ट स्पेशलिस्ट : यह क्या कर डाला आपने? धूम्रपान के चलते आपने तो अपने आप को ही बर्बाद कर डाला।

मनु कोठरी : डाक्टर साहब, मेरे पिताजी पिछले 57 साल से सिगरेट पी रहे हैं। जो कुछ भी हुआ उसके लिए न तो मुझे और न ही मेरे पिताजी को पछतावा है।

चेस्ट स्पेशलिस्ट : बायोप्सी करवाने की व्यवस्था कीजिए। फिर देखते है कि क्या करना है। लेकिन सिगरेट तो उन्हें अवश्य ही छोड़नी पड़ेगी।

बृहस्पतिवार का दिन था और यह तय हुआ कि शनिवार को उन्हें बेहोश करके बायोप्सी की जाएगी। लेकिन अगली ही सुबह चाय पर मनु के पिताजी ने कहाः मनु, कैंसर से संबंधित तुम लोगों की मोटी पुस्तक हम पढ़ चुके हैं। मुझे पता है कि कैंसर का इलाज करवाएँ चाहे न करवाएँ, कोई खास फर्क नहीं पड़ेगा। अतः तयशुदा कार्यक्रम के मुताबिक हम लोग कल सुबह आमोदयात्राा के लिए चलेंगे। टिकट रद्द न करवाना और मुझे सिगरेट छोड़ने के लिए भी न कहना।

कैंसर का शांत स्वरूप

मनु अपने पिताजी के साथ सौराष्ट्र घूमने चले गए। इसके बाद न तो कोई जाँच हुई और न ही किसी से सलाह लेना जरूरी समझा गया। इलाज करवाने के बारे में तो सोचा तक नहीं गया। इस घटना के बाद 13 वर्षों तक पिताजी जीवित रहे और फिर वह शांतिपूर्वक चल बसे। उनकी मौत कैंसर के कारण नहीं हुई।

अगस्त 1984 में डा. मनु की 69 वर्षीय माताजी को लगा कि उनकी भूख लगातार कम होती जा रही है। हालाँकि वह एकदम भली-चंगी थीं। फिर भी उन्हें अंदर से यह भान होता रहा कि कहीं कुछ गड़बड़ अवश्य है। उन्होंने अपने बेटे से कहाः मनु! लगता है यह मेरी अंतिम बीमारी है। मुझे लग रहा है कि अब मेरा विदा लेने का समय आ गया है। मनु ने कहाः ठीक है माँ, अगर आपको ऐसा लगा रहा है तो हमें इस पर तर्क-वितर्क नहीं करना है। माताजी को पहले एक सर्जन को दिखाया। फिर एक अन्य सर्जन के पास ले गए। फिर एक चोटी के फिजीशियन को दिखाया। सीटी स्कैन करवाई गई। माताजी का भूख की कमी के साथ पेट थोड़ा फूला हुआ था और उनके दाएँ फेफड़े में तरल पदार्थ पाया गया। इन तमाम तथ्यों के आधार पर यह निष्कर्ष निकला कि वे टी.बी. की शिकार हो चुकी हैं। उपचार के लिए टी.बी. प्रतिरोधी तमाम दवाएं उन पर प्रयोग करने का निर्णय लिया गया। लेकिन उपचार शुरू करने से पहले 13 अक्टूबर, 1984 को उनके फेफड़े में से तरल पदार्थ के एक हिस्से निकाला गया। और उसे जाँच के लिए भेजा गया।

16 अक्टूबर को पैथोलॉजी विभाग के प्रधान डा. किनारे ने लोपा मेहता को बुलाया और कहा कि कैसे डा. कोठरी को बताएँ कि उनकी माताजी के सीने में कैंसर फैल चुका है? लोपा मेहता ने कहा कि अभी इसो वक्त उन्हें बुलाकर लाती हूँ। दोपहर 12 बजे मनु आ पहुँचे और उन्होंने खुद ही माइक्रोस्कोप के जरिए कैंसर के कोशों को गौर से देखा और उन गोलाकार पिण्डों में उन्होंने समग्र ब्रह्माण्ड की झलक के दर्शन किए। करीब एक बजे अपने पिताजी को और थोड़े ही देर मे अपनी माताजी को कैंसर होने की बात बताते हुए उन दोनों लोगों से पूछा कि "आप लोग क्या करना चाहते हैं?"

"जो तुम फैसला करो, वही करेंगे"–दोनों ने जवाब दिया।

तय हुआ कि कुछ भी नहीं करना है। 18 अक्तूबर की सुबह पहियादार चेयर में बैठ्कर अस्पताल के तमाम स्टाफ को धन्यवाद

करके माताजी घर लौट आयीं। घर में वातावरण इस कदर शांत था मानो कुछ हुआ ही नहीं।

दूसरे दिन मनु की बहन श्रीमती कल्याणी मणि विदेश से आईं और साथ में एक आधुनिक उपकरण भी ले आईं जिससे मुँह के जरिए खाने में असमर्थ मरीज के नस के जरिए शरीर में पौष्टिक आहार पहुँचाया जा सकता था। लेकिन मनु ने माँ को कोचने व तंग करने से साफ इंकार कर दिया। बहन का कहना था कि माँ के शरीर के अंदर थोड़ा बहुत प्राटीन और फैट तो जाना ही चाहिए। उनका यह भी कहना था कि इससे पिताजी को भी संतोष मिलेगा कि माँ के लिए जहाँ तक संभव है हम लोग करने में जुटे हुए हैं। लेकिन मनु ने साफ कहा कि माँ को तो कोई तकलीफ नहीं है और वे बहुत प्रसन्न दिख रही हैं। तो फिर सिफ पिताजी की खुशफहमी के लिए माँ को क्यों परेशानी में डाला जाए! माताजी हर समय भजन-प्रार्थना में जुटी रहतीं। हालाँकि रह-रह कर उठने वाली खाँसी के कारण वह सो नहीं पा रही थीं। फिर भी, उनके हाल-चाल जानने के लिए घर पर आने वाले अतिथियों का भी वह ख्याल रखती थीं।

शनिवार, 20 अक्तूबर रात 11 बजे उन्होंने मनु से पिताजी को बुलाने के लिए कहा। पिताजी आए, तो उन्होंने पहली दफे "लीलाधर भाई" कह कर सम्बोधित किया और फिर सर को थोड़ा झुका कर उनसे विदा माँगी। इसके बाद उन्होंने सभी बच्चों को बुलाया और आपस में मिलजुल कर रहने तथा प्रेम-भाव बनाए रखने के लिए कहा। उन्हें साँस लेने में तकलीफ लगातार बढ़ती जा रही थी लेकिन वे दोनों हाथ जोड़े अपनी प्रार्थना में लगी रहीं।

रात ढाई बजे वे मनु का सहारा लेकर बैठीं। उनकी त्वचा लचीला, नम, भरपूर स्वस्थ व संवेदनशोल महसूस हो रही थी। उन्होंने एक भजन सुनने की फरमाइश की—"तेरे मंदिर का हूँ दीपक जल रहा...।" मनु के भाई दीपक का 1977 में अचानक देहांत हो गया था। तब से माताजी यह भजन सुनना पसंद करती थीं। 15 मिनट बाद उन्होनें एक गीत सुनने की इच्छा जाहिर की—"ये राते ये मौसम...।" लगभग 5 मिनट बाद मनु ने पूछाः "माँ, आप कैसा महसूस कर रही हैं?" "बहुत अच्छा"—उनके दिल की गहराई से यही दो शब्द निकले। सुबह 2 बजकर 55 मिनट पर शांति के साथ मुस्कुराते हुए वह अनंत में लीन हो गईं।

कैंसर का शांत स्वरूप

शोकसभा में तमाम चिकित्सक यह जानकर अचम्भित रह गए कि मनु अपने सिद्धांत पर अड़े रहे और माँ के कैंसर का इलाज करने से साफ मना कर दिया। उसी सभा में बहन श्रीमति कल्याणी मणि ने अपना अनुभव व्यक्त करते हुए बताया कि मनु के इस अडिग कदम के कारण मनु के प्रति माताजी का प्यार और सम्मान बढ़ गया था और इसी के चलते कैंसर जैसी भयानक बीमारी के बावजूद भी वे अंतिम दिनों तक मुस्कुराती रहीं।

जनवरी 1989 में मनु की एक 77 वर्षीय मौसी जी.एस. मेडिकल कालिज में भर्ती हुईं। उनकी दाहिनी हँसुली के ऊपर एक गाँठ थी। ग्लोकोमा के कारण उनके दोनों आँखों की रोशनी चली गइ थीं। मनु ने उनसे कहा यह कैंसर है पर अच्छा खाने, अच्छी नींद सोने और खुश रहने के सिवा इसके लिए कुछ और किया भी नहीं जा सकता। मौसीजी ने यह सलाह मान ली और नतीजतन उनका वजन तीन किलो बढ़ गया। लेकिन कैंसर गाँठ का आकार भी बढ़ता गया। उसमें घाव हो गया और खून भी रिसने लगा। उनके दोनों स्तनों व दोनों बगल में और कई गाँठ उभर आयी। फिर भी उन्हें न कोई दर्द महसूस हुई और न ही इन गाँठों के कारण उनकी नींद हराम हुई। उनकी गर्दन की गाँठ और भी बढ़ गई और बाएँ जबड़े से लेकर गले के अगले हिस्से तक कैंसर छा गया। फिर भी न कहीं से चमड़ा फटा और न दरारें दिखीं। एक रोज उन्हें प्यार से गले लगाने के दौरान मनु को बदबू का एहसास हुआ। एक लम्बी अवधि से इस धारणा पर कायम रह कर हम लोग उनका इलाज कर रहे थे कि कैंसर अपने आप कभी बदबू नहीं करता। वह तभी बदबू करता है जब उस पर रेडियोथेरापी अथवा केमोथेरापी का प्रयोग किया जाता है। मौसीजी के शरीर से आई बदबू ने हम लोगों को चौंका दिया।

खोजबीन के बाद पता चला कि मौसी किसी की सलाह पर अपना पेशाब उन घावों पर लगा रही थीं। बदबू उसी कारण आ रही थी। हमने उनके घावों की परवाह किए बगैर अच्छी तरह से नहलाया। सड़ांध बिलकुल गायब हो गई।

लेकिन एक नई परेशानी खड़ी हो गई। मौसीजी के शरीर के दायीं ओर के ऊपरी और निचले हिस्से काफी सूज गए। उनके गले की हड्डी वाला घाव विकराल रूप धारण कर गया, जहाँ से गोश्त का लोथड़ा साफ दिखाई पड़ने लगा। कुछ दिन बाद उसी के आस पास छोटे छोटे छाले हो गये जिनमें चिपचिपे तरल पदार्थ थे। फिर वे

फटने और रिसने लगे। नतीजतन सूजन वाला हिस्सा सामान्य होने लगा। लम्बे 35 वर्षीय अनुभव के दौरान हम पहली दफे कैंसर के कारण आयी सूजन को अपने आप सामान्य होते देख रहे थे।

मनु प्रत्येक सप्ताह में मौसी से मिलने जाया करते थे। जुलाई के अंतिम सप्ताह में मौसी से भेंट करने के दौरान उन्हें लगा कि मौसीजी का शरीर पौष्टिक आहार नहीं ले पा रहा है। मनु समझ गये कि मौसीजी का अंतिम समय करीब है। उन्होंने मौसीजी से कहा कि अब आपको दुनिया से विदा लेने की तैयारी करनी होगी। पर आप चाहे जहाँ भी रहें, मैं आपसे मिलने जरूर आऊँगा। सुबह यह सब बातें हुई और शाम को अपने बेटे से बात करते करते अचानक मौसीजी (शांताबेन) चल बसीं। उनका कैंसर हमेशा उनके साथ चिपका रहा, पर मौत का कारण बना दिल का दौरा (हार्ट अटैक)।

करीब छः वर्ष पहले मनु के 71 वर्षीय साला जयसुखभाई का गला खराब चल रहा था, जिसके इलाज के लिए वे मुंबई आए थे। एक खास इ.एन.टी. (यानी कान, नाक और गला) विशेषज्ञ के पास ले जाने के बाद जाँच के दौरान पता चला कि उनके गले में कैंसर है। उनके लिए तजवीज की गई कि वे सब्जियों का रस नियमित लें, पाँच किस्म के अनाजों के आटे की रोटी खाएँ। उसमें दालें भी मिला लें और सलाद का भी अधिक उपयोग करें। इसके साथ नियमित टहलें और भरपूर नींद सोएँ। इन तजवीजों पर अमल करने से उनका वजन जो पहले घट रहा था वह न सिर्फ थम गया बल्कि बढ़ने भी लगा। वे अपने व्यावसायिक काम में जुट गये और मजे से जीने लगे। तब से वे तीन महीने में एक बार जाँच पड़ताल के लिए आते रहते हैं। जाँच से पता चल रहा है कि उनका कैंसर न तो बढ़ रहा है और न ही घट रहा है। जयसुखभाई कैंसर के साथ बिल्कुल फिट हैं। यूँ कहिए उनका कोई अ–सुख नहीं है।

पेशे से वकील श्री शाह थोड़े ज्यादा उम्र के थे। उनके भी गले में कैंसर पाया गया। उन्होंने जयसुखभाई के 'केस' से प्रेरित होकर चिकित्सा करवाने से मना कर दिया। चिकित्सकों द्वारा डराने एवं गंभीर परिणाम की चेतावनी देने के बावजूद वे तीन साल तक आराम से जिंदा रहे।

66 वर्षीय प्रिंसिपल करिया साहब और 83 वर्षीय श्री पीतलवाला मनु के रिश्तेदार तो नहीं थे पर बाद में उन दोनों का मनु से बहुत लगाव हो गया था। करिया साहब की बायीं ओर की

टॉन्सिल में टेबल टेनिस बॉल जैसी एक गाँठ उभर आई थी। उस गाँठ के आस पास हाथ लगाने पर कुछ और गाँठों का होने का एहसास होता था। लेकिन उन्हें तरल खाद्य खाने में कोई कठिनाई नहीं थी। अतः उनके कैंसर को किसी तरह न छेड़ने का निर्णय लिया गया। नौ महीने तक वे नियमित रूप से जाँच करवाने के लिए आते रहे। हालाँकि उनकी बीमारी गले के पिछले हिस्से में बढ़ रही थी, फिर भी उन्हें किसी किस्म की तकलीफ नहीं थी। वे धार्मिक तीर्थस्थलों की यात्रा करके सकुशल लौट आए। एक दिन हृदयगति रुकने के कारण अपने कैंसर को गले लगाए वे चल बसे।

श्री पीतलवाला एक धार्मिक बोहरा मुसलमान थे। एक रात उन्हें गले में कैंसर होने का सपना आया। उन्होंने मनु को बुलवा भेजा। जाँच के बाद सपना सच निकला। उनका कोई उपचार नहीं किया गया। लगभग तीन महीने बाद एक दिन जब वे 'फ्लु' की शिकार अपनी पत्नी की देखभाल कर रहे थे, उन्हें अचानक सीने में दर्द का एहसास हुआ और उनकी मौत हो गई। इससे एक बार फिर यह साबित हो गया कि लोगों में फैलाई गयी यह धारणा सही नहीं है कि कैंसर जानलेवा बीमारी है।

मनु की रिश्तेदार चालीस वर्षीय प्रज्ञा ने अहमदाबाद से फोन किया कि उनकी एक आँख के रैटीना में कैंसर है। भारत भर में विशिष्ट माने जाने वाले एक नेत्र विशेषज्ञ की सलाह थी कि उस आँख को निकाल दिया जाए। मनु ने तुरंत जवाब दिया, "अगर यह सचमुच कैंसर ही है तो काफी देर हो चुकी है, यानी वह इलाज से परे है। लेकिन अगर वह कैंसर नहीं है तो तुम बेवजह अपनी एक स्वस्थ आँख खो दोगी।" इस घटना के बाद 12 साल बीत चुका है और प्रज्ञा अपनी दोनों आँखों के साथ मजे में है। यहाँ इस तथ्य का जिक्र करना जरूरी है कि ठीक इसी घटना के बाद 'आपथलमोलॉजी क्लिनिक्स ऑफ नार्थ अमरीका' जैसे जाने माने मेडिकल जर्नल में निम्नलिखित दो हिदायतें रेखांकित की गई थीं: (क) कैंसर ग्रसित आँख को निकाल देने से न तो कैंसर से मुक्ति मिलती है और न ही इससे मौत से छुटकारा मिल सकता है। (ख) देखा यह गया कि कैंसर के चलते निकाली गई हर चार आँखों में से एक स्वस्थ थी और उसमें किसी प्रकार का कैंसर न था।

लोपा मेहता के परिवार में भी दो लोगों को कैंसर ने धर दबोचा। उनकी एक चाची के स्तन में गाँठ होने का पता चला। चाचीजी के एक बेटी बाल रोग विशेषज्ञ की हैसियत से अमरीका में

कार्यरत थीं और उनके दो दामाद भी चिकित्सक थे। उनके स्तन में मौजूद गाँठ की जाँच होने पर कैंसर का पता चला। चिकित्सकों का परिवार था सो, उन्हें टाटा मेमोरियल अस्पताल ले जाया गया। वहाँ के चिकित्सकों ने उन्हें हार्मोनल चिकित्सा के पश्चात रेडियोथेरापी करवाने की सलाह दी। चाचीजी हार्मोनल चिकित्सा कराने के लिए रजामंद हो गयीं पर रेडियोथेरापी कराने से इन्कार कर दिया। उसके बाद उन्होंने बदस्तूर घर-परिवार और मंदिर में अपने आपको व्यस्त कर लिया। फिर, पोती की शादी में उन्होंने बढ़-चढ़ कर हिस्सा भी लिया। कैंसर शिनाख्त होने के एक साल से ज्यादा समय बाद अस्वस्थता के चलते उन्होंने बिस्तर पकड़ लिया। लगभग एक दिन अचेतन अवस्था में रहने के बाद उनका देहांत हो गया। हालाँकि कैंसर उनके मस्तिष्क तक फैल चुका था, फिर भी वह अंत तक शांति से रही।

लोपा की और एक चाची जो कि 80 वर्ष से ज्यादा की थीं, हाजमें की समस्या से पीड़ित थीं। जाँच करने पर लोपा को उनके पेट में एक गाँठ की मौजूदगी का पता चला। उन्होंने चाची को हाजमें का साधारण उपचार बताया और कैंसर के बारे में गहराई से जाँच-पड़ताल की जरूरत नहीं समझी। इसी साधारण उपचार से चाची लगभग ढाई वषा तक खाती-पीती और स्वस्थ रहीं। इसके बाद उनका कैंसर पीठ की तरफ फैलने लगा। फिर भी वे सक्रिय रहीं। इसी प्रकार 8 माह गुजरने के पश्चात एक दिन वह बेहोश हो गईं। दूसरे दिन उनका देहांत हो गया। कैंसर उनके साथ आखिर तक रहमदिली से बना रहा।

ठीक इसी तरह हम लोगो ने अपने और कुछ रिश्तेदारों और चिकित्सक दोस्तों के कैंसर की देखभाल की। गलत न समझें, हम कत्तई कैंसर के इलाज के खिलाफ नहीं हैं। फर्क सिर्फ इतना है कि हम तब तक कैंसर को इलाज करने लायक नहीं समझते, जब तक वह किसी तरह की तकलीफ का कारण न बने। अगर उसकी वजह से किसी किस्म की तकलीफ दिखाई पड़े तो उससे छुटकारा पाने का इलाज तो अवश्य किया जाना चाहिए। कहने का मकसद है कि हमें सिर्फ दिखावे के लिए अस्पताल में भर्ती नहीं करना चाहिए। सबसे सुरक्षित उपाय यही होता है कि जब तक परेशानी परेशान न करे तब तक परेशानी को परेशान करने की जरूरत नहीं है। यानी, जब वह तकलीफदेह बनने लगे तो सिर्फ उतनी ही व्यवस्था करनी

चाहिए जिससे तकलीफ से छुटकारा मिल सके। कैंसर से निपटने का यही सर्वोत्तम और हितकारी विधि है।

अब तक हमने जिन कैंसर मरीजों की कहानी का जिक्र किया, उनमें से हर एक 'केस' को न सिर्फ हम दोनों ने बल्कि ढेर सारे चिकित्सकों ने गहराई से देखा–समझा और अध्ययन किया। इसी अध्ययन के बलबूते पर हम यकीन से कह सकते हैं कि कैंसरों ने यह साबित कर दिया है कि वह मनुष्यों के शारीरिक विकास का एक अंग अथवा हिस्सा ही है। उसे सौतन या दुश्मन की तरह कत्तई नहीं देखना चाहिए।

किसी व्यक्ति को कैंसर होने पर "कैंसर है तो रहे"–नीति पर अडिग रहकर अनावश्यक मेडिकल चेक–अप के झंझट में फँसने और कैंसर की मौजूदगी का पता लगाने की जरूरत नहीं है। हम दोनों के परिवार के एक भी व्यक्ति ने कभी भी कैंसर की शिनाख्त के लिए किसी किस्म के 'टेस्ट' करवाने की जरूरत महसूस नहीं की। हालाँकि उन्हें हर प्रकार की जाँच व्यवस्था का सहारा हमेशा उपलब्ध रहा है। कैंसर को लेकर बेवजह परेशान होने की कोई जरूरत नहीं है।

हम सहित सभी के राय से परे

कैंसर के बारे में हमारा यह सार–संक्षेप कि वह हमारे शरीर की एक मूलभूत, समय निर्धारित, जीर्णता की प्रक्रिया है। जिसकी उत्पत्ति के पीछे कोई वजह नहीं होने के चलते वह ठीक नहीं हो सकता और इसलिए वह वस्तुतः चिकित्सा से परे है—मेडिकल विशेषज्ञों और आम लोगों को परेशान कर दिया है। इस जटिल प्रक्रिया के बारे में जहाँ तमाम अनुसंधानों के बावजूद अब तक कुछ भी समझ पाना संभव नहीं हो सका, हमारी यह स्पष्ट और दो टूक राय कि वह शरीर का अविभाज्य हिस्सा है—कहाँ तक उचित है!

हमारी यह सफाई कि सामान्यतः कैंसर को तंग न किया जाय, कठोर शाब्दिक आलोचना को आमन्त्रण दे डाला है और यह स्वाभाविक भी है। कहा गया कि हम लोग कैंसर उपचार के विरोधी हैं, हम मानव जाति के कष्ट उपशामन के खिलाफ हैं। इस तरह की आलोचना की मान्यता है कि चिकित्सा करवाने से हमेशा कैंसर मरीजों का भला ही होता है जबकि चिकित्सा न करवाने से उनकी हालत बदतर होना अनिवार्य है। इन आलोचकों के बजाए किसी भी आम वयस्क से पूछने से आपको ढेरों विपरीत कहानी सुनने को मिलेगी।

कैंसर का शांत स्वरूप

कैंसर के बारे में हमारी कोई निजी राय नहीं है। कैंसर के बारे में हमने उसके विभिन्न विकासात्मक, जैविक, लाक्षणिक और चिकित्सकीय पहलुओं को बहुत धीरज के साथ अध्ययन किया है। किसी किस्म के पूर्वाग्रह से मुक्त व्यापक अध्ययन के फलस्वरूप कैंसर की जो झाँकी हमारे सामने उभर कर आयी, हमने उसे सबसे पहले 'दि नेचर ऑफ कैंसर' के रूप में कैंसर विशेषज्ञों के समक्ष और तत्पश्चात 'कैंसर : मिथ्स एण्ड रियलिटीज ऑफ कांज एण्ड क्योर' (कैंसर : कारण और आरोग्य के बारे में कल्पकथाएँ और वास्तविकताएँ) के रूप में कैंसर मरीजों के सामने रखा। हमें अवश्य कहना पड़ेगा कि आम लोग और खास कर मरीजों के अंदर कैंसर के बारे में परिशोधित इस स्वरूप को समझने के मामले में चिकित्सकों की तुलना में ज्यादा उत्सुकता देखने को मिल रही है। चिकित्सकों के बारे में यही लगता है कि वे बहुत विद्वान हैं, बहुत सुनिश्चित हैं और पूर्वाग्रह से उनका काफी लगाव है।

चाहे जो भी हो, सच्चाई यह है कि कैंसर के बारे में हमने जो समझा और कहा है, उसे झुठला पाना संभव नहीं है। कैंसर के मामले में महत्वपूर्ण मेडिकल जर्नलों और प्रतिष्ठित प्रकाशनों में अब तक छपे तथ्यों का विश्लेषण करें तो वही सत्य दिखाई पड़ेगा जो हम लोगों ने पेश किया है। हम लोगों ने अपनी दोनों ही पुस्तकों में व्यक्त कैंसर धारणा के लिए न तो कभी खेद जताया और न ही कभी अगर, मगर, तथापि, अथवा, फिर भी जैसे शाब्दिक चालबाजी का सहारा लिया है जैसा कि तमाम कैंसर पुस्तकों और शोधपत्रों में देखने को मिलता है। पिछले बीस सालों में ऐसा कुछ भी नहीं हुआ जिससे कि हमें अपनी कैंसर धारणा में रत्ती भर भी बदलाव करना पड़े।

1981 में लंदन में 'दि डिजीजेस ऑफ सिविलाइजेशन' नामक किताब का प्रकाशन हुआ था। ब्रॉयन इंगलिश नाम के एक विशिष्ट ब्रिटिश पत्रकार ने इसकी रचना की थी। इसमें कैंसर के बारे में ठोस जानकारी प्राप्त करने के लिए सिर्फ एक ही पुस्तक पढ़ने की सलाह दी गयी थी और वह पुस्तक, 'कैंसर : कारण और आरोग्य के बारे में कल्पकथाएँ और वास्तविकताएँ' ही थी। कैंसर पुस्तकों के विशाल भंडार में से सिर्फ एक इस पुस्तक को चुनने के पीछे उनके तर्क को खुद उनकी जबान में सुनिये : "इस पुस्तक में कैंसर की मौजूदा पारम्परिक चिकित्सकीय कमजोरियों को सर्वोत्तम दस्तावेजी सबूतों के सहारे रेखांकित किया गया है। एनॉटमी के दो अध्यापक

मनु कोठरी और लोपा मेहता ने मौजूदा चिकित्सकीय धारणाओं को अपनी इसी पुस्तक में सर्वथा गलत साबित किया है। इन दोनों विद्वानों ने ठोस तर्कों के सहारे यह दिखाया है कि कैंसर होने के पीछे कोई कारण नहीं है। सो यह भ्रम पालते रहने से कोई लाभ नहीं है कि इन कैंसर उत्पन्नकारी कारकों को चिन्हित करने और उसे ध्वस्त कर देने से मानव समाज को कैंसर से निजात दिलाना संभव होगा। इस पुस्तक के लेखका ने प्रचलित इस धारणा को बहुत ही तर्कपूर्ण ढंग से गलत ठहराया है कि कैंसर को उसके प्रारम्भिक दौर में पकड़ना संभव है और इस स्थिति में पकड़े गये कैंसर को उपचार से ठीक किया जा सकता है। उन्होंने सिद्ध किया है कि न तो कैंसर की रोकथाम कर पाना और न ही चिकित्सा से ठीक कर पाना संभव है। यानी, कैंसर चाहे जिस भी अवस्था में क्यों न चिन्हित हो, उससे अंतिम परिणति में कोई फर्क नहीं आने वाला। जाहिर है कैंसर संबंधी सर्वथा भिन्न इन धारणाओं को कैंसर विशेषज्ञों द्वारा पचा पाना संभव नहीं था। उन लोगों ने इस पुस्तक की समीक्षा करते वक्त आम तौर पर आलोचनात्मक दृष्टिकोण अपनाया है। लेकिन पुस्तक के लेखकों के प्रति उन्होंने सम्मान जताने में कोताही नहीं बरती। वास्तविकता यह है कि जिन अनगिनत संदर्भों को पुस्तक में पेश किया गया है, उनमें से अधिकांश संदर्भ त्रुटिहीन रूढ़िनिष्ठता के लिए मशहूर मेडिकल पुस्तकों और जर्नलों से ली गयी हैं। अतः इन विद्वानों की कैंसर धारणाओं को यूँ ही ऊल-जलूल अथवा सनकीपन कहना आसान नहीं है। 'वर्ल्ड मेडिसीन' जैसे जाने-माने जर्नल के तत्कालीन सह-सम्पादक ने इस पुस्तक को पढ़ने के बाद इसे पहेली भरा मानते हुए भी यह माना था कि 'बौद्धिकता के लिहाज से लेखकों की धारणाओं के प्रति आभार प्रकट करते हुए यह स्वीकार करना ही पड़ेगा कि मौजूदा तमाम कैंसर चिकित्सा विधियों को अलविदा कर देने से भी कैंसर मृत्यु दर में कोई उल्लेखनीय फेरबदल नहीं होगी'।"

सन् 1979 में अमेरिका और ब्रिटेन से प्रकाशित हम लोगों की इस पुस्तक के लिए इवन इलीच और डॉ. स्कॉट सैमुअल ने जो प्रस्तावना लिखा था, इतने साल गुजर जाने के बावजूद प्रासंगिक लगता है और उसमें रत्ती भर भी बदलाव की जरूरत नहीं पड़ी है। यद्यपि यह एक तथ्य है कि तब से अब तक लगभग हर मिनट में कैंसर पर एक नई पुस्तक अथवा शोधपत्र छप रहे हैं। प्रकाशनों की

इस बाढ़ के बावजूद हमारी कैंसर सोच जस की तस बनी हुई है। समय परिवर्तन के साथ सच्चाई नहीं बदलती। क्योंकि वह अपरिवर्तनीय है।

कैंसर संबंधी अपनी दोनों पुस्तकों के प्रकाशन क बाद हम लोगों ने इनके विषयवस्तु अथवा पुस्तकों को लेकर कहीं भी चर्चा करना जरूरी नहीं समझा। हमने तो यही सोचा था कि कैंसर का सच न सिर्फ विद्वानों को बल्कि आम लोगों को भी रिझाएगा और वह उसे आसानी से ग्रहण करेंगे। इस तरह की अवधारणा तो 'इज्म' (मतवाद) से परे है। हमने कोई 'इज्म' का प्रचार नहीं किया। यह तो अनुभूति से उपजी वास्तविकता है और दुनिया भर के किसी भी हिस्से में किसी भी कैंसर के बारे में अनगिनत लोग इस वास्तविकता से वाकिफ हैं।

1908 में अमरीका के मशहूर मस्तिष्क शल्य चिकित्सक हर्वे कुशिंग ने लिखा था, "लक्षण आधारित बहुत साधारण चिकित्सा करके स्थिति की गंभीरता को थोड़ा कम करने के अलावा मस्तिष्क के ट्यूमर के मामले में लम्बे समय तक हम नितांत असहाय बने रहे।" उनके इस कथन के लगभग अस्सी साल बीत जाने के बाद, 1987 में 'क्लीनिकल न्यूरोसर्जरी' के 35 व खंड में अमरीका के तीन चोटी के न्यूरोसर्जन ने यह माना कि कुशिंग ने जो कुछ भी कहा था, वह आज भी समान रूप से सत्य है। 1802 में स्कॉटिश चिकित्सकों के एक प्रतिनिधिमंडल द्वारा स्तन कैंसर के बारे में पेश की गई धारणाओं के साथ लगभग दो सौ साल बाद भी असहमति की कोई गुंजाइश नहीं है (देखें 7 वाँ अध्याय)। कैंसर चाहे मनुष्य अथवा कुत्ते का हो, चाहे कीड़े-मकोड़े अथवा हाथी का हो, उसकी जैविकी (बायोलॉजी) किसी के मत अथवा प्रयास की परवाह नहीं करती। उसके उभरने की प्रक्रिया अतीत में जैसी थी आज भी वैसा ही है और भविष्य में भी वैसा ही रहेगी, अनन्तकाल तक। कैंसर के मामले में कैंसर संस्थानों की उपहास योग्य खोखले दावों को देखते हुए हमने एक अबोध शिशु की भाँति निडरतापूर्वक इतना ही कहना काफी समझा कि "राजा तेरा कपड़ा कहाँ है।"

यह पुस्तक The Other Face of Cancer[337] (कैंसर का शांत स्वरूप) जो कि 'कैंसर : मिथ्स एंड रियलिटीज ऑफ काज एंड क्योर' की ही अविकल प्रतिलिपि है, 1979 में पहली दफे भारत में छपी। आज अगर हमें 932 पृष्ठ वाली विशाल आकार की 'दि नेचर ऑफ कैंसर' का पुनर्मुद्रण करना पड़े तो भी हम उसे यथाशब्द ही

छापना चाहेंगे। इन दोनों पुस्तकों में कैंसर के जिन सचों को उजागर किया गया है उसे जानने और समझने का सभी को जनवादी हक है। वाल्तेयर ने कहा था सच का कोई पक्ष नहीं होता। कैंसर का सच मनु कोठारी और लोपा मेहता का मोहताज नहीं है। मानवसमाज रहे या न रहे, कैंसर का सच तो रहेगा।

चतुर विवरणों और औजारों एवं यन्त्रचातुर्यों की बातें करके अथवा मुद्रित और प्रक्षेपित मीडिया की चमक दमक के सहारे आखिर कब तक हम कैंसर यथार्थवाद के सूरज को छिपा सकेंगे? तकनीकी विकास की दौड़ में नोबल सम्मान से नवाजे गये सीटी स्कैन को पछाड़ कर हम एम.आर.आई. के दौर में आ गए हैं। इस जादुई आँख के सहारे हम जीवित मनुष्य के शरीर को छुए बिना शरीर रचना संबंधी सूक्ष्मतम परिवर्तनों को सविस्तार समझ और लिपिबद्ध कर सकते हैं। एक बटन दबाकर शरीर के गहरे कोने में छिपे अति सूक्ष्म कैसर की उपस्थिति को हम महसूस कर सकते हैं। कैंसर को पौष्टिकता आपूर्ति करनेवाली धमनी के अंदर एक ट्यूब घुसेड़ कर उसमें अवरोध उत्पन्न करके कैंसर को कुपोषण का शिकार बनाकर उसे मौत के घाट उतार सकते हैं। बहुत खर्चीली लेकिन हाई-फाई एण्डोस्कोप के सहारे ट्यूमर की जाँच (बायोप्सी) कर सकते हैं और यहाँ तक कि शल्यक्रिया करके उसे पूरी तरह से निकाल सकते हैं।

लेकिन इन उपलब्धियों के होते हुए भी कैंसर की प्रकृति में जरा भी उलटफेर नहीं हुआ। कैंसर के खिलाफ हमारी तमाम रणनीतियाँ धरी की धरी रह गईं क्योंकि इस तरह के तमाम आक्रमणों से कन्नी काटने की क्षमता उसमें है। मरीज के शरीर में चिन्हित कैंसर पर सटीक आक्रमण साधने के पश्चात् हमें यह पता चलता है कि कैंसर अपना स्थान बदल कर अन्यत्र फलने-फूलने लगा है। चाहे आक्रमण कितना ही जोरदार क्यों न हो और आक्रमणकारी कितना ही अनुभवी विशेषज्ञ क्यों न हो, फिर भी वह आक्रमण से बचकर अपना पूर्वनिर्धारित कार्यक्रम अंजाम देकर रहेगा। हाँ, यह सच अवश्य है कि इस तरह के हर एक आक्रमण से वह परेशान हो जाता है। लेकिन यह भी सच है कि परेशानी, उत्पीड़न, अशांति ज्यों-ज्यों बढ़ती जाती है त्यों-त्यों वह हिंसक रूप धारण कर लेता है। शांत व चुपचाप रहने वाला कैंसर अशांत व घातक बनने लगता है और मरीज को हर एक पल मौत से बदतर लगने लगता है। 'कैंसर-मुक्ति' के आधुनिक हवन में घी डालने के खर्च के बोझ

से आदमी की कमर झुक जाती है लेकिन कैंसर शवयात्रा-दर एक जैसी रहती है और इस स्थिति में बदलाव की कोई संभावना नहीं है।

कैंसर का सच धन का उपोत्पादन नहीं है। साइन्स (विज्ञान) और टेक्नोलॉजी (प्रौद्योगिकी) को अगर उसके मूल लातीनी शब्दों की रोशनी में विचार करेंगे तो हम जान सकेंगे कि जहाँ पहले शब्द का अर्थ जानना (टू नो) है वहाँ दूसरे शब्द का अर्थ है करना (टू एक्ट)। लेकिन कैंसर को जानने/समझने के बदले उसके खिलाफ कुछ करने की इच्छा-शक्ति इस कदर हावी है कि पूछिए मत। यही कारण है कि कैंसर जैसी आसानी से समझ आने वाली एक जैविक परिघटना को भयानक रूप में चित्रित किया जाता है ताकि उसके खिलाफ चौतरफा जंग छेड़ने के लिए व्यापक जन-समर्थन और पर्याप्त धन मिलता रहे। सो, हमने जब कैंसर की असलियत को आम लोगों तक पहुँचाने का जोखिम उठाने की ठानी तो हमारे अनगिनत शुभचिंतकों ने चेताया कि इस विषय पर कुछ कहने अथवा लिखने के पहले हमें मुम्बई स्थित टाटा मेमोरियल के कैंसर मठाधीशों से अनुमति लेनी पड़ेगी। हम तो खैर पुणे रिटर्न भी नहीं हैं, पर येल विश्वविद्यालय के डिग्रीधारी हमारे एक चिकित्सक मित्र ने तो यह हिदायत भी दे डाली कि जब तक अमरीकी कैंसर दुनिया के दिग्गज "हाँ" न कह दें, हम इस विषय से संबंधित अपनी मूल पुस्तक छपवाने के बारे में सोचना भी नहीं चाहिए। हमने इन हिदायतों पर गौर नहीं किया। सफेद चमड़ीधारियों को हमने ईश्वर मानने से इन्कार कर दिया और कैंसर वास्तविकता के बारे में यही लिखा और कहा जो हम लोगों ने महसूस किया। बाकी तो इतिहास है। सन 1973 से अब तक हर बीता साल यही साबित करता आया है कि हम लोगों ने जो कुछ भी कहा था वह सही है, शाश्वत-सत्य है। इस सत्य को समझने के लिए हमें एक मक्खी नहीं मारनी पड़ी, एक परखनली नहीं तोड़नी पड़ी, अनुदान के बतौर एक फूटी कौड़ी नही माँगनी पड़ी और न ही परामर्श करने की आवश्यकता आन पड़ी।

जिस सत्य को हम लोगों ने महसूस किया था वह अब आम पाठकों के सामने अंग्रेजी, डच, जर्मनी और गुजराती में उपलब्ध है। अविश्वसनीय लगने पर भी यह हकीकत है कि यह भारतवर्ष ही है जो आज दुनिया को यह सूचित कर रहा है कि कैंसर क्या है, और उसके लिए क्या करना अथवा नहीं करना चाहिए और क्या करना

अनुचित है। भारतीय होने के नाते हम इस पर गर्व कर सकते हैं कि अब पूरब के ज्ञान से पश्चिमी दुनिया रोशन होने जा रही है। अब हम कह सकते हैं कि कैंसर के उस सच को जानने के बनियादी अधिकार को हासिल करने में कोई कठिनाई नहीं रह गई है क्योंकि कैंसर संबंधी ज्ञान का जनवादीकरण हो चुका है।

खुद को समझो

कैंसर कोश मानव शरीर में मौजूद स्वाभाविक कोश से ही जन्म लेता है। इन दोनों किस्म के कोशों का आनुवंशिक उपादान, उनकी मेटाबोलिक मशीनरी (भौतिक एवं रासायनिक प्रक्रियायें) और उनके प्रतिलिपि तैयार करने की सामग्री में कोई भी भिन्नता नहीं है। हजारों हजार उन्नत और सुविज्ञ आधुनिक जाँच के उपरांत इन दोनों कोशों के बीच अब तक एक भी इस तरह की विशिष्टता खोज पाना संभव नहीं हो सका है जिससे कैंसर कोश और स्वाभाविक कोश के बीच कोई फर्क किया जा सके। इस संबंध में नोबल पुरस्कार से नवाजे गए विज्ञानी सेंट गार्गी की विनम्र स्वीकारोक्ति पर गौर करें। उन्होंने कहा था, ‘‘स्वाभाविक कोश और कैंसर कोश के बीच में मैं कैसे फर्क कर सकूंगा, जब मुझे यही नहीं पता कि आखिर कोश है क्या बला?’’ 1979 में सिबा फाउन्डेशन द्वारा आयोजित सड़सठवीं विचारगोष्ठी में अपने अध्यक्षीय भाषण का अंत उन्होंने इसी वाक्य से किया था। प्रसंगवश यह उल्लेख करना जरूरी है कि उस विचारगोष्ठी में ‘सबमॉलिक्यूलर बायोलॉजी एंड कैंसर’ विषय पर चर्चा हुई थी। एक स्वाभाविक कोश का कैंसरावस्था में रूपांतरण आखिर होता कैसे है? इसी विचारगोष्ठी के अंत में यह धारणा उभर कर आयी कि यह रूपांतरण दरअसल स्वाभाविक कोश विभाजनीकरण की एक प्रक्रिया भर है। कैंसर कोश दरअसल स्वाभाविक कोश ही है, फर्क सिर्फ इतना है कि एक नई और अलग जिम्मेदारी निभाने के लिए उसके आचरण में बदलाव आ जाता है। अब तक कोई रासायनिक एजेंट या टीका खोजा ही नहीं जा सका जो कि इन दोनों कोशों में भेद कर सके और सिर्फ कैंसर कोशों को ही मार गिरा सके।

कैंसर आपके शरीर की ही उपज है, वह आपका हाड़-मांस है। वह आपका शत्रु नहीं है। वह आपके शरीर में कई वर्षों तक अपने ही हिस्से के बतौर चुपचाप और शांतिपूर्वक निवास करता है। उसकी इस विशिष्टता से ही यह सिद्ध हो जाता है कि वह आपके शरीर

का मूलभूत और अनिवार्य हिस्सा है। आप चाह कर भी उससे अलग नहीं हो सकते।

एक ठोस उदाहरण से हम कैंसर की इस मौलिक और जरूरी सच को बखूबी समझ सकते हैं। अमरीका के दो सर्जनों ने एक प्रयोग कर दिखाया था। उन्होंने एक सौ स्टमक कैंसर रोगियों पर शल्यक्रिया के दौरान कैंसर गाँठों के बीच से छूरी चलाने के उपरांत आस-पास के स्वाभाविक ऊतकों के साथ टाँका लगाया था। शरीर के स्वस्थ ऊतकों के जख्म में लगे टाँके की भाँति इन मरीजों के टाँके भी भर गए। अगर कैंसर हमारे शरीर का अनिवार्य हिस्सा नहीं होता तो उन मरीजों का जख्म भरना संभव न था। अतः कैंसर को अपने अनिवार्य हिस्से के रूप में अंगीकार करने का मतलब खुद को ही तनिक गहराई से ग्रहण करना, समझना है।

आखिर मनुष्य कैंसर का शिकार क्यों होता है? विकासात्मक सूचीस्तम्भ के शीर्ष में आसीन मनुष्य उसी का एक अनिवार्य हिस्सा है और यही सूचीस्तम्भ उसे नींव से शीर्ष तक नियंत्रित करता है। हम नहीं जानते कि नंगे बंदर जिसे हम मानव का आदिम पूर्वज मानते हैं, वे अपने संघ, वर्ग, अनुक्रम, गण, जीव अथवा प्रजातिगत चरित्र से किस हद तक मुक्त हो सकते हैं। संक्षेप में इतना कहा जा सकता है कि कैंसर स्वयं एक प्रजाति-चरित्र है। सिर्फ मनुष्य होना ही कैंसर की उत्पत्ति के लिए काफी है।

अगर कैंसर एक कोशिकामय पटकथा है और अन्य जीवों की तरह आप अगर कोश से बने हैं तो आपको इसके लिए तैयार रहना चाहिए कि आपकी कोशिकाएँ भी कैंसरावस्था प्राप्त कर सकती हैं। चिकित्सा विज्ञान के छात्रों को शरीर रचना विज्ञान के बारे में जानकारियाँ प्राप्त करने के लिए शुरू में केंचुए, तिलचट्टे, बड़ी झींगा मछली और मेंढक का चीरफाड़ करना पड़ता है ताकि वे शरीर की रचना प्रणाली के नियम को समझ सकें। मानव भ्रूण के बारे में अधिकांश जानकारियाँ तथाकथित इन्हीं निचले दजे के जीवों के भ्रूण अध्ययन से ही प्राप्त हो सकी है। इन्हीं जीवों के कैंसर को लेकर किए गए व्यापक शोध के उपरांत यह पाया गया कि इन जीवों में पाए जानेवाले कैंसर एवं मानव शरीर में पाए जाने वाले कैंसर के आचरण में कोई अंतर नहीं है। अगर किसी चोटी के पैथालॉजिस्ट को बताए बिना किसी कुत्ते के थायरॉयड कैंसर अथवा सूअर के लीवर कैंसर का नमूना भेजा जाए, तो यह निश्चित है कि वे उसे मानव शरीर के कैंसर के रूप में ही चिन्हित करेंगे। मनुष्य अथवा

अन्य किसी जीव के लिए खुद को कैंसरावस्था से अलग रखना संभव नहीं है।

मानव शरीर के अंदर मौजूद इम्यूनिटी (प्रतिरोधक क्षमता) को लेकर शोध करने वालों ने 1945 में इस तरह की एक धारणा फैलाई थी कि कैंसर एक परदेसी ऊतक है जिसे हमारे शरीर में मौजूद इम्यूनिटी शर्तिया मार गिराते रहते हैं। उनकी थ्योरी के अनुसार इस इम्यूनिटी की नाकामयाबी की स्थिति में ही कैंसर का पनपना संभव हो पाता है। हाल के शोधों ने इस धारणा को सर के बल खड़ा कर दिया है। उसने यह साबित कर दिया है कि कैंसर इम्यूनिटी नाम की कोई प्रक्रिया अगर है भी तो वह कैंसर कोश को पर्याप्त पौष्टिक आपूर्ति कराती है और उसे सुरक्षित रखने वाली रोग प्रतिकारक आवरण मुहैया कराती है। अतः उपप्रमेय यही निकला कि कैंसर पराया नहीं है बल्कि वह आपका ही अभिन्न हिस्सा है।

ज्ञानतत्व

जानकारी के किसी टुकड़े की व्याप्ति और सीमा को लेकर की गई वैज्ञानिक चर्चा को ज्ञानतत्व कहा जाता है। आप बहुत सी चीजों के बारे में जानकार हो सकते हैं पर यह जानकारियाँ उन चीजों को बदलने में सहायक हों यह मुमकिन नहीं है। आज से लगभग तीन सौ वर्ष पहले न्यूटन ने गुरुत्वाकर्षण शक्ति का पता लगाया था। तब से हमने इस पर अनगिनत गंभीर चर्चाएँ कीं। इस विषय पर गंभीर अध्ययन करने के उपरांत इसे परखने एवं व्यावहारिक उपयोग में लाने में पर्याप्त उपलब्धियाँ हासिल कीं। लेकिन उससे गुरुत्वाकर्षण शक्ति की नीतियों में कोई फेर-बदल हो गया क्या? नहीं, सेब आज भी जमीन पर गिरता है, वह आसमान की तरफ नहीं जाता। जैसा कि आड्रे ने कहा था कि जो लोग स्पेस रॉकेट निर्माण से जुड़े हैं, उन्हें भी गुरुत्वाकर्षण शक्ति का ख्याल रखना पड़ता है कि सेब जमीन पर ही गिरेगा। यानी, ज्ञान हमें विनम्र बने रहने की अहमियत समझने में मदद करता है।

कैंसर के बारे में ढेरों जानकारियों के बावजूद हमारी समझ गुरुत्वाकर्षण शक्ति की भाँति ही है। हम कैंसर के बारे में अपने ज्ञान पर इतरा तो सकते हैं पर इससे हमें वह अधिकार अथवा ताकत कदापि प्राप्त नहीं हो जाती कि हम कैंसर का मौलिक स्वभाव अथवा चरित्र बदल सकें। कैंसर संबंधी हमारा ज्ञान कितना सीमित है, इसके कुछ ठोस उदाहरणों पर गौर कीजिए। अप्रैल 1990 में विश्व भर में सम्मानित मेडिकल जर्नल 'मेओ क्लीनिक

प्रोसीडिंग्स' में कैंसर पर लिखी गयी कुछ पुस्तकों की समीक्षाएं की गई थीं। उनमें निम्नलिखित स्वीकारोक्तियाँ गौर करने लायक हैं–

(1) ''आम तौर पर यह कह सकते हैं कि स्तन कैंसर संबंधी पुस्तक में इस बीमारी के अनेक पहलुओं के बारे में सीमाबद्धताओं को यथार्थ रूप से दर्शाया गया है।''

(2) ''बाइल डक्ट्स (पित्त नलियाँ) और पैंक्रियाज (अग्न्याशय) के कैंसर को लेकर किस तरह और क्या किया जाए, इसकी मौजूदा विधियाँ निराशाजनक रूप से अपर्याप्त हैं।'' दूसरी तरफ लंदन से प्रकाशित अत्यंत सम्मानित पत्रिका 'दि प्रैक्टिशनर' के 235वें वर्षगांठ के अवसर पर निकाले गये अंक (मई, 1991) में स्तन कैंसर विशेषज्ञ डा. लेविथ को स्पष्टतापूर्वक हम यह कहते हुए पाते हैं कि ''मुझे तो यही लगता है कि अनेक मामलों में सर्जरी व केमोथेरापी जैसो स्तन कैंसर की पारम्परिक चिकित्साएँ सक्रिय रूप से ध्वंसात्मक हैं और इसके फलस्वरूप स्वाभाविक आयु घट भी सकती है।''

इस तरह के स्पष्ट उदाहरणों के साथ हम अब नोबल विजेता एक विज्ञानी के कथन पर गौर कर सकते हैं, जिसमें उन्होंने कैंसर के तमाम पक्षों का सामान्यीकरण किया है। मेडिसीन में नोबल पुरस्कार से सम्मानित मैकफार्लेन बर्नेट ने कहा था : ''कैंसर पर अब तक हुए शोधों के ठोस नतीजे निकालने के लिए अगर एक व्यापक और निष्पक्ष सर्वे कराया जाए, तो मुझे लगता है कि सर्वे के उपरांत इन तमाम कवायदों की असारता को देखकर सर्वेक्षणकर्त्ता दंग रह जायेंगे और एक त्रासदी भरा एहसास उन्हें सताने लगेगा। हमें इस वास्तविकता से रुबरू होना ही पड़ेगा कि कैंसर उत्पत्ति की रासायनिक विरचना, कैंसर उत्पन्नकारी वाइरसों का महत्व, कैंसर की संरचना–विकास पर नियन्त्रण और प्रतिरक्षण विज्ञान संबंधी पहलुओं पर लाखों मानव–वर्ष के श्रम का व्यावहारिक नतीजा शून्य ही निकला।''

एक झाँकी तो स्पष्ट उभरने लगी है। कैंसर के बारे में सीमाहीन जानकारियाँ जुटाने का प्रयास आने वाले हजार वर्षों तक हम जारी रख सकते हैं, पर इसके बूते मानव कैंसर को शिकस्त देने वाली कोई उपलब्धि हासिल करना संभव नहीं होगा। अंतिम ठहाका हमेशा की तरह कैंसर ही लगायेगा।

ऐसा क्यों? कारण यह है कि जो ताकतें कैंसर की उत्पत्ति और उसके चाल–चलन को नियन्त्रित करती हैं वह ब्रह्माण्ड–संबंधी हैं,

जागतिक हैं। काल और दायरे की सीमा से वह बँधी हुई नहीं हैं, वह तो अनंत व असीम हैं। लेकिन कैंसर को हम जिस तरह से देखते और उसके उपचार की जो योजनाएँ बनाते हैं वह समय और स्थान की सीमा के अधीन हैं। इसी कारण कैंसर के खिलाफ हमारी सारी रणनीतियाँ धरी की धरी रह जाती हैं। जीवनचक्र की नियन्त्रणकारी शक्ति के रूप में आज हम जिसे स्वीकारते हैं, वह है डी.एन.ए.। इसे यूँ भी कह सकते हैं कि 'डी' अगर डेवलपमेंट (सृष्टि) है और 'एन' है नॉरिशमेंट (पालन अथवा स्थिति) तो 'ए' है ऐनिहिलेशन (प्रलय)। इसे आप चाहे कोई भी नाम दें—सृष्टि, स्थिति, प्रलय कहें, ब्रह्मा, विष्णु, महेश कहें। इसे चाहे किसी भी नजरिए से देखें, समूचे जीव जगत की एक परिघटना के रूप में यह था, है और रहेगा। इन तीनों शक्तियों में से किसी एक को भी दूसरे से कम अथवा ज्यादा महत्वपूर्ण नहीं आँका जाना चाहिए। इसमें से हर एक अपनी निजी अहमियत के कारण महत्वपूर्ण है। दार्शनिक दृष्टिकाण से देखें तो मानना पड़ेगा कि कैंसर का निवास प्रभु महादेव की उदार रियासत में है। प्रलय राज का एक अभिन्न हिस्सा है कैंसर। कोई भी तिकड़म अथवा हथियार प्रयोग करके हम उसे सर झुकाने अथवा हार मानने की स्थिति में नहीं पहुँचा सकते। उसके इस दिलेर चरित्र से मानव जाति को दो सबक सीखना चाहिए। एक तो यह कि पवित्र त्रिमूर्ति की रियासत में मनुष्य, पशु, कीट-पतंग और पेड़-पौधे सभी समान महत्वपूर्ण हैं। दूसरा यह कि जो विध्वंसक एवं प्रलयकारी शक्ति हमारे अंदर समाई हुई है, वह सृष्टि एवं पालनकारी ताकतों से किसी भी सूरत में कम महत्वपूर्ण नहीं है। इसीलिए कैंसर है और उसे रहना होगा।

हम लोग ज्ञानतत्व की चर्चा कर रहे थे। सच पूछिए तो इस पर रोशनी डाले बिना हम रह ही नहीं सकते कि आखिर कैंसर के बारे में कौन ज्यादा जानकार है, इससे ग्रसित रोगी अथवा इसे शिकस्त देने पर आमादा चिकित्सक? यह निर्विवाद मान लिया गया है कि चिकित्सक महोदय कैंसर के बारे में सर्वज्ञाता हैं और बेचारा कैंसर रोगी इसके बारे में सर्वथा अनभिज्ञ है। जबकि ज्ञान शास्त्रीय पलड़े में रख कर विचार करें तो कैंसर रोगी की समझ को चिकित्सक की समझ से बेहतर मानना ही पड़ेगा। वास्तविकता यह है कि कैंसर की मौजूदगी और उसके कारण उत्पन्न स्थिति का व्यावहारिक अनुभव कैंसर रोगी महसूस करते रहते हैं। जबकि

चिकित्सक सोचते हैं कि उन्हें इसकी समझ है। किस पर ज्यादा भरोसा किया जाय–प्रत्यक्ष अनुभव पर अथवा किताबी ज्ञान पर?

किसी कैंसर मरीज से बातें करने के दौरान एकदम शुरू में ही हम उन्हें अपनी मान्यता स्पष्ट बता देते हैं कि इस बीमारी के बारे में उनका अनुभव सबसे ज्यादा अहम है। ब्रिटेन के प्रधानमंत्री सैलिसबेरी ने कहा था "एक टन थ्योरी से एक ग्राम अनुभव ज्यादा कीमती है।" दुनिया भर के कैंसर मरीजों के अनुभव ता खैर बहुत ज्यादा बैठेंगे। दूसरी ओर, हमारे तमाम कैंसर विशेषज्ञों के पास टनों थ्योरी होने के बावजूद पश्चिमी वैज्ञानिक हवा के झोंके के अनुसार उनकी कैंसर धारणा हर एक घंटे में रेत के टीले की तरह उड़ती रहती है। ज्ञानशास्त्र संबंधी यह सार भले ही विशेषज्ञों को दुःख पहुँचाए लेकिन सच को और अधिक समय तक अस्वीकार नहीं किया जा सकेगा।

एक सवाल यह भी उठ सकता है कि "कैंसर के बारे में समझ हासिल करना अगर इतना ही आसान है तो मानवजाति क्या देर-सबेर कारणविहीन, उपचार से परे और स्व-नियन्त्रित कैंसर की वास्तविक प्रकृति को मान लेंगे? आज न भी हो, 2093 तक अथवा 4093 तक? लगता तो नहीं है। मानवीय सामर्थ्य के बारे में अपनी अतिरंजित आस्था में मदहोश होने के साथ पैसे की ताकत और तकनीकी गुमान के कारण आधुनिक मानव कैंसर रोगनाशक चिकित्सा अथवा उसकी रोकथाम करने का प्रयास जारी रखेंगे। इस लोकाचार का सार प्रस्तुत करते हुए प्रमुख अमरीकी पत्रिका 'साइन्स' ने अगस्त 1980 में यह लिखा था कि "कैंसर चिकित्सा प्रगति के बारे में आस्था इस कदर मजबूत है कि इस पर अविश्वास जताने वालों पर लोग यकीन करना तो दूर, उन्हें सुनना भी नहीं चाहेंगे।"

1994–2094

कैंसर संबंधी चर्चाओं का स्वरूप अगले सौ साल में कैसा होगा? जिस दिलेरपन के साथ हम इस विषय पर भविष्यवाणी करने का फैसला कर चुके हैं, शायद उसे ज्यादातर लोग अक्षम्य घमंड करार दें और उलटे हमीं पर सवाल जड़ दें कि "क्या आप को नहीं लगता कि सिर्फ अमरीका ने विज्ञान संबंधी अनुसंधान के मामले में जिस तरह प्रगति की है उससे सन 2094 के पहले ही कैंसर का स्थाई समाधान निकल आएगा?" तत्काल हम कहेंगे–नहीं, ऐसा नहीं होगा। वास्तविकता का हवाले देकर हम यही

कहेंगे कि आधुनिक विज्ञान के भंडार में कैंसर और कैंसर कोश संबंधी ऐसा एक भी तथ्य उपलब्ध नहीं है जिसके आधार पर कैंसर आरोग्य अथवा प्रतिरोध के बारे में कोई सार्थक अनुसंधान चलाया जा सके अथवा कैंसर रोगी के शरीर में मौजूद रोग के चरित्र को बदला जा सके। हम जो कह रहे हैं वह 2094 में तो क्या, मानवजाति अगर एटम बम से बच गयी तो 4094 में भी वह समान रूप से सच ही रहेगा और उसमें तनिक भी बदलाव की आवश्यकता नहीं पड़ेगी।

सन 1969 में अमरीकी कांग्रेस ने 'कैंसर के खिलाफ सम्पूर्ण शक्ति लगा कर युद्ध' घोषणा की थी कि वह 1976 तक कैंसर पर विजय प्राप्त करके रहेगा। ठीक उसी समय अमरीकन कैंसर सोसाइटी (ए.सी.एस.) ने अमरीकी नागरिकों को कैंसर पर जीत हासिल करने की शपथ लेने वाली एक नागरिक कमेटी का गठन करने के लिए प्रोत्साहित किया। अमरीकी सीनेट के जरिए इस कमेटी ने व्यापक अभियान चलाया। इसका एक नमूना 'न्यूयार्क टाइम्स' के 9 दिसम्बर 1969 वाले अंक में देखा जा सकता है। पूरे पृष्ठ के इस विज्ञापन में नागरिक कमेटी ने निम्नलिखित अपील जारी की थी :

निक्सन महोदय : आप कैंसर ठीक कर सकते हो

अगर ईश्वर हमारी प्रार्थना सुनते हैं तो / यह प्रार्थना उन्होंने सबसे अधिक बार सुनी होगी कि / "हे प्रभु! कम-स-कम मुझे तो कैंसर से अछूता रखना।"/फिर भी, पिछले एक ही साल में/3,18,000 अमरीकियों को कैंसर लील गया। इस वर्ष लेकिन वह ताकत है आपके पास/और हमें इस बर्बादी से बचाने का काम शुरू कर सकते हैं आप/मान्यवर राष्ट्रपति महोदय।

डा. रैनडॉल्फ ली क्यार्क नाम के एक विशिष्ट कैंसर विशेषज्ञ, जिन्होंने कई साल तक 'ईयर बुक ऑफ कैंसर' का सम्पादन किया था, दंभपूर्ण घोषणा कर डाली कि "अगर हर एक साल एक बिलियन डॉलर मिलता रहे तो कैंसर को जड़ से उखाड़ फेंकने में हमें दस वर्ष से अधिक समय नहीं लगेगा।" लगता है ईश्वर ने इस प्रार्थना को अनसुनी कर दिया। पर इस कातर विलाप से राष्ट्रपति निक्सन पसीज गए और अनुदानों की बाढ़ सी आ गई। 23 दिसम्बर 1971 में उन्होंने 'राष्ट्रीय कैंसर कानून' पर हस्ताक्षर कर दिया, जिसमें यह कहा गया था कि "यह हमारा राष्ट्रीय धर्मयुद्ध है और 1976 में अपने देश की दो सौवीं वर्षगाँठ मनाने

के अवसर तक हम कैंसर पर जीत हासिल कर लेंगे।'' निक्सन ने बड़े घमंड के साथ कहा था कि ''परमाणु को विभाजित करने और चाँद पर धावा बोलने के लिए हमने जिस एकाग्रता का प्रदर्शन किया है हमें उसी एकाग्रता के साथ प्रयास करने होंगे। अमरीकी ताकत व प्रतिभा के सामने कैंसर की बिसात ही क्या है?''

खैर दो सौवीं वर्षगाँठ आई और चली भी गई लेकिन कैंसर तो दूर, उसके 'क' पर भी कोई आँच तक नहीं आ सकी। दो सौवीं वर्षगाँठ के अवसर पर विख्यात 'लाइफ' पत्रिका ने अमरीकी इतिहास के पन्नों से सौ विशिष्ट घटनाओं का उल्लेख तो किया पर उनमें कैंसर पर जीत हासिल करने की बात तो दूर, इस 'धर्मयुद्ध' का जिक्र तक नहीं किया। पन्द्रह साल बाद 26 अगस्त, 1991 के अंक में 'टाइम' पत्रिका ने अमरीकी विज्ञान के सामने संकट की दशा पर एक लेख प्रकाशित किया। उस लेख में हालाँकि तमाम उपलब्धियाँ गिनाई गईं थीं, पर कैंसर के बारे में उसमें एक शब्द न था।

1971 से 1991 के प्रत्येक वर्ष के अंत में अमरीकी घमंड को चकनाचूर करते हुए कैंसर अपनी मुस्कान के साथ अपराजेय व अप्रतिरोध्य होने का एहसास दिलाता रहा। और न सिर्फ अमरीका में बल्कि कैंसर को जड़ से मिटाने की कसमें खाने वाले हर उन्नत देश में यही नजारा देखने को मिला। मसलन, इंगलैंड और फ्रांस को भी कैंसर विरोधी युद्ध में पराजय का मुँह देखने को मिला। फ्रांस के लियोन शहर में स्थापित 'इन्टरनैशनल एजेन्सी फॉर रिसर्च इन कैंसर' (आई.ए.आर.सी.) या स्विटजरलैंड स्थित कैंसर के सबसे बड़े केन्द्र 'यू.आइ.सी.सी.' में भी कैंसर मुक्ति के लिए किए गये तमाम प्रयासों का कोई नतीजा नहीं निकला। निकलता भी कैसे? कैंसर का समाधान होने का सवाल ही नहीं है क्योंकि वह कोई समस्या तो है ही नहीं। कैंसर को एक समस्या क रूप में देखना ही समस्या की असली जड़ है।

कैंसर क्यों शोध करने लायक विषय है ही नहीं, इसे बहुत आसानी से समझ आने वाले एक तथ्य को पेश करते हुए हम अपना अंतिम तर्क प्रस्तुत करना चाहेंगे। अब तक यह मान्यता रही है और यह पढ़ाया भी जाता रहा है कि कोश के अंदर न्यूक्लियस ही मुख्य उपादान है और वह साइटोप्लाज्म को नियंत्रित अथवा उस पर राज करता है। कैंसर शोधकर्त्ता इसी न्यूक्लियस को ही निहारते रहे हैं और इसी के आकार-प्रकार की रोशनी में कैंसर को चिन्हित

करते रहे हैं। हालाँकि इसी बीच कोशविज्ञान ने अचानक ही यह महसूस किया कि न्यूक्लियस शासक नहीं बल्कि शासित है और वह तो सिर्फ साइटोप्लाज्म के हुक्म पर अमल करता है। इतना ही नहीं, कैंसर की चारित्रिक विशेषता न्यूक्लियस में नहीं अपितु साइटोप्लाज्म में ही मिलती है। माइक्रोस्कोप के जरिए साइटोप्लाज्म को देखा तो जा सकता है पर अस्वच्छता के कारण उसमें कैंसर की कोई विशेषता व तस्वीर स्पष्ट रूप से देखी नहीं जा सकती। इस सबके बावजूद माइक्रोस्कोप की चकाचौंध पर इतराने वाले विशेषज्ञों में कोई हलचल नहीं दिखती। लम्बे अरसे से जिस सहज सरल समीकरण के बूते वह कैंसर का पता लगाया करते रहे, उस पर अब भी वे डटे हुए हैं। परम्परा पर डटे रहकर लकीर के फकीर बने रहने के लिए अभिशप्त इन विशेषज्ञों को यह बखूबी पता है कि कैंसर के बारे में अध्ययन के क्षेत्र में साइटोप्लाज्म पर केन्द्रित होने पर पुरानी मान्यताओं से पूरी तरह से पिंड छुड़ाना ही पड़ेगा। इस कठिन डगर पर चलने के बजाए उन्हें पिट चुकी पुरानी परम्परा पर अड़े रहना आसान व फायदेमंद लगता है।

प्रसंगवश हम एक कहानी याद कर सकते हैं। अंधेरे में चलते रहने के दौरान एक सज्जन की जेब से सिक्का गिर जाने के बाद वह रास्ते के उस ओर जाकर सिक्का तलाश करने लगा, जहाँ उसे रोशनी नजर आई। वहाँ वह ध्यानपूर्वक सिक्के को तलाशने लगा। जल्द ही वहाँ एक पुलिसवाला आ पहुँचा। और वह भी राहगीर की मदद में सिक्के को खोजने लगा। कुछ समय बाद थक कर पुलिसवाले ने पूछा, "क्या तुम्हारा सिक्का यहीं खोया था?" उस सज्जन ने जवाब दिया, "नहीं, सिक्का तो मैंने उस ओर खोया था लेकिन रोशनी चूँकि यहाँ है, इसीलिए यहाँ तलाश कर रहा हूँ। रोशनी में ही तो चीजें अच्छी तरह से दिखती हैं न!" साइटोप्लाज्म का जटिल, अज्ञात व बिखरा हुआ स्वरुप भी ठीक उस अंधेरे जैसा ही है। इसीलिए इसकी पहेली में सर खपाने के बदले रोशनी में झिलमिलाते न्यूक्लियस को पकड़े रहना आसान है। भले ही परिमाप में वह कोश के आकार का महज दो प्रतिशत ही क्यों न हो? अब हमें यह मान लेना चाहिए कि कैंसर कोश को चिन्हित करने के मामले में माइक्रोस्कोप की वैज्ञानिक उपयोगिता बेकार साबित हो चुकी है।

बनावट के लिहाज से कैंसर कोश और स्वाभाविक कोश में कोई फर्क नहीं दिखता। क्रियाशीलता के लिहाज से भी दोनों में

कोई भिन्नता नहीं नजर आती। कैंसर कोश स्वाभाविक कोश ही है। इसी स्वाभाविकता के कारण ही उस पर कभी शोध नहीं हो सकेगा। खूबसूरत सूर्यास्त, सूर्योदय, चाँदनी रात अथवा आसमान में झिलमिलाते तारों अथवा इन्द्रधनुष के सातों रंगों की छटा जैसे प्रकृति के अद्भुत नजारों की तरह कैंसर को हम देख और सराह तो सकते हैं, पर चाह कर भी उसके स्वरूप व दिशा को बदल नहीं सकते।

जब यह पुस्तक छपने के लिए प्रेस में भेजा जा रहा था उसी समय हमें एक ताजा समाचार प्राप्त हुआ। उस भड़कीले समाचार के अनुसार शोधकर्त्ताओं ने क्रोमोजोम-17 में बी.आर.सी.ए.-वन (BRCA1) नामक एक जीन खोज निकाला है। कहा गया कि इस जीन की मौजूदगी से यह पता लगाया जा सकेगा कि किसी महिला को भविष्य में स्तन कैंसर होगा अथवा नहीं। वैज्ञानिक रूप से संदिग्ध और ठेठ बेशर्मी भरे होने के बावजूद तथाकथित इस खोज ने सुनामी की भाँति सनसनी फैला दी और 'स्तन काट डालने एवं धन उगाने' का धंधा चल पड़ा। जैसा कि सम्मानित 'न्यू इंगलैंड जर्नल ऑफ मेडीसिन' ने अभी हाल ही में अपने सम्पादकीय में कहा है : ''चिकित्सकों का आधिक्य बढ़ने के साथ-साथ धन कमाने लायक चिकित्सकीय मिथकशास्त्र भी फलने-फूलने लगा है।'' फिर एक बार महिलाओं के स्तन को लेकर अनुसंधान और आर्थिक समृद्धि प्राप्ति का धंधा चल निकला है। पिछले दिनों में बड़ी आँत, मूत्राशय और फेफड़े के कैंसर के लिए जिम्मेदार तथाकथित जीनों की खोज को लेकर अनगिनत सम्मेलन और अनेक शोधपत्र व पुस्तक प्रकाशित हो चुके हैं लेकिन इससे कैंसर मरीजों को तनिक भी लाभ नहीं हो सका।

और सिर्फ कैंसर ही क्यों, उच्च रक्तचाप, दिल का दौरा, स्ट्रोक, अर्थ्राइटिस जैसी बीमारियों के मामले में भी आधुनिक चिकित्सा विज्ञान का दिवालियापन उजागर हो चुका है। यह तमाम बीमारियाँ भी कैंसर की भाँति उम्र से संबंधित, जन्मजात और जैविक परिघटनाएँ ही हैं। चिकित्सा जैसे पवित्र मानवीय पेशे को धंधे में तब्दील करने वालों ने प्राकृतिक रूप से उत्पन्न होने वाली इन बीमारियों के मूलभूत सौम्य स्वभाव के बारे में न सिर्फ भोले लोगों को अंधेरे में रखने की ठान ली है बल्कि उन बीमारियों को दानवीय और जानलेवा बता कर उसे भयभीत और आतंकित करने में डटे हुए हैं। 'कैंसर का शांत स्वरूप' नामक जो कहानी हम आपको

सुनाने जा रहे हैं, उसे पढ़ने के बाद अगर आप इस कहानी से कैंसर शब्द को हटा कर उसकी जगह उपर्युक्त किसी भी बीमारी का नाम लिख कर कहानी को फिर से दोहरायेंगे तो पूरी कहानी की महक और उसके सार में कोई भी अंतर नहीं होगा। यह निर्विवाद कहा जा सकता है। अतः मान्यवर चिकित्सक महोदय, आप खुद को रोगमुक्त करने के लिए सोचे!

—मनु कोठारी

—लोपा मेहता

फरवरी (1994)

अध्याय–1
कैंसर की कल्पकथाएँ

शब्दकोश के अनुसार 'मिथक'[1] का अर्थ समाज के एक समूह के अंदर मौजूदा अथवा पारंपरिक मान्यताएँ एवं संस्थानों के प्रति तर्कहीन आस्था से है। कैंसर के बारे में भी कई मान्यताएँ प्रचलित हैं। मसलन, कहा जाता है कि कैंसर के लिए कई बाहरी कारक जिम्मेदार हैं, और इन बाहरी कारकों को दुनिया से मिटा दिया जाए तो मानव जाति को कैंसर मुक्त बनाया जा सकता है। यह मिथक भी काफी प्रचलित है कि कैंसर को एकदम शुरू में चिन्हित कर पाने से उससे छुटकारा पाया जा सकता है। लेकिन यही दो मान्यताएँ–बाहरी कारकों के कारण कैंसर का होना और शुरुआती दौर में ही उसे पकड़ कर ठीक कर पाना, हम सबको उलझन में डाले हुए है। मानव समाज के इतिहास में शायद कभी भी इतने लम्बे समय तक इतनी बार इतने कम संख्यक लोगों द्वारा इतनी विशाल संख्यक लोगों को असत्य के सहारे उलझाए नहीं रखा गया होगा, और वह भी अथाह आर्थिक बर्बादी व मानव जीवन की कीमत पर। कैंसरशास्त्र के समूचे क्षेत्र में व्याप्त मिथकों से सबसे बेहतर नतीजा यही निकाला जा सकता है कि कैंसर के मामले में बढ़ा-चढ़ाकर दावा, जरूरत से ज्यादा कर गुजरने का प्रयास और आश्वासनों की बाढ़ कैंसर के बारे में प्रचण्ड अज्ञानता का ही दूसरा रूप है।

हमारी अज्ञानता की शुरुआत कैंसर को परिभाषित करने जैसी ऊपर से मामूली दिखने वाली समस्या से होती है। "कोई भी मनुष्य के लिए कठोरतम उत्पीड़न की स्थिति में भी कैंसर को परिभाषित कर पाना संभव नहीं है।" सेलुलर पैथॉलाजी के जनक कहे जाने वाले वीर्शो[2] का यह कथन एक सदी गुजर जाने के बाद भी सत्य साबित हो रहा है। कैंसर को परिभाषित करने की समस्या आज भी ज्यों की त्यों बनी हुई है। 1969 में हमने बर्तानवी कैंसर विशेषज्ञ फाउल्डस[3] को यह कहते सुना था कि "जीव विज्ञान की शर्तों का अनुपालन करते हुए जिस दिन कैंसर को परिभाषित करना संभव होगा उसी दिन कैंसर शोध भी विशिष्ट दौर में दाखिल हो सकेगा।"

इस किस्म की मौलिक अज्ञानता वर्तमान कैंसर शास्त्र की दशा को स्पष्ट करता है। विज्ञान दुनिया के शिखर पुरुषों ने इसे बार–बार रेखांकित किया है। 'डबल हैलिक्स' आविष्कर्त्ता के रूप में विख्यात और नोबल प्राइज प्राप्त विज्ञानी वाटसन[4] ने कैंसरशास्त्र को ''वैज्ञानिक रूप से दिवालिया और चिकित्सा विधि के लिहाज से अप्रभावी और फिजूलखर्ची'' कहा है। उनके इस स्पष्टवादिता के अनुरूप मन्तव्य एक और नोबल प्राप्त विज्ञानी बर्नेट[5] से सुनने को मिला। उनके अनुसार, कैंसर पर हुए अब तक तमाम अनुसंधानों का ठोस परिणाम निकालने के लिए अगर ''एक विस्तृत और तटस्थ जाँच'' हो तो जाँच के उपरांत जाँचकर्त्ता यह देखकर दंग रह जाएँगे कि कैंसर के विभिन्न पहलुओं पर किये गये तमाम शोधों के लिए लाखों मानव–वर्ष का श्रम न सिर्फ बेकार गया अपितु इनका परिणाम भी सही अर्थ में ''यथार्थतः कुछ नहीं'' निकला। किस ओर जा रहा है कैंसरशास्त्र ?

कैंसर को उसके शुरूआती दौर में पकड़ने की अहमियत पर चिकित्सकों के प्रोत्साहनों के बावजूद यह याद[6,7,8] रखना आवश्यक है कि कैंसर पर विजय प्राप्त करने निकले अनक विशिष्ट कैंसर विशेषज्ञ कैंसर के शिकार बनने के कारण दम तोड़ चुके हैं। उन महारथियों में अर्मंड त्रुसो का नाम सबसे पहले आता है। चिकित्सा दुनिया में बहुत ही सम्मानित इस विशिष्ट चिकित्सक ने 'माइग्रेटिंग थ्रम्बोफ्लेवाइटिस', जिसे त्रुसो सिन्ड्रोम भी कहा जाता है, की शिनाख्त की थी। इसकी मौजूदगी को शरीर में छुपे कैंसर के एक संकेत के रूप में देखा जाना चाहिए। यह सबसे पहले त्रुसो ने ही बताया था। इसी संकेत के सहारे अपने अंदर मौजूद कैंसर के बारे में उन्हें जब पता चला तब तक बहुत देर हो चुकी थी। इंग्लैंड के जाने–माने मओ क्लीनिक के सह–संस्थापक विलियम मेओ द्वारा लिखी गई पाकस्थली कैंसर की शल्यक्रिया संबंधी ज्ञानवर्धक रचनाओं से चिकित्साशास्त्र उपकृत है। इन्हें भी अपने परिपक्व कैंसर के बारे में यूँ ही अचानक पता चला। ठीक इसी तरह की घटना शल्य चिकित्सा दुनिया के एक जाने माने सितारे इंग्लैंड के सर डीपीडी विल्की के साथ भी घटी। न्यूयार्क स्थित मेमोरियल अस्पताल के शोध निदेशक और पेशे से पैथॉलोजिस्ट जेम्स ईविंग मूत्राशय के कैंसर का शिकार बने। उनके कैंसर को भी शुरूआती अवस्था में नहीं पकड़ा जा सका। लेस्ली फाउल्ड्स एक दिग्गज व्यक्तित्व थे

और इम्पीरियल रिसर्च फंड से संबंधित थे। कैंसर व अन्य ट्यूमरों के बारे में उनकी दो खंडों में छपी 'निओप्लास्टिक डेवलपमेंट' नामक पुस्तक की काफी चर्चा रही। इस महान रचनाकार की बड़ी आंत में कैंसर का पता तब चला जब वह काफी विकसित हो चुका था। नामी-गिरामी कैंसर विशेषज्ञों की इस कतार में कुछ और विशिष्ट व्यक्तियों को देखिए। विश्व प्रसिद्ध स्लोन कैटरिंग इन्सटीट्यूट के निदेशक फ्रैंक हर्स्फल की मौत अग्न्याशय कैंसर के कारण हुई थी, जबकि उसी संस्थान के केमोथेरापी विभाग के प्रधान डेविड कार्नोफ्स्की की मौत फेफड़े के कैंसर के कारण हुई थी। कैंसर एपिडेमियोलॉजी के एक मशहूर व्यक्तित्व डॉर्न गुर्दे के कैंसर के कारण चल बसे। ध्यान रहे कि ये सभी कैंसर दुनिया के आधार स्तंभ और पूज्य माने जाते हैं। लगे हाथ अपने ही पड़ोस के टाटा मेमोरियल सेंटर के ऑर्नेस्ट बोर्जेस और सोराब मेहता के बारे में उल्लेख करना भी जरूरी है। कैंसर चिकित्सा और अनुसंधान के लिए मशहूर मुम्बई स्थित इस संस्थान के दोनों शल्य चिकित्सक का कैंसर भी बहुत फैल जाने के बाद पता चल सका था। इन तमाम तथ्यों पर गौर करने से शेक्सपीअर के उस अनमोल कथन की याद ताजा हो जाती है कि "दवाओं के सहारे जीवन की अवधि को कुछ लम्बा कर पाना शायद सम्भव हो, पर मौत के आगोश से चिकित्सक भी मुक्त नहीं रह सकते।"

यही बात कैंसर के बारे में भी कही जा सकती है—चिकित्सक कैंसर मरीज को थोड़ा—बहुत आराम पहुँचाने में शायद मददगार साबित हो सकते हैं। लेकिन कैंसर से वह न तो मरीज को बचा सकते हैं और न ही खुद को। सोल्झेनित्सिन[9] ने 'कैंसर वार्ड' नामक उपन्यास में इस सच्चाई को बहुत मार्मिक ढंग से उभारा है। उपन्यास के नायक ओलेगा की चिकित्सक रेडियोथेरेपिस्ट लुडमिला को खुद के कैंसर के बारे में जब पता चला तब तक बहुत देर हो चुकी थी। लुडमिला ने निराशापूर्वक इस सच्चाई को स्वीकार किया कि अब कुछ नहीं किया जा सकता। इससे साफ पता चलता है कि विशिष्ट कैंसर विशेषज्ञों के पास न तो कैंसर को अंकुरावस्था में पकड़ने की क्षमता है और न ही वह खुद को कैंसर से बचा सकते हैं। इस सच्चाई को अगर आम लोग समझ लें तो कैंसर उनके लिए कोई चुनौती नहीं रह जाएगा। वह मनोवैज्ञानिक उन उलझनों का शिकार होने से काफी हद तक मुक्त हो सकेंगे कि आखिर उन्हें ही कैंसर ने क्यों अपना शिकार बनाया? कैंसर विशेषज्ञगण द्वारा

कैंसर होने के बारे में अपनी समझ को बढ़ा-चढ़ा कर हाँकने के कारण भ्रम उत्पन्न होता रहता है। कैंसर किन कारणों से होता है यह निश्चित रूप से कोई नहीं कह सकता। फिर भी, कैंसर विशेषज्ञों की मानें तो सूरज से लेकर धूम्रपान तक हर चीज को कैंसर के लिए दोषियों के कटघरे में खड़ा किया जा सकता है। हालाँकि अभी तक इसके कोई ठोस प्रमाण नहीं मिल सके हैं कि तम्बाकू या सूर्य की अल्ट्रावायलेट किरणों या धरती पर मौजूद किसी भी पदार्थ से कैंसर हो सकता है। कैंसर विशेषज्ञों की मानें तो मानव वीर्य भी कैंसर के जनक हो सकते हैं। इन तमाम बेतुके और बे-सिर पैर के दावों और प्रचारों से कैंसर आतंक (फोबिया) फैलाने की कोशिश की जा रही है। इस तथ्य को प्रतिष्ठित 'न्यू इंग्लैंड जर्नल ऑफ मेडिसीन' के दिवंगत संपादक इंगेलफिंगर[10] ने चिन्हित करते हुए इसे ही एक बीमारी माना है। उनके अनुसार ''यह फोबिया कैंसर की तरह ही एक भयानक बीमारी होने के साथ ही नैतिकता के लिहाज से और ज्यादा कहर ढाने वाली है।''

दीवार पर लिखी इस इबारत को अनदेखी कर कैंसर विशेषज्ञ इसे शुरूआत में ही पहचानने और इलाज के नाम पर बेहद मँहगी जाँच व चिकित्सा करने पर अड़े हुए हैं। अब कौन उन्हें समझाए कि वे चिकित्सा तो सिर्फ उसी की कर रहे होते हैं जो उन्हें दिख रहा होता है और दिखने वाला कैंसर समग्र कैंसर का एक हिस्सा भर है। चिकित्सा के बाद कई मरीज के 'ठीक' होने के भ्रम की मौजूदगी की दो प्रमुख वजहें हैं। एक ता मरीज को अपने कैंसर की मौजूदगी का एहसास नहीं होना और/अथवा चिकित्सक के लिए कैंसर को चिन्हित नहीं कर पाना। इसे समझने के लिए एक्यूट ल्यूकीमिया को उदाहरण के रूप में लिया जा सकता है। इस बीमारी से ग्रस्त मरीज को जब पूरी तरह से ठीक करार दिया जाता है,[45,98,265] वास्तविकता यह है कि उस वक्त भी मरीज के शरीर में कैंसर कोश की एक विशाल सेना मौजूद रहती है (विस्तृत जानकारी के लिए छठा अध्याय देखें)।

तरह-तरह के कैंसरों को लेकर एक व्यापक सर्वेक्षण के बाद हार्डिन जोन्स[11] इस निष्कर्ष पर पहुँचे थे कि ''जहाँ तक जीवित रहने को अवधि का सवाल है, लगता तो यही है कि चिकित्सा न करवाने वालों की तुलना में चिकित्सा करवाने वालों के जीवित रहने

की अवधि में कोई उल्लेखनीय अंतर नहीं होता, बल्कि संभावना तो यही है कि चिकित्सा करवाने वाले कुछ जल्दी ही चल बसें।''

व्यापक सर्वेक्षण के पश्चात जान्स 1956 में जिस नतीजे पर पहुँचे थे, 1975 में लोगन[12] ने उसे एक मजबूत आधार मुहैया किया। वे विश्व स्वास्थ्य संगठन के प्रतिनिधि थे। उन्होंने दुनिया भर के स्तन कैंसर संबंधी आँकड़ों को परखने के बाद यह निष्कर्ष निकाला कि किस्म-किस्म के और व्यापक चिकित्सा के बावजूद स्तन कैंसर मृत्यु दर में कमी होने के बदले संभवतः कुछ बढ़ी ही है। अमरीका के बफेलो प्रदेश स्थित रोजवेल पार्क मेमोरियल इंस्टीट्यूट के स्तन शल्य चिकित्सा विभाग के थॉमस डाओ[13] ने इसी तथ्य को और स्पष्ट शब्दों में व्यक्त किया है-''शल्य क्रिया में तकनीकी विकास होने, रेडियोथेरापी में उन्नत विधि के प्रयोग में आने और व्यापक रूप से केमोथेरापी प्रयोग करने के बावजूद स्तन कैंसर मृत्यु दर विगत 70 सालों में तनिक भी कम नहीं हो सकी।''

कैंसर विशेषज्ञ स्तन कैंसर को सबसे आसानी से शिनाख्त हो जाने वाला ट्यूमर मानते ह। क्योंकि वह त्वचा के बिल्कुल करीब ही होता है, इसलिए उसकी उपस्थिति के बारे में स्वयं रोगिणी को भी आभास हो जाता है। चिकित्सा केन्द्र में भी उसे आसानी से चिन्हित करने के पश्चात् उसका क्रमनिर्धारण और स्तरीकरण किया जा सकता है। फिर उसका इलाज करना आसान हो जाता है। लगभग हर रोज इस प्रकार के दावे सुने जाने के बावजूद दुनिया में कहीं भी स्तन कैंसर मृत्यु दर में कमी होने का अब तक कोई संकेत नहीं मिला है। सबसे आसानी से पकड़े जाने वाले स्तन कैंसर के मामले में इस कदर शर्मनाक असफलता वर्तमान कैंसरशास्त्र की असलियत को ही दर्शाता है। इस वास्तविकता के बारे में कब और कैसे आम लोगों को सूचित किया जा सकेगा? जाहिर है, कैंसर विशेषज्ञ तो कभी इस सच्चाई को नहीं स्वीकारेंगे।

दूर भविष्य में भी इसकी सम्भावना नजर नहीं आती। फिर कैंसर सोसाइटियाँ छल-बल से जोड़तोड़ वाले भ्रामक प्रचार में लगातार जुटी हुई हैं। उनके इस कु-प्रचार में चार चाँद लगाने की जिम्मेदारी बाज़ारवादी व्यवस्था एवं मीडिया ने अपने कंधों पर ले रखी है। इसके एक शानदार नमूने के तौर पर 'यू कैन फाइट कैंसर एंड विन'[14] शीर्षक से प्रकाशित विशाल पुस्तक का उल्लेख करना जरूरी लगता है। कैंसर के खिलाफ लड़कर आप जीत हासिल

कर सकते हैं—जैसे आशावादी नारों वाली यह पुस्तक 'अमरीकन कैंसर सोसाइटी' के अर्थर होलेब और 'न्यूयॉर्क टाइम्स' के जेन ब्राडी ने मिलकर लिखी है। अखबारी शैली में लिखी गई इस पुस्तक में 'अपने दुश्मन को पहचानो', 'कैंसर को पछाड़ा जा सकता है'—सरीखे जुमलों के बार-बार इस्तेमाल से लगता है कि कैंसर अस्पतालों और कैंसर संस्थाओं के हित साधने के लिए महज विज्ञापन अभियान चलाना ही लेखकों का असली मकसद रह गया है। लोगों को उल्लू बनाकर कैसे सवारी गाँठी जा सकती है उसका एक दम फिट उदाहरण है ब्रॉडी—होलेव की उक्त पुस्तक। कैंसर के बारे में संतुलित और वस्तुनिष्ठ जानकारी प्राप्त करना हो तो हिक्सन[8] की पुस्तक 'पैचवर्क माऊज' को पढ़ना चाहिए। इस पुस्तक का उप-शीर्षक है 'कैंसर पर जीत हासिल करने संबंधी प्रचार अभियान की राजनीति व षड़यत्र'। विश्व में प्रथम स्थान रखने वाले अमरीकी कैंसर संस्थान स्लोन-कैटरिंग इंस्टीट्यूट के तत्कालीन निदेशक रॉबर्ट गुड के नेतृत्व में बीसवीं सदी के सबसे घिनौने वैज्ञानिक घोटाले को हिक्सन ने इस पुस्तक के जरिए आम लोगों तक पहुँचाने की साहसिक जिम्मेदारी निभाई थी। साथ ही इस संस्थान में व्याप्त वैज्ञानिक चिंतन संबंधी दोहरी सोच पर भी उन्होंने रोशनी डाली थी। दुनिया में नम्बर-वन बने रहने की लालसा में बड़े पेशेवर चिकित्सक कैसे-कैसे घोटाले अंजाम देते हैं, हिक्सन ने इसका प्रामाणिक विवरण प्रस्तुत किया है।

हिक्सन के ही शब्दों में—(क) "सनक व जादुई ताकत पर अतिरिक्त भरोसा के लिए दुनिया के अन्य लोगों से अलग माने जाने वाले अमरीकी लोगों की दिक्कत यह है कि वे समय-समय पर किसी एक खास बीमारी के पीछे लठ लेकर पड़ जाते हैं। फिलहाल वे कैंसर के पीछे पड़े हुए हैं।"

(ख) "जीव विज्ञान से जुड़े नवीन शोधकर्ताओं को मेरी सलाह है कि कैंसर शोध की चौखट से दूर ही रहिए क्योंकि वह अब रुपयों की दरिया में डुबो दिया गया है और उसमें विज्ञान का नामोनिशान तक नहीं रह गया है।"

हिक्सन के बयान के दूसरे हिस्से (ख) के बारे में उन्हें एक विज्ञानी ने बताया था। उस बयान से यह सवाल उठता है कि क्या कैंसरशास्त्र में रत्ती भर भी विज्ञान है, या वह राजनीति व पैसों का खेल बनकर रह गया है? हिक्सन ने इस पुस्तक के जरिए यह भी दिखलाया है कि कैंसर शोध का खास मकसद और ज्यादा धन

जुटाना भर रह गया है। इसी प्रकार 'जीन्स, ड्रीम्स एण्ड रियलिटी' (जीन, स्वप्न और वास्तविकता) नामक पुस्तक में नोबल विजेता विज्ञानी बर्नेट[15] ने कैंसर अ-विज्ञान में मौजूद राजनीति और आर्थिक अनुदान के खेल के बारे में बहुत साफगोई से काम लिया है। उन्होंने कहा कि आजकल वैज्ञानिक बेलगाम ''सफेद झूठ'' बालते रहने और अपने काम के लिए जनसमर्थन जुटाने के उद्देश्य से तरह-तरह की घोषणाएँ करते रहने के आदी हो चुके हैं। हालाँकि वह जानते हैं कि ''कैंसर संबंधी उनके हर युगांतकारी खोज का परिणाम ढाक के तीन पात ही साबित हो रहे हैं'' और उनके दावों के पीछे ठोस वैज्ञानिक प्रामाणिकता का नितांत अभाव है।

जंग-ए-कैंसर में गत्ते की तलवार लहराने वालों के क्या कहने। ज्यों-ज्यों उनके 'आविष्कार' कौड़ी के तीन साबित होते रहते हैं त्यों-त्यों वे नए आश्वासनों और वादों की झड़ी लगाने में तत्पर रहते हैं मानों कैंसर के ब्रह्मास्त्र बस ईजाद होने ही वाले हैं। अभी हाल ही में 'द सीज ऑफ कैंसर' नामक पुस्तक बाज़ार में आई। इसके लेखक जून गुडफील्ड, जो कि 'रॉयल सोसाइटी ऑफ मेडिसीन' के सदस्य भी हैं, ने रॉबर्ट गुड से पूछा कि कैंसर चिकित्सा और शोध की परिणति के बारे में वे किस हद तक आशावादी हैं। गुड ने आश्वासन भरा जवाब दिया ''आस्था रखो दोस्त, हमें कुछ दिन और समय दो।''

बहुत खूब गुड साहब! अनजाने ही सही, आपने मौजूदा कैंसरशास्त्र की शर्मनाक हकीकत को कबूला तो है। कौन नहीं जानता कि जब विज्ञान की नींव हिलने लगती है तब आस्था पर अडिग रहने की वकालत करने के अलावा और कोई उपाय नहीं सूझता।

❑❑

अध्याय-2

कैंसर : एक जैविक परिघटना

कैंसर पर मढ़ दी गई तमाम बदनामी के बावजूद, जीव और जीव विज्ञान के एक अविभाज्य हिस्से के रूप में वह खुद को प्रकट करता रहता है। कीटों समेत सभी प्राणी और पौधों की दुनिया में कैंसर एक स्वतःस्फूर्त, अविभाज्य, वैश्विक परिघटना भर है। ''कैंसर को हमारे जीवन और अस्तित्व पर बाहर से थोपी गई बीमारी के रूप में देखने का कोई औचित्य नहीं है। इसके ठीक उलट कैंसर को निश्चित रूप से हमारे जीवन की विकासमान परिपाटी के एक अनिवार्य निमित्त के बतौर देखना होगा जिसका जीवन इतिहास उतना ही पुराना है जितना कि उसके वाहक का।''[17] वैज्ञानिकों से हमें यह जानकारी मिली है कि आज जिसे हम प्राण के रूप में जानते हैं उसका उद्‌गम एक कैंसर पिंड से हुआ था। उद्देश्यहीन, अनुशासनहीन और निरन्तर रूप से फैलाव के धनी इस कैंसर पिंड को ही 'प्राण की पूर्ववेला' अथवा पूर्वस्थिति कहा जाना चाहिए।[18] उस स्थिति को अराजकता की एक आँधी, एक गहरी विपत्ति अथवा चरम अव्यवस्था का दौर कहा जा सकता है। प्राण को इसी दौर की उपज माना जा सकता है। अव्यवस्था के उस दौर का हम प्राण रूपी अस्तित्व की जन्मदात्री कह सकते हैं। जिन विशेषताओं के लिए कैंसर को जीवविज्ञान में खास दर्जा मिला हुआ है, आइए, उनके बारे में कुछ जानकारियाँ प्राप्त कर लिया जाये।

स्वाभाविक कोश और कैंसर कोश

(1) कोश विभाजनीकरण के कारण शरीर के हर एक स्वाभाविक कोश की कैंसर कोश में तब्दील हो जाने की संभावना मौजूद रहती है। यह रूपांतरण ''कोश के रंगपटल का एक अंग है।''[19] कोश विभाजनीकरण वह प्रक्रिया है जिसके चलते एक तरह का कोश अनुत्क्रमणीय रूप से परिवर्तित होकर दूसरे तरह का कोश बन जाता है। यही प्रक्रिया के चलते एक भ्रूण कोश लीवर कोश में अथवा एक लीवर कोश कैंसर कोश में बदलता रहता है।

कोश मानव शरीर की मूल इकाई होने पर भी कई तरह का होता है। जैसे त्वचा, यकृत, मांसपेशी, रेटिना आदि तरह-तरह के कोश हमारे शरीर में हैं। यानी हमारा शरीर कई तरह के

कोशों का एक सहकारी निकाय है। किसी व्यक्ति के अंदर मौजूद सभी कोशों का जेनेटिक उपादान एक होने पर भी वह अलग-अलग ढंग से विकसित होने, चेहरे और स्वभाव की भिन्नताएँ कायम रखने में समर्थ है। एक तरह के कोश दूसरी तरह के कोश से स्वतंत्र रहता है और उनकी यह स्वतंत्रता अपने जिम्मे का कार्यभार पूरा करने के लिए जरूरी है। वह अपने जिम्मे के कार्य सम्पादन में कभी कोई चूक नहीं करते। वह दूसरे के काम में हस्तक्षेप किए बगैर एक दूसरे के साथ सदभावनापूर्ण सह-अस्तित्व कायम रखते हैं। यह कहना गलत नहीं होगा कि कोश-राज्य मे सचमुच जनवादी व्यवस्था है। कोशों की इस तरह की भिन्नताएँ कायम रखने की प्रक्रिया को विभाजनीकरण कह कर परिभाषित किया जाता है।[253-255] यह एक ऐसी प्रक्रिया है जिसके फलस्वरूप एक तरह के कोश दूसरी तरह के कोश में बदल जाते हैं, जो कि इससे पहले शरीर में नहीं था। कोश रूपांतरण को इस तरह से परिभाषित करने की कोशिश के बावजूद इस प्रक्रिया को अब तक सही अर्थ में समझ लिया गया, यह नहीं कहा जा सकता। उम्र के किसी भी पड़ाव में शरीर का एक स्वस्थ कोश जब कैंसर कोश में तब्दील हो जाता है तो इसके फलस्वरूप सर्वथा भिन्न एक नए किस्म के कोश का सृजन होता है। शक्ल और आचरण के लिहाज से कैंसर कोश और शरीर में मौजूद स्वस्थ कोश के बीच भिन्नताएँ दिखने के बावजूद, दोनों के जेनेटिक उपादान एक ही हैं। यह आम सहमति[253] बन चुकी है कि जिस विभाजनीकरण प्रक्रिया से स्वस्थ कोश रूपांतरित होते रहते हैं, कैंसर कोश भी उसी प्रक्रिया की ही उपज है। यानी, कैंसर कोश के बनने के लिए किसी किस्म की बेजा, सिद्धांतहीन विकृति का सहारा नहीं लेना पड़ता। यह कोई अचंभित करने वाली बात नहीं है। कैंसर कोश द्वारा उत्सर्जित जिन 'कारसिनो एम्ब्रायोनिक एन्टिजेन' (सी.ई.ए.)[256] या 'एपटोपिक हारमोन'[257] को उसका अशिष्ट अपकर्म कहा जाता था, वह निरी अज्ञानता साबित हुआ है। यह अब सिद्ध हो चुका है कि अपने कर्म सम्पादन के दौरान महज परिमाणगत परिवर्तन[256],

257 के कारण स्वस्थ कोश भी इस तरह के रसों का उत्सर्जन करते रहते हैं।

(2) स्वस्थ कोश और उसके प्रतिरूप कैंसर कोश के बीच स्थायी रूप से भिन्नता प्रदर्शित करने वाले एक भी फर्क को अब तक खोज पाना संभव नहीं हो सका। इन दोनों किस्म के कोशों के बीच संरचनात्मक, इम्यूनोलॉजिकल और बायोकेमिकल कोई भिन्नता नहीं दिखती। इसीलिए कैंसर कोश का ऐसा कोई रंगरूप ढूँढ पाना संभव नहीं हुआ है जो कि किसी न किसी स्वस्थ कोश के स्वरूप से मिलता न हो।
उपर्युक्त मुद्दे को और भी स्पष्ट रूप से समझने के लिए ल्यूकीमिया कोशों पर गौर करना जरूरी है। ''चूँकि शरीर का स्वस्थ रक्तोत्पादक कोश ही विभाजनीकरण और रूपांतरण के जरिए ल्यूकीमिया कोशों में तब्दील होता है, इसीलिए इन रूपांतरित कोशों के अंदर स्वस्थ कोशों के अनेक गुण-धर्म रह जाते हैं। सिर्फ इतना ही नहीं, ल्यूकीमिया कोश की प्रचुर मात्रा में संख्या वृद्धि होने के जिस चरित्र के बारे में कहा जाता है, स्वस्थ कोशों में इसकी काफी समरूपता देखने को मिलती है।''[315] कोश नवीनीकरण की गतिवेग के लिहाज से भी कैंसर कोश और स्वस्थ कोश में ''एक ही तरह के कर्मकाण्ड''[98, 258] दिखाई पड़ते हैं। ठोस रूप से कह सकते हैं कि ''जीव रासायनिक (बायोकेमिकल) मापदंड के आधार पर स्वस्थ व कैंसर कोश के बीच गुणात्मक भिन्नता खोजने की हर एक कोशिश व्यर्थ साबित हो चुकी है।''[98] रंग रूप के लिहाज से और प्रतिरक्षण क्षमता के आधार पर भी उनमें कोई फर्क नहीं है।[98] कैंसर कोश दरअसल स्वस्थ कोश का एक भिन्न रूप है, एक विशेष अवस्था ह।

(3) अब यह प्रश्न उठना स्वाभाविक है कि आखिर स्वस्थ और कैंसर कोश में कोई फर्क है या नहीं? फर्क अवश्य है। और यह फर्क रूप में नहीं पर स्वभाव में अवश्य है। स्वस्थ कोश एक लय के अनुसार विभाजित होते रहते हैं। स्वस्थ कोश के विभाजन के पीछे कारण यह है कि ध्वसप्राप्त स्वस्थ कोशों को प्रतिस्थापित करते रहने और उसकी जगह उतने ही स्वस्थ कोश के पुनः निर्माण किए बिना, कोशों के लिए अपने जिम्मे का कार्य सम्पादन कर पाना संभव नहीं हो पाता। चूँकि यह

जिम्मेदारी निभाने के लिए वह अंगीकारबद्ध हैं, इसीलिए हमारे शरीर में मोजूद कुल स्वस्थ कोशों की संख्या हमेशा स्थिर बनी रहती है। कैंसर कोश भी विभाजित होते रहते हैं। पर वह स्वस्थ कोश की भाँति लयबद्ध ढंग से विभाजित नहीं होते। शरीर की जरूरत की परवाह किए बिना और स्वयं द्वारा तय की गई लय के अनुसार वह विभाजित होते रहते ह। यही उसकी चारित्रिक विशिष्टता है। शरीर की आवश्यकता का ख्याल किए बिना, उद्देश्यहीन रूप से, अपने मनमर्जी के अनुसार विभाजित होते रहना उसकी फितरत है। सिर्फ उतना ही नहीं, कैंसर कोश की एक और विशेषता यह भी है कि वे अपने उत्पत्ति स्थल से दूर-दराज तक सफर तय करने और शरीर के किसी दूरवर्ती भाग में जाकर अपना उपनिवेश कायम करने में समर्थ हैं।

व्यक्ति विशेष में कैंसर

(1) हर अंगूठे का निशान सम्पूर्ण भिन्न होता है। हर एक हिम कण दूसरे से स्वतंत्र, तुलनाहीन, बेजोड़ और अद्बितीय है। रेनि डुबोज के कथन को दोहराते हुए हम यह कह सकते हैं कि मानव अथवा अन्य जीवों में उत्पन्न हरेक कैंसर अभूतपूर्व है, अद्बितीय है, जो एक ही रूप में पुनः आत्मप्रकाश नहीं करता। कैंसर की यह विशिष्टता, कैंसर कोशों में, कोश किस तरह से विन्यस्त हैं और उसके स्वभाव में दिखती है। हर एक कैंसर की इस खास विशिष्टता[3,15,155,156] से ही यह साफ समझा जा सकता है कि कैंसर को जड़ से निर्मूल करना तो दूर, उसकी रोकथाम करने के लिए कोई दवा या टीका इजाद कर पाना भी संभव नहीं है। यानी, जिस जादुई हथियार के सहारे कैंसर को मौत के घाट उतारने का सपना संजोए हम लोग इंतजार कर रहे हैं उसका कोई अस्तित्व नजर नहीं आता। 'कैंसर की इस अनोखी चारित्रिक विशिष्टता' के बारे में जिक्र करते हुए स्प्रीग्स और उनके सहयोगियों ने लिखा था[239] : "एक ही व्यक्ति के शरीर में एक ही किस्म का कैंसर दोबारा कभी नहीं पनपता। अब तक इस कथन को नकारने लायक कोई भी तथ्य जुटाया नहीं जा सका है। हजारों कैंसर प्रकरणों से प्राप्त तथ्यों पर हाल में की गई जाँच से यह स्पष्ट हो चुका है कि स्वाभाविक रूप से पनपने वाले कैंसर (यानी, जिन्हें

प्रयोगशाला में उपजाया नहीं गया) वस्तुतः अनोखा है, विचित्र है। यहाँ तक कि उन कैंसरों में भी भिन्नताएँ दिखती हैं, जिन पर एक ही किस्म का कैंसर होने का ठप्पा लगाया जाता है।''

(2) एक व्यक्ति विशेष का भविष्य जिस तरह अनिश्चितताओं के कोहरे से घिरा हुआ है ठीक उसी तरह उसका कैंसर किस ओर मोड़ लेगा यह भी अनिश्चित है। कैंसर उत्पन्न हाने के बाद वह नहीं भी बढ़ सकता है, बढ़ने के बावजूद वह किसी किस्म की समस्या नहीं भी पैदा कर सकता है, समस्या अथवा अस्वस्थता पैदा करने के बावजूद वह मौत का कारण नहीं भी बन सकता है। यानी इस बीमारी के बारे में निश्चयतापूर्वक कुछ भी कह पाना असंभव है। इस तरह के कई कैंसर हैं, जो अपने वाहक को मौत के घाट उतारने के बदले उनके ही साथ मरना पसंद करते हैं। अतः मानव शरीर अथवा पशुदेह में स्वतः पनपने वाले कैंसर का परिणाम क्या होगा यह कैंसर पर ही निर्भर है न कि कैंसर चिकित्सा के ऊपर।

(3) समूचे प्राणीजगत को कई प्रजातियों में बाँटा जा सकता है। फिर भिन्न-भिन्न प्रजाति को कई समुदाय में बाँटा जा सकता है। इस तरह के हर एक समुदाय के हर एक सदस्य का निजी चरित्र भी अनोखा है। जहाँ तक मानव समाज में होने वाले कैंसर का सवाल है, उसमें दो चीजें स्पष्ट रूप से दिखाई पड़ती हैं। जहाँ समुदाय अथवा कबीलाई स्तर पर एक हद तक निश्चित भविष्यवाणी करना संभव लगता है वहीं व्यक्ति स्तर पर सिर्फ संयोग अथवा संभावना के बारे में अनुमान ही लगाया जा सकता है। दुनिया भर में कुल जनसंख्या के आधार पर यह तो निश्चित रूप से कहा जा सकता है कि उनमें से हर पाँचवें सदस्य को कैंसर अवश्य धर दबोचेगा।[55] पर वह पाँचवाँ कौन होगा—यह कोई नहीं बता सकता। पाँच में से एक को कैंसरग्रस्त होना ही है, यह तो तय है, पर वह एक कौन होगा यह संभावना के गर्भ में निहित है। यह नियम पशुओं के लिए भी समान रूप से लागू होता है।[21] खास कर प्रयोगशालाओं में जन्मजात पशु जो पीढ़ी दर पीढ़ी कैंसर संबंधी जानकारियाँ मुहैया कराने के मामले में शोधकर्ताओं के काम में आते हैं, उन पर यह नियम अवश्य दिखता है।

(4) 'कैंसर परिवार' जैसी बात भी सुनने को मिलती है। एक ही परिवार में कई एक कैंसर मरीज भी देखने को मिलते हैं। फिर भी कैंसर को न तो वंशगत और न ही पारिवारिक बीमारी कहना सही है। कैंसर होने की घटनाएँ इस कदर हमेशा देखने को मिलती हैं, जिससे यह वंशगत अथवा पारिवारिक बीमारी प्रतीत होती है। वीलिस[20] ने कहा था कि आम तौर पर देखने से अधिकांश 'कैंसर परिवार' दरअसल संभाव्यता के नियम की ही पुष्टि करते हैं। इससे और स्पष्ट शब्दों में शाइनफील्ड[240] ने यूँ कहा था : "नानी, माँ और बेटी तीनों को ही स्तन कैंसर होने पर भी, इन कैंसरों के बीच किसी किस्म का संबंध नहीं है।...इन तीनों पोढ़ी की महिलाओं के स्तन कैंसर होने की घटनाओं की दूसरी तरह से भी व्याख्या की जा सकती है। मसलन, तीनों व्यक्तियों के पेट में दर्द के अलग-अलग कारण हो सकते हैं। एक तो अतिरिक्त पेटू होने के कारण, दूसरे को जहरीली शराब पीने के कारण और तीसरे को पैप्टिक अलसर के कारण पेट में दर्द हो सकता है।" शाइनफील्ड ने यह तीक्ष्ण टिप्पणी 1939 में किया था। यही बात हमें 1970 में फिर सुनने को मिली। एक ही परिवार में कई कैंसर मरीजों के बारे में सुनने के बाद फ्रेजर राबर्ट[241] ने पुनः भरोसा दिलाते हुए यह कहा था—"इससे क्या सिद्ध होता है? यह तो हमेशा दिखने को मिलता है।"

(5) कैंसर आपकी निजी चीज़ है, आपके हाड़-मांस से ही वह बना है, वह आप ही का हिस्सा है। आपके शरीर में मौजूद स्वस्थ कोशों पर हमला किए बिना कैंसर पर हमला कर पाना संभव नहीं है। कैंसर के खिलाफ इस्तेमाल किए जाने वाले तमाम हथियार किसी भी स्थिति में कैंसर कोश और स्वस्थ कोश के बीच फर्क करने में असमर्थ हैं। इस असमर्थता के कारण ही रेडियोथेरापी को "अप्रयुक्त"[22] और केमोथेरापी को "सुनिश्चित तमाशा"[22] कहा गया है। प्रयोगशाला में केमोथेरापी की सौ फीसदी सफलता के पीछे राज यह है कि वहाँ जिन कैंसर कोशों पर परीक्षण किया जाता है वह प्रतिस्थापित कोश हैं। वह परीक्षण के लिए पाले गये पशु के शरीर में अपने आप उत्पन्न होने वाले कैंसर कोश नहीं हैं।[6] कैंसर अगर स्वतः पैदा होता

हो, चाहे वह प्रयोगशाला में हो अथवा अस्पताल में, केमोथेरापी सौ फीसदी असफल होकर रहेगी।[23]

प्रजाति के स्तर पर कैंसर

(1) किसी-किसी समुदाय में कुछ खास किस्म का कैंसर होता है। जैसा कि मेढकों में गुर्दे का और कुत्तों की नाक के साइनस में कैंसर देखने को मिलता है। गाय की कुछ नस्लों की आँख में और कुतिया की कुछ नस्लों में स्तन कैंसर देखने को मिलता है। इसी तरह स्काटलैण्ड में टेरियर नस्ल वाले कुत्तों को ल्यूकीमिया और मटमैले रंग के घोड़ों को मेलोनोमा जैसे भयानक किस्म के कैंसर का शिकार होते देखा गया है।[30,31]

(2) मनुष्य के एक खास समुदाय के अंदर एक खास अंग और तंत्र (जैसे, पाचन तंत्र) का कैंसर होने के मामले ज्यादा दर्ज हुए हैं। जैसा कि जापानी समुदाय के अंदर स्टमक (पेट) के कैंसर होने का आधिक्य है। लेकिन यह भी नहीं भूलना चाहिए कि मुआवजा स्वरूप उनमें ल्यूकीमिया होने की प्रवृत्ति पूरी दुनिया में सबसे कम देखने को मिलती है।[32] कुछ लोग सोचते हैं कि परिवेश की विचित्रता के कारण ही अलग-अलग समुदाय में अलग-अलग किस्म का कैंसर होता है। परिवेशवादी चाहे कितना तर्कजाल क्यों न बुनें, विभिन्न समुदाय के अंदर किस किस्म का कैंसर का आधिक्य होगा, यह मुख्यतः उस समुदाय के जेनेटिक बनावट पर निर्भर है न कि जिस परिवेश में वह पले-बढ़े हैं, उसकी भिन्नता पर। जैसे कि दबी हुई नाक और छोटी आँख होना एक जापानी विशेषता है, ठीक उसी तरह पेट के कैंसर की अधिकता भी एक जापानी विशेषता है।

मानव समाज को अलग-अलग समुदाय में बाँट कर देखने के बदले अगर पूरे मानव समाज को एक ही प्रजाति के रूप में देखें तो भौगोलिक तथा समुदायगत विशिष्टता से परे आम जेनेटिक व्यवस्था (गठन) ही मानव समाज में होने वाली कुल कैंसर की मात्रा तय करेगी। यही कारण है जिसके चलते दुनिया भर में कुल जनसख्या के आधार पर होने वाले कुल कैंसर की संख्या में एक किस्म की स्थिरता देखने को मिलती है। समग्रता के तहत देखें तो कैंसर न तो कभी बहुत ज्यादा अथवा बहुत कम हुआ करता है। स्मिदर्स[165] ने इस के बारे में एक आम राय रखते हुए यह बताया था कि हालाँकि दुनिया

भर में अलग-अलग जगह में तरह-तरह के लोगों के विभिन्न अंगों व तंत्रों में अलग-अलग कैंसर होता रहता है, फिर भी, तमाम कैंसरों के कारण होने वाली कुल मौतों की संख्या कुल जनसंख्या के लिहाज से आम तौर पर एक जैसी रहती है। यानी दुनिया भर में जनसंख्या के आधार पर वार्षिक कैंसर मृत्यु दरों में कोई खास उतार-चढ़ाव देखने को नहीं मिलता। यह एक गौर करने लायक बात है।

(3) परिवेशवादियों की मान्यता[242,243] इससे अलग है। एक खास तरह के परिवेश में एक खास तरह के कैंसर की अधिकता के समर्थन में यह कहा जाता है कि जब लोग अपना परिवेश यानी, देश छोड़ कर दूसरे किसी देश में जा बसते हैं तब उस देश की विशिष्टता के कारण पैदा होने वाला खास किस्म का कैंसर उन प्रवासी लोगों को भी धर-दबोचता है। हालाँकि "प्रत्यक्षतः अपर्याप्त"[244] साक्ष्यों और प्रवासियों[244,249] के बारे में अध्ययन के मामले में कई दिक्कतों के कारण उनके दावे को मरक-विज्ञान[45] के आधार पर सिद्ध नहीं किया जा सका। अमेरिका प्रवासी जापानियों में जापानी विशेषता के अनुरूप ही पेट के कैंसर का आधिक्य और अत्यंत कम संख्यक स्तन, गर्भाशय कैंसर और ल्यूकीमिया के मामले देखने को मिलते हैं।

जरोन्मुख प्रक्रिया के रूप में कैंसर

(1) आँख में मोतियाबिंद होना और नसें सख्त हो जाना जरोन्मुखता की अभिव्यक्ति है। "अन्य जीवों में स्वतः उत्पन्न होने वाला अधिकांश कैंसर, मानव कैंसर की भाँति अधेड़ अथवा बूढ़े उम्र में ही हुआ करता है।"[20] बच्चो में पनपने वाला कैंसर भी जरोन्मुखता का एक रूप है। (अध्याय 11 देखें)

(2) जीव विज्ञान के अनेक विषय को रेखाचित्र के सहारे बताया जाता है। विषय की विचित्रता के अनुसार इनका आकार भी विचित्र हो सकता है। इसे 'गाउसियन डिस्ट्रिब्यूशन' (वितरण अथवा बंटन) कहा जाता है। कैंसर के मामले में भी इस तरह का वितरण दिखता है; मसलन, किस उम्र के मनुष्य को किस किस्म के कैंसर होने की संभावना ज्यादा होगी, उसका स्पष्ट बँटवारा देखने को मिलता है।[6,20] कैंसर की बढ़ते रहने की

दर, उसके हमलावर बन बैठने की अनुकूलता, शरीर के किस हिस्से में उसके उद्‌भव होने की संभावना, कोश का आकार आदि तमाम मामलों में भी एक स्पष्ट वितरण व्यवस्था परिलक्षित होती है।[6]

कैंसर और मौत

(1) फैलाव के कारण ही कैंसर घातक बन बैठता है। कैंसर अपनी जन्मस्थली से शरीर के किसी भी हिस्से में फैल तो सकता है लेकिन आम तौर पर उसे शरीर के चार खास हिस्सों में–लीवर (यकृत), लंग (फेफड़ा), बोन (हड्डी) और ब्रेन (मस्तिष्क) में चौकड़ी जमाते देखा जाता है। कैंसर का फैलाव चिकित्सक को बेवकूफ एवं सर्जन को निराशा का शिकार बनाने के साथ ही रोगी को मौत के मुँह में ढकेल देता है। कौन कैंसर कहाँ, कब और कितना फैल जायेगा वह उस कैंसर के अंतर्वर्ती चरित्र पर निर्भर करता है। चिकित्सा कैंसर को फैल जाने में मददगार हो सकती है।

(2) जीव जगत में हर कोई मरणशील है। जरोन्मुखता जितनी बढ़ती जाती है मरणशीलता भी उसी अनुपात में बढ़ती रहती है, यह एक स्वाभाविक प्रक्रिया है।[24] कैंसर इस प्रक्रिया की ही रक्षा करता है। उम्र ज्यों ज्यों बढ़ती रहती है उम्र आधारित कैंसर मृत्यु दर भी उसी अनुपात में बढ़ती जाती है। और इसी तरह से बढ़ता रहता है कुल मृत्यु दर।[25] और भी सरल रूप से कहा जा सकता है कि आम तौर पर जिस तरह उम्र बढ़ते रहने के साथ-साथ मृत्युदर में बढ़ोत्तरी होती है, कैंसर मृत्युदर भी उम्र के बढ़ते रहने के साथ-साथ बढ़ती जाती है। लेकिन क्या कैंसर के साथ मौत का कोई सीधा संबंध भी है? इस विवादास्पद प्रसंग को संगणन के सहारे समझा जा सकता है कि मानव समाज से कैंसर को झाड़ बुहार कर साफ कर देने के बाद भी हमारे जीने की अवधि महज एक साल से कुछ ज्यादा बढ़ सकेगी।[26] भविष्य के सुनहरे तथाकथित ‘‘कैंसर मुक्त दुनिया’’ में अन्य तमाम जीवों के जीने की अवधि भी इससे ज्यादा नहीं बढ़ेगी।[27]

(3) मौत दरअसल एक स्वाभाविक प्रक्रिया है; कोई खास बीमारी के होने अथवा न होने से उसका कोई सीधा संबंध नहीं है।[28]

मृत्युचक्र अपने निजी नियम के अनुसार चलता रहता है और बीमारियाँ भी अपने निजी नियम के अनुसार चलती रहती हैं। जबकि मौत के लिए बदनामी का सेहरा उसी बीमारी के मथ्थे मढ़ दिया जाता है जिसे मौत के पहले देखा गया। लीवर सिरोसिस, दिल का दौरा, क्रॉनिक ल्यूकीमिया और स्तन कैंसर जैसी गंभीर बीमारियों से ग्रसित रोगियों से संबंधित तथ्यों को जुटाने के पश्चात् उन लोगों की मृत्युदरों के आँकड़े को सामने रखते हुए जुमफ और उनके सहयोगियों ने एक विश्लेषण प्रस्तुत किया था।[29] बहुत ही महत्वपूर्ण और ध्यान देने योग्य उनके इस वक्तव्य पर गौर कीजिए : "इन चारों ही बीमारी के मामले में इन बीमारियों की व्याप्तिकाल के साथ मृत्युदरों के बीच एक अप्रत्याशित संबंध देखने को मिलता है। इन बीमारियों के कारण कल मृत्युदर हर एक रोग के मामले में स्थिर रहती है। चिकित्सा चाहे रोग के शुरुआत के बाद हो अथवा देर में, उससे रोग की परिणति में कोई फर्क नहीं पड़ता।" इस वक्तव्य के अंत में उन्होंने यह कहा था कि इस तरह की "कोई शरीर क्रिया विज्ञान (फिजियोलॉजिकल) व्यवस्था हमारे शरीर में मौजूद है जो आज तक हमारे सामने स्पष्ट नहीं हुई है।" वही व्यवस्था हमारे बुढ़ापे और मौत को नियंत्रित करती है। ऊपर बताई गयी चारों बीमारी के मामले में यह भी देखा गया है कि वह "अस्पष्ट, अज्ञात फिजियोलॉजिकल व्यवस्था" मानो एक ही तरह से परिवर्तित होती रहती है।[29]

(4) मानव कैंसर मौत के संबंध में जोन्स[11] एक अलग निष्कर्ष में पहुँचे थे। उन्होंने मौत के लिए कैंसर के फैलाव की बनिस्बत कैंसर की विपाकीय (मेटाबॉलिक) स्थिति के बारे में अलग व्याख्या प्रस्तुत करने की आवश्यकता पर अधिक बल दिया था। जोन्स[11] ने जोर देकर कहा था कि "कैंसर के विकसित अवस्था में पुनः लौट आने के कारण हुई मौतें, कुल कैंसर मौतों का मामूली हिस्सा भर है।" उन्होंने यह दिखलाया था कि कैंसर की मौजूदगी के दौरान तरह-तरह की दूसरी बीमारियाँ भी रहती हैं और उनके कारण हुई मौता का दर कैंसर के कारण हुई मौतों से कम नहीं है। उन्होंने यह भी अनुमान लगाया था कि एक बीमारी होने के नाते कैंसर का निश्चय ही कोई आम मेटाबॉलिक (विपाकीय) आधार है। इस

परिघटना पर गंभीर चर्चा के उपरांत ही शायद हम यह समझ सकेंगे कि कैंसर से निजात पान की हमारी तमाम कोशिशें फलदायी सिद्ध क्यों न हो सकीं। जोन्स[11] का कहना था "... जो लोग कैंसर का शिकार हो रहे हैं वह शायद उसी अखंड मेटाबॉलिक कर्मकाण्ड को अंजाम देने के कारण पहले ही बूढ़े हो चुके हैं; रोगग्रस्त जनसमुदाय में बुढ़ापे की जो तमाम अभिव्यक्तियाँ देखने को मिलती हैं, कैंसर उनमें से ही एक है।"

कैंसर की जैविक विशेषताओं का सार-संकलन करने के बाद हम यह कह सकते हैं कि (1) कैंसर कोश महज एक परिवर्तित स्वस्थ कोश है; (2) व्यक्ति विशेष में कैंसर की स्व-निर्धारित विशेषता अभिव्यक्त होती है; (3) समूह स्तर पर तरह-तरह के कैंसर होते रहने के बावजूद विश्व भर में उसका शिकार होने वालों की कुल संख्या में कोई खास अंतर कभी नहीं दीखता। आम तौर पर यही कहना पड़ेगा कि तमाम मेरूदण्डी प्राणियों के मामले में कैंसर को बुढ़ापे और जरोन्मुखता की प्रक्रिया की एक स्पष्ट अभिव्यक्ति के बतौर ही देखना होगा। जहाँ तक कैंसर और मौत के बीच रिश्ते का सवाल है, कैंसर को शांतिभंगकारी खलनायक के रूप में चित्रित करने का कोई औचित्य नहीं है।

अगर कैंसर के कान और जबान होती तो शायद वह हम लोगों की दिल दहला देनेवाली चीख-पुकार सुनने के पश्चात क्षमा माँगते हुए यही कहता कि वह लाचार है क्योंकि जिसे जीवन कहा गया है उसका अस्तित्व तो उसी में रचा-बसा है। उसे मौत का सौदागर मानने के बजाए जीवन के अंतिम अध्याय के रूप में देखा जाना चाहिए।

मौत के बारे में चर्चा करने वाले मृत्युशास्त्री (थैनाटोलॉजिस्ट) तो एक किस्म से ठीक ही कह रहे हैं। वह लोग तो जनमंचों से सरेआम मृत्यु को एक अवश्यंभावी और अपरिहार्य जरूरत कहकर प्रचार करने में लगे हुए हैं। कैंसर के बारे में भी क्या हम लोग यह नहीं सोच सकते कि वह खुद एक समस्या होने के बजाए मौत जैसी समस्या का ही एक समाधान मात्र है?

सर जार्ज पिकरिंग[33] जो कि ऑक्सफोर्ड की चिकित्साविद्या विभाग के रेजियस अध्यापक हैं, ने इस विषय का निचोड़ यूँ प्रस्तुत किया है : "बुढ़ापा में होने वाली बीमारी के बारे में कुछ सोचने से

कैंसर का शांत स्वरूप

पहले हमें एक अत्यंत मौलिक विषय के बारे में खास तौर से ध्यान देना होगा कि बुढ़ापा दरअसल मृत्यु के पहले की तैयारी भर है। चाहे हम कुछ भी कहें, सच तो यह है कि इन बीमारियों के कारण मौत आने के साथ-साथ नई जिन्दगी के आने का रास्ता भी खुल जाता है। उनके बिना हममें से कोई भी उस तरह जी नहीं सकता था जैसे कि आज हम जी रहे हैं।'' उसके बिना हमारा अस्तित्व ही खतरे में पड़ गया होता। कैंसर के बारे में भी इसी तरह से सोचना होगा। वह अनन्त काल तक हमारे सहयात्री के रूप में मौजूद रहेगा, उसे उसी रूप में रहने देने में कोई हर्ज भी नहीं है।

❑❑

अध्याय–3

कैंसर– एक मानवीय समस्या

टिमोथी फूट[34] के अनुसार कैंसर इस तरह की एक रहस्यमय महामारी है जिसके बारे में लोग दार्शनिक प्रवचन सुनने के बजाए उसके उपचार के बारे में जानने के लिए ज्यादा उत्सुक रहते हैं। हमें पता है कि पूर्ववर्ती अध्याय में हम लोगों ने कैंसर की जिन विशिष्टताओं की सूची प्रस्तुत की है, उसे पढ़ने के बाद कैंसर रोगियों का न तो मानसिक तनाव दूर होगा और न ही उनकी दैहिक पीड़ा तनिक भी कम हो सकेगी। कारण यह है कि अन्य बीमारियों और मृत्यु की तरह कैंसर भी एक मानवीय समस्या है। प्रमुख जीन विज्ञानी हैलडेन[35] की मलाशय कैंसर के कारण मौत हो गई थी। उन्होंने यह स्वीकार करते हुए कि ''कैंसर अक्सर जानलेवा होता है'', यह भी कहा कि, ''सड़क दुर्घटना और नींद की गोली भी तो जानलेवा होती है।''
(कैंसर ओफन किल्स/सो डु कार्स एण्ड स्लिपिंग पिल्स)

सच तो यह है कि कैंसर संबंधी जैविक विशिष्टताओं के बारे में एक स्पष्ट समझदारी प्राप्त करने से न सिर्फ कैंसर मरीजों और उनके निकटजनों को बल्कि उनके चिकित्सकों को भी कैंसर के लिए बे–वजह दोषारोपण करने और गैर–जरूरी चिकित्सा के लिए दौड़–भाग करने के बदले इस समस्या का सही आँकलन करने और निडर होकर उसका सामना करने में मदद मिलेगी। इसके फलस्वरूप खासकर चिकित्सकों द्वारा मरीज़ों को यह कह कर डराना कि उसने ''बहुत देर कर दी है''–कहने का कोई औचित्य नहीं रह जायेगा। कैंसर होने का मतलब 'डेथ वारेंट' प्राप्त करना कतई नहीं है। बल्कि सच तो यह है कि कैंसर को साथ लेकर भी लम्बे अर्से तक आराम से जीवन की हर खुशी का उपभोग किया जा सकता है। फ्रायड, जिन्हें हम आधुनिक मनोविज्ञान का जनक मानते हैं, उनका कैंसर पहली दफा 67 वर्ष के उम्र में पकड़ा गया था। लेकिन वह 83 वर्ष तक जीवित रहे यानी 16 साल तक वह कैंसर के साथ ही जीये[36]। इस तरह की अनगिनत घटनाएँ हमारे आस–पास बिखरी हुई हैं। इस पर सर खपाने की कोई जरूरत नहीं है कि हमें कैंसर होगा अथवा नहीं, होगा तो कब और किस तरह

का कैंसर होगा। जरूरत इस बात की है कि जब कैंसर होगा, तब हम कैसे कैंसर के साथ बेहतर ढग से रह पायेंगे।

मानव शरीर के कैंसर को सामने रखते हुए हम एक मॉडल बना सकते हैं। उसके अंदर प्रासंगिक जैविक आँकड़े अवश्य रहेंगे। कई एक कैंसर रोगियों को लेकर हम इस मॉडल को यूँ प्रस्तुत करना चाहेंगे :

(क) मेओ, विल्की और बोर्जेस—ये तीनों ही कैंसर सर्जन थे जिन्हें स्टमक कैंसर हुआ था (देखें पहला अध्याय)। हम उनमें से किसी एक को लेंगे।

(ख) एल्डास हक्सली जिन्हें जीभ में कैंसर था।[37]

(ग) शिकागो की उस विद्वान कलाकार और नवयुवती, शिक्षिका लेनर शोयार्ट्ज जो महज़ 23 वर्ष की उम्र में ल्यूकीमिया के कारण मौत की आगोश में समा चुकी थी। ध्यान रहे कि उसी होनहार युवती के नाम पर फ्लोरिडा में लेनर शोयार्ट्ज ल्यूकीमिया रिसर्च फाउण्डेशन की स्थापना हुई।[38]

(घ) अन्त में जान गुन्थार जूनियर नाम के उस किशोर को लेंगे जो मस्तिष्क कैंसर के कारण मौत की दशा प्राप्त कर चुका है।[39]

ऊपर में उल्लिखित हर एक किस्म के कैंसर की शुरूआत मानो एक तयशुदा घटना जैसी थी—शरीर के किसी एक अथवा कई जगहों में कुछ कोश बिन बताए कैंसर कोश में तब्दील हो गए थे। उस घटना के पहले तक बदले हुए कोश स्वस्थ कोश थे, इसके बाद नवजन्म प्राप्त उन कोशों की संख्या वृद्धि का दौर आया होगा। लेकिन यह संख्या वृद्धि की गति स्वस्थ कोश वृद्धि की गति से कतई ज्यादा नहीं है, जैसा कि अब तक हमें समझाया गया। विभिन्न किस्म के कैंसरों की एक बड़ी फलक[6,40,98,258,315] को लेकर की गई जाँच के उपरांत यह स्पष्ट हो गया है कि कैंसर कोशों की वृद्धि दर स्वस्थ कोशों की वृद्धि दर से कम ही है। कैंसर कोश की संख्या वृद्धि के इस धीर गति के कारण एक सुझाव दिया गया[40] कि कैंसर को कोश संचयकारी रोग के रूप में देखना चाहिये न कि तेज गति से कोशों के बढ़ने वाले रोग के रूप में।

माप के नजरिये से देखें तो स्वस्थ कोश से कैंसर कोश आकार में बड़ा नहीं है। इस का व्यास एक मिलीमीटर का सौवाँ हिस्सा है। अगर किताबी ज्ञान से देखें तो समझ में आयेगा कि शिनाख्त योग्य

होने के लिए कैंसर को कम से कम एक क्यूबिक मिलीमीटर आकार का होना पड़ेगा। कैंसर जब इस आकार का हो जाएगा तब उस कैंसर में कम से कम दस लाख कैंसर कोश होंगे।[41] कोश के इस अति क्षुद्र आकार के मद्देनजर यह समझा जा सकता है कि उसकी उत्पत्ति और चिकित्सकों द्वारा उसकी उपस्थिति के अहसास होने के बीच कई साल गुजर गये होंगे। आधुनिक कोश गतिशीलता (साइटोकाइनेटिक्स) संबंधी चर्चा के दौरान यह माना गया है कि मरीज़ों में रोग लक्षण उभरने के पहले अथवा चिकित्सक द्वारा शिनाख्त होने के पहले कैंसर दो से सत्रह वर्ष का सफर तय कर चुका है। मरीज़ को जल्द मौत के मुँह में ढकेल देने वाले फेफड़े के कैंसर का लक्षण उभरने में ढाई साल लगता है जबकि स्तन कैंसर का लक्षण उभरने के लिए सत्रह साल तक का समय लग सकता है। साथ में यह भी ध्यान रखना आवश्यक है कि कैंसर की उत्पत्ति से चिकित्सक द्वारा उसकी शिनाख्त होने तक की इस लम्बी अवधि में कोई भी यांत्रिकी, प्रतिरक्षण संबंधित (इम्यूनोलॉजीकल) और जीव–रसायनिक विधि उपलब्ध नहीं है जिससे इस अवधि के दौरान विकासमान अति सूक्ष्म (माइक्रोस्कोपिक) कैंसर को पकड़ा जा सके। आज हमारे पास आश्चर्यचकित कर देने वाली उन्नत किस्म की टोमोग्राफी[308] उपलब्ध है। दो सौ पचास बार आड़े–तिरछे ढंग से मानव शरीर को स्कैन करके तस्वीरें खींचना भी आज संभव है।[311] इतना कुछ होने के बावजूद कैंसर को तब तक किसी भी तरह से शिनाख्त करना संभव नहीं है जब तक कि वह कम से कम दस लाख कोश वाली एक अति क्षुद्र पिंड का आकार न ले ले। अतः कोई भी कैंसर शिनाख्त होने योग्य स्थिति में पहुँचने का मतलब दस लाख कोश का होना और साथ ही उसका कई साल पुराना होना भी है[41]। सिर्फ इतना ही नहीं। उसकी उत्पत्ति और चिकित्सकीय पहचान (यानी, क्लिनिकल डायग्नोसिस) के बीच की लम्बी अवधि के दौरान हर एक साल के हर एक दिन के 24 घंटे कैंसर कोशों को अपनी उत्पत्ति स्थल से अन्य कई जगह में नया बसेरा बनाने का मौका मिला होगा। लेकिन जिस व्यक्ति के शरीर में यह सब कुछ हो रहा है, वह इसकी भनक तक पाने में असमर्थ है।[42]

हमें संतोष करना चाहिए कि जिन महान व्यक्तियों के बारे में हमने ऊपर ज़िक्र किया है, उनके जमान में आज जैसे उन्नत

कम्प्यूटर आदि की गैर मौजूदगी के बावजूद, उन्हें शुरूआती दौर में कैंसर को पकड़ने की अन्य तमाम सुविधाएँ उपलब्ध थीं। लेकिन उनमें से किसी के कैंसर को शुरूआती स्थिति में पकड़ पाना संभव नहीं हो सका। बहुत अर्से पहले, सन् 1927 में चिट्ले[43] ने ब्रिटिश मेडिकल जर्नल (बी.एम.जे.) में स्तन कैंसर के बारे में यह लिखा था ''अगर कैंसर एक पिंड के रूप में पकड़ा जाता है तो यह समझना होगा कि इस बीच बीमारी बहुत बढ़ चुकी है और मरीज़ ज्यादा दिन तक जीवित नहीं रहेगा। संभवतः उनके उपचार की और कोई आशा नहीं है।'' चिट्ले ने सन् 1927 में जो कहा था लोगान[12] ने उसी बात को 1975 में दोहराते हुए यह सवाल भी जोड़ दिया थाः **क्या शुरूआती दौर के कैंसर जैसी कोई चीज है भी?**

पेशे से कैंसर चिकित्सक होने के बावजूद मेओ, विल्की और हक्सली का कैंसर आकस्मिक रूप से चिन्हित होने के पहले तक उन्हें उसकी उपस्थिति की भनक तक नहीं थी और न ही किसी तरह की तकलीफ थी। तीनों की ही शल्यक्रिया हुई, हालाँकि इससे उन्हें कोई लाभ न हो सका। बोर्जेस, जिन्हें एक मानविक चिकित्सक के बतौर जाना जाता था, कुछ समय से अस्वस्थ महसूस कर रहे थे। उस अस्वस्थता को उन्होंने गैस्ट्रिक गड़बड़ी के बतौर लिया और काम पर लगे रहे। लेकिन एक दिन जाँच के उपरान्त उनका स्टमक कैंसर पकड़ा गया और शल्यक्रिया की गई। उसके बाद वह कई महीनों तक काम करते रहे। लेकिन कैंसर का फैलाव होने के कारण उन्हें बाधक पीलिया ने धर दबोचा और वह मर्यादापूर्वक चल बसे। मृत्यु से कुछ ही महीने पहले पुणे में उन्होंने एक भाषण दिया। उनके उस भाषण की प्रतिलिपि हमें लेफ्टिनेंट डाक्टर भागवत से मिली है जो एक वक्त पुणे स्थित आर्म्ड फोर्सेस मेडिकल कालिज में कार्यरत थे। इन अमूल्य निधि को मुहैया कराने के लिए हम उनके आभारी रहेंगे। डाक्टर बोर्जेस के उस भाषण का एक हिस्सा हम पाठकों के समक्ष रखना चाहेंगेः **''इलाज के दौरान हमने हज़ारों कैंसर मरीजों पर शल्यक्रिया, रेडियोथेरापी और केमोथेरापी का प्रयोग किया है। चिकित्सा के उपरांत कई दफा लोग हमस मिलते समय कहा करते थे डाक्टर साहब, अगर यह पता होता कि मुझे इस तरह जीना पड़ेगा तो कतई मैं आपके पास नहीं आता। मैंने शायद ही किसी कैंसर को उस स्थिति में**

शिनाख्त करने में चूक किया होगा, जब वह नियंत्रणाधीन स्थिति में न रहा हो! बहुत दफे मैंने बीमारी को ज्यों का त्यों छोड़ दिया और रोगी को जाने दिया। मैंने इस तरह की चिकित्सा बहुत की है जिसके फलस्वरूप अनगिनत परिवार अपुष्टि की गहरी खाई में जा गिरे और असंख्य बच्चों को लिखने-पढ़ने का अवसर गँवाना पड़ा। इन तमाम अनुभव के आधार पर मैं अब इस निष्कर्ष पर पहुँच चुका हूँ कि हर एक कैंसर मरीज को देखते समय हमें यह सोचना होगा कि हम मरीज़ को क्या सलाह देंगे। क्या शल्यक्रिया के जरिये उन्हें मौत के मुँह में ढकेल देने के बदले अन्य कोई तरीके से राहत पहुँचाना ज्यादा उचित नहीं होगा ताकि वह शांति से मर सकें? जहाँ तक इस बीमारी से मुक्ति का सवाल है वह तो अब भी एक सपना ही है।'' एक कैंसरविद के नाते लम्बे अनुभव प्राप्त करने के उपरांत बोर्जेस ने कैंसर चिकित्सा के **कैकोटेलिक** चरित्र के बारे में हमारा ध्यान आकर्षित करने के लिए खास बल दिया था। कैकोटेलिक एक ग्रीक शब्द है जिसका अर्थ है किसी मामले का अंत बहुत गलत अथवा दुखद रूप से होना। कैंसर चिकित्सा की इस दर्दनाक सच्चाई को इसके मरीज़ों के अलावा और कौन जानता होगा! कैंसर चिकित्सा परिणति के इस महत्वपूर्ण पहलू को समझाने के लिए गियास[259,260] ने इस (कैकोटेलिक) शब्द का सर्वप्रथम प्रयोग किया था। उन्होंने लिखा था, ''कैंसर से राहत और यहाँ तक कि मुक्ति दिलाने के लिए किए जाने वाली शल्यक्रिया के पश्चात कई दफे मरीज की स्थिति पहले से ज्यादा बदतर हो जाती है।'' आधुनिक कैंसरविदों को चाहिए कि वह कही गयी इन बातों पर गंभीरता से विचार करें और बे-झिझक लोगों को कैंसर चिकित्सा के इस सच के बारे में आगाह करें। बीमारी से उसका इलाज ज्यादा त्रासदीपूर्ण है, यह कदापि नहीं कहा जाता, न कभी कहा जायेगा। अमरीकी नैशनल कैंसर इन्सटीट्यूट (एन.सी.आई.) के एक जाने माने प्रवीण विज्ञानी ने तो साफ शब्दों में यहाँ तक स्वीकारा है कि ''पत्थर से नाव को टकराने से कोई लाभ नहीं होने वाला।''[44] यानी, सच्चाई को स्वीकारने से धन बटोरने का धंधा चौपट हो जाएगा।

कुमारी शोयार्ट्ज की बीमारी का दौर किस तरह गुजरा होगा इसका पता नहीं रहने के बावजूद यह तो हम अनुमान लगा ही

सकते हैं कि उनकी आप बीती कैसी रही होगी। वे ल्यूकीमिया की मरीज थीं। इसमें संदेह करने की कोई गुंजाइश नहीं है कि इस बीमारी के इलाज की परिणति के बारे में हाल में प्रमाणित इस तथ्य के मद्देनजर कि सम्पूर्ण उपचार की स्थिति में भी मरीज के बोन मैरो (यानी अस्थि मज्जा) में कम से कम एक हज़ार मिलियन कैंसर कोश मौजूद रह जाता है,[45,265] यह समझा जा सकता है कि बीमारी से ग्रसित होने के बावजूद एक लम्बी अवधि तक कुमारी शोयार्ट्ज को इस बीमारी के बारे में भनक तक नहीं लगी होगी। इस अवधि में उनमें एक भी रोग लक्षण नहीं पकट हुआ होगा। इसी तरह एक लम्बी चुप्पी के बाद उनके ल्यूकीमिया ने चिकित्सकीय परीक्षण के दौरान खुद की मौजूदगी की सूचना दी होगी। यह परीक्षण भी उस वक्त ही जरूरी समझा गया होगा जब उन्हें बुखार, अथवा गले में घाव हुआ होगा या वे शारीरिक रूप से बहुत कमजोरी महसूस कर रही होंगी और उनके खून की जाँच के पश्चात भयानक ल्यूकीमिया की उपस्थिति का पता चला होगा।

उनका क्या उपचार हुआ होगा? रेडियोथेरापी अथवा केमोथेरापी अथवा इन्हीं दोनों थेरापी की मिलीजुली चिकित्सा। यह दोनों ही किस्म की चिकित्सा तो स्वस्थ कोशों की और भी बड़ी दुश्मन हैं, सर से पैर तक। चिकित्सा के कारण शोयार्ट्ज के खून में ल्यूकीमिया कोशों की संख्या में जरूर कमी आई होगी और उनके चिकित्सकों को अकादमीय तसल्ली मिली होगी। लेकिन इसी के साथ रोगी की प्राण शक्ति, रोग प्रतिरोध क्षमता और हीमोग्लोबिन (अस्थि मज्जा में बनने वाली रक्त कोशिकाएं) भी क्रमशः कम होती गयीं। अन्ततः वह चल बसीं, हमें नहीं पता कि इस दुखद अंत के लिए किसे दोषी ठहराया जाए—बीमारी को या कि चिकित्सा को! कई तरह के ल्यूकीमिया नियंत्रण में आने पर भी रोगी बचता तो नहीं होगा। अब शायद यह तर्क दिया जायेगा कि लेनर शोयार्ट्ज अगर आज जिंदा होतीं अथवा वे आज के जमाने में ल्यूकीमिया से ग्रसित होतीं तो भारी मात्रा में रेडियोथेरापी और केमोथेरापी प्रयोग करके उनके अस्थि मज्जा में से हर एक स्वस्थ कोश और कैंसर कोश को मौत के घाट उतार दिया जाता यानी ल्यूकीमिया के उत्पत्ति क्षेत्र कहे जाने वाले अस्थि मज्जा को कोश शून्य बना दिया जाता। इस तरह लेनर को सम्पूर्ण रूप से प्रतिरोध क्षमता रहित, शक्तिहीन करके एक जड़ पदार्थ बना दिया जाता। तत्पश्चात् अन्य किसी की स्वस्थ अस्थि मज्जा उनमें प्रतिस्थापित की जाती ताकि बचे रहने के लिए

अति आवश्यक रक्त कणिकाएं उन्हें मुहैया की जा सकें। सच तो यह है कि डींगे हाँकनेवाली इस चिकित्सा के प्रयोग के उपरांत प्राप्त नतीजों से यह साबित हो चुका है कि यह प्रयोग न सिर्फ व्यर्थ साबित हुआ है बल्कि खतरनाक भी रहा है। जरा आँकड़ों पर नजर डालें; ल्यूकीमिया के 24 मरीज़ों पर अस्थि मज्जा प्रतिस्थापन की गई।[46] उनमें से सात मरीजों पर प्रत्यारोपित अस्थि मज्जा खुद ही नहीं जीवित रह सकीं। फलस्वरूप वे सातों मरीज सम्पूर्ण रूप से कोश शून्य और प्रतिरोधक क्षमता विहीन स्थिति में पहुँच कर दम तोड़ गए। बाकी बचे अन्य सत्रह मरीज़ों में प्रतिस्थापित अस्थि मज्जा बच तो गयी थी, लेकिन इसके कारण मरीजों के शरीर में अचानक प्रतिक्रिया होने लगी। चिकित्सकीय शब्दावली में इसे 'ग्राफ्ट–वर्सस–होस्ट–डिजीज' कहते हैं, जिसमें मानव शरीर बाहरी कोशों को न सिर्फ सहन ही नहीं कर पाता बल्कि उसके खिलाफ भयानक प्रतिक्रिया जाहिर करता है। पुरुषों के मामले में यह प्रतिक्रिया अत्यंत तीव्र होती है।[46] इस प्रतिक्रिया के कारण और तेरह मरीज चल बसे—दस तो उसी समय दम तोड़ गये, दो कुछ दिन बाद और अन्य एक और कुछ दिन बाद चल बसे। बाकी बचे चार मरीजों में यह प्रतिस्थापन कुछ हद तक सफल रहा। लेकिन इस सफल प्रतिस्थापन के बावजूद वे चारों मरीज पुनः ल्युकीमिया ग्रसित हो गए और उनका देहांत हो गया। ध्यान रहे कि अस्थि मज्जा प्रतिस्थापन संबंधी इस समाचार पर सन् 1969 में ही चर्चा शुरू हो चुकी थी।[46] लेकिन इस किताब को लिखने तक[272–275] उस समस्या पर काबू पाने लायक किसी सकारात्मक उपलब्धि के बारे में कोई सूचना उपलब्ध नहीं है। जान गुंथार जूनियर की कहानी[39] तो काफी चर्चित रही है, सो इसे विस्तार से बताने की आवश्यकता नहीं है। मस्तिष्क कैंसर से पीड़ित इस बहादुर किशोर के ऊपर हर तरह की चिकित्सा विधि का प्रयोग हुआ था, सर्वाधुनिक एलोपैथिक चिकित्सा से लेकर सबसे उम्मीद-भरे प्राकृतिक चिकित्सा तक। पर वह सब की सब व्यर्थ सिद्ध हुई। कसूर चिकित्सा विधियों का नहीं बल्कि कसूरवार तो खुद कैंसर ही है। सभी किस्म के मस्तिष्क कैंसर, यहाँ तक कि सूक्ष्मदर्शी विशेषज्ञों (माइक्रोस्कोपिस्ट) जिन्हें 'सौम्य' (बिनाइन) मानते हैं, वीलिस के अनुसार[20] वह सब के सब मस्तिष्क के "एक बड़े दायरे में पनपते

हैं।'' एक जगह से उसे काट कर निकाल देने के बाद वह दूसरी किसी जगह फिर खुद की उपस्थिति जाहिर करता है। उसे निकाल देने के बाद फिर तीसरी दफे अन्य किसी जगह वह प्रकट होता है। और अंत में कैंसर विजयी बन कर उभरता है क्योंकि बली चढ़ाने लायक कोई जगह मस्तिष्क में बचती ही नहीं हैं।

ऊपर कही गई जीवंत कहानियाँ मार्मिक होने पर भी, ऐसा लग सकता है कि अपनी कैंसर धारणा को सही सिद्ध करने के लिए हमने अपनी सुविधा अनुसार इन्हीं कहानियों को चुना है। उन विशिष्ट व्यक्तियों के उदाहरणों को भी पेश किया जा सकता है, जिन्होंने कैंसर को साथ लेकर सुखद जीवन गुजारा है। मसलन, पैथोलाजिस्ट और महान पुस्तक रचयिता बयेड, नोबल विजेता साहित्यिक सोल्झेनित्सिन, मनोविद सिगमन्ड फ्रायेड और हालीवुड के महान अभिनेता जान वेन। यह सच है कि इन विशिष्ट व्यक्तियों ने कैंसर को साथ लेकर काफी साल तक सक्रिय जीवन व्यतीत किया है। लेकिन इस तरह की तमाम घटनाओं का बुनियादी अनुक्रम एक जैसा रहा–चाहे कैंसर की प्रकृति सौम्य हो अथवा घातक। ऊपर कही गयी सभी घटनाओं से अगर सीखने लायक़ कोई चीज मिलती है तो वह यह है कि कैंसर अपनी उत्पत्ति के उपरांत कई वर्षों तक अपनी सदाशयता कायम रखता है और अपने वाहक के स्वाभाविक जीवनयापन में कोई खलल नहीं डालता। और यही है कैंसर का सच–अहितकर प्रक्रिया के बीच अपनी प्रसन्नता क़ायम रखना।

कैंसर संबंधी और भी कई मानविक समस्याएँ हैं। कैंसर पीड़ितों को अक्सर यह विलाप करते देखा गया कि ''कभी धूम्रपान नहीं करने के बावजूद मुझे कैंसर हो गया, और हर वक्त धूम्रपान करने वाले मेरे दोस्त उससे अछूते क्यों रह गये?'' हम लोग यह पहले ही कह चुके हैं कि एक जनसमुदाय के लगभग एक निश्चित प्रतिशत को ही कैंसर होगा, लेकिन उनमें से कौन–कौन मनुष्य इससे ग्रसित होंगे–यह पूरी तरह उस समुदाय में संभाव्यता बंटन (प्रोबाबिलीटी डिस्ट्रिब्यूशन) में उनका स्थान कहाँ है, इस पर निर्भर करेगा। जिन लोगों को कैंसर होता है वह उम्र के किस पड़ाव में कैंसरग्रस्त होंगे, आमतौर पर यह भी बँटा हुआ है। यही कारण है कि एक को 19 वर्ष की आयु में, दूसरे को 39 वर्ष में, तीसरे को 93 वर्ष में कैंसर धर–दबोचता है। एक जन समूह में कुल कितने लोग कैंसर के शिकार होंगे अथवा अलग–अलग तरह के (मसलन

स्तन, फेफड़े आदि) कैंसर उस जनसमूह के कितने लोगों को अपना शिकार बनाएगा, यह मानो एक तय शुदा मामला है।

कैंसर पहेली सचमुच अनोखी है। ऊतक विज्ञान के नजरिये से एक ही तरह का कैंसर भिन्न-भिन्न लोगों के साथ अलग-अलग रूप से पेश आता है। चिकित्सा से परहेज करने वाले अथवा थोड़ी बहुत चिकित्सा कराने वाले कई लोगों को वह लम्बे अर्से तक जीने देता है जबकि उचित समय पर 'पर्याप्त' चिकित्सा करवाने वाले कई लोगों को वह तेज़ी से मौत के मुँह में ढकेल देता है। इस पहेली की जड़ खुद कैंसर और उसके वाहक के अंदर मौजूद है जिनके जीवित रहने की अवधि साधारणतः पहले से ही निर्धारित है। इस नजरिये से देखने से हम यह समझ सकेंगे कि क्यों एक ही तरफ के फेफड़े का कैंसर मरीज़ होने के बावजूद कैंसर विशेषज्ञ कार्नोफस्की की मौत जल्दी हो गई थी जबकि हॉलिवुड के नायक जान वेन लम्बे अर्से तक सक्रिय जीवन जीते रहे। कैंसर की इस अनिश्चित स्वशासन को देखते हुए कैंसरविदों ने कुछ कैंसरों को 'भला' और कुछ को 'बुरा' के रूप में वर्गीकृत कर डाला। हालाँकि हमेशा घटना घट जाने के बाद ही उनके लिये इस किस्म का वर्गीकरण करना संभव हो सकता है। यानी वह भला कैंसर उन्हीं कैंसरों को मानते हैं जो हर तरह की चिकित्सा के दौरान सकारात्मक नतीजा देगा और बुरा कैंसर वह है जिस पर हर एक चिकित्सा व्यर्थ सिद्ध होकर रह जायेगी।[3] और भी विस्तृत परिप्रेक्ष्य में यह कहा जा सकता है कि कैंसर भला किस्म का होगा अथवा बुरा, यह उस कैंसर के चरित्र पर भी उतना निर्भर नहीं है जितना कि कैंसर पीड़ित व्यक्ति विशेष की जैविक गतिपथ की असहायता भरे अनिश्चितता पर।

कैंसर लाइलाज क्यों है ?

जिस अर्थ में टॉयफायड अथवा एपेण्डिसाइटिस जैसी बीमारी से चिकित्सा के बाद मुक्ति मिलती है उस अर्थ में कैंसर चिकित्सा फलदायी नहीं होती है। कैंसर के लाइलाज बने रहने अथवा उसके ठीक नहीं होने के लिए खुद कैंसर को असली दुश्मन के रूप में चिन्हित करना सही नहीं है। असली दुश्मन तो कैंसर के आस-पास मौजूद वे स्वस्थ कोश ही हैं जो कैंसर ग्रस्त हाने के लिए इंतज़ार में हैं। एक, दो, एक हज़ार, एक लाख और यहाँ तक कि करोड़ों कैंसर कोश को मौत के घाट उतारा जा सकता है लेकिन कैंसरग्रस्त होने के लिए बेताबी से इंतजार में खड़े स्वस्थ कोशों की इस

प्रक्रिया पर अंकुश लगा पाना असंभव है। इस विचित्र समस्या का कोई समाधान नहीं है। कैंसरशास्त्र की शब्दावली में स्वस्थ कोशों का कैंसरग्रस्त कोशों की सेना में दाखिला लेने को भर्ती (रिक्रुटमेंट) कहा जाता है। इसी तरह लगातार दाखिला प्रक्रिया जारी रहने के कारण शरीर में मौजूद रह गये स्वस्थ कोशों की संख्या और कैंसर कोशों की संख्या बराबर हो सकती है। अत्यन्त सरल इस तथ्य से यह स्पष्ट हो जाता है कि कैंसर को झाड़-बुहार कर साफ़ कर देने संबंधी कैंसर चिकित्सकीय तमाम स्वप्निल दावे और क्रूर वास्तविकताओं में आसमान ज़मीन का फर्क है। उनकी इस खोखली उद्घोषणा में कोई दम नहीं है कि वह "बचे रह गये अन्तिम कैंसर कोश का भी सफाया करने में शायद सक्षम" हो सकते हैं।[47] इतना ही नहीं, कैंसर मुक्त दुनिया बनाने के बारे में अब तक की गई तमाम घोषणाओं को क्रूर वास्तविकता की रोशनी में भी समझा जा सकता है। कैंसर पर शल्यक्रिया के परिणामस्वरूप स्थानिक कैंसर चारों तरफ फैल जाता है[246,247]। रेडियोथेरापी[6,248,249] और केमोथेरापी[6,8,15,101,102,250] स्वस्थ कोशों को बहुत तेज़ी से कैंसरग्रस्त बनाने में मददगार साबित होती है। "केमोथेरापी के लिए जिन रासायनिक पदार्थों को हम लोग इस्तेमाल करत हैं, वो खुद स्वस्थ कोशों को कैंसर कोशों में तब्दील करने में सक्षम हैं"—यह तो अब विचाराधीन विषय बन गया है[250]। केमोथेरापी शान्त प्रकृति के कैंसर को आपे से बाहर होने पर मजबूर कर सकती है और यहाँ तक कि मरीज़ के लिए घातक सिद्ध हो सकती है[251]। "आक्रामक केमोथेरापी प्रयोग के फलस्वरूप...एल.आर.इ. (ल्यूकेमिक रैटिक्यूलो इण्डोथेलिओसिस) ल्यूकीमिया रोगी के ऊपर अक्सर घातक प्रभाव पड़ता है।"[252]

गर्भवती महिलाओं में विरल ही उत्पन्न होने वाला जेस्टेशनल कोरियोकार्सिनोमा, एकमात्र मानव कैंसर है जो कि आसन्न संकटजनक आचरण नहीं करता। इस कैंसर की विशेषता यह है कि वह भ्रूण से माँ के शरीर में "स्थानांतरित"[20] होता है। यानी, वह माँ के निजी ऊतकों से स्वयं उत्पन्न होने वाला कैंसर नहीं है। स्वभावतः केमोथेरापी प्रयोग के उपरांत इससे सम्पूर्ण मुक्ति मिल सकती है। कारण यह है कि माँ के शरीर में स्थानांतरित "अंतिम कैंसर कोश" का सफाया हो जाने से कैंसर कोश में तब्दील होने

लायक एक भी स्वस्थ कोश नहीं रह जाता। क्योंकि कैंसर कोश उत्पन्नकारी गर्भस्थ भ्रूण का भी इसी प्रक्रिया में सफाया हो जाता है। **अतः कैंसर केमोथेरापी की अब तक की एकमात्र इस कामयाबी का कारण सिर्फ और सिर्फ कैंसर की प्रकृति में ही निहित है।** हम यह भी कह सकते हैं कि किसी भी कैंसर के मामलों में चिकित्सकीय सफलता अथवा व्यर्थता का मौलिक कारण उसी कैंसर में ही मौजूद रहता है।

❑❑

अध्याय-4

कारण से परे और अपतिरोध्य

आखिर कैंसर होता क्यों है—कौन है इसके लिए जिम्मेदार? यह कोई कठिन प्रश्न है क्या? मेडिकल दुनिया तो बहुत पहले ही इसका जवाब दे चुकी है! कैंसर के लिए जिम्मेदार है 'कार्सिनोजेन' यानी कैंसर उत्पन्नकारी कई तरह की चीजें। कैंसरविदों ने तो अब तक दुनिया भर की लगभग हर एक वस्तु को कैंसर उत्पन्नकारी कह डालने के बाद भी चैन से न बैठने की ठान ली है। सो, आये दिन नित-नयी कैंसर उत्पन्नकारी वस्तुएँ खोज निकालने की मुहिम-सी चल रही है। लगता तो यही है कि यह मुहिम चलती ही रहेगी। सच तो यह है कि जिस दिन से पर्सीवल पॉट ने अण्डकोश का कैंसर और चिमनी की सफाई के बीच संबंध का जिक्र किया है उस दिन से कैंसर और कैंसर कारक (कार्सिनोजेन) के बीच ताल्लुकात संबंधी सर्वथा अप्रमाणित धारणा पर अड़े रहना कैंसर विज्ञान के लिए केन्द्रीय प्रकरण बना हुआ है। इसी प्रकरण को स्वयंसिद्ध मानने के कारण अपराधी कार्सिनोजेनों[98,49] को खोज निकालने की मुहिम निरंतर जारी है। फलस्वरूप प्रकाशन विस्फोट, यानी करोड़ों पन्नों की कैंसर पुस्तकों, जर्नलों की बाढ़-सी आ गई है।

एक अंधे आदमी को काली कोठरी में भेज कर उस काली टोपी को खोज कर लाने को कहना जो वास्तव में है ही नहीं जैसे कार्सिनोजेनों को तलाशने के खिलाफ आम तौर पर आवाज उठाना तो दूर, जिन चंद चिंतकों ने इस विषय पर गंभीर विचार प्रस्तुत किया है, उन्हें भुला देने की कोशिश होती रही है। मसलन, कपलान अथवा बयेड को ही लें जिन्होंने इस तरह के अनुसंधानों पर मजाक उड़ाया था। कपलान[50] ने तिरस्कार-भरी यह टिप्पणी की थी; "मैं तो यही सवाल करूँगा कि आखिर और भी कार्सिनोजेनों को तलाशते रहने का औचित्य क्या है, जबकि अनगिनत कार्सिनोजेन हमारे चारों ओर महामारी की तरह व्याप्त हैं।" अब तक ता कार्सिनोजेनों की एक विशाल सैन्य वाहिनी की मौजूदगी के बारे में हम जान चुके हैं। बयेड[51] ने इस तमाशा पर व्यंगपूर्वक यह कहा था: "जरा सोचिए तो सही कि कार्सिनोजेनों से इस कदर घिरे रहने

के बावजूद आखिर हममें से अधिकांश लोग कैंसर से अछूते कैसे रह जाते हैं?''

पैथोलॉजी के भीष्म पितामह बयेड के इस व्यंगात्मक लेकिन अत्यंत सरल सवाल पर गौर करना तो दूर, अनुसंधानकारियों ने तो हाल में मानव वीर्य को ही कैंसर सृष्टिकारी के रूप में चिन्हित कर दिया है। नवीनतम इस खोज के मुताबिक वीर्य कभी-कभी डिम्ब को निषेचित करने के अलावा योनि-मुख स्थित स्त्री जनन-कोशिकाओं को निषेचित करता है। जिसके फलस्वरूप भयानक गर्भाशय का कैंसर होता है[52]। अतः झटपट यह फतवा जारी कर दिया गया कि अनगिनत औरतों के शरीर में कैंसर उत्पन्न करने के लिए उनके पति कुछ हद तक जिम्मेदार अवश्य हैं।[22] गर्भाशय के कैंसर से पीड़ित किसी महिला को क्या अब दूषित वीर्य रोपने के लिए उसके वर्तमान/पूर्व पति अथवा प्रेमी के खिलाफ अदालत का दरवाजा खटखटाना पड़ेगा? कल्पित अटकल मालूम होने पर भी, आज की दुनिया में यह सच हो भी सकता है[53]।

कोई भी बीमारी के लिए किसी कारण को दोषी ठहराने के लिए आधुनिक चिकित्सा विज्ञान बेहद उतावले मालूम पड़ते हैं। आप चर्बीदर भोजन ले रहे हैं, हार्ट अटैक से मरने का मन बना लिया है क्या? सुन्नत नहीं करवाने से लिंग में कैंसर होने का खतरा है। तम्बाकू, पान, सिगरेट आदि से तरह-तरह के कैंसर होना लाजिमी है—जैसी बातें हमें हर रोज सुनने को मिलती हैं। कई उपदेशक तो इसके साथ 'अतिरिक्त' अथवा 'ज्यादा' शब्द को जोड़ देते हैं। मसलन, अतिरिक्त चर्बीदार भोजन हार्ट के लिए भयानक नुकसानदेह हो सकता है। अतिरिक्त का पैमाना क्या है इसका कोई अता-पता नहीं है, न ही यह पता है किस व्यक्ति के लिए कितनी मात्रा अतिरिक्त है। इस तरह के 'ज्ञान' वितरण करने वालों को चूँकि गंभीर चिंतन-मनन करने का जोखिम उठाने से कोई सरोकार नहीं है, सो वे धड़ल्ले से लोगों को आतंकित करते रहने में लगे हुए हैं। **यकीन मानिए, जब कभी भी तथाकथित विशेषज्ञगण टेलिविजन पर स्ट्रोक, हार्ट अटैक अथवा कैंसर पर विद्वता-भरी बहसें करते हैं, अनगिनत लोग रातों-रात एक स्वस्थ आदमी से उद्विग्न मरीज बन बैठते हैं।** यह जानते हुए भी कि मानव शरीर क्रमबद्ध ढंग से विकास करता है, वे हर शारीरिक गड़बड़ी के पीछे कारण तलाशने पर अड़े रहते हैं और शारीरिक विकास क्रम के नियमों पर

गंभीरतापूर्वक विचार करने से कन्नी काट लेते हैं। नर एवं नारी के मिलन से उत्पन्न होने वाले गर्भित डिम्ब (जाइगोट) जिसे हम 'सेल्यूला प्राइमा' यानी प्राथमिक कोश के रूप में जानते हैं, उसी से लाखों-करोड़ा कोशों वाले मानव शरीर का निर्माण होता है। जिस प्रक्रिया से यह निर्माण कार्य चलता रहता है उसे भ्रूण विज्ञानियों ने एपिजेनेटिक यानी जीन से परे कहा है। सम्पूर्ण मानव शरीर की रूपरेखा की छाप भ्रूण में अंकित हो जाने के बाद से उसमें निरंतर निखार होता रहता है। यह मानो पहले से ही क्रमानुसार चित्र सारणी बनाकर रखने अथवा 'संदर्भों से श्रृंखलित पूर्व निर्धारित प्रस्ताव' पेश करने जैसा है ताकि मंजिल-दर-मंजिल, क्रमानुसार मस्तिष्क, मांसपेशी, मूत्राशय आदि बनते रहें। यानी, मानव शरीर गढ़ने संबंधी समस्त कर्मकाण्ड के हर एक अध्याय की रूपरेखा गर्भावस्था में ही तय हो जाती है। अतः किस मानवदेह में डायबिटीज होगा, किसको मोतियाबिंद होगा, कौन होंगे स्ट्रोक के शिकार अथवा कैंसर किसे बनाएगा अपना वाहक, यह सब-के-सब पहले से ही निर्धारित घटनाक्रम जैसा है। अतः कारण नहीं बल्कि बहते हुए घटनाक्रमों पर, कॉजल (यानी, हेतुक) अनुसंधान नहीं बल्कि कोर्सल (यानी, क्रमिक क्रियाविधि) पर गौर करते रहने की आवश्यकता है। अनुसंधानकारी अगर कोशों और कोलेजन तंतुओं की जैविक प्रक्रियाओं के बारे में नासमझ बने रहते हैं तो यह उनकी मनोवृत्ति का दिवालियापन ही कहलाएगा।

इसी मनोवृत्ति पर अडिग रहने के फलस्वरूप चौतरफी असफलता के अलावा और मिला ही क्या है? कार्सिनोजेनों (यानी, कैंसर कारकों) का पता लगाने के पागलपन भरे तमाम प्रयासों से अब तक मानव समाज को कोई लाभ तो नहीं हो सका लेकिन विश्व भर में कैंसर आतंक अवश्य फल गया। पूरी दुनिया अब जहाँ तहाँ कैंसर का खतरा देखने की आदी हो चुकी है। क्या मनुष्य खाना, पीना, श्वास लेना और यहाँ तक कि शारीरिक संबंध स्थापित करना भी छोड़ दें? "दुर्भाग्यवश, जहाँ तक कैंसर का सवाल है, अमेरिकी समाज तर्कसंगत बहस से दूर भागता है (भक्तिभाव के कारण अमेरिकी समाज का अंधानुकरण करने वाले अन्य कई समाज भी वही रवैया अपनाते हैं)[10]। यह जो चारों ओर मँडराते कैंसर के बारे में डरावने प्रचार अभियान, त्रास, युक्तिहीनता और एक तरह के मानसिक विकार में हम सब जकड़े हुए हैं, इसके लिए

इंगेलफिंगर[10] ने चिकित्सकों, कैंसर संस्थाओं और कैंसर संबंधित तुच्छ और अनावश्यक तथ्यों को सनसनीखेज बनाकर पेश करने वाले प्रचार माध्यमों को दोषी माना है। जहाँ तक हमारे यहाँ के प्रचार माध्यमों का सवाल है उन्होंने तो विज्ञापन पर पूर्णतः निर्भर होने के कारण कैंसर के सच पर पर्दादारी करते रहने का सौदा कर लिया है। वह या तो कैंसर के बारे में सम्पूर्ण अनावश्यक आतंक फैलाने में अथवा कैंसर आरोग्यकारी (क्यूरेटिव) इलाजों के बारे में सर्वथा झूठी खबरें परोसने पर अड़े हुए हैं।

इससे आखिर मुक्ति का उपाय क्या है? कैंसरोजेन्स के अस्तित्व के बारे में पर्वतप्रमाण आँकड़ों में लगातार इजाफा होते रहने की स्थिति की जवाबी आँकड़े पेश करके बराबरी नहीं की जा सकती है। कैंसर उत्पत्ति के लिए किसी या सभी चीजों को जिम्मेदार ठहराने को लेकर विद्वेषपूर्ण प्रचार अभियान की बाढ़ सी आ गई है। उसकी निरर्थकता को समझने और दृढ़ता-पूर्वक विरोध में खड़ा होने वाला कोई भी अभी तक सामने नहीं आया है। कार्सिनोजेनों (जिसे कैंसरोजेन्स भी कहा जाता है) के इस प्लावन से घिरी हुई स्थिति में इसके अस्तित्व पर प्रश्न चिन्ह लगाने से प्रश्नकर्ता पर ही यह जिम्मेदारी आन पड़ेगी कि वह इसे गलत सिद्ध कर दिखाए। मसलन, अगर कोई यह दावा करे कि ओलम्पिक में दौड़ने से अथवा चाय पीने से कैंसर होता है, तो दो ही संभावना हो सकती है–या तो यह सच है अथवा झूठ। 'सत्यता' प्रमाणित करने के लिए दो चीजों की आवश्यकता होती हैं। पहला तो इस पर यकीन करने वाले का दृढ़ विश्वास और दूसरा इसे सिद्ध करने लायक कुछ आँकड़े। लेकिन इस दावे को गलत अथवा बेजा मानने वाले को यह इस तरह साबित करना पड़ेगा ताकि संदेह की कोई गुंजाइश न बचे और वह भी बिना आँकड़ों के सहारे। क्योंकि जब तक उस दावे के समर्थन में कुछ आँकड़े मौजूद रहेंगे, विज्ञानियों और अन्य लोग अपने पूर्व निर्धारित धारणा पर अड़े रहेंगे और हर विपरीत आँकड़ों को मानने से साफ इन्कार करेंगे। कैंसर-कारणत्व (यानी, कारण-कार्य-संबंध) पर अडिग आस्था से लोगों को डिगा पाना बहुत ही कठिन काम है।

चाहे आँकड़े हमारे सहायक सिद्ध नहीं भी हों, तर्कशास्त्र हमारे लिए मददगार हो सकता है। यह प्रस्तावना कि कार्सिनोजेनों से ही कैंसर हुआ करता है, को आसानी से खण्डन किया जा सकता है। क्योंकि इसकी मौजूदगी के बिना भी कैंसर होता है और इसकी

उपस्थिति के बावजूद कैंसर नहीं होता। कैंसर के पीछे कारण अन्वेषण करने वालों के लिए इस पहेली को यूँ भी प्रस्तुत किया जा सकता हैः 'क' के कारण अगर 'ख' होता है, तो 'क' की गैर-मौजूदगी में भी 'ख' क्यों होता है और इसकी यथेष्ट मात्रा में उपस्थिति के बावजूद 'ख' क्यों नहीं होता?

वास्तविकता यह है कि किसी भी तरह के कैंसर होने के लिए कोई कैंसरोजेन होने की अनिवार्यता अब तक सिद्ध नहीं हो सकी, न तो मनुष्यों में और न ही पशुओं में, न तो प्रयोगशाला में ओर न ही वास्तविक जीवन में। ह्यूम को उद्धृत करते हुए फूलार[54] ने कहा था कि कारणत्व और घटना के बीच निरपवाद रूप से अटूट और सघन संबंध होना चाहिए ताकि कारण को अवश्य ही घटना के पहले मौजूद रहना पड़ेगा और घटना को कारण के पश्चात् अवश्य ही होना पड़ेगा। ''यहाँ 'अवश्य' शब्द पर जोर डालने के अभिप्राय को समझना जरूरी है ताकि कारण-संबंध और संयोग (कोइन्सिडेंस) में फर्क किया जा सके''[54]। फूलार ने पुनः जोर देते हुए कहा कि घटना को कारण के तुरंत बाद ही घटना पड़ेगा क्योंकि ''कारण और परिणाम के परस्पर संबंध के बीच वक्त, स्थान की बनिस्बत ज्यादा अंतराल मंजूर नहीं करता।'' कैंसर को अव्यक्तता (लैटेन्सि) की अवधारणा[55] तो यहाँ तक कहती है कि कैंसर उत्पन्न करने वाले कोई स्वयंसिद्ध कारण की उपस्थिति और कैंसर उभरने के बीच 36 वर्षों तक का अंतर हो सकता है! इस तर्क के अनुसार कैंसरग्रस्त होने के बाद एक लम्बी अवधि तक कोश समूह अविकसित अवस्था मे रह जाता है और बाद में अनुकूल स्थिति में वह आत्मप्रकाश करता है। यही कारण है कि कैंसर दीर्घ अवधि तक अव्यक्तता की स्थिति में रह जाता है। निःसंदेह समय संबंधी यह बेमेल दूरी कैंसर के हेतुवाद के खिलाफ जाती है।

ज्ञानतत्व की धारणा में धारदार स्पष्टता होना अनिवार्य है। कैंसर—कारणत्व के पैरोकारों को इस सवाल का जवाब तो देना ही पड़ेगा कि 'क' नामक कैंसरोजेन के कारण ही अगर 'ख' जैसा कैंसर होता है तो क्यों और कब 'क' की उपस्थिति के बावजूद 'ख' नहीं होता और उसके न होते हुए भी 'ख' क्यों होता है? एक ठोस उदाहरण पेश करने से इस सवाल का आशय स्पष्ट हो जाएगा। प्रामाणिक एक आँकड़ों के अनुसार औसतन 740 धूम्रपान करने वालों में से महज एक को ही फेफड़े का कैंसर होता है[56]। अतः

धूम्रपान को जो लोग फेफड़े के कैंसर का कारण (हेतु) ठहराते हैं, उन्हें यह भी स्पष्टतापूर्वक व्याख्या करनी होगी कि 740 में से 739 मामलों में धुम्रपानकारियों को फेफड़े का कैंसर क्यों नहीं होता है? यानी कैंसर के हेतुवाद के पैरोकारों के लिए इस पहेली के हल करने की जिम्मेदारी हेतुवाद विरोधियों के बनिस्बत 739 गुणा ज्यादा है। दिल की बीमारी हो अथवा उच्च रक्तचाप या कैंसर के मामले में हेतुवादी धारदार सवाल का सामना नहीं कर सके। लेकिन इसके बावजूद वे महिलाओं के फैशन परिवर्तन की भाँति नित-नये कैंसर कारकों की सूची पेश करते जा रहे हैं। उदाहरण के लिए, योनी-मुख के कैंसर के लिए वह कल तक शिश्नमल अथवा भगोष्ठमल को जिम्मेदार मानते थे। लेकिन आज वह इसके लिए वीर्य ('स्पर्म') को दोषी ठहराने लगे हैं। कल तक वे फेफड़े के कैंसर के लिए धूम्रपान को कोसते रहे। लेकिन अब लगता है धूम्रपान की जगह किसी पूर्व स्वभाव, जिसे अब तक व्याख्या करना संभव नहीं हो सका, को इसके लिए जिम्मेदार ठहराने की तैयारी चल रही है। सच तो यह है कि जब तक हम लोग कैंसर को एक सार्वभौमिक वास्तविकता के रूप में देखने से कतराते रहेंगे, कैंसर कारकों का कारवाँ जारी रहेगा। कैंसर-कारणत्व संबंधी चर्चाएँ जारी रहने को हम सदियों पुरानी परम्परा कायम रहने की तरह देख सकते हैं, जो लम्बे अर्से पहले धराशायी हो चुकी हैं।

प्रसंगवश सन् 1918 में कारण-सम्बंधी सिद्धांत को ढहा देने वाली बर्ट्रान्ड रसेल[57] के उस फैसले को याद किया जा सकता है। उन्होंने कहा था "सभी दार्शनिकों ने, चाहे वह किसी भी सम्प्रदाय क हों, यह मान लिया है कि कारणत्व विज्ञान संबंधी चर्चाओं का एक बुनियादी स्वतः सिद्धांत पहलू है। जबकि उच्चतर विज्ञान चर्चा में, मसलन, गुरुत्वाकर्षणीय खगोल विज्ञान में हेतु शब्द का उल्लेख कभी देखने को नहीं मिलता।" चिकित्सा विज्ञान में लेकिन कारणत्व न सिर्फ जिन्दा है बल्कि वह निरंतर फल फूल रहा है। शायद इसलिए कि वह या तो विज्ञान नहीं है अथवा 'विकसित' नहीं है या यूँ कहिए कि वह इन दोनों में से एक भी नहीं है। फिर भी कारणत्व जिंदा क्यों है? इस विषय पर रसेल[57] ने और कुछ अन्य वजह बताया थाः "मुझे लगता है दार्शनिकों ने कारण और परिणाम के परस्पर संबंधी जिन सूत्रों को इकट्ठा कर रखा है वह बीते हुए युग का स्मारक मात्र है। राजतंत्र की भाँति उसे भ्रमवश सिर्फ यह

सोच कर बचा कर रखा गया है कि वह नुकसानदेह नहीं साबित होंगे।'' 'बीती ताहि बिसार दे आगे की सुधि लेय'—से कारणत्व के पैरोकारों को चूँकि कोई लेना-देना नहीं है, इसलिए असावधानतावश मानव समाज में भयानक कैंसर आतंक लगातार फैलता जा रहा है। और यह चर्चा तब भी जारी है जबकि कैंसर उत्पन्नकारी की हैसियत से 'वायरस' (यानी, विषाणु) और धूम्रपान की माहात्म्य संबंधी तमाम शेखी का जनाजा निकल चुका है। वायरसों की प्रयोगशाला में पैदाइश की बात स्वीकारे जाने के बाद यह साफ हो गया कि मानव शरीर में कैंसर[5] उत्पन्न करने में उसकी कोई भूमिका नहीं है। जहाँ तक धूम्रपान का सवाल है, उसे तो तत्परतापूर्वक आँकड़ों[58] को प्रस्तुत करने के निमित्त खास उपयोगी माना गया है।

इन सारे तथ्यों से रूबरू होने के बाद यह सवाल स्वतः उठता है कि क्या वैज्ञानिकों ने कुटिलता का सहारा लेने का मन बना लिया है? अनगिनत उदाहरण मौजूद हैं जिससे तो यही लगता है। कोएस्टलर[59] ने विज्ञानियों की विकृत मनःस्थिति के बारे में संकेत दे गये हैं। और यह मनःस्थिति किस हद तक जा सकती है उसकी ठोस मिसालें कैंसर चिकित्सा में साफ दिखती हैं। कैंसर के आधुनिक चिकित्सा में उपयोग किए जाने वाले तीनों मुख्य हथियार यानी, रेडियेशन, रासायनिक और हर्मोन को कैंसर उत्पन्नकारी माने जाने के बावजूद कैंसर रोगियों को 'कैंसर मुक्त' करने के लिए धड़ल्ले से प्रयोग किया जाता है। इसे मानसिक दिवालियापन की हद न कहें तो और क्या कहें? कैंसर विज्ञान संबंधी इस जादुई विद्या यानी, कैंसर उत्पन्नकारियों के सहारे कैंसर को 'ठीक' करने के धंधे में अब तक तो वायरसों और इम्यूनिटी को शामिल नहीं किया गया था। लेकिन अब तो वायरसों को आरोग्यकारी[60] साबित करने की बहसें चल पड़ी हैं। और इम्यूनिटी, जिसे हम कैंसर के खिलाफ अंतिम उम्मीद मानते रहे, के मथ्थे यह कलंक[61] तक लग चुका है कि वह न सिर्फ कैंसर उत्पन्न करता है बल्कि कैंसर का लालन पालन भी करता है। स्तन कैंसर का अग्रिम पता लगाने के लिए अत्यंत शक्तिशाली जिस एक्स-रे यानी, मैमोग्राफी[62] को आजकल धड़ल्ले से उपयोग किया जाता है, कैंसर उत्पन्नकारी होने की बदनामी से वह भी कहाँ बच सका! स्पष्ट रूप से कहना चाहिए कि

कैंसर को 'ठीक' करने के लिए जो कुछ भी किया जाता है वह स्वयं ही कैंसर उत्पन्नकारी जान पड़ता है।

कैंसर के लिए जिम्मेदार कारणों का पता लगाने के पीछे सराहनीय लक्ष्य तो यही है कि उसके निवारण (रोकथाम) के बारे में दिया गया वचन पूरा हो। पर वह पूरा होने की कोई संभावना नहीं दिखती। ''हैरान करने वाला होने के बावजूद यह एक कड़वा सच है कि कैंसर का उद्गम और विकास प्रक्रिया के बारे में इतनी कम जानकारियाँ प्राप्त हो सकी हैं जिसके सहारे कैंसर का न तो रोकथाम किया जा सकता है और न ही उससे मुक्ति मिल सकती है''[63]। अगर इसके बारे में बहुत सारी जानकारियां मिलें भी तो क्या होगा? 'दि प्रिवेनशन ऑफ कैंसर'–नामक आशावादी शीर्षक वाली पुस्तक के बारे में जेलिफ[64] इस निष्कर्ष में पहुँचे थे कि यद्यपि इस पुस्तक के विभिन्न लेखदाताओं ने अलग-अलग कैंसरों का कारणत्व के बारे में विशाल संख्यक आँकड़ों को सामने रखते हुए शानदार विश्लेषण प्रस्तुत किया है, लेकिन इसमें कहीं भी कैंसर निवारण संबंधी एक भी विचारयोग्य उपाय देखने को नहीं मिला। जेलिफ के इस मन्तव्य पर गौर कीजिएः ''उदाहरण के लिए स्तन कैंसर के बारे में विद्वतापूर्ण बारह पन्नों को पढ़ने के बाद पाठक इस नतीजे पर पहुँचेंगे कि कम उम्र में दोनों स्तन को काट डालने के अलावा स्तन कैंसर प्रतिरोध करने का अन्य कोई वास्तविक विकल्प नहीं है।''[64] क्या कहेंगे? 'अकलमंद को इशारा काफी'! हर्वे कुशिंग[65] ने जोरदार चेतावनी दिया था कि ''प्रतिरोध' शब्द का अधिक उपयोग उसे अन्य कई तोतारटंत शब्दों की तरह तकिया कलाम बना देगा। उन्होंने कहा थाः...''उत्तराधिकार स्वरूप हमारा शरीर जिन बीमारियों को प्राप्त करता है उनके प्रतिरोध करने का एकमात्र प्रभावकारी उपाय मौत ही है।'' प्राण जीवन के साथ कैंसर का सघन संबंध इस बात का द्योतक है कि कैंसर के प्रतिरोध करने का एकमात्र उपाय प्राण जीवन का अंत करना है। दूसरी तरह से कह सकते हैं कि कैंसर का एकमात्र और एकदम सटीक निदान मौत ही है।

कैंसर के बारे में यह समझ कि कारणहीन होने के फलस्वरूप वह ''प्रतिरोधयोग्य'' नहीं है–एक मिश्रित प्रतिक्रिया को जन्म देता है। उसका खुशनुमा पहलू यह है कि इससे व्यापक रूप से फैलाये गए कैंसर आतंक का अंत होगा और हमारे अवचेतन में मौजूद यह

कैंसर का शांत स्वरूप

धारणा कि कैंसर को आमंत्रण देकर हम धीमीगति से आत्महनन करने के तरफ चल पड़े हैं – को दरकिनार करते हुए हम कॉफी की चुस्की और धूम्रपान का मजा ले सकेंगे। लेकिन इसका एक दुखदायी पहलू भी है। और वह यह है कि हममें से कई को–औसतन पाँच में से एक को, किसी न किसी किस्म के कैंसर का शिकार बनना ही पड़ेगा। क्या कीजिए, प्रकृति तो इसी तरह से अपना काम करती है।

❑❑

अध्याय-5

न तो निदानयोग्य, न ही पर्याप्त पहले पकड़ा जाने वाला

कैंसर रोग निर्णय करने का लक्ष्य है वह कहाँ तक फैला हुआ है, उसे रेखांकित करना। इसीलिए रोग निर्णयकारी चिकित्सक कैंसर के चारों ओर, चाहे तो उसके पर्याप्त आगे तक मानो एक लकीर खींच डालते हैं ताकि चिकित्सा के सामर्थ्य के बारे में निश्चित होकर व रोग मुक्ति के लिए तैयारी कर सके। सतही तौर पर बहुत आसान लगने वाला यह काम इतना आसान नहीं है। मुख्यतः जीव-विज्ञान संबंधी निम्नलिखित कारणों के चलते आसान दिखने वाला यह कार्यभार अपनी सिसिफियन चरित्र पर अडिग रहता है। (ग्रीक पुराण में कोरिंथ के राजा सिसिफास का इसलिए मजाक उड़ाया गया है क्योंकि उसने एक बहुत बड़े पत्थर को पहाड़ के शिखर तक उठाने का अनगिनत असफल प्रयास किया था)

(1) कैंसर एक स्थानीय बीमारी नहीं है बल्कि वह समग्र शरीरव्यापी है[17]। हमलोग पहले ही यह कह चुके हैं कि कैंसर कोश दरअसल स्वस्थ कोश की एक विशेष अवस्था है। इस खास विशेषता के कारण वह अपना भ्रूणावस्था वाला मूल चरित्र फिर से प्राप्त करना चाहता है। कोशीय भ्रूणावस्था का मूल चरित्र है फैल जाना। कैंसर कोश की वही नियति है, धर्म है। एक जगह में जन्म लेने के बाद किसी व्यक्ति के समूचे शरीर में पकड़ स ओझल रह कर फैलते रहने के दौरान शरीर के कई हिस्सों में वह अपना उपनिवेश कायम कर लेता है। जब कैंसर कोश अपनी उत्पत्ति स्थल एवं/अथवा उत्तरगामी उपनिवेशों में प्रचुर मात्रा में जमा होकर एक आकार लेता है तब वह पिण्ड (ट्यूमर) के रूप में खुद को उपस्थापित करता है।

(2) कैंसर जब खुद को चिकित्सक के सामने पेश करता है तब वह अनगिनत कोशों का एक समूह बन चुका होता है और सामान्यतः वह शरीर के कई भाग में फैल चुका होता है। अनगिनत कोशों के समूह का मतलब क्या है इसका अंदाजा इस बात से लगाया जा सकता है कि एक क्यूबिक मिलिमीटर आकार के एक कैंसर ट्यूमर में लगभग दस लाख कैंसर कोश रहता है। जाहिर है एक क्यूबिक सेन्टिमीटर आकार के एक

ट्यूमर के भीतर सौ करोड़ कैंसर कोश होंगे और इसे बनने में कई साल लगा होगा।

(3) चिकित्सक जो देखना चाहते हैं अथवा देखने में समर्थ होते हैं वह है ट्यूमर का एक ढाँचा। ध्यान रहे कि इस में मौजूद हर एक कैंसर कोश को शरीर में पैर से सर तक फैल जाने के लिए हर एक घंटे के तीन हजार छः सौ सेकन्ड का समय मिल चुका है। महज एक ग्राम वजनवाले एक कैंसर ट्यूमर से हर रोज चालीस करोड़ कैंसर कोश परिसंचरण तंत्र में अनुप्रवेश करते रहते हैं। यह उसकी जैविक चारित्रिक विशिष्टता है।

(4) 'ट्यूमर' को चिन्हित कर पाने को ही रोग निर्णय मान लेना वास्तव में यह स्वीकार करना है कि कैंसर निरूपण का यह समूचा तामझाम व्यर्थ गया है। कैंसर रोग निर्णय संबंधी इस 'सफलता' को 'बहता हुआ हिमखंड का महज किनारा भर देख पाना' ही कहा जा सकता है, अव्वल तो इसलिए कि कैंसर की उत्पत्ति उसे पकड़े जाने से कई वर्षों पहले ही हो चुकी है। तिस पर यह कि दिखलाई पड़ने वाला कैंसर दरअसल समग्र कैंसर का सिर्फ वह हिस्सा है जो रोगी की अस्वस्थता का कारण बन कर उभरा है।

(5) रोग-निरूपण के इस तरीके को देखते हुए हम इस नतीजे पर पहुँचे बिना नहीं रह सकते कि "कैंसर को अगर उसके एकदम शुरुआती स्थिति में भी चिकित्सक पहचानने में समर्थ होते हैं तो व्यावहारिक रूप से वह दरअसल बीमारी की विलम्बित प्रक्रिया से ही जूझ रहे हैं"[17]। और इस 'विलम्बित प्रक्रिया' को न सिर्फ समय के लिहाज से अपितु स्थान के लिहाज से भी देखना होगा। काल या समय के लिहाज से चिकित्सक भ्रमवश यह सोच सकते हैं कि पकड़ा गया कैंसर शुरुआती दौर का है। लेकिन स्थान यानी, फैलाव के लिहाज से कैंसर सिर्फ वहाँ तक सीमित तो नहीं है, जहाँ उसे देखा गया है। वह तो बहुत दूर तक फैल चुका है। यह कोई हैरानी की बात नहीं है कि कैंसर को चिन्हित करने के मामले में समय का कोई खास महत्व नहीं माना जाता। अक्सर यह देखा गया है कि 'विलम्बित' (लेट) दौर के कैंसर मरीज 'शुरुआती' दौर के मरीज से ज्यादा दिन जिंदा रहते हैं। "चिकित्सकीय सलाह माँगने आने वाले विलम्बित अवस्था के अलग-अलग दौर के मरीजों के जीवित रहने के दरों में बहुदा अनोखा विरोधाभास

हुआ करता है।" देखा गया है कि "विलम्बित अवस्था का दौर जितना ज्यादा होता है और बीमारी के लक्षण जितने अधिक दिन पुराने होते हैं, मरीज के जीवित रहने की दरें उतना ही अधिक होती हैं"[60]। यानी, जितना अधिक समय तक मूल बीमारी से छेड़छाड़ नहीं किया जाता मरीज के जीवित रहने की अवधि उतनी ही बढ़ती जाती है।

(6) हमलोग वायोप्सी कर रहे हैं। शरीर के अलग-अलग हिस्सों की तरह-तरह की तस्वीर ले रहे हैं। खून की कई किस्म की जाँच कर रहे हैं। यह सब इसलिए कर रहे ताकि हम कैंसर को सही रूप से पहचान सकें और कैंसर के खिलाफ जंग में अपनी स्थिति को मजबूत बना सकें। जबकि तथ्य और ही कुछ बयाँ कर रहे हैं। सच तो यह है कि हम जो कुछ भी कर रहे हैं वह कैंसर को चिन्हित करने का दिखावा मात्र है। चाहे हमारे पास रोग-निर्णय करने की कितनी ही उन्नत प्रोद्योगिकी व साजो-सामान उपलब्ध हों, रोग-निर्णय के दिखावटी इस चरित्र में तनिक भी बदलाव नहीं आने वाला है। इससे चाहे और कुछ भी हो, कैंसर रोग-निर्णय नहीं होने का।

ऐसा नहीं है कि कैंसर रोग-निर्णय के मामले में मिली चौतरफी असफलताओं से विज्ञानीगण अनजान हैं। कैंसर को उसके 'शुरूआती' दौर में पकड़ने में अपनी असमर्थताओं पर गहरा चिंतन-मनन करने के बदले वे अब एक नए शगूफे के साथ आ धमके हैं। कसर का कोई रोग-लक्षण प्रकट होने से पहले ही उसे धर-दबोचने की मुहिम चल पड़ी है[261, 262]। हालाँकि वह भी ढाक के तीन पात साबित हो चुकी है। "चिकित्सकों की सक्रिय देखरेख में रहने के दौरान सोलह मरीजों की ग्रासनली के कैंसर को रोग-लक्षण प्रकट होने के पहले ही पकड़ा गया। लेकिन इससे उन मरीजों के जीवित रहने की अवधि तनिक भी नहीं बढ़ सकी[261]।" इस संबंध में 'न्यू इंगलैण्ड जर्नल ऑफ मेडिसिन' में की गई कठोर सम्पादकीय टिप्पणी[42] गौर करने लायक अवश्य है। सम्पादकीय में कहा गया थाः "अर्ली (शीघ्र) समय अथवा काल का एक विशेषण है। सो, 'शीघ्र' को इस अर्थ में व्यवहार करना कि कैंसर ट्यूमर का आकार बहुत छोटा है, वह बहुत कम फैला हुआ है अथवा रोग-लक्षण बहुत कम है, कतई सही

नहीं है। फिर भी, चिकित्सकीय परिभाषा के प्रति दासवादी भक्तिभाव के कारण आज भी बहुत सारे लोग 'अर्ली' शब्द को एकदम गलत संदर्भ में प्रयोग करने पर अड़े हुए हैं।"
उन कैंसरों की चिकित्सा परिणति क्या होती है जिन्हें कालिक मानदण्ड के लिहाज से सचमुच ही आरंभिक स्थिति (अर्ली स्टेज) में पकड़ा जाता होगा? नहीं, इससे भी कोई फायदा नहीं होता और कैंसर से मुक्ति का लक्ष्य अपरिपूर्ण ही रह जाता है। 'लैंसेट' नामक विश्व चर्चित मेडिकल जर्नल के सम्पादकीय के अनुसार[66]–"बीमारी का स्तर यानी कार्य सम्पादन करने के दौर काल (समय) पर नहीं बल्कि कैंसर की अंतर्वर्ती नमूने पर आधारित है।"

(7) कैंसर निरूपण विज्ञान इस भ्रम को पाले हुए है कि ट्यूमर को चिन्हित करना और कैंसर को चिन्हित करना एक ही चीज है। चिकित्सक और मरीज दोनों ही इस पर अटूट आस्था रखते हैं। वीलफ्रेड ट्रटार के अनुसार इस आस्था के कारण ही यह रहस्यमय झूठ टिका हुआ है।

(8) कैंसर रोग-निरूपणकारी का काम आखिर क्या है? वास्तव में वह उस जगह को चिन्हित करते हैं जहाँ कैंसर किसी व्यक्ति को अस्वस्थ कर रहा है। लेकिन बहते हुए हिमखंड की भाँति कैंसर का जो हिस्सा डुबकी लगाए बैठा हुआ है, वह तो अदृश्य ही रह जाता है। फिर भी, कैंसर ग्रसित जगह को चिन्हित करने और 'अस्वस्थता' की प्रकृति को समझ कर स्थिति को सम्हालने में चिकित्सक की योग्यता को कम करके आँकना नहीं चाहिए। यह भूलना नहीं चाहिए कि यह सफलता भी मेडिकल अनुशीलन का एक शानदार और अपरिहार्य पहलू है।

(9) एक ओर कैंसर आतंक और दूसरी ओर कैंसर के जैविक पहलू को सम्पूर्ण उपेक्षा के सम्मिलित असर ने चिकित्सक को कैंसर की उपस्थिति के बारे में गलत निर्णय करने के लिए उकसाता है। रस्सी को साँप समझ बैठने की तरह अनगिनत ऐसे उदाहरण आए दिन देखने को मिलते हैं।

(10) आजकल तो कैंसर को कैंसर बन बैठने की धृष्टता दिखाने से पहले ही यानी, 'कैंसर के पूर्ववेला' में रहने के दौर में ही उसे पकड़ने की मुहिम चल पड़ी है, ताकि रोग-उत्पत्ति के पहले ही उसे जड़ से मिटा दिया जा सके। समस्या सिर्फ इतनी है कि 'प्रि-कैंसर' (कैंसर की पूर्ववेला) संबंधी समूचा विज्ञान धुँधला है।

यह आखिर क्या बला है, यह न तो उसकी शाब्दिक परिभाषा स और न ही सूक्ष्मदर्शीय (माइक्रोस्कोपिक) व्याख्या से स्पष्ट है।

नम्बर (9) और (10) दोनों ही वहाँ पहुँचा देता है, पार्क और लीज[67] ने जिसे 'व्यावहारिक निदान' कहे हैं। यह 'व्यावहारिक निदान' क्या है इसे विस्तार से समझना जरूरी है।

(क) ''व्यावहारिक रूप से किया गया कैंसर निदान शायद कैंसर नहीं है, लेकिन यह एक सुरक्षित'' किस्म का आचरण अवश्य है[67]। यह आचरण चिकित्सक रक्षात्मक नजरिया के तहत खुद के बचाव के लिए करते हैं। यानी, ट्यूमर को देखते ही उसे कैंसर सोच लिया जाता है।

(ख) कैंसर निदान संबंधी प्रचलित इस तौर-तरीके के बारे मे ब्लाडगुड[68] ने सन् 1923 में एक निबंध रचा था। उन्होंने विख्यात जान-हॉपकिन्स अस्पताल में लम्बे 33 वर्षों तक काम करने के दौरान प्राप्त अनुभवों के आधार पर उस निबंध में यह लिखा थाः '' जो ट्यूमर नुकसानदेह नहीं है (यानी जो बिनाइन ट्यूमर है) उसे मैलिगनेंट (यानी, कैंसर) के रूप में संदेह अथवा चिन्हित करने की मनोवृत्ति प्रयोगशालाओं में लगातार बढ़ती ही जा रही है।'' स्तन में दिखलाई पड़ने वाली अनेक बीमारियां जैसे 'क्रानिक मेस्टाइटिस', तपेदिक, 'इन्ट्रासिस्टिक पैपिलोमा', 'एनकैपसुलेटेड एडेनोमा' आदि को धड़ल्ले से कैंसर बताया जा रहा है। स्तन में होने वाली इस तरह के अनगिनत निरीह किस्म के रोग से ग्रसित रोगियों को कैंसर मरीज बताकर वास्तविक रूप से कैंसर ग्रसितों के साथ उनको जोड़ कर पेश करने से कैंसर रोगियों की संख्या बहुत ज्यादा हो जाती है। और इसके फलस्वरूप, चिकित्सा के उपरांत पाँच साल तक स्वस्थ रहने वाले रोगियों की संख्या काफी बढ़ जाती है। यानी, कैंसर चिकित्सा परिणति काफी संतोषजनक होने का भ्रम पैदा होता है। लेकिन इसके फलस्वरूप कैंसर इलाज के मामले में एक गंभीर समस्या आ खड़ी होती है। शल्यक्रिया-पूर्व स्थिति के दौरान कैंसर पर नियंत्रण कायम करने संबंधी उपायों के बारे में अनुमान लगा पाना हमारे लिए एकदम असंभव हो जाता है। इस विषय पर अपना अंतिम निर्णय देते हुए ब्लाडगुड ने एक वास्तविक और दूरगामी आम समझदारी वाली बात कही

थीः "कई वर्षों तक जब मेरे खुद के अनुसंधान में ही इस तरह की भ्रांतियाँ रह गई हों, तब इस निर्णय में पहुँचने को मैं सही ठहराये बिना नहीं रह सकूँगा कि दुनिया भर में सभी जगहों सांख्यिकी-संबंधी चर्चाओं में यह भ्रम बना हुआ है।" आँकड़ों के भ्रमजाल में फँसे रहकर सच्चाई से कोसों दूर रहो—यह बीसवीं सदी के चिकित्सा विज्ञान की 'युगवाणी' रही है। लगता तो यही है कि इसी युगवाणी को और भी तैयारी के साथ इक्कीसवीं सदी में प्रचारा जाएगा।

(ग) 1923 से 1951 में पहुंचने के बाद भी स्थिति में कोई बदलाव नहीं आया और आँकड़ों का खेल पूर्ववत जारी रहा। सन 1951 में पार्क और लीज[67] ने कैंसर विज्ञान में व्याप्त व्यावहारिक निदान जारी करने की प्रवृत्ति को चिन्हित करते हुए यह टिप्पणी की कि 'कैंसर क्योर रेट्स' यानी, कैंसर ठीक करने के मामले में सफलता दरों को बढ़ा-चढ़ा कर पेश करने के लिए अनगिनत ऐसे लोगों को कैंसर मरीज बताया जाता है जो वास्तविक रूप से कैंसर आक्रांत हैं ही नहीं। यानी धड़ल्ले से उन्हें सफलतापूर्वक कैंसर 'मुक्त' कर दिया जाता है जो वास्तव में कैंसर मरीज नहीं हैं।

(घ) इसके ठीक तीन साल बाद, सन 1954 में मैक्किनन[69] ने कहाः "बिना कोई जोखिम उठाए यह कहा जा सकता है कि सभी साइटोलॉजिस्ट (कोशिका विज्ञानी) और पैथोलॉजिस्ट यह मानते हैं कि हिस्टोपैथोलॉजी (ऊतक विज्ञान) में इसके बारे में कोई स्पष्ट विभाजन रेखा नहीं है जिससे यह तय किया जा सके कि कोई ट्यूमर कैंसर ट्यूमर है अथवा नहीं, लेकिन प्रयोग के दौरान हमें एक स्पष्ट विभाजन रेखा खींचनी ही पड़ती है और ऐसा करना जरूरी भी है। संदेह की तनिक भी गुंजाइश रहने पर स्वतः और अनिवार्यतः कैंसर का निदान देना हमारी फितरत बन चुकी है। इसके विपरीत निर्णय हम कर ही नहीं पाते।"

(च) मैक्किनन के कहने का सार यही है कि कैंसर को चिन्हित करने का काम इसी तरह से ही चलता रहेगा। तनिक भी संदेह होते ही इसी तुक्के के आधार पर कैंसर का फतवा जारी करना एक आदत बन गयी है। सन 1968 में एक विस्तारित निरीक्षण के बाद काउड्रि[263] को इस आश्चर्यजनक तथ्य का

सामना करना पड़ा कि "गर्भाशयग्रीवा का कैंसर प्रकोप बढ़ते रहने के बाद भी मौत की संख्या कम हो रही है।" यह कैसे हो सकता था? कैंसर चिकित्सा के मामले में कोई उल्लेखनीय प्रगति के बिना गर्भाशयग्रीवा कैंसर की मृत्युदरें कम कैसे हो सकती थीं? खैर, इस पहेली का राज सन् 1974 में जाकर खुला जब हमें यह पता लगा कि गर्भाशयग्रीवा के 'इन-सीटू' कैंसर मरीजों को सौ फीसदी ठीक कर दिया गया है[264]। मेडिकल दुनिया की शाब्दिक कलाबाजियों से बे-खबर आम लोगों को क्या पता कि 'इन-सीटू कैंसर' में कैंसर का कोई भी चरित्र और लक्षण नहीं दिखता। यही कारण है कि शल्यक्रिया के बाद उस 'कैंसर' का नामो-निशान तक नहीं रहता। वास्तविक रूप से गर्भाशयग्रीवा कैंसर से पीड़ित मरीजों के साथ इस तरह के 'इन-सीटू' कैंसर 'मरीजों' को मिला देने से चिकित्सा उपरांत गर्भाशयग्रीवा कैंसर की मृत्युदर बहुत कम हो जाती है। सन् 1968 में जिस पहेली ने काउड्रि को आश्चर्यचकित किया था, उसका राज हमें 1974 में पता चल ही गया।

(च) कैंसर 'ठीक' करने के मामले में शानदार उपलब्धि दर्ज कराते रहने की मंशा के कारण इन्हीं उपयोगितावादी मनोवृत्ति पर अमल करने का भयानक नतीजा यह हुआ कि सिर्फ एक साल में (यानी, 1973 में) अमेरिका में छः लाख नब्बे हजार महिलाओं के गर्भाशय को काट कर निकाल दिया गया। इनमें से अनेक शल्यक्रिया बे-वजह की गई थी[70]।

(छ) इसी उपयोगितावाद को अमली जामा पहनाने के उद्देश्य से ही अचानक यह खबर फैला दी गई कि सन् 1975 में अमेरिकी कैंसर मरीजों की संख्या में लगभग चार गुणा बढ़ोत्तरी होनेवाली है[48]। स्थिति में कोई परिवर्तन न होने के बावजूद कैंसर प्रकोप में आने वाली इस तरह की उछाल का कोई कारण भी नहीं दर्शाया गया। इससे साफ पता चलता है कि अमेरिका में कैंसर चिकित्सा परिणति को उम्दा दिखाने के लिए अनगिनत ऐसे लोगों को कैसर मरीज घोषित किया जाता रहा होगा जो वास्तव में कैंसर पीड़ित नहीं थे।

(ज) इसे समझने के लिए और एक प्रामाणिक तथ्य पर गौर कीजिए। सन् 1977 में स्तन कैंसर चिकित्सा परिणति के बारे

में 'नैशनल कैंसर इन्सटीट्यूट' (एन.सी.आई) और 'अमेरिकन कैंसर सोसाइटी'(ए.सी.एस.) ने संयुक्त रूप से जाँच-पड़ताल करने के बाद यह पाया कि कम-से-कम 66 ऐसी महिलाओं को स्तन कैंसर से पीड़ित ठहराया गया जिनमें से किसी को भी स्तन कैंसर नहीं था।[204] अन्य इस तरह की 22 महिलाओं के बारे में भी उनका यह मानना था कि सूक्ष्मदर्शीय जिस आधार पर उन्हें कैंसर मरीज ठहराया गया था वास्तव में वह अपर्याप्त सबूत था। लेकिन इन 88 महिलाओं के स्तन काट कर उन्हें 'कैंसर मुक्त' कर दिया गया था। इसमें संदेह नहीं है कि 'कैंसर क्योर रेट्स' को बढ़ा-चढ़ा कर पेश करने के लिए ही इस किस्म के क्रूर कृत्य का सहारा लिया जाता होगा।

मौजूदा जागरूक समाज में कानूनी दाँव-पेंच से बचने के लिए पैथोलॉजिस्टों और चिकित्सकों को परंपरा के मुताबिक अपने बचाव को प्राथमिकता देना पड़ता है। कैंसर न होने पर भी शल्यक्रिया के कारण रोगी के 'ठीक' हो जाने पर वे शाबाशी के हकदार बन जाते हैं। इसक अलावा, इस तरह के निरापद और 'रक्षात्मक' दृष्टिकोण के चलते शल्यक्रिया को बढ़ावा देने में खासा मदद मिलती है। यह हम ऊपर उद्धृत (च) तथ्य में देख चुके हैं।

कैंसर/प्रि-कैंसर को पता लगाने में माइक्रोस्कोप विश्वसनीय नहीं है

विश्व भर में अब तक जुटाए गये कैंसर संबंधी अनुभवों के आधार पर यह निचोड़ निकाला जा सकता है कि कैंसर कोश के स्वभाव में ही उसका परिचय निहित है। वह अपने स्वभाव के जरिए ही खुद को अभिव्यक्त करता है। उसकी ऐसी कोई भी विशिष्टता नहीं दिखती ताकि यह भविष्यवाणी की जा सके कि इस या उस प्रकार का कोश इस या उस अवधि के बाद कैंसर कोश की तरह आचरण करना शुरू करेगा। यानी, वह अनियंत्रित रूप से बढ़ता हुआ एक ट्यूमर का आकार लेगा ही एवं/अथवा वह अपने उत्पत्ति स्थल से बाहर जाकर शरीर के अन्य भागों में फैलेगा ही। नहीं, यह निश्चित रूप से कहा नहीं जा सकता। कैंसर साइटोलॉजिस्टों और हिस्टोलॉजिस्टों ने कोश के आकार, न्यूक्लियस के आकार और चेहरा, कोशीय सजावट आदि को देखकर कैंसर को चिन्हित करते हैं। इन्हीं विशिष्टताओं के आधार पर वे अनुमान लगाते हैं कौन-सा कोश भयानक नुकसानदेह साबित होगा और कौन-सा नहीं। लेकिन

कोश अक्सर ही उनके द्वारा दिए गये निर्णय को गलत ठहरा देते हैं। कोश चर्चा में मौजूद अस्वच्छता के बारे में भली-भाँति परिचित होने के बावजूद निर्णय देते वक्त पैथोलॉजिस्टगण इसे ध्यान में नहीं रखते। शायद निणय देते रहने की आदत के कारण। कैंसर रोग निर्णय के मामले में मौजूद भयानक किस्म की दुविधा की परवाह किए बिना प्रामाणिक रूप से अविश्वसनीय कोशीय कसौटी को आधार बनाकर कैंसर विद्वान तो अब 'प्रि-कैंसर'—संबंधी ताना बाना बुनने में लगे हुए हैं।

कैंसर विशेषज्ञा और कैंसर संस्थाएँ माइक्रोस्कोप के आधार पर कैंसर/प्रि-कैंसर निर्णय के बारे में शोरगुल मचाते रहते हैं, लेकिन इस आधार पर यह निर्णय करना किस कदर अविश्वसनीय है इसके बारे में लोगों को शिक्षित करने की जिम्मेदारी को वे जानबूझकर टालते रहते हैं। कोशीय शोध ने यह बहुत पहले सिद्ध कर दिया है (उपर्युक्त पैराग्राफ में देखें) कि संरचनात्मक नजरिये से कैंसर कोश की कोई ढाँचागत विशिष्टता नहीं है। उसकी विशिष्टता केवल उसके स्वभाव और चाल-चलन में है। स्मिदर्स[71] ने कोशवाद पर हमला करते हुए यह कहा था कि " कैंसर कोश जैसा कुछ भी नहीं है, कोशीय चाल-चलन जो दिखता है उसे ही मनमानी ढंग से कैंसर के रूप में परिभाषित कर दिया गया है।" स्मिदर्स के इस निरीक्षण को पर्याप्त रूप से सही ठहराते हुए अनगिनत कैंसर माइक्रोस्कोप के नीचे खुद को कैंसर न होने का सबुत दे चुके हैं[20, 72]।

"अनेक इस तरह के ब्रेन ट्यूमर देखने को मिलते हैं जो ऊतक विज्ञान के नजर से सौम्य (बिनाइन) होने पर भी जीव विज्ञान के नजरिये से घातक (मेलिगनैन्ट) सिद्ध हुए हैं"[73]। इसके ठीक विपरीत अनेक ऐसी क्षत (लीजन) जो ऊतक विज्ञान के हिसाब से घातक मालूम पड़ा, जीव विज्ञान के लिहाज से सौम्य बना रहा[20, 74]। ऊतक विज्ञान के आधार पर पचास पार कर चुके लोगों के एक बड़े हिस्से को प्रोस्टेट कैंसर का मरीज साबित किया जा सकता है। जबकि इनमें से अधिकांश का कैंसर सौम्य बना रहता है—वह अपने वाहक की मौत का कारण नहीं बनता[75]। चौंकानेवाले इन असगतियों को रेखांकित करते हुए विख्यात मेडिकल जर्नल लैंसेट ने सम्पादकीय टिप्पणी लिखा थाः "प्रोस्टेट कैंसर ने इस तरह की धारणा को धूल में मिला दिया है कि कैंसर एक घातक बीमारी

है"[74]। नब्बे वर्ष की उम्र में मरे पुरुषों के प्रोस्टेट ग्लैण्ड की मरणोत्तर परीक्षण (आटोप्सी) से पता चलता है कि उनमें से नब्बे फीसदी लोगों को प्रोस्टेट कैंसर तो था पर जीवित काल में इस कारण उन्हें कोई तकलीफ नहीं थी। बुजुर्गों के सम्पूर्ण जीवनकाल में अपनी सौम्यता को बनाए रखने के कारण प्रोस्टेट कैंसर का पकड़ में नहीं आना और मरने के बाद खुद की मौजूदगी की प्रामाणिकता सिद्ध करना चकरानेवाली एक हकीकत अवश्य है। लेकिन इससे क्या होता है? अनगिनत इन तथ्यों से साफ है कि सूक्ष्मदर्शीय अध्ययन (माइक्रोस्कोपिक व्यू) भरोसेमंद नहीं है।

प्रि-कैंसर (कैंसर की पूर्ववेला)

कैंसर जब खुद ही अपनी सही सूक्ष्मदर्शीय परिभाषा के लिए लम्बे समय से गिड़गिड़ा रहा है, तब कैंसर विद्वानों ने एक नया मोर्चा खोल दिया, यानी प्रि-कैंसर संबंधी चर्चा। अब तक तो वे कैंसर को शुरूआती दौर में रहते पकड़ने की बात करते रहे थे। लेकिन अब वे प्रि-कैंसर या यूँ कहिए कि शुरूआत से भी पहले की स्थिति में कैंसर को पकड़ने की बात करने लगे हैं। महिलाओं के गर्भाशयग्रीवा और स्तन के कैंसर को पकड़ने के लिए इस नए 'विज्ञान' का व्यापक प्रयोग होने लगा। कोशिकाओं और ऊतकों का निरीक्षण करने के पश्चात यह विज्ञान उसका स्तरीकरण करते हुए कैंसर की समीपता कहाँ तक है अथवा नहीं है यह तय करता है। इन स्तरीकरणों के लिए अक्सर अलग-अलग शब्दों का प्रयोग किया जाता है, जैसे 'डिसप्लासिया', 'कार्सिनोमा इन-सीटू' (यानी कैंसर अपनी उत्पत्तिस्थल तक ही सीमित है और वह अन्य जगह फैला नहीं है), 'प्रि-कैंसर' और 'मिनिमल कैंसर' (यानी, मामूली-सा कैंसर)।

गर्भाशयग्रीवा परीक्षण के लिए साइटोलॉजी (कोश विज्ञान), हिस्टोपैथोलॉजी (ऊतक विज्ञान) और कोल्पोस्कोपी (बढ़ाकर दिखानेवाले लैंस की सहायता से योनि एवं गर्भाशय ग्रीवा का परीक्षण) का सहारा लिया जाता है। जार्ज पैपानिकोला ने गर्भाशयग्रोवा की कोश चर्चा (सर्वाइकल साइटोलॉजी) का प्रारंभ किया था। उन्होंने जिस तकनीक को इजाद किया था उसे उन्हीं के नाम के अनुसार पैप-स्मियर नाम दिया गया है जो आज अपने आप में एक समृद्ध उद्योग बन गया है। दूसरी ओर स्तन कैंसर परीक्षण के लिए हिस्टोपैथोलॉजी के सहायक के रूप में मैमोग्राफी, जेरोग्राफी और थर्मोग्राफी आ गई है। यह तमाम तकनीकें मानो गिद्ध की तरह

स्तन के अंदर कैंसर 'संदेह करने' लायक उस जगह को तलाशने में लगी हुई है।

पैप-स्मियर की विश्वसनीयता पर प्रश्न चिन्ह उठना तब लाजिमी हो जाता है जब सूक्ष्मदर्शीय जाँच के लिए तैयार की गई एक ही स्मियर (नमूना) के जाँच के बाद अलग-अलग परीक्षक अलग-अलग नतीजे निकालते रहते हैं। कोई कैंसर होने की बात करते हैं तो किसी को लगता है कि कैंसर का कोई भी लक्षण नहीं है। उनके अपने-अपने तर्क 'खालिस' तो हैं पर समस्या यह है कि इन्हें सुनन वालों का भ्रम और बढ़ जाता है। प्रि-कैंसर के तात्पर्य के बारे में भाषाई अस्वच्छता के कारण धारणात्मक विभ्रांतियाँ तो गिनती से परे हैं। ''स्त्री-रोग से संबंधित पैथोलॉजी में परिभाषा की समस्या पैथोलाजी के अन्य किसी भी शाखा की तुलना में बहुत ज्यादा ह, जहाँ लेखकों ने एक ही परिभाषा को अलग-अलग अर्थ में व्यवहार किया है[76]। पैप-स्मियर की अविश्वसनीयता को समझने के लिए उस रिपोर्ट का हवाला दिया जा सकता है जहाँ एक ही क्रम के स्मियरों के आधार पर 33 फीसदी से सौ फीसदी और पाँच फीसदी से साठ फीसदी कैंसर होने को संभावना व्यक्त की गई थी[52]। सर्विक्स का 'कार्सिनोमा इन-सीटू' के संबंध में हिस्टोपैथोलॉजी की तमाम वर्णनाओं को देख हिन्दी का वह मुहावरा स्वतः याद आ जाता हैः अपनी-अपनी डफली अपना-अपना राग[77]। सीगलर[78] ने गर्भाशयग्रीवा के प्रि-कैंसर के कुछ नमूने 25 पैथोलाजिस्टों के पास भेजा था। उन पैथोलॉजिस्टों की विचित्र व्याख्याओं और विश्लेषणों से यह स्पष्ट हो गया था कि बुनियादी मूल्यांकन के मामले में ही उनके अंदर किस कदर भ्रांतियाँ और मतभिन्नताएँ मौजूद हैं। कोल्पोस्कोपी के बारे में क्या कहने! गर्भाशयग्रीवा के प्रि-कैंसर को चिन्हित करने की इस विधि के बारे में ओए[79] का कहना था कि इसे तो ''इस सदी अथवा अन्य किसी भी सदी का सबसे प्रमुख स्त्री-रोग विषयक धोखाधड़ी'' ही कहना चाहिए। चाहे कुछ भी कहिए जहाँ तक नारी के निम्नांग और उर्धांग का सवाल है, भाषाई और सूक्ष्मदर्शीय अस्वच्छता एकदम स्पष्ट दिखती है।

कैंसर को चिन्हित करने के मामले में सूक्ष्मदर्शीय तमाम अनिश्चितता हमें कहाँ ले जाती है? ''अनिश्चितता को दूर करने के लिए और ज्यादा माइक्रोस्कोप की सहायता लेनी पड़ेगी। क्योंकि मरीज और ज्यादा जाँच करने की माँग करते हैं, सो चिकित्सक भी

और ज्यादा परीक्षण का हुक्म जारी करते हैं"[80]। जरूरत न होने पर भी और ज्यादा परीक्षण करवाते रहना, यही कैंसर विज्ञान का मतलब रह गया है। आज भी किसी ने इस सहज, सरल सच्चाई पर गौर करना जरूरी नहीं समझा कि अगर अनगिनत कैंसर बिना चिकित्सा के सही सलामत रह सकता है तो फिर चिन्हित हुए बिना भी आसानी से रह सकता है। अपाहिज बना देने वाले कैंसर आतंक से बचने का शायद यही एक मात्र उपाय है। फिशर[81] का इस मुद्दे पर यह सुझाव थाः कैंसर को चिन्हित करने से इन्कार करने के जरिए मृत्यु दण्डाज्ञा सुनाना बंद करने के सुझाव पर क्या तुम गौर करोगे?"

❑❑

अध्याय–6
रोगमुक्ति असंभव होने पर भी पर्याप्त मात्राा में प्रशमनयोग्य

इससे पहले हम लोग यह चर्चा कर चुके हैं कि आम धारणा के अनुसार कैंसर होने का मतलब शरीर के किसी जगह में एक पिण्ड का उभरना माना जाता है। चर्चा के दौरान हम लोग यह भी कह चुके हैं कि एक लम्बी अवधि के दौरान अनगिनत कैंसर कोश एक जगह जमा होने के बाद ही यह पिण्ड बनता है। यानी, कैंसर का प्रधान अभिव्यक्ति, कोश समूह के एक ढेर या पिण्ड के रूप में दिखलाई पड़ना है। संस्कृत में इसे अर्बुद कहा गया है। ध्यान में रखना जरूरी है कि इसी अर्बुद बनने के बाद ही कैंसर चिकित्सक क कैंसर संबंधी ज्ञान अर्जन की शुरूआत होती है और वहीं तक सीमित होकर रह जाती है। कैंसर के इस अर्बुद को कई उपाय से शरीर से निकाला जा सकता है। लेकिन यह एक अंतहीन प्रक्रिया जैसा है। अर्बुद को चिन्हित करने और निकाल देने का चक्कर चलता ही रहता है क्योंकि अर्बुद पनः प्रकट होता रहता है। इस नजरिए से देखें तो कैंसर चिकित्सा शास्त्र को 'अर्बुदशास्त्र' के अलावा और कुछ भी नहीं कहा जा सकता।

अर्बुद बनने से पहले

इससे पहले विस्तार से यह चर्चा की जा चुकी है कि रोगी अथवा चिकित्सक तब तक कैंसर की उपस्थिति और उसके कारण चल रहे घटनाक्रमों के बारे में अनजान रह कर परम सुख अनुभव करते हैं, जब तक रोगी उसके कारण अस्वस्थ नहीं होते अथवा चिकित्सक उसे चिन्हित नहीं कर लेते। चाहे वह किसी भी कारण से नजर में क्यों न आयें, कैंसर के उद्‌भव से लेकर पकड़े जाने तक की पूरी अवधि तक उसके बारे म सम्पूर्ण अज्ञानता कायम रहती है।

अर्बुद बनने के बाद

मान लें कि अर्बुद (ट्यूमर) पकड़ में आ जाने के बाद उसे निकाल दिया गया। फिर क्या होगा? अपरिहार्य कई कारणों के चलते अज्ञानता की उस खाई में पुनः गिरना पड़ेगा। हर एक कैंसर और उसके वाहक की अपनी निजी विशेषताएँ होती हैं, जो बदलने वाली नहीं हैं। इसी कारण यह अनुमान लगाना असंभव है कि (क) रोगी के ऊपर कैंसर का असर अब क्या होगा, एवं (ख) चिकित्सा के फलस्वरूप कैंसर पर क्या प्रभाव पड़ेगा। पहली स्थिति में,

संभावना वही है जैसा कि हमने अध्याय तीन में कुछ विशिष्ट लोगों के साथ होते देखा है। उनके कैंसर के खिलाफ तमाम उपचार के बावजूद स्थिति लगातार बिगड़ती रहे और कैंसर उनके प्रति निर्दयी बना रहे। यह भी हो सकता है कि चिकित्सा के उपरांत बाकी बचे जीवनकाल में ट्यूमर फिर से प्रकट न हो या रोगी को उसकी उपस्थिति के बारे में पता ही न चले। पैथोलॉजिस्ट बयेड[51] के साथ वही हुआ था।

चिकित्सा के फलस्वरूप कैंसर और तीव्र रूप धारण कर सकता है। स्तन कैंसर से पीड़ित महिलाओं के मामले में इस तरह की कई घटना देखने को मिली हैं जहाँ शल्यक्रिया संबंधी तमाम शर्तों को कड़ाई से पालन करने के बावजूद कैंसर का फैलाव हुआ है[82]। शल्य चिकित्सकीय हस्तक्षेप के कारण आश्चर्यजनक रूप से कैंसर का दूरस्थ जगह में फैलाव होते देखा जा सकता है। यही कारण है कि कुछ चिकित्सकों को यह हिदायत जारी करना पड़ा कि ''प्राथमिक स्थिति के कैंसर के मामले में भी शुरूआती चिकित्सा के रूप में शल्य चिकित्सकीय हस्तक्षेप को अवश्य वर्जित किया जाना चाहिए''[83]। कैंसर चिकित्सा के मामले में शल्य चिकित्सा को सबसे पुराना और व्यापक रूप से प्रयुक्त चिकित्सा माना गया है। सिर्फ इतना ही नहीं, कैंसर चिकित्सा के लिए प्रयुक्त अन्य चिकित्साओं की तुलना में शल्य चिकित्सा को अपेक्षाकृत सबसे कम नुकसानदेह माना गया है। लेकिन इसी में अगर इस कदर अप्रत्याशित जोखिम उठाने का खतरा हो तो रेडियोथेरापी और केमोथेरापी के कोश और मज्जा विध्वंसी कर्मकाण्ड[84] के बारे में क्या कहने!

शल्यक्रिया के जरिए ट्यूमर को तो निकाला जा सकता है, लेकिन कैंसर को नहीं। स्वस्थ और स्वाभाविक कोशों के कैंसर ग्रसित होते रहने की प्रक्रिया को रोक पाना तो और भी असंभव है। शल्य चिकित्सा के इतिहास में जिस बिलरथ का नाम स्वर्णाक्षर में लिखा हुआ है, वे एक सदी से भी पहले अपनी उपलब्धि के आधार पर इस नतीजे पर पहुँचा[85] कि **शल्यक्रिया करके ट्यूमर को तो निकाला जा सकता है लेकिन कैंसर के प्रभाव और प्रवृत्ति से रोगी को मुक्त नहीं किया जा सकता है। यानी, ट्यूमर निकाले जाने के बाद भी कैंसर रह जाता है**। इसके अलावा शरीर में मौजूद बाकी स्वस्थ कोशों की कैंसर कोशों में बदलते रहने की संभावना तो रहती ही है। ''बदकिस्मती होने के बावजूद यह स्वीकार

करना ही पड़ेगा कि अधिकांश मामलों में शल्य चिकित्सा से पहले ही रहस्यमय ढंग से कैंसर का फैलाव हो चुका होता है। अतः यह भी मानना ही पड़ेगा कि कैंसर की शल्य चिकित्सा (आंपरेशन) मुख्यतः आराम पहुँचाने वाली उपशमनकारी (पैलिएटिव) चिकित्सा है''[86]। यानी उसे आरोग्यकारी (क्यूरेटिव) चिकित्सा नहीं कहा जा सकता। जो लोग ल्यूकीमिया (रक्त कैंसर) के खिलाफ जीत हासिल करने का दम भरते हुए जोर शोर से जश्न मनाने में लगे हुए हैं, वे एक दुभाग्यजनक लेकिन कड़वे सच से आँखें चुरा रहे हैं। यद्यपि परिभाषा के अनुसार ल्यूकीमिया से सम्पूर्ण रोग निवृत्ति के दौरान परिसरीय खून का चित्र और अस्थि मज्जा स्वाभाविक दिखती है, वास्वत में दस से सौ करोड़ ल्यूकीमिया कोश तब भी मौजूद रह जाता है। वही कारण है जो ल्यूकीमिया के प्रत्यावर्तन को सुनिश्चित बनाये रखता है[45]।

कैंसर चिकित्सा की दिशा?

अब तक तो यह स्पष्ट हो गया है कि ट्यूमर चिन्हित होने से पहले और उसकी चिकित्सा के बाद भी चिकित्सकों का कैंसर संबंधी ज्ञान भंडार शून्य ही बना रहता है या यूँ कहिए कि वह पूर्ववत् अंधेरे में ही बने रहते हैं।

'मैन एगेन्स्ट कैंसर' शीर्षक वाली पुस्तक[22] में ग्लेमसर ने दुनिया भर में हुई कैंसर और उसकी चिकित्सा का निरीक्षण करने के पश्चात शल्य चिकित्सा को अनावश्यक, रेडियोथेरापी को खोटा सिक्का और केमोथेरापी को स्वांग माना था। सन् 1969 में प्रकाशित इस पुस्तक में कैंसर चिकित्सा की प्रचलित विधियों की परिणति के बारे में जो बातें कही गई हैं उससे तो यही लगता है कि यथार्थ में इस पुस्तक का शीर्षक 'मैन हेल्पलेस एगेन्स्ट कैंसर' (कैंसर के सामने निस्सहाय लोग) होना चाहिए था। सन् 1969 में कैंसर चिकित्सा का हाल ठीक उसी तरह था, जैसा कि दुनिया को निःसार मानने वाले धर्मोपदेशकगण कहा करते हैं—''कुछ भी करना निरर्थक है, चाहे कुछ भी किया जाय वह पहले की अपेक्षा उत्कृष्ट नहीं होगा''[87]। कैंसर चिकित्सा के मामले में इसी दृष्टिकोण पर अड़े रहना भले ही अटपटा लगे, लेकिन वास्तविकता क्या है? क्या इस दिशा में सन् 1969 के बाद सचमुच कोई भी प्रगति हुई है? आइए देखें।

कैंसर का शांत स्वरूप

सन् 1971 में विशिष्ट उदाहरणों का साधारणीकरण करते हुए ब्रुक[88] ने कहाः ''मौजूदा समय में लगता तो यही है कि कैंसर चिकित्सा परमोत्कर्ष स्थिति में पहंचने के बाद कई दशकों से उसी शिखर पर अटक कर रह गई है और हम तनिक भी आगे नहीं बढ़ सके।'' लेकिन आज जब कैंसर की तमाम चिकित्सा विधियों को वास्तव में अनावश्यक मान लिया गया है, तब हम दृढ़तापूर्वक इस निर्णय पर पहुँच सकते हैं कि ''पिटार सिद्धांत'' के नियमानसार यह 'शिखर' दरअसल 'त्रुटि का शिखर' ही है। इसी त्रुटि के शिखर में रहते हुए पिछले कई दशकों से हम बर्तुलाकार चक्करें काट रहे हैं। इसी चक्कर काटते रहने को 'प्रगति', 'हाल का अग्रगति' आदि कहते रहना मानो हमारी आदत में शुमार हो चुका है। हालाँकि इस शर्मनाक असफलता को शानदार उपलब्धि सिद्ध करने के प्रयास में यह ज्यामितिक तर्क दिया जा सकता है कि सभी चक्राकार गति तो कई सरलरैखिक गति को जोड़ कर ही बनता है और हर सरलरैखिक गति तो अग्रगति ही है!

लक्षण मात्र को यथार्थता समझने को ही वाटस[89] ने आधुनिक युग का भ्रम कहा था। यह आधुनिक युग की शैली या यूँ कहिए वाग् व्यापार भी है। कैंसर पिण्ड अथवा कोश समूह को तबाह कर देना और कैंसर ठीक करना मानो एक ही चीज है! सच तो यह है कि कैंसर कोश समूह से बने ट्यूमर कैंसर की एक अभिव्यक्ति भर है। जबकि कैंसर एक परिघटना है जिसकी ''मौजूदगी सम्पूर्ण शरीरव्यापी है''[17]। हम जो देख पाते हैं वह महज कैंसर की अभिव्यक्ति ही है और हम उसकी ही चिकित्सा करते रहते हैं। यह सान्त्वनादायक अवश्य है कि कई अस्वाभाविक स्वरूप वाले कैंसर ऐसे भी हैं जिससे आरोग्य प्राप्ति हो सकती है। जैसे, महिलाओं को होने वाली जेस्टेशनल कोरियोकार्सिनोमा[90]। इससे पहले हम यह बता चुके हैं कि इन कैंसरों के निजी (अंतर्वर्ती) चरित्र के कारण ही वह ठीक हो जाता है न कि 'मारो-और-चूको' सरीखे चिकित्सा के किसी कमाल के कारण।

फिर भी कैंसर चिकित्सा जरूरी है

मानव शरीर में अपने आप उत्पन्न होने वाले कैंसर के परिप्रेक्ष में कैंसर चिकित्सा की तमाम विधियों की असमर्थता अथवा लाचारी के बावजूद इन विधियों की कुछ अपरिहार्य भूमिका को नकारा नहीं जा सकता। कैंसरग्रस्त रोगियों के छोटे-बड़े कष्टों को कम करने के

लिए इन विधियों में से हरेक की कोई न कोई उपयोगिता अवश्य है। मस्तिष्क में ट्यूमर के कारण जब रोगी दर्द से छटपटाता हो, ग्रासनली या आँत की अवकाशिका के अवरोध के कारण जब लगातार भोजन के अभाव में वह हड्डीसार बनने लगे, हड्डी में विशाल सार्कोमा के कारण वह जब चलने फिरने में असमर्थ हो जाय अथवा स्तन में सड़े-गले घाव जब वीभत्स आकार धारण करने लगें, तब कैंसर विज्ञान का दर्शन और इतिहास पर प्रवचन सुनाने की कोई आवश्यकता नहीं है। बल्कि जरूरी यह है कि संगत उपशमन करनेवाली चिकित्सा तुरंत शुरू किया जाय ताकि रोगी को शांति मिले और उनकी तकलीफ कम हो। ठीक समय में ठीक ढंग से प्रयोग करने से प्रचलित कैंसर चिकित्सा विधियाँ कुछ हद तक फलदायी सकारात्मक भूमिका अवश्य निभा सकती हैं। लेकिन यह बात हमेशा याद रखना चाहिए कि मानवजाति के आदि पूर्वज होने के नाते, उसके शरीर के एक अखंड हिस्से के बतौर कैंसर को सदा के लिए मानवजाति के साथ रहना ही है। इससे यह स्पष्ट है कि जब तक मानवजाति का अस्तित्व है तब तक कैंसर को भी रहना है और तब तक कैंसर पीड़ितों की तकलीफों को कम करने के लिए कैंसर चिकित्सकों को अति आवश्यक उपशमनकारी भूमिका अदा करते रहने के लिए तत्पर रहना पडगा।

ऊपर बतायी गई बातों को पृष्ठभूमि में रखकर हम अब कैंसर चिकित्सा संबंधी कुछ पहलुओं पर नजर डालेंगे। ध्यान रहे कि हम नीचे जो कुछ भी बताने जा रहे हैं वह कैंसर चिकित्सा का साधारणीकरण ही है।

(1) अब तक हुई परिचर्चा से यह स्पष्ट हो गया है कि चिन्हित हाने से पहले हमारे शरीर में कई करोड़ कैंसर कोशों का जमावड़ा हो चुका होता है। यानी, कैंसर बनते रहने की प्रक्रिया शुरू होने के कई वर्षों बाद ही उसकी उपस्थिति के बारे में चिकित्सकों को पता चलता है। कैंसर एक लम्बे अर्से तक अपने वाहक को तनिक भी परेशान नहीं करता। वह अ-स्वस्थता का कारण तब बनता है जब यथेष्ट बड़ा आकार धारण कर वह रोगी के शरीरवृत्ति अथवा मन को जबरदस्ती धकियाने लायक बन जाता है। समान रूप से हम यह कह सकते हैं कि एक चिकित्सक के लिए कैंसर को चिन्हित कर पाना सिर्फ तब ही संभव हो पाता है जब वह कइ करोड़ कोशों की एक मजबूत इकाई बन चुका होता है और कई वर्षों पुराना

हो चुका होता है। जैसा कि हम पहले ही कह चुके हैं कि 'जेस्टेशनल कोरियोकार्सिनोमा' को छोड़ बाकी सभी कैंसरों के लिए उपशमनकारी चिकित्सा करना उपयुक्त है।

(2) कैंसर की अभिव्यक्ति कइ प्रकार की हो सकती है। वह शरीर के किसी एक जगह जैसे जीभ, ग्रासनली, मस्तिष्क अथवा भुजा तक ही सीमित रह सकता है। वह क्षेत्र–व्यापी फैला हुआ भी हो सकता है जैसा कि जीभ का कैंसर गर्दन का लसीका पर्व (लिम्फ नोड) तक फैल जाने के कारण होता है। वह सम्पूर्ण शरीर में फला हुआ यानी, 'सर्वांगी बीमारी' (सिस्टेमिक डिजीज) के रूप में भी अभिव्यक्त हो सकती है, जैसा कि रक्त कैंसर, लिम्फ नोड कैंसर एवं मेलेनोमा जैसे सर्वत्र फैले हुए अन्य कई कैंसर।

(3) कैंसर जब स्थानीय एवं/अथवा क्षेत्र–व्यापी ट्यूमर के रूप में दिखलाई पड़ता है तब शल्य चिकित्सा ही सबसे ज्यादा प्रभावी मानी जाती है। शल्य चिकित्सा के दौरान न सिर्फ ट्यूमर को बल्कि उसके आस–पास के स्वस्थ ऊतकों को भी काट कर निकाल दिया जाता है। अधिकांश कैंसर जो खुद को इस तरह से पेश करता है, उसका इसी तरह से इलाज किया जाता है। शल्य चिकित्सा चाहे वह रक्षणशील, उग्र अथवा अति उग्र हो—कैंसर चिकित्सा का सबसे बड़ा लंगर या मुख्य आधार है। ''शल्यक्रिया से कैंसर ट्यूमरों को निकाला जाना सबसे पुरानी चिकित्सा विधि रही है और वह आज तक पिछले कई सदियों से अधिकांश कैंसर के इलाज के मामले में प्रमुख भूमिका अदा करती आ रही है''[91]।

(4) शरीर के विभन्न अंगों में अथवा समग्र शरीरव्यापी फैले हुए कैंसरों के लिए अलग तरह की चिकित्सा करनी पड़ती है। जैसे कि रक्त कैंसर, 'हाजकिन्स डिजीज' अथवा कई तरह के लिम्फोमा के मामले में मुख्यतः केमोथेरापी चिकित्सा की जाती है क्योंकि इस विधि की क्रिया एवं प्रतिक्रिया खून के जरिए पूरे शरीर में फैल जाती है (केमो=रासायनिक, इस अर्थ में कैंसर विरोधी रासायनिक यानी दवा; और थेरापी=चिकित्सा यानी इलाज)। कभी–कभी रेडियोथेरापी का भी सहारा लिया जाता है (रेडियोथेरापी=एक्स–रे अथवा अन्य तरह की विकिरण–चिकित्सा)। कई कैंसर इस तरह भी हैं जो स्थानीय रूप से उत्पन्न होने के बाद शरीर के विभिन्न जगहों में फैल जाते हैं। इस सूरत

में भी रेडियोथेरापी अथवा केमोथेरापी का व्यवहार अनिवार्य बन जाता है।

(5) कुछ कैंसर जैसे स्तन, थायरॉयेड, प्रोस्टेट के मामले में हार्मोन का प्रयोग किया जाता है एवं/अथवा हार्मोन निस्सारित करनेवाली ग्रंथियों पर अंकुश लगाया जाता है। हालाँकि हार्मोन चिकित्सा का असर अनिश्चित और अस्थायी होता है[15]।

(6) सभी प्रमुख कैंसर चिकित्सा केन्द्र में सामान्यतः रोगोपचार की तमाम विधियों का सम्मिश्रण करके ही चिकित्सा किया जाता है। इन विधियों में शल्य चिकित्सा की एक खास सुविधा यह है कि शल्यक्रिया के दौरान कैंसर ट्यूमर के साथ-साथ काफी हद तक स्वस्थ ऊतकों को काट कर निकालने के बावजूद स्वस्थ कोशों पर वह कोई जहरीला प्रभाव नहीं छोड़ता। विषक्रिया की सम्पर्ण अनुपस्थिति उसका सकारात्मक पहलू तो है लेकिन एक सीमा से बाहर न पहुँच पाने की असमर्थता के कारण शरीर में सर्वत्र इस विधि का प्रयोग नहीं किया जा सकता। दूसरी ओर रेडियोथेरापी और केमोथेरापी शरीर के हर गली-कूँचे में पहुँचने में सक्षम होने के बावजूद उसकी पार्श्व-प्रतिक्रिया भयानक नुकसानदेह है। वह हमारे शरीर में मौजूद उन कोशों को उतनी ही तेजी से ध्वंस करने में माहिर है जो, जितनी तेजी से विभाजित होती रहती हैं-चाहे वह कैंसर कोश हो अथवा स्वस्थ कोश। ध्यान रहे कि हमारे शरीर में कई किस्म के इस तरह के स्वस्थ कोश भी हैं जो कैंसर कोशों की बनिस्बत तेजी से विभाजित होती रहती हैं। इसका अर्थ यह हुआ कि एक कैंसर कोश को ध्वस्त करने से पहले रेडियोथेरापी और केमोथेरापी कई स्वस्थ कोशों को ध्वस्त कर चुकी होगी। क्लेशकारी इन चिकित्साओं के कारण रोगिर्यां को कई तरह की दिक्कतें होना लाजिमी हैं। सामान्यतः इन चिकित्साओं के कारण रोगी का बाल झड़ने लगता है, त्वचा, मुँह और आँत में कष्टदायक घाव उत्पन्न होता है। इसके साथ ही अस्थि मज्जा के अवनमन के कारण रोगी रक्तशून्य और प्रतिरोध क्षमता रहित अवस्था में पहंच जाता है।

(7) कैंसर चिकित्सक कुछ समय के अंतराल से बार-बार रोगी का परीक्षण करते रहते हैं। इस का आशय यह देखना है कि ट्यूमर पुनः लौट कर आया या नहीं, अथवा ल्यूकीमिया के मामले में खून में कैंसर कोश पुनः जमावड़ा बनाई है कि

नहीं। इस पर निरंतर ध्यान लगाए रखना इसलिए जरूरी है क्योंकि ट्यूमर अथवा ल्यूकीमिया के पुनरागमन की स्थिति में पुनः शुरू से चिकित्सा करनी होगी। सिगमंड फ्रायेड की मुख (ओरल) के कैंसर के लिए सोलह वर्षों के दौरान तैंतीस दफे शल्यक्रिया करना पड़ा था।[36]

(८) कैंसर चिकित्सा विज्ञान अन्य तरह की चिकित्सा विधियों को नकारने का हिमायती नहीं है। रोगी को आराम मिले और वह अच्छा महसूस करे इसलिए दर्द दूर करने वाली दवाएँ देना, मॉरफीन जैसी शक्तिशाली पीड़ानाशक का प्रयोग करना, खून चढ़ाना और भोजन संबंधी बदलाव करते रहना भी कैंसर चिकित्सा का अंग माना जाता है।

(९) यह महसूस कर पाना शायद सबसे ज्यादा मुश्किल है कि कैंसर चिकित्सा में सबसे ज्यादा लाभकारी उपाय कैंसर रोगी को उसकी परेशानी के मीनार से उतार कर लाना ही है। उसके मन की गहराई में कैंसर के कारण बनी उत्कंठा, आतंक और निश्चित मौत के खौफ से उसे मुक्ति दिलाना एक कैंसर चिकित्सक की सबसे पवित्र और मानवीय जिम्मेदारी है जिसे वह सकारात्मक इच्छाशक्ति के बल पर अंजाम दे सकते हैं। यह कोई नयी बात नहीं है। आज से बहुत साल पहले सन् 1915 में बाइल[92] ने इसे सूत्रबद्ध करते हुए यह लिखा था कि ''इससे रोगियों के एक बहुत बड़े हिस्से इस तरह 'परामर्शग्राही' और आशुप्रभावित होते हैं कि हर एक चिकित्सा की शानदार प्रतिक्रिया देखने को मिलती है।'' आइसेल्स[93] का अनुभव भी वही है। उन्होंने लिखा हैः ''मेरे बीस वर्षों के अनुभव के दौरान मैंने यह देखा है कि केवल इस सकारात्मक दृष्टिकोण, तथाकथित लाइलाज और यहाँ तक कि मरणासन्न रोगियों को किस कदर अकल्पनीय साहस और मानसिक ताकत मुहैया करने में सक्षम है।'' यह दुखदायी अवश्य है कि अधिकांश कैंसर चिकित्सकों में इस तरह के सकारात्मक दृष्टिकोण देखने को नहीं मिलते। लेविन[94] ने इस तरह के चिकित्सक क बारे में बताते हुए यह कहा था कि इन्हें तो सबसे पहले अपने अंदर घर कर चुके कैंसर संबंधी उद्वेग से मुक्त होने का सामर्थ्य जुटाने होंगे। बहुधा एक कैंसर रोगी के मौत के लिए उनके चिकित्सक की सब-कुछ-खत्म हो गई

रवैया को ही जिम्मेदार ठहराना चाहिए। और यह रवैया उनकी आँखों से, बातों से, बात करने के लहजे से और यहाँ तक कि रोगी के पलंग तक पहुँचने के ढंग से जग जाहिर होने लगे तो रोगी पर इसका क्या प्रभाव पड़ेगा? कहाँ से वे बीमारी से निडरतापूर्वक मुकाबला करने का साहस बटोरेंगे और निश्चित मौत को चुनौती देते हुए एक मनुष्य की तरह खड़े होने की प्रेरणा पा सकेंगे? इस साहस और प्रेरणा संचार करने के ठीक विपरीत यदि चिकित्सक ही सर्वथा पराजयवादी रवैया प्रदर्शित करते रहें तो अनुमान लगाया जा सकता है कि रोगी की मनोदशा पर इसका किस कदर नकारात्मक प्रभाव पड़ेगा।

कैंसर चिकित्सा में रोगमुक्ति-दरें

कैंसर चिकित्सा से रोगमुक्ति के बारे में सुनहले संभावना संबंधी तमाम दावों के बावजूद क्रूर वास्तविकता क्या है? वास्तविकता यह है कि सबसे प्रमुख कैंसर चिकित्सा केन्द्र में सबसे विशिष्ट चिकित्सकों से इलाज करवाने के बावजूद अधिकांश कैंसर रोगी तीन से चार वर्षों से ज्यादा जिन्दा नहीं रहते। फिर भी विभिन्न कैंसर के मामले में रोगियों के जीवित रहने की अवधि अथवा रोगमुक्ति-दरों (क्योर-रेट्स) के बारे में जब भी कहा जाता है तो अनिवार्य रूप से पाँच, दस अथवा बीस वर्षों के पैमाने में ही उसे पेश किया जाता है। रोगमुक्ति-दरों को इस तरह से पेश करना मानो एक आदत-सी बन चुकी है। सच तो यह है कि यह बात कैंसर रोगियों की एक टोली के संदर्भ में बताया जाता है जिन्हें एक ही किस्म के कैंसर रोगी मान कर मिलती-जुलती चिकित्सा मुहैया की गई है। आज के युग में जब रोगो को उनके रोग की गंभीरता, चिकित्सा संबंधी कटुता और चिकित्सा परिणति संबंधी अनिश्चयता के बारे में सब कुछ खोल कर बताने की वकालत की जा रही है, तब तो उन्हें यह बताना और भी लाजिमी है कि पाँच या दस वर्ष का यह आँकड़ा किसी खास व्यक्ति के मामले में कोई मायने नहीं रखता क्योंकि व्यक्ति मनुष्य की उत्तरजीविता (सर्वाइवल) उनकी समूह वृत्ति (हर्ड फन्कशन) पर निर्भर करती है। कैंसर चिन्हित होने के बाद रोगी तीन महीने से तीस साल तक जीवित रह सकते हैं। वह समूह, जिसका वह एक सदस्य भर है, की उत्तरजीविता संबंधी संभाव्यता बंटन वक्र (प्रोबबिलिटि डिस्ट्रीब्यूशन कर्व) में उसका स्थान कहाँ है, उसी पर निर्भर करेगा कि वह कब तक जीवित रहेगा।

दुखद यह है कि समग्र समूह की उत्तरजीविता संबंधी ब्लू-प्रिन्ट (रूप-रेखा) के बारे में किसी को पता नहीं है।

सादरलैण्ड[95] के अनुसार ''कैंसर चिकित्सा की प्रभावोत्पादकता संबंधी चर्चा के दौरान कई कठिनाईयों में से एक तो यह है कि शरीर के एक ही जगह में कैंसर से पीड़ित रोगियों को एक ही पंक्ति में रखने से बीमारी के स्वाभाविक स्थितिकाल में आश्चर्यजनक अंतर दिखता है।'' उन्होंने[95] कई उदाहरण पेश करते हुए यह दिखलाया कि (अनुपचारित छोड़े देने पर) पुरुषों के जीभ और मुख-विवर के कैंसर की स्वाभाविक स्थितिकाल तीन महीने से पचहत्तर महीने तक हुआ करता है। जबकि महिलाओं के स्तन कैंसर के मामले में यह स्थितिकाल दो महीने से साढ़े सत्रह साल तक और उन्हीं के गर्भाशयग्रीवा के कैंसर के मामले में यह स्थितिकाल तीन महीने से साढ़े बारह साल तक हुआ करती है। इससे साफ जाहिर होता है कि कौन कैंसर रोगी किस वक्त उस स्थितिकाल के किस मोड़ पर खड़ा है यह किसी को पता नहीं है और न ही यह किसी को पता है कि चिकित्सा के फलस्वरूप यह स्थितिकाल बढ़ती ह या नहीं।

कैंसर चिकित्सा की उत्कर्षता को सिद्ध करने के लिए आजकल पाँच-साला उत्तरजीविता दर के जिस प्रतिमान को पेश किया जाता वह भी कम भ्रामक नहीं है। कारण यह है कि इसे तुलनात्मक आधार पर पेश नहीं किया जाता। बल्कि माना जाता है कि जिन रोगियों के चिकित्सा परिणति के आधार पर यह प्रतिमान बनाया गया है ''अगर उन्हीं रोगियों की चिकित्सा नहीं हुई होती तो पाँच-साला उत्तरजीविता दर शून्य फीसदी होता''[67]। ''यथार्थ मे रोगमुक्ति-दर'' क्या है, इसे पार्क और लीज[67] परिभाषित कर गये हैं। उनके अनुसार जिन रोगियों की चिकित्सा की गई है उनमें से कितने प्रतिशत पाँच साल तक जीवित रहे और उन्हीं रोगियों को अगर चिकित्सा नहीं हुई होती तो उनमें से कितने प्रतिशत पाँच साल तक जीवित रह सकते थे—इसका अंतर निकालने के बाद ही यथार्थ में कैंसर रोगमुक्ति-दर को तय किया जा सकता है। ''कई प्रकार के कैंसर के मामले में चिकित्सा उपरांत पाँच साल जीवित रहने का हवाला देना कोई मायने नहीं रखता क्योंकि इन्हीं कैंसर के मामले में पर्याप्त संख्यक ऐसे रोगियों के बारे में जानकारीयाँ उपलब्ध हैं जो चिकित्सा के बिना भी पाँच साल या उससे अधिक

समय तक जीवित थे"[96]। पार्क और लीज[67] ने 'स्तन कैंसर की सुनिश्चित आरोग्यता' शीर्षक वाला एक प्रखर आलोचनात्मक निबंध लिखा था। अनगिनत रेखाचित्र और गणितीय हिसाब से भरपूर उस निबंध में उन्होंने यह निष्कर्ष निकाला था कि (क) स्तन कैंसर उत्तरजीविता–दर के मामले में पाँच वषा तक जीवित रहने को एक प्रतिमान माना जाय तो यह साबित नहीं किया जा सकता है कि चिकित्सा के फलस्वरूप इसमें कोई फर्क पड़ता है; (ख) मेटास्टेटिक यानी, फैल चुकी स्तन कैंसर मृत्युदर घटाने के मामले में चिकित्सा सर्वथा अप्रभावी होती है; और (ग) अगर चिकित्सा के कारण 'एनकेन प्रकारेण' कुछ प्रभाव हो भी तो इसकी प्रभावशीलता कुल पाँच–साला उत्तजीविता–दर को पाँच – दस प्रतिशत से ज्यादा बढ़ा नहीं सकती।

मजेदार समस्या और भी है। यह जो पाँच, दस या उससे भी ज्यादा साल तक उत्तरजीविता–दर के बारे में इतनी लम्बी–चौड़ी बहसें हो रही है, वह कुतर्क भरी ही हैं। उत्तरजीविता–दर संबंधी यह 'उल्टी–गिनती'[97] का हिसाब कहाँ से लगाया जा रहा है–प्रारंभ से अथवा देर से? इस पर गौर करने से इस तरह हिसाब में मौजूद भ्रांति और कुतर्क के बारे में और भी स्पष्टता मिल सकेगी। मान लें कि श्रीमति 'क' के स्तन में कैंसर पकडा गया और चार साल उन्होंने उस पर गौर तक नहीं किया। तत्पश्चात् उन्होंने इलाज करवाने का मन बनाया और दो साल बाद उनका देहांत हो गया। और रजिस्टर में यह टिप्पणी दर्ज कर ली गई कि वे देर करके आने के कारण जल्द मर गयीं। यानी, इशारा साफ है कि चिकित्सा करवाने में देर करने का मतलब जल्द मौत के आगोश में जाना है। अब मान लें कि श्रीमति 'ख' के स्तन में भी ठीक उसी तरह का कैंसर पकड़े जाने के बाद छः महीने के अंदर चिकित्सा कर लेने के पश्चात् वह चार साल तक जीवित रहीं और रजिस्टर में यह टिप्पणी दर्ज हो गई कि वे जल्द–से–जल्द इलाज करवाने के कारण अधिक समय तक जीवित रहीं। अब श्रीमति 'क' और श्रीमति 'ख' की चिकित्सा परिणति को सतही तौर पर देखने से यही लगेगा कि जल्द चिकित्सा शुरू करने के कारण ही श्रीमति 'ख' अधिक समय तक जीवित रह सकीं। क्या वास्तविकता ठीक इसके विपरीत नहीं है? **वास्तव में श्रीमति 'क' छः साल जबकि श्रीमति 'ख' महज साढ़े चार साल तक जीवित रहीं**। प्रथागत रूप से मेडिकल रजिस्टर में

श्रीमति 'ख' के अधिक और श्रीमति 'क' के कम समय तक जीवित रहने की बात दर्ज होने का कारण चिकित्सा परवर्ती नतीजों को आधार बनाना न कि कैंसर पकड़े जाने क बाद से जीवित रहने की अवधि को आधार बनाना है। सिर्फ इतना ही नहीं, पेंच और भी हैं। हिसाब लगाने की इस विधि की सीमाबद्धता इस तथ्य से और स्पष्ट हो जाती है कि कैंसर की शुरुआत कब से हुई है यह न तो रोगी और न ही उसके चिकित्सक को ठीक-ठीक जानकारी है।

कैंसर रोगी के बारे में पुनरावृत्ति लगने के बावजूद यह फिर एक बार दोहराना पड़ेगा कि व्यक्तिगत स्तर पर एक रोगी सांख्यिकी (स्टैटिसटिक्स) नहीं है जैसा कि उन्हें प्रस्तुत किया जाता है। एक कैंसर रोगी अपने अंदर दो प्रकार का अनोखापन ढो रहा होता है। एक वह खुद और दूसरा वह कैंसर जिसे वह ढो रहा है। यही कारण है कि उनके बारे में कोई लाभकारी भविष्यवाणी करने अथवा अनुरूपता खोजने के मामले में वह खुद कोई सहायता करने में असमर्थ है।

बालपन ल्यूकीमिया पर जीत

कैंसर दुनिया में हालिया प्रदर्शन योग्य उपलब्धि[14,22,271] के बतौर बाल्यावस्था में होनेवाला तत्काल जानलेवा ल्यूकीमिया ('एक्यूट लिम्फोब्लास्टिक ल्यूकीमिया') पर जीत हासिल करने का दावा पेश किया जाने लगा है। कहा गया है कि कठोर परिश्रम के बाद जानलेवा इस बीमारी को शिकस्त देने में सफलता मिल गई। इस बीमारी को संक्षेप में ए.एल.एल. अथवा आल कहा जाता है। पहले, हम इस सफलता के तत्व को समझने का प्रयास करेंगे और तत्पश्चात् इसकी क्रियाविधि के बारे में समझदारी हासिल करेंगे।

सफलता का सार[45,98,265-277,315]

(1) इस बीमारी में तथाकथित प्रभावी चिकित्सा शुरू होने से पहले रोगियों की उत्तरजीविता दर तीन महीने से कम हुआ करता था। लेकिन अब प्रतिशतता के हिसाब से सामान्य संख्यक रोगी पाँच साल अथवा उससे ज्यादा समय तक जीवित रहने लगे हैं। चिकित्सा के दौरान रोगी की अस्थि मज्जा और खून से ल्यूकीमिया कोश समूह के लोप होते जाने के फलस्वरूप उसके जीवित रहने की निरन्तरता को सामान्यतः 'रेमीसन' यानी, रोग परिहार दशा कहा जाता है। अन्य तमाम ल्यूकीमिया के मामले में भी इस शब्द का व्यवहार किया जाता है।

(2) रोग 'परिहार' के दौर में भी ल्यूकीमिया कोश डटे रहते हैं क्योंकि चिकित्सा में अनिरन्तरता की स्थिति में यह बीमारी बहुत तेजी से फिर आ धमकती है। "यह अनुमान लगाया जा चुका है कि चिकित्सा शुरू होने के पहले इस बीमारी से ग्रसित रोगी के शरीर में एक हजार बिलियन (10^{12}) या उससे ज्यादा ल्यूकीमिया कोश मौजूद रहता है और रोगी को जब 'सम्पूर्ण परिहार' (कमप्लीट रेमीसन) के दौर में पहुँचाने का दावा किया जाता है, तब भी रोगी के शरीर में एक सौ करोड़ (10^{9}) से एक हजार करोड़ (10^{10}) अपने बूते बढ़ सकने योग्य कैंसर कोश मौजूद रहता है"[265]।

(3) दृश्यतः औसत उत्तरजीविता बढ़ जाना दरअसल सुधरा हुआ उपशमन (पैलिएशन) को ही प्रतिबिम्बित कर रहा है।

(4) इस ल्यूकीमिया से ग्रसित बच्चों के बचे रहने का सबसे अहम कारक न तो ल्यूकीमिया कोश के नमूने और न ही चिकित्सा पूर्ववर्ती स्थिति में उन कोशों की संख्या पर बल्कि चिकित्सा के प्रति वह किस तरह प्रतिक्रिया जाहिर करता है उस पर निर्भर करता है। यह अहम कारक किसी रोगी विशेष और उनके कैंसर में विद्यमान होता है। यह विशिष्टता कितनी अहम है वह इस तथ्य से साफ समझा जा सकता है कि एक ही तरह की चिकित्सा के फलस्वरूप स्त्री-शिशुओं के बनिस्बत पुरुष-शिशुओं के मामले में परिणति उल्लेखनीय मात्रा में बदतर हुआ करती है[269]।

(5) इस बीमारी के लिए जो चिकित्सा मुहैया की जाती है वह अन्य ल्यूकीमिया और कैंसर के मामले में प्रदान किये जाने वाली चिकित्सा से भिन्न नहीं है। चिकित्सा में प्रभाव डालने के लिए जिन दवाओं और रेडियेशन का प्रयोग किया जाता है, प्रयोगशाला में और कभी-कभी मानव शरीर में वह स्वयं ही कैंसर-उत्पन्नकारी भूमिका अदा करती रहती है। इसलिए इसे कैंसर विरोधी उपचार के बजाय कोश विरोधी उपचार कहना उचित जान पड़ता है। कोश, चाहे वह स्वस्थ हों अथवा कैंसरग्रस्त, उस पर विषक्रिया का कहर ढाना इस उपचार का धर्म है। अन्य तमाम कैंसर की चिकित्सा के मामले में जिन विचित्र और डरावनी उलझनें उत्पन्न होती हैं, वह आल-ग्रसितों की चिकित्सा के मामले में भी देखने को मिलती है। रोग

परिहार के बावजूद, रोगियों की मृत्यु होती रहती है और इन मौतों के लिए ल्यूकीमिया को नहीं बल्कि कई तरह के संक्रमण और अचानक रक्तस्राव को दोषी माना जाना चाहिए। यह संक्रमण कई दफे अस्वाभाविक हुआ करता है क्योंकि जिन सूक्ष्म जीवाणुओं को सामान्यतः रोगोत्पादक नहीं समझा जाता, इस मामले में वह भयानक नुकसानदेह बन जाते हैं। अचानक रक्तस्राव के कारण भी मृत्यु होती है।

(6) प्रश्न यह उठता है कि अगर चिकित्सा के बावजूद तमाम ल्यूकीमिया कोश ध्वंस नहीं होते हैं, तो फिर इस बीमारी में परिहार कैसे होता है? परिहार के दो कारण हैं। पहला तो यह कि चिकित्सा के फलस्वरूप काफी मात्रा में ल्यूकीमिया कोश ध्वंस हो जाने के कारण, स्वस्थ कोशों पर ल्यूकीमिया का दबाव कम हो जाता है और वह पुनः अपना स्वाभाविक कर्तव्य निभाने लायक बन जाता है और दूसरा यह कि बाकी बचे जीवित ल्यूकीमिया कोश खुद को छुपाने में जुट जाते हैं। वह अस्थि मज्जा और खून से हट कर मस्तिष्क, सुषुम्ना रज्जु, मस्तिष्कावरण, शुक्रग्रंथियों, आदि में चौकड़ी जमा लेते हैं। मौका मिलते ही वह पुनः अपनी जगह लौट आते हैं और ल्यूकीमिया की पुनरावर्तन हो जाती है। यूँ तो कुछ दवाओं[268] के बारे में यह कहा जाता है कि वह शायद ल्यूकीमिया को अस्थि मज्जा से भाग कर छुप जाने में मदद करती हैं।

(7) सारतः अनुमान पर निर्भर 'आल'–चिकित्सा इस उम्मीद के साथ की जाती है कि इससे ल्यूकीमिया कोश की तुलना में बहुत कम संख्यक स्वस्थ कोश ध्वंस होंगे[315]। बहुत अच्छा होता अगर इस तरह की चयनशील चिकित्सा हो पाती जो चुन चुन कर सिर्फ ल्यूकीमिया कोशों को ही मार डालता और स्वस्थ काशों को या तो छोड़ देता अथवा बहुत कम नुकसान पहुँचाता। वास्तविकता यही है कि 'आल' की प्रचलित कोई भी चिकित्सा यह चयनात्मक (सिलेक्टिव) कृत्य नहीं कर सकती[98]। कड़वा सच यही है कि दवाएँ और रेडियेशन से निष्ठुर जहरीलापन फैलते रहने के कारण लगातार पार्श्व–प्रतिक्रिया होती है, और सामान्यतः दवाओं और रेडियेशन के खिलाफ ल्यूकीमिया कोश समूह के अंदर प्रतिरोधी क्षमता विकसित हो जाती है।

(8) 'आल' चिकित्सा के लिए नई विधियाँ[271-275,315] चालू हो गई हैं। जैसा कि कई तरह के इम्यूनोथेरापी और अस्थि मज्जा प्रत्यारोपण। इम्यूनोथेरापी के संबंध में हम आगे चल कर विस्तारित चर्चा करेंगे। विकट समस्याएँ उत्पन्नकारी प्रत्यारोपण को ''एक कष्टदायी चिकित्सा विधि''[275] कहा गया है। और इससे 'आल' का हल होना तो दूर बल्कि इसके फलस्वरूप विषैला दोहरा परिणाम ही देखने को मिलता है। रोगी के शरीर में स्वस्थ अस्थि मज्जा प्रत्यारोपण करने के लिए उनके ल्यूकीमिया ग्रसित अस्थि मज्जा हटाने होंगे, इसके लिए उन्हें तेज दवा और रेडियेशन देने पड़ेंगे और इस प्रक्रिया में उनके स्वाभाविक कोशसमूह का भी विनाश अनिवार्य हो जायेगा। इसके परिणामस्वरूप रोगी संक्रमण क खिलाफ सम्पूर्ण रूप से प्रतिरोधहीन स्थिति में पहुँचेंगे। इसके बाद उनके शरीर में स्वस्थ अस्थि मज्जा प्रत्यारोपण किया जायेगा। अगर यह प्रत्यारोपण सफल भी हुआ, तब भी प्रत्यारोपित अतिथि मज्जा-कोशों की तरफ से रोगी पर कहर ढाने में कोई पछतावा नहीं होने का। अतिथि मज्जा कोश और रोगी की मज्जा कोश में तनिक भी फर्क होने की स्थिति में दोनों के बीच संघर्ष अनिवार्य है और इसी के परिणामस्वरूप रोगी के अंदर ग्राफ्ट-वर्सेस-होस्ट-रिएक्शन/डिजीज उत्पन्न होंगे। जिसे संक्षेप में जी.बी.एच.आर. अथवा जी.वी.एच.डी. कहा जाता है। इस सबके बावजूद चंद रोगियों में ही यह प्रत्यारोपण सफल होगा। बेहद खर्चीली इस चिकित्सा की ''आरोग्य प्राप्ति-दर शायद दस फीसदी''[275] हो, लेकिन ''बाकी नब्बे फीसदी मामले में अधिकांश की मृत्यु'' होना तय है।

(9) साधारण[14] हो अथवा विद्वता-पूर्ण[271] उपदेशों से 'आल' विरोधी अभियान के बारे में जो जानकारियाँ मिलती हैं वह वास्तव में आधी सच ही हैं। सिर्फ युद्ध के लिए ललकार-यानी, 'लड़ो नहीं तो मरो', कहने भर से तो नहीं चलेगा। इसके साथ ही इस चिकित्सा संबंधी उन कड़वे सच को भी तो विस्तार से बताना पड़ेगा जिसे कदाचित बताया जाता है[98]। अव्वल तो रोगी को यह बताना बहुत जरूरी है कि तथाकथित इस महान युद्ध को आरोग्यकारी (क्यूरेटिव) चिकित्सा मानने के बदले वह इसे महज उपशमनकारी (पैलिएटिव) चिकित्सा ही समझें। दूसरा,

इस चिकित्सा के फलस्वरूप जटिलताएँ लगातार बढ़ती जाती हैं। तीसरा, यह न सिर्फ आर्थिक दृष्टि से बहुत खर्चीली है बल्कि चिकित्सकीय उलझनों की दृष्टि से भी बहुत पेचीदा है। युद्ध के दौरान हर वक्त अनिश्चितता घेरे रहती है। रोगी, उनके रिश्तेदारों और चिकित्सक, चिकित्सा परिणाम को लेकर भावनात्मक जुएबाजी में शामिल हो जाते हैं और इस 'अति-उग्र-चिकित्सा'[274] में सफलता की अपेक्षा असफलता, यानी उत्तरजीविता की अपेक्षा मृत्युदर बहुत ज्यादा है।

(10) 'प्रगति' के नाम पर चिकित्सा विज्ञान में यह जुएबाजी आखिर कैसे चल पड़ी? सन् 1957 में बर्किट साहेब ने अफ्रीकी बच्चों में एक तरह के कैंसर का प्रकोप होते देखा था। इसे बर्किट्स ट्यूमर अथवा लिम्फोमा कहा जाता है। बाद में हालाँकि यह बीमारी दुनिया भर में सर्वत्र देखने को मिली[22, 266, 276]। बर्किट की देन को इसलिए "चिकित्सा विज्ञान में सर्वथा अनूठी" माना गया[22] क्योंकि उन्होंने इस बीमारी की जड़ को विषाणु से संबंधित पतिपादित किया था। हालाँकि उनकी यह मान्यता बाद में गलत सिद्ध हो गई।[15,276] बर्किट्स ट्यूमर इलाज के मामले में शुरूआती दौर में केमोथेरापी की प्रभावकारी प्रतिक्रिया को देखते हुए यह उम्मीद होने लगी थी कि 'आल' पर "नियंत्रण कायम करने में"[277] केमोथेरापी अवश्य मददगार साबित होगा।

सवाल उठ सकता है कि इस तरह की उम्मीद आखिर क्यों लगायी गई? इस उम्मीद का कारण 'आल' और 'बर्किट्स ट्यूमर' के बीच कुछ समानताएँ होना था। यह दोनों ही बीमारी मुख्यतः बच्चों में ही देखने को मिलती हैं और यह अपूर्ण कोशिकाओं से उत्पन्न होती हैं।[98,276] यह दोनों ही बीमारियाँ केमोथेरापी और रेडियोथेरापी के सम्मिलित उपचार में नाटकीय रूप से अच्छी प्रतिक्रिया प्रदर्शित करती हैं। इन तमाम समानताओं को देखते हुए यह उम्मीद की गई थी और अब भी उम्मीद की जाती है कि यह दोनों बीमारियाँ कैंसर का हेतु समझने में और इससे आरोग्य प्राप्ति के उपाय खोजने में पथ प्रदर्शनकारी भूमिका अदा कर सकेंगी। 'आल' चिकित्सा के बारे में ऊपर में उल्लिखित दस प्रासंगिक संकेतों और बर्किट्स ट्यूमर के बारे में लगातार मिल रही यह

व्यावहारिक उपलब्धि, कि वह भी 'आल' जैसा जिद्दी आचरण[266] करने वाला है, ने उन तमाम उम्मीदों पर पानी फेर दिया है। शुरूआती दौर में मिलने वाली सफलता के आधार पर कैंसर पर विजयपर्व मनाने में जुटे 'आशावादी' लोगों की मनोदशा के बारे में बर्नेट[15] सबसे शानदार टिप्पणी कर गये हैं। उनके अनुसारः ''आम लोगों और यहाँ तक कि चिकित्साशास्त्र में शिक्षित वैज्ञानिकों में से बहु संख्यकों के जेहन में यह आस्था जमी हुई है कि मेडिकल अनुसंधान के दौरान इन्द्रधनुष की जो झलक दिखलाई पड़ी है वह उन्हें उस स्वर्णपात्र हासिल करने के लक्ष्य तक पहुँचा देगी जिसमें कैंसर का कारण और उससे मुक्ति का उपाय समझने की कुंजी रखी हुई है।''

सफलता की कार्य प्रणाली

'आल'–चिकित्सा संबंधी जो बातें कही जाती हैं अब उसके सारभूत क्रियाविधि के बारे में कुछ कहना आवश्यक जान पड़ता है। यह सही है कि **कैंसर के कारण ग्रासनली सम्पूर्ण रूप से बंद हो जाने की दशा में चंद दिनों में ही रोगी की मौत हो सकती है। लेकिन इसके लिए कैंसर पर नहीं अपितु ग्रासनली में उत्पन्न अवरोध के कारण उपजी भुखमरी की स्थिति पर दोष मढ़ना चाहिए**। अवरोध के कारण मृत्यु तो ग्रासनली में संकुचन के कारण अथवा उसमें कोई कठोर वस्तु फँस जाने के कारण भी हो सकती है। मुख्यतः कारण तो भुखमरी है। ग्रासनली चिपट जाने की स्थिति में अथवा उसमें बाहरी सख्त वस्तु अटक जाने की स्थिति में क्या चिकित्सा हो सकती है? चिपट गई ग्रासनली को खोल देना और बाहरी वस्तु को हटा देना ताकि रोगी भोजन ग्रहण कर सके और जीवनशक्ति प्राप्त कर सके। ठीक उसी तरह कैंसर के कारण पैदा हुए अवरोध को हटा कर रोगी को भुखमरी की हालत से निजात दिलाना जरूरी है। यानी कैंसर से जूझना मुख्य बात नहीं है, जरूरी है भुखमरी की स्थिति को रोकना और यह सुनिश्चित करना कि रोगी को लगातार पौष्टिकता मिलती रहे और भुखमरी के चलते उनके जीवित रहने में कोई बाधा उत्पन्न न हो सके। बात साफ है कि कैंसर के खिलाफ कदम उठाना नहीं है, उसकी अभिव्यक्ति यानी, उसकी मौजूदगी के कारण पैदा हुए अवरोध को हटाना है। 'आल' की चिकित्सा भी ठीक उसी तरह अल्पसख्यक रोगी को अवरोध मुक्त करने अथवा उसे कम करने में सहायक

सिद्ध होती है। 'आल' के मामले में अपनायी जाने वाली यह चिकित्सा विधि मस्तिष्क अथवा अन्य जगह में उत्पन्न कैंसर के मामले में भी समान रूप से प्रयोग की जानी चाहिए। कैंसर रोगी को जीवित रहने में सहायता करन के अलावा मूलभूत रूप से और कुछ करने की गुंजाइश नहीं है। यही है कैंसर रोग विज्ञान का आधारभूत सच। किसी भी सूरत में वह कैंसर की प्रमुख समस्याओं का हल प्रस्तुत नहीं कर सकता है। कैंसर कोशों के लगातार उपजते रहने को वह रोक नहीं सकता। उन कोशों की संख्या बढ़ते रहने और शरीर में फैलते रहने पर भी वह कोई अंकुश नहीं लगा सकता। लेकिन यह समझना बहुत जरूरी है कि चिकित्सा के बावजूद ल्यूकीमिया कोशों को संख्या वृद्धि करते रहने में जो कोशिकीय शक्ति मददगार की भूमिका निभाती है, वही शक्ति शरीर में मौजूद स्वस्थ कोशों को शरीर के उन महत्वपूर्ण हिस्सों में फैलने और जीवनशक्ति प्राप्त करने में मदद करती है, ताकि वह जिंदा रह सके। इसी को 'आरोग्य' कहा जाता है जो कि वास्तव में 'उपशमन' है। इन तमाम बातों को संक्षेप में कहें तो कहना उचित होगा कि 'आल' चिकित्सा के मामले में मिली सफलता उपशमन का एक नमूना मात्र है तथा तमाम किस्म की कैंसर चिकित्सा विधियों के प्रयोग के फलस्वरूप प्राप्त गौरव की पराकाष्ठा है।

हाँ, फिर भी कैंसर का उपचार लाभदायक है

मेशनिकोभ[99] ने कहा थाः "हाँ, मानव जीवन चक्र को जारी रखना लाभदायक है।" इस अध्याय में कैंसर चिकित्सा के खिलाफ व्यक्त मुखर रूढ़िभंजक अभिमत के बावजूद हम जोर देकर यह कहना चाहेंगे कि कैंसर का उपचार करना भला काम है और ऐसा करके उपयोगी मानव जीवन को जारी रखा जा सकता है। जहाँ तक उपचार का सवाल है वह अंग्रेजी 'क्योर' शब्द का हिन्दी भाषांतर है। और यह 'क्योर' लातीनी शब्द 'क्योरोशिया' से आया है। इसका शाब्दिक अर्थ 'क्योरा' या 'केयर' यानी, ध्यान रखना अथवा देख-भाल करना है। उपचार या आरोग्य के कई प्रतिशब्द भी हैं। जैसा रोगमुक्ति, स्वस्थता, आराम, चैन, स्वच्छन्दता, कष्टहीनता आदि। सही अथ में 'क्योर' का मतलब है देख-भाल करना। हाँ, कैंसर रोगी की देख-भाल करना और उन्हें आराम पहुँचाना बहुत जरूरी है—जितना संभव हो सके, जितनी अच्छी तरह से हो सके और जितने ज्यादा दिन हो सके।

कैंसर का शांत स्वरूप

निःसंदेह, एक कैंसर रोगी के रोग और उसकी जीवन लीला की समाप्ति के बीच सबसे अहम कड़ी है चिकित्सक और चिकित्सक की हितैषिता का मतलब है रोगी जब तक मौत की दशा प्राप्त न करे तब तक उसे सुखदायी जीवन मुहैया करते रहना। हाँ, कैंसर रोगी के प्रति तहेदिल से ध्यान रखना आवश्यक है।

मरीज की मुस्कुराहटों पे हो निसार
मरीज का दर्द मिल सके तो ले उधार
मरीज के वास्ते हो तेरे दिल में प्यार
डॉक्टर उसी का नाम है।

❑❑

अध्याय–7
कैंसर चिकित्सा से बचें

प्रचलित कैंसर धारणाओं के खिलाफ इस पुस्तक में अब तक जिन विधर्मी मतों का पक्षपोषण किया जा चुका है उसके बाद इस अध्याय के शीर्षक को पढ़ कर संभाव्य प्रतिक्रिया क्या होगी? निश्चय ही इसे सबसे ज्यादा विवेक शून्य और अक्षम्य अपराध माना जाएगा। तो भी, इस धर्मद्रोह के पक्ष में अनसुना साक्ष्य इतना वजनदार है कि इन्हें और अधिक समय तक उपेक्षा के अंधेरे में नहीं रखा जा सकता है। यहाँ यह बताना शायद प्रासगिक होगा कि ऐसे लोगों की संख्या निहायत कम नहीं है, जो तमाम किस्म के कैंसर चिकित्सा से परहेज करने के बाद भी कैंसर को साथ लेकर लम्बे अर्से तक जीवित थे और हैं भी। सन् 1956 में ही हर्डिन जोन्स इस शानदार सच को तथ्यों के सहारे दिखला चुके हैं। खैर, कैंसर चिकित्सा की अप्रासंगिकता के बारे में अपने निजी अनुभवों को पाठकों तक पहुँचाने का फर्ज तो हमें निभाना ही है।

यहाँ हम एक खास परिचित रोगी का उदाहरण पेश करना चाहेंगे ताकि इस विषय को समझने में मदद मिल सके। 61 वर्ष की श्रीमति 'द' को एकदिन योनिद्वार से खून निकलना शुरू हुआ। परीक्षण के पश्चात चिकित्सक ने उनके गर्भाशय कैंसर की पुष्टि की और कहा कि उनका कैंसर योनिद्वार तक फैल चुका है। स्थिति से निपट पाना चूँकि ऑपरेशन के बूते से बाहर था, सो, कैंसर चिकित्सक ने श्रीमति 'द' के मामले में केमोथेरापी करवाने की सलाह दी। हालाँकि रोग निर्णय के पहले तक या यूँ कहिए चिकित्सा शुरू होने से पहले तक श्रीमति 'द' एकदम स्वस्थ थीं, और उन्हें भूख लगने, सोने और मनमर्जी से घूमने-फिरने में कोई परेशानी नहीं थी। सो केमोथेरापी चिकित्सा करवाने की कोई आवश्यकता उन्हें महसूस नहीं हुई। उन्होंने सवाल उठाया कि जब बीमारी के कारण उन्हें कोई समस्या नहीं है तो उन्हें किसी तरह के इलाज की आवश्यकता क्या है? वह अंत तक चिकित्सा न करवाने के पक्ष में दलीलें देती रहीं। लेकिन उनके परिजनों ने उनकी एक न सुनी और उन्हें उनकी इच्छा के खिलाफ केमाथेरापी चिकित्सा करवानी पड़ी। चिकित्सा शुरू होने के महज पाँच दिन के अंदर भयानक साइड ईफेक्ट के कारण वह बहुत कमजोरी महसूस करने लगीं। उनकी भूख खत्म हो गई और उन्हें अस्पताल में भर्ती करवाना पड़ा।

यथाविधि केमोथेरापी-प्रक्रिया पूरी की गई, लेकिन वह तीन महीने तक बिस्तर से न उठ सकीं और उसी स्थिति में उनका देहांत हो गया। इन तीन महीने के दौरान उनका हाल कैसा रहा? उनकी भूख पूरी तरह से खत्म हो गई, नींद गायब हो गई, समूचा बाल उड़ गया, तमाम सुख-चैन छिन गया। जबकि चिकित्सा शुरू होने से पहले इन तमाम समस्याओ से वह पूर्णतः मुक्त थीं। श्रीमति 'द' के कैंसर चिकित्सक ने यह ठीक ही समझा था कि शल्य चिकित्सा उनके मामले में अप्रासंगिक होगी। लेकिन उन्हें यह भी तो पता होना चाहिए था कि केमोथेरापी भी इस मामले में पूरी तरह टाँय टाँय फिस्स साबित होगी। फिर भी उन्होंने केमोथेरापी देना जरूरी क्यों समझा? यह रूढ़िवादी सोच कि कैंसर का इलाज तो करना ही है और लेशमात्र यह उम्मीद कि शायद इससे कुछ अच्छा परिणाम निकले, स्वस्थ और स्वाभाविक श्रीमति 'द' के जीवन को नरक बना डाला।

साइटोकाइनेटिक्स (कोश गतिविज्ञान) और कैंसर के बढ़ते रहन की रीति के बारे में प्राप्त जानकारी के आधार पर कहा जा सकता है कि श्रीमति 'द' का कैंसर उन्हें कोई क्लेश पहुँचाए बिना कम-से-कम एक दशक से उनके शरीर में था। सच तो यही है कि कैंसर की उपस्थिति के बारे में पता चलने के बाद भी रक्तस्राव को छोड़कर उन्हें और कोई तकलीफ न थी। यही कारण था कि वह किसी तरह की चिकित्सा न करवाने की चिरौरी कर रही थीं। लेकिन किसी ने उनकी दलीलों पर गौर करना जरूरी नहीं समझा। श्रीमति 'द' के साथ हुई घटना से तीन बातें स्पष्ट हो जाती हैं: (1) कैंसर के कारण रोगी अगर अस्वस्थ नहीं होता तो कैंसर को छेड़ना नहीं चाहिए; (2) रोग-जनित कष्ट की तुलना में चिकित्सा उपरांत कष्ट ज्यादा कष्टकर न हो; (3) केमोथेरापी चिकित्सा के दौरान रोगी का विशेष ध्यान रखना आवश्यक है। जहाँ तक तीसरी बात का सवाल है वह तब और भी स्पष्ट होगा जब हम केमोथेरापी के लिए इस्तेमाल किए गये रासायनिकों के चरित्र के बारे में भी जान लेंगे।

कैंसर केमोथेरापी के एक अग्रगण्य प्राधिकार, कार्नोफ्स्की[100] ने व्यापक परिणाम के आधार पर कहा था: "किसी पदार्थ में अगर कुछ जैविक असर हो ताकि वह कैंसर उत्पन्न करने, जीनी उत्परिवर्तन करने या अस्थि मज्जा में अवसाद पैदा करने की क्षमता रखता हो, तो उसे कैंसर के खिलाफ केमोथेरापी चिकित्सा के रूप में प्रयोग करने योग्य समझना चाहिए।" इस पांडित्य-पूर्ण टिप्पणी

में यह भी स्पष्ट रूप से सूचित करना चाहिए था कि कैंसर उपचार के लिए उपयोग किए जाने वाले तमाम पदार्थ अव्वल तो खुद ही ''कैंसर उत्पन्नकारी'' हुआ करता है। डिम्बाशय की कैंसर के खिलाफ केमोथेरापी प्रयोग के कारण उत्पन्न ल्यूकीमिया की पेचीदगी को देख कर आश्चर्यचकित नहीं होना चाहिए। यह मन्तव्य विशिष्ट मेडिकल जर्नल[102] में प्रकाशित एक लेख में किया गया था। केमोथेरापो के कारण उत्पन्न इस पेचीदगी की गंभीरता को देखते हुए उसी जर्नल में ''दूसरा कैंसर–केमोथेरापी का कहर''[101] शीर्षक एक सम्पादकीय टिप्पणी लिखा गया था।

कैंसर यथार्थवाद

कैंसर यथार्थवाद कैंसर चिकित्सा न करवाने की अत्यावश्यक हक स्वीकारता है। क्रॉनिक माइलॉयेड ल्यूकीमिया और क्रॉनिक लिम्फोसाइटिक ल्यूकीमिया जैसी तुलनात्मक रूप से कम नुकसानदेह कैंसरों के साथ–साथ फेफड़े के कई तरह के कैंसर, स्तन कैंसर और नासा–ग्रसनी जैसे तुलनात्मक रूप से ज्यादा नुकसानदेह कैंसरों के मामले में इस यथार्थवाद का आधार साफ दिखता है। कैंसर यथार्थवाद का एक अखण्ड हिस्सा होर का वह सूत्र है जिसे उन्होंने 1962 में स्वयं ही जारी किया था[278] : ''लक्षणहीन रोगी की चिकित्सा करने से उन्हें अधिक अच्छा महसूस करवा पाना कठिन काम है।'' इस सूत्र को मान लेने से इसके सुस्पष्ट इस उपप्रमेय को भी स्वीकार करना पड़ेगा कि चिकित्सा के उपरांत लक्षणहीन रोगी की हालत बदतर होकर रहेगी और इस किस्म के कोई भी व्यक्ति को जो अब तक रोगी नहीं बने अनुपचारित छोड़ देना, उन पर नैदानिक लेबल न जड़ना या तरह–तरह के जाँच के बोझ से उन्हें मुक्त कर देना रोगी के हित में सर्वोत्तम होगा।

सन् 1802 में स्काटलैंड के चिकित्सकों की एक मण्डली ने कैंसर के बारे में प्रश्नों और उत्तरों की शैली में एक ज्ञापन–पत्र (मेमोरेन्डम) तैयार किया था[103]। यह ज्ञापन–पत्र सन् 1806 में पहली दफे छापा गया था और इसे ''सम्पूर्ण न्यायसंगत मानकर'' सन् 1967 में इसका पुनर्मुद्रण किया गया था। अब तक प्रकाशित कैंसर संबंधित रचना–कर्म में इसे सर्वाधिक यथार्थवादी माना जा सकता है। इसके पंक्ति–दर पंक्ति में व्यक्त प्रखर हाजिर–जवाबी, ठोस सामान्य अनुभव, असाधारण तटस्थता और शानदार फटकार तो देखते ही बनती है। कैंसर की एक ''यथार्थ परिभाषा'' की कमी पर

खेद जताते हुए इसमें यह कहा गया था कि "यह एक ऐसा रोग है जिसे एक चिकित्सक कैंसर मानता है जबकि अन्य एक चिकित्सक की नजर में वह कैंसर है ही नहीं, यह एक ऐसा रोग है जिसे ठीक करने के लिए कुछ लोग पीड़ादायक और जोखिम भरी शल्य चिकित्सा कर रहे हैं तो कुछ के अनुसार इसकी कोई जरूरत नहीं है...।" इसमें यह भी कहा गया था कि "काफी बड़े आकार के स्तन ट्यूमर भी कई सालों और यहां तक कि जीवन के अंत तक अप्रकट स्थिति में खामोशी से रह सकता है बशर्ते कि उसे अविवेकी चिकित्सा से परेशान न किया जाय अथवा उसे बाहरी चोटें न लगने पाये। इसके बारे में हमारे पूर्वजगण काफी जानकार रहे हैं। अतः रोग लक्षणहीन इस तरह के ट्यूमरों को देखते ही उसे उन्मूलन कर देना असंगत है जबकि रोग लक्षण प्रकट होने की स्थिति में उसे पूरी तरह से काट कर निकाल देना ही सही है।" 192 साल पुरानी इस परिच्छेद को इन्हीं अवधि के दौरान किए गए अभूतपूर्व कैंसर अनुसंधानों और कैंसर के खिलाफ संगठित हमलों की परिणति की रोशनी में विचार करने से हम यही पायेंगे कि स्कटीय विज्ञता से सराबोर उस ज्ञापन-पत्र में हम एक भी शब्द जोड़ने अथवा हटाने के मामले में अब तक कुछ भी नहीं कर सके। उपर्युक्त उद्धरण की प्रासंगिकता आज के इस आधुनिक जमाने में भी तब सही प्रतीत होने लगती है जब (1) गैर-जरूरी होने के बावजूद असंख्य शल्यक्रिया सम्पन्न की जाती है, (2) कैंसर को साथ लेकर वर्षो तक रोगी को जिन्दा रहते हुए दिखने को मिलता ह, और (3) आज भी वही बात सही है कि मौन-कैंसर-पलट कर-मुखर होने के बाद, यानी रोग लक्षण प्रकट होने के बाद ही चिकित्सा जायज है। क्या सचमुच हम प्रगति के पथ पर हैं, सचमुच आगे बढ़ रहे हैं?

सन् 1970 में दसवीं अंतर्राष्ट्रीय कैंसर सम्मेलन में नासिका और ग्रसनी स संबंधित (नेजोफेरिन्जियल कैंसर संक्षेप में एन.पी.सी.) कैंसर के स्वाभाविक इतिहास पर विवेचन प्रस्तुत करते हुए हो[104] ने अपने अनुभव के बारे में बताया था। हो द्वारा प्रस्तुत सारणी में 97 फीसदी एन.पी.सी. के रोगी अभिन्न प्रकार के ही थे। हो के अनुसार रोग पकड़े जाने के बाद इन्हीं रोगियों के रोग की मियाद के मामले में उन्हें काफी भिन्नताएँ देखने को मिलीं। कैंसर का कोई खास चिकित्सा के बिना अथवा महज उपशमन के लिए की गई रेडियोथेरापी चिकित्सा के बाद उन्होंने किसी रोगी को कुछ महीना तो किसी को दस साल से ज्यादा जीवित रहते हुए देखा।

इनमें से एक यूरोपीय एशियाई (यूरेशियन) तो तेरह साल तक जीवित थे। इन्हीं तेरह साल तक तथाकथित अस्वस्थता के लिए वे निरन्तर चिकित्सा से परहेज करते रहे। तेरह साल बाद, कैंसर को साथ में लेकर 78 वर्ष की उम्र में दिल का दौरा पड़ने के कारण वह चल बसे। ब्रुक[88] के शब्दों को हम स्मरण कर सकते हैं–''यदा-कदा नहीं बल्कि हमेशा यह देखने को मिलता है कि कैंसर को पछाड़ कर पीछे से दूसरा कोई विकार मौत का परवाना लेकर आ धमकता है जिसके कारण रोगी मृत्युदशा प्राप्त करता है।''

क्रॉनिक ल्यूकीमिया के रोगियों के मामले में अक्सर यह देखा गया कि किसी प्रकार की चिकित्सा किए बगैर अथवा केवल तकलीफ महसूस[105] होने के बाद ही चिकित्सा करवाने वाले बहुत लम्बी अवधि तक जीवित रहते हैं। यह भी कहा गया है कि ''तुलनात्मक रूप से वृद्ध रोगियों में से अधिक संख्यक शायद कैंसर को साथ लेकर न कि कैंसर के कारण मरेंगे''[51]। कैंसर मरीजों का ब्लड काउन्ट चाहे कितना भी बढ़ क्यों न जाए, उनका लसीका पर्व (लिम्फ नोड), यकृत (लीवर) एवं प्लीहा (स्प्लीन) चाहे कितना भयानक रूप से क्यों न बढ़ जाए, कोई रोग लक्षण नहीं होने की स्थिति में उन मरीजों की चिकित्सा नहीं करनी चाहिए[106-107]। इन तथ्यों के आधार पर **यह कहना शायद गलत न होगा कि सिर्फ रिर्पोट के आधार पर चिकित्सा के लिए रोगी और उनके परिजनों पर दबाव बनाने का अर्थ रिपोर्ट की ही चिकित्सा करना है, न की रोगी की।** चिकित्सा स्वयं विकट ल्यूकीमिया संबंधी संकट प्रक्षेपण करने के कारण रोगी के स्वास्थ्य में तेजी से अवनति हो सकती है[107]। स्टिवेन्स[108] ने एक ऐसी महिला के बारे में बताया था जो ल्यूकीमिया को साथ लेकर सत्राह साल तक जीवित थीं। अन्य एक हिसाब के अनुसार वह संभवतः 28 साल तक जीवित थीं। उनके अस्थि मज्जा में ल्यूकीमिया कोश छा जाने के बावजूद, उनका स्वास्थ्य हमेशा अच्छा बना रहा और उनमें कोई रोग लक्षण प्रकट तक नहीं हुआ। अंत में खून में मौजूद ल्यूकीमिया कोशों को कम करने का झाँसा उन्हें लुभाने में समर्थ हो गया। इसके बाद जीवन के अंतिम पाँच साल वह केमोथेरापी का भयानक प्रहार झेलती रही–तरह-तरह के संक्रमणों और बार-बार निमोनिया के कारण उनका दम टूट गया।

सन् 1971 में डुरान्ट और उनके सहयोगियों ने "शल्य चिकित्सा से परे श्वसनी (फेफड़े) कैंसर के मामले में चिकित्सा नीतियों की एक तुलनात्मक समीक्षा"–शीर्षक रिपोर्ट लिखा था[109]। उन्होंने 249 फेफड़े कैंसर मरीजों को बेतरतीब ढंग से चार समूहों में बाँटा जिनके कैंसर अशल्यकरणीय होने पर भी सिर्फ छाती तक ही सीमित थे। प्रत्येक समूह के लिए उन्होंने अलग चिकित्सा मुहैया की। उन समूहों में एक समूह उन मरीजों का भी था जिन्हें 'महत्वपूर्ण' रोग लक्षण प्रकट न होने तक किसी तरह की चिकित्सा नहीं किया गया था (वेट–एण्ड–सी ग्रुप)। परीक्षण के दौरान अन्य तीनों समूहों के मामले में, चाहे रोग लक्षण प्रकट हुआ हो अथवा अप्रकट रहा हो, दोनों ही स्थिति में, उन्होंने अलग–अलग चिकित्सा मुहैया की। एक समूह को रेडियोथेरापी, एक समूह को केमोथेरापी और अन्य एक समूह को इन दोनों थेरापी की मिलीजुली चिकित्सा की गई। फिर इन चारों समूहों के मरीजों के हिस्सेवार औसत उत्तरजीविता (यानी, जीवित रहने की अवधि) निकाली गई। **देखा यह गया कि वेट–एण्ड–सी ग्रुप क रोगियों की औसत उत्तरजीविता 8.4 महीनों रही जबकि अन्य तीनों समूहों की औसत उत्तरजीविता क्रमानुसार 8.3, 8.7 और 8.8 महीनों ही रही।** "देखने को तो यही मिला कि रोग लक्षण प्रकट नहीं होने तक जिन समूह के मरीजों की चिकित्सा को स्थगित रखा गया था वह भी उतना ही अच्छा उपशमन प्राप्त कर सकें जितना कि तत्काल चिकित्सा पाए मरीजों को मिली थी।" परीक्षण से प्राप्त इस तथ्य को सामने रखते हुए रिपोर्ट के लेखकों[109] ने अपनी इस उपलब्धि को रेखांकित किया कि उन्हें मिले नतीजे यह संकेत मुहैया नहीं करते कि शल्य–चिकित्सा संभव नहीं है जैसी फेफड़े के कैंसर के मामले में रोग लक्षण प्रकट होने से पहले ही रेडियोथेरापी, केमोथेरापी अथवा इन्हीं दोनों थेरापी का मिला–जुला प्रयोग करने से रोगी को अधिक समय तक जीवित रखा जा सकेगा अथवा उनमें विकलांगता उत्पन्न करने वाले लक्षणों की रोकथाम कर पाना संभव हो सकेगा।

'हम–अवश्य–ऑपरेशन/चिकित्सा करेंगे' जैसी चिकित्सकीय हठ्धर्मी मान्यता का आधार यह है कि अचिकित्सित कैंसरों के बारे में पर्याप्त जानकारियाँ उपलब्ध नहीं हैं। "इसके विपरीत, कोई अगर कैंसर संबंधी पुस्तकों और शोधपत्रों की बारीक जाँच करने का कष्ट

करें तो उन्हें सिर्फ इसी विषय पर काफी सामग्री मिल जायेगी''[110]। सिर्फ कैंसर ही क्यों, अन्य बीमारियों के मामले में चिकित्सा नहीं करने की स्थिति में ''स्वाभाविक परिणति'' क्या हो सकती है, इस संबंध में भी काफी सामग्री उपलब्ध हैं। मसलन, पित्ताशय में पत्थर बनने (कोलीलिथिएसिस) के बाद भी ऑपरेशन नहीं करने से[111], स्तन कैंसर[112,113] गैस्ट्रिक/डयोडिनल अल्सर[114,115], माइट्रल स्टेनोसिस[118] एवं ग्रासनली, अमाशय, वृहदंत्र, मलाशय, यकृत, अग्न्याशय और पित्ताशय कैंसरों[117] के मामले में चिकित्सा नहीं करने से स्वाभाविक परिणति क्या हो सकती है, इस पर पर्याप्त सामग्री उपलब्ध है।

कैंसर की पीड़ाहीनता

कैंसर विज्ञान संबंधी एक खास वास्तविकता यह है कि हर एक कैंसर अपनी उत्पत्ति से चिन्हित होने के बीच पाँच से पन्द्रह साल तक ''विवेकशील रूप से प्रच्छन्न''[88] रहता है और पीड़ाहीन बना रहता है। यह और भी विशेष रूप से उल्लेखनीय है कि अनगिनत इस तरह के कैंसर हैं जो बहुत दूर तक फैल जाने के बाद पकड़े जाने की स्थिति में भी पीड़ादायक नहीं बनते। यह वही पीड़ाहीनता है जिसने मेयो, वीकली और डर्न जैसे विशिष्ट चिकित्सकों को भयानक रूप से फैली हुई ओर अशल्यकरणीय कैंसर चिन्हित होने तक उन्हें शांति से अपनी चिकित्सकीय जिम्मेदारी निभाते रहने में कोई खलल नहीं डाली। और 'ओपन एण्ड क्लोज' सर्जरी (यानी, चीरा लगाने के बाद बीमारी की भयानक स्थिति को देखते हुए शल्य चिकित्सा अप्रासंगिक मान कर तुरंत टाँका लगाने वाली चिकित्सा) के बाद उन तीनों की बहुत जल्द मौत हो गई थी। मुँह में होने वाले कैंसर को हठीली चिकित्सकीय समस्या कहते हुए लैंसेट[118] में यह टिप्पणी की गई थी कि समयानुसार कोई संकेत नहीं मिलने के कारण इस बीमारी से ग्रसित इग्लैंड और वेल्स के कुल मरीजों में से आधे से ज्यादा मरीज बहुत देर हो जाने के बाद ही चिकित्सा करवाने के लिए आते हैं। आखिर ऐसा क्यों? किसी के मन में यह सवाल उठ सकता है कि एपथस अल्सर जब रोगी का जीवन नरक बना देते हैं, तो मुँह के कैंसर रोगी को अपना संकेत तक क्यों नहीं देते? यह दोनों ही बीमारी ट्राइजेमिनल नर्व (यानी, संवेदी मुख्य तन्त्रिका) के आस-पास ही हुआ करता है। फिर भी मुँह का कैंसर

एपथस अल्सर जैसी नारकीय स्थिति क्यों उत्पन्न नहीं करता? सच्चाई वही है कि कैंसर के स्वभाव में ही यह निहित है कि रोगी के शरीर में रहने के दौरान वह अधिकांश समय तक पीड़ाहीन बना रहेगा। ठीक प्रकृति की भाँति कैंसर निर्मम होने के साथ कृपालु भी है। मनुष्य जिस तरह प्रकृति के प्रति सम्मान और आभार प्रकट करता है, उसे प्रेम और आदर से निहारता और उसकी लीलाएं देखकर स्तंभित रह जाता है, वह उससे डरता भी तो है। इसी दष्टिकोण से देखने से कैंसर के साथ हमारे रिश्ते के बारे में भी एक स्पष्ट संकेत उभरने लगता है। सिर्फ आतंक और डर के प्रतीक के रूप में कैंसर को पेश करनेवाले हमें कैंसर की विवेकशीलता, सौम्यता और बेहद शांतिमयता, या यूँ कहें कि कैंसर के सर्वथा एक अन्य रूप क बारे में, बिल्कुल अंधेरे में रखना चाहते हैं। अगर कोई पूछे कि प्रकृति ऐसी क्यों है, तो जबाव में तो सिर्फ यही कहा जा सकता है कि क्योंकि प्रकृति वैसी ही है। ठीक उसी तरह सोदेश्यवादियों के भाषा में कहे तो हमें यही कहना पड़ेगा कि कैंसर पीड़ादायक नहीं है क्योंकि उसका स्वभाव वैसी ही है। एक रोगी पर कैंसर के प्रति 'लापरवाही' बरतने का आरोप लगाने वाले महानुभावों को यह अच्छी तरह पता है कि इसके लिए रोगी नहीं बल्कि स्वयं कैंसर ही जिम्मेदार है। कैंसर अगर अपने वाहक (यानी, रोगी अथवा रोगिणी) को लम्बे समय तक अ–स्वस्थ न करे तो बेचारा रोगी 'स्वस्थ' होने के लिए सोचे क्यों भला? जबकि ऐसा तो कभी संभव नहीं है कि आँख में बाहरी वस्तु घुसने के बाद भी कोई 'लापरवाह' बना रहे अथवा गुदा में मवाद से लबालब फोड़ा होने के बाद भी कोई चुप्पी साधे रहे?

कैंसर चिकित्सा न करना

आइए, एक समस्या को सामने रखते हुए चर्चा को आगे बढ़ाया जाय। मान लें कि एक महिला के स्तन में एक खामोश (साइलेंट) ट्यूमर पकड़ा गया। अगर यह ट्यूमर कैंसरग्रस्त नहीं है (हर तीन में से दो में संभावना यही है)[119], तो कुछ भी करने की आवश्यकता नहीं है। लेकिन अगर वह कैंसरग्रस्त है, तो यकीन मानिए कि इसके खिलाफ कुछ भी करने की स्थिति बहुत पहले गुजर चुकी है। अतः विवेकशील निर्णय यही होना चाहिए कि रोगी को कुछ भी करने की जरूरत नहीं है—न नैदानिक और न ही चिकित्सकीय। सुनने में यह प्रस्तावना चाहे कितनी भी निराली क्यो न लगे, प्रामाणिक कोशिकीय और अर्बुदीय कैंसर वास्तविकताएँ इसे

पूरी तरह स्थापित कर चुकी हैं। 'नियमित जाँच' के दौरान किसी उम्रदार व्यक्ति के प्रोस्टेट में सख्त लेकिन निष्क्रिय गाँठ मिलने की स्थिति में उनके जेहन में कैंसर होने का अनावश्यक आतंक पैदा नहीं करना चाहिए। इस तरह के मामले में निदान देते वक्त निश्चयतापूर्वक कुछ कहे बिना सिर्फ उतना ही कहना सही है कि स्तन अथवा प्रोस्टेट में एक गाँठ है।

यह कोई जरूरी तो नहीं है कि चिकित्सक को हरदम दाहिने हाथ में चाकू और बायें हाथ में इंजेकशन का सिरिंज लेकर मुस्तैद रहना ही है! वह दिन विचारशील आयुर्विज्ञान के लिए एक महान दिन होगा जिस दिन चिकित्सक रोगी के साथ शांतिपूर्वक रहने वाले कैंसर को चिन्हित नहीं करने का और इसलिए उसका इलाज नहीं करने का अधिकार प्राप्त कर लेंगे। चाहे यह प्रस्तावना घोर अन्यायपूर्ण प्रतीत हो, सारतः इसका अभिपाय इतना ही है कि कैंसर के कारण रोगी स्वयं कोई तकलीफ महसूस करने से पहले ही उन्हें मानसिक रूप से मौत के मुँह में ढकेल देने से बाज आना चाहिए। यह तर्क दिया जा सकता है कि रोगी को अग्रिम चेतावनी नहीं देने से वह अप्रत्याशित रूप से एकाएक इस रोग का शिकार बन जायगा। जबकि इस तरह की चेतावनी विश्वसनीय नहीं होती। बल्कि अक्सर इसके विपरीत परिणाम ही देखने को मिलते हैं। चिकित्सक रोगी को कहते हैं: मान्यवर, आप तीन सप्ताह के मेहमान रह गये हैं, मैं इससे ज्यादा आश्वासन आपको नहीं दे सकता''[9]! जबकि चेतावनी प्राप्त रोगी कई साल तक जीवित रहने का प्रबंध कर लेते हैं। इस तरह की चेतावनी देना इसलिए भी अवांछनीय है क्योंकि मरणोत्तर अस्तित्व के दौरान यानी, चेतावनी की मियाद खत्म होने के बाद भी प्रत्याशित बदतरीन परिणति का डर रोगी को निरन्तर सताता रहता है, चाहे रोगी स्वयं चिकित्सक क्यों न हो। इसका मतलब यह नहीं है कि चिकित्सक द्वारा स्पष्ट रूप से इस तरह की चेतावनी देने से इन्कार करने से रोगी को अप्रत्याशित कैंसर अथवा दिल की बीमारी नहीं हो सकती अथवा उनकी मौत नहीं हो सकती। हम एक चालीस वर्षीय महिला के बारे में जानते हैं जो एक चिकित्सक की पत्नी थीं। उनका परीक्षण करने के बाद मुम्बई के एक जाने-माने हृदय रोग विशेषज्ञ ने उन्हें अभयदान देते हुए बताया था कि उन्हें दिल की बीमारी से संबंधित कोई समस्या नहीं है। इस स्पष्ट आश्वासन मिलने के महज पन्द्रह दिन के अंदर दिल का दौरा पड़ने से उनका देहांत हो गया। यह कोई अस्वाभाविक घटना नहीं

है। बड़े शहरों में इस तरह की घटनाएँ होती रहती हैं, जहाँ नामी-गिरामी हार्ट क्लिनिक से सम्पूर्ण स्वाभाविक ई.सी.जी. रिपोर्ट लेकर खुशी-खुशी बाहर निकालने वाले व्यक्ति को क्लिनिक से महज कुछ कदम जाकर दिल का दौरा पड़ने के कारण दम तोड़ते देखा गया है।

कैंसर अपने वाहक को अ-स्वस्थ करने से पहले लम्बे समय तक विचक्षण मौनता साधे रहता है। एस.जे. मेहता, टाटा मेमोरियल में शल्य चिकित्सक के रूप में कार्यरत थे। उनका कैंसर चिन्हित होने के पहले तक वह बिलकुल स्वस्थ और कामकाज में मुस्तैद थे। उनका कैंसर उस स्थिति में पकड़ा गया जब वह उनके शरीर के कई हिस्सों में फैल चुका था। यह पता लगाना भी संभव न था कि उनके कैंसर का मूल उत्पत्ति स्थल कहाँ है[6]। फिर जल्दी उनका देहांत भी हो गया। सर डेविड वीकली[120] के मामले में ठीक वैसा ही हुआ। "अगस्त 1938 में वे 56 वर्ष के थे। सीमित समय तक स्वास्थ्य में गिरावट के दौरान पाकस्थली में कैंसर पकड़े जाने के चंद रोज के अंदर उनका देहांत हो गया।" इस जानकारी के आधार पर कि कैंसर के अनिदानयोग्य और अलक्षणी स्थिति में रहने की अवधि पर्याप्त लम्बी है, यह समझा जा सकता है कि उपर्युक्त दोनों ही कैंसर ग्रसित चिकित्सक के कैंसर, रोग-लक्षण प्रकट होने के कई वर्षों पहले से "विवेकशील रूप से प्रच्छन्न"[88] रह कर उनके शरीर में मौजूद था और इस पूरी अवधि के दौरान कैंसर की उपस्थिति के बारे में भनक तक नहीं लगने (और अचिकित्सित रहने) के कारण उन्हें घुट-घुट कर मौत का इन्तजार करने की सजा नहीं भोगनी पड़ी। महाकवि कीट्स जिसे "मरणोत्तर अस्तित्व" कहा था उसका असहनीय बोझ उठाते रहने के मामले में उन्हें वरदान स्वरूप छूट मिल गई थी।

इन तमाम बातों पर गौर करते हुए कुछ चिकित्सक यह सोच सकते हैं कि हमेशा कैंसर का इलाज करने की आवश्यकता नहीं है। लेकिन इस मान्यता को अमली जामा पहनाते वक्त उन्हें आधुनिक इस मुकदमेबाज समाज को भी ध्यान में रखना चाहिए, जो मरीजों को अदालत का दरवाजा खटखटाने वाले मुवक्किल में तब्दील करने पर तुले हुए हैं। चिकित्सक के खिलाफ वे इस बिना पर मुकदमा दर्ज करवा सकते हैं कि खर्च अदा करने अथवा अदा करने की हामी भरने के बावजूद उन्हें चिकित्सा सेवा मुहैया नहीं की जा रही है।

मौजूदा स्थिति में चिकित्सकीय, न्यायिक, कानूनी और जनमत की मान्यता तो यही है कि जो चिकित्सक हर एक कैंसर का इलाज करते रहते हैं, वह न सिर्फ निर्दोष हैं, वह आलोचना से परे भी हैं, उन्हें होशियारमंद के रूप में देखना और प्रशंसा करना मौजूदा सामाजिक दस्तूर बना हुआ है। लेकिन नितांत अनिवार्य आवश्यकता महसूस न होने तक कैंसर का इलाज नहीं करने के हिमायती चिकित्सकों को कोसा जायेगा। इस सामाजिक मान्यता के खिलाफ "खतरा मोल लेने" को तैयार चिकित्सकों की बचाव का सिर्फ एक ही उपाय है और वह यह है कि चिकित्सकों के अलावा आम लोगों, कानून निर्माताओं और समाज सुधारकों को वह निरंतर इस स्वादहीन लेकिन लाभदायक घूँट पिलाते रहें कि **चिकित्सा न करना भी एक खास चिकित्सा विधि है।** प्रकटतः असंभव इस लक्ष्य को हासिल करने के लिए जागरूक चिकित्सकगण "चिकित्साविद्या के जनक" हिप्पोक्रेटस के आदर्श वाक्य (जिसका तात्पर्य है रोगी के हित में चिकित्सा न्यूनतम जो कर सकता है वह है उसे कोई नुकसान नहीं पहुँचाना) को कार्यरूप देने के लिए कैंसर चिकित्सकों की एक संस्था बना सकते हैं। इस संस्था को कैंसर से संबंधित उपेक्षित और विस्मृत पक्षों को लेकर प्रचार अभियान चलाना पड़ेगा। मसलन कैंसर की सौम्यता के बारे में, उसके अप्रत्याशितता के बारे में, सभी कैंसर चिकित्सा विधि के जोखिमी स्वभाव के बारे में, कैंसर चिकित्सकों द्वारा दी गई 'यह-करोगे-तो-मरोगे' अथवा 'वह-नहीं-करोगे-तो नरक-जाओगे'-जैसी नसीहतों की असारता संबंधी वास्तविक अनुभवों के बारे में प्रचार चलाने के अलावा उन्हें कैंसर की इस सदाशयता के बारे में भी जोरदार पचार चलाना पड़ेगा कि कैंसर स्वयं अपने वाहक को अचिकित्सित रहने की इजाजत देता है। सरकार और अन्य संस्थाओं के सामने यह सिद्ध करते हुए कि उनके सुझावों पर अमल करने से कैंसर के नाम पर प्रत्यक्ष और परोक्ष रूप से हर एक साल विश्व भर में हो रहे विपुल अपव्यय का बोझ काफी हद तक कम किया जा सकता है, यह संस्था आखिरकार उनसे आर्थिक अनुदान पाने की हकदार बन सकेगी।

❑❑

अध्याय–8
कैंसर संबंधी पूर्वानुमान

रोग या बीमारी के बारे में पूर्वानुमान लगाना भविष्यवाणी करने जैसा है। भविष्यवक्ता के बतौर चिकित्सक की भूमिका किस हद तक प्रामाणिक है, यह तो हम नहीं जानते। प्रामाणिकता सिद्ध होने पर, चिकित्सक द्वारा पूर्वानुमान लगाने को न्याय संगत माना जा सकता है; लेकिन ऐसा न होने की स्थिति में चिकित्सक से विनती की जानी चाहिए कि वे कृपया भविष्यद्रष्टा की भूमिका निभाना बंद करें। इस मामले में बहु चर्चित उस अदालती मुकदमे[121] की घटना को याद करना जरूरी है। एक अल्पवयस्क अमेरिकी लड़की कारेन ऐन क्वीनलैन कोमा में थीं। चिकित्सक ने उन्हें जीवन–रक्षणीय यंत्रों के सहारे जिन्दा रखा था। उनका कहना था कि उन यंत्रों को हटाने के तुरंत बाद लड़की की मौत होना तय है। लकिन कारेन के माता–पिता ने कोर्ट में याचिका दायर करके यह माँग की कि उनकी बेटी के शरीर में लगे यंत्रों को हटा लिया जाय ताकि वह शांति से मर सके। अदालत ने उनकी माँग को जायज स्वीकारा और यंत्रों को हटाने के बाद भी चिकित्सक महोदय की भविष्यवाणी को गलत साबित करते हुए कारेन जीवित रहीं। सवाल उठता है कि इस तरह के साफ–सुथरे मामले में ही अगर चिकित्सक–भविष्यवक्ता गलत सिद्ध होने लगे, तो कैंसर जैसे पेचीदा मामले में पूर्वानुमान लगा पाना तो सर्वथा असंभव है। कैंसर संबंधित पूरा मामला, वह चाहे उसे चिन्हित करने से संबंधित हो अथवा चिकित्सकीय, अनगिनत अनिश्चयता से घिरा होता है। शुरू से अंत तक आशंकाओं के घने बादल में लिपटा रहना तो उसकी विशेषता है।

भविष्यकथन कारीगरी का हाल

परिणाम–कथन कारीगरी बहुत कुछ अभीष्ट पर छोड़ देता है। ''रोग के तीन पहलू–उसकी पहचान करना, उसके बारे में पूर्वानुमान लगाना और उसकी चिकित्सा करना है, जिनमें पूर्वानुमान संबंधी सही मूल्यांकन कर पाना सबसे कठिन है। क्योंकि एकदम सही अनुमान लगाने के बाद अक्सर निराशाजनक, भ्रामक और समस्यापूर्ण परिणाम ही देखने को मिलते हैं। इसीलिए चौकसी बरतना परमावश्यक है। परिणाम के बारे में जितना कम कहा जाय उतना अच्छा है। ध्यान रहे कि दो आँख और दो कान होने के

बावजूद हमारी जबान सिर्फ एक ही है। अतः जो भी कहा जाय उसका आशय एकदम स्पष्ट होना चाहिए।"[122]

यह बहुत ही स्वाभाविक है कि चिकित्साशास्त्र संबंधी रचनाओं में पूर्वानुमान लगाने को एक प्रकरण के रूप में कोई खास अहमियत नहीं दी गई है। 1970 में मर्टन[123] द्वारा संकलित 'चिकित्सकीय ग्रंथसूची' के तीसरे संस्करण में ईसा पूर्व 2250 वर्ष से यानी हामुराबी के समय से अब तक के 7534 प्रविष्टियों का उल्लेख है। इनमें परिणाम-कथन, यानी पूर्वानुमान के बारे में सिर्फ एक प्रविष्टि का उल्लेख है जो कि सन् 1601 में प्रकाशित हुई थी। स्ट्रस द्वारा सम्पादित[124] 'परिचित चिकित्सकीय प्रोक्तियाँ' सन् 1968 में छपी थीं। इनमें चार सौ प्रकरणों पर सात हजार से भी ज्यादा प्रोक्तियाँ हैं। पाँच हजार वर्ष पहले से एकदम हाल तक के चिकित्सकीय तमाम विषयों से भरपूर इस पुस्तक में 'पूर्वानुमान' से संबंधित 18 प्रोक्तियाँ तो हैं, पर उनमें सिर्फ दो ही प्रोक्तियाँ विशिष्ट रचना से ली गई हैं। इनमें से एक उक्ति परिणाम-कथन से संबंधित हिप्पोक्रेट्स की पुस्तक 'आन प्रोग्नोस्टिक्स' से ली गई है और दूसरी उक्ति सन् 1961 में प्रकाशित 'आर्काईव्स ऑफ मेडिसीन' में छपी रविन्स के लिखे सम्पादकीय से।[122] कहने का तात्पर्य यह है कि चिकित्सकीय भविष्य-कथन में विज्ञान की तुलना में कारीगरी की झलक ही ज्यादा दिखती है। इसे विज्ञान कहने के बजाय कारीगरी कहना ही उचित जान पड़ता है।

कैंसर के मामले में पूर्वानुमान

कैंसर के बारे में अपनी ज्ञान की सीमाबद्धता से अनजान और प्राथमिक और अंतिम स्थिति के कैंसर संबंधी अपनी धारणा पर अडिग रहने के कारण जो कोई भी खुद को कैंसर सर्वज्ञ समझकर आनन-फानन में पूर्वानुमान जाहिर करता है, वह दो तरह के चरम निर्णय थोपने के आदि बन जाते हैं। (क) जहाँ आशा करने का कोई तार्किक आधार नहीं है वहाँ झूठी दिलासा देना अथवा (ख) जहाँ निराश होने की कोई आवश्यकता नहीं है वहाँ निराशावादी हो जाना, उनकी नियति बन जाती है। मजे की बात यह है कि इन दोनों किस्म के चरम निर्णय के बावजूद वह साफ बच कर निकलने में सफल होता है। उनके आशावादी पूर्वाभास बिल्कुल गलत प्रमाणित होने से लोग उन्हें अपना मनोबल बढ़ाने वाला शुभचिंतक सोचकर संतोष कर लेते हैं। जबकि उनका दूसरा अतिवादी निर्णय तो मानो

उनके लिए एक रक्षा-कवच का काम करता है। उनके घोर निराशावादी कथन को गलत सिद्ध करते हुए रोगी अगर उम्मीद से ज्यादा दिन तक जिंदा रहता है तो वह इतना मजबूत दिल वाला शायद ही होगा कि भविष्यवक्ता-चिकित्सक के पास जाकर उन्हें गलती का एहसास दिला सके। ''इस तरह के कुछ चिकित्सक हैं जो अपनी शेखी बघारने के लिए वस्तुस्थिति का बयान थोड़ा बढ़ा-चढ़ा कर करते हैं। मरीज की हालत खराब होने पर उसे भयानक कहना और भयानक होने पर अनर्थ हो गया बताना मानो उसकी आदत-सी बन गई है। उन्हें पता है कि परिस्थिति चाहे जो भी हो, उन्हें अपने बचाव का बहाना तो मिल ही जायेगा।[125]

कैंसर के मामले में पूर्वानुमान लगाने वाले खुद को क्यों सर्वज्ञ समझते हैं इसके कई कारण हैं। उनके रोग निदान और रोग निवारक दक्षताओं से संबंधित बहीखाता में हर रोज 'प्रगति' दर्ज हो रही है। किसी कैंसर रोगी की दशा के बारे म उन्हें लगता है कि वे सब कुछ जान चुके हैं। चिकित्सकीय जाँच, एण्डोस्कोपी और अन्य तमाम जाँच के उपरांत चिकित्सा परिणति भी उन्हें साफ दिखने लगता है। अपने दैनिक कैंसर अनुभव का गुमान सातवें आसमान पर होने के कारण वह जमीनी हकीकत से कोसों दूर रहने के आदी हो गये हैं।

जमीनी हकीकत पर गौर करें तो 'स्वर्णिम सफलता' के बदले चौतरफा निरंतर असफलता ही देखने को मिलती है। पूर्वानुमान लगाने संबंधी तमाम तरह के ठाठ-बाट के होने पर भी भविष्यवक्ता-चिकित्सक को हर मोड़ पर अनिश्चितता का सामना करना पड़ता है। हमेशा जिस कैंसर को वे प्राथमिक दौर वाला सोचते हैं, वह शायद ही कभी सही होता है। जिसे वे छोटा ट्यूमर सोचकर आगे बढ़ने का प्रयास करते हैं, बाद में पता चलता है वह सच नहीं है। फलस्वरूप उन्हें कोई मदद नहीं मिलती। निर्णय का आधार गलत होने के कारण चिकित्सा परिणति के बारे में की गई भविष्यवाणी हर बार गलत सिद्ध होती है। उन्हें लगता है कि छोटा ट्यूमर और शुरूआती दौर का कैंसर एक ही सिक्के के महज दो पहलू पर हैं, जो वास्तव में सही नहीं है। ''वामन-आकार के तमाम कैंसरों के बारे में प्रचलित यह धारणा कि वह जैविक रूप से भी कम उम्र वाला ही होगा, यह सही नहीं है। इस धारणा को मान लेने से बौने मनुष्य को भी इस आधार पर अल्पवयस्क मानना

पड़ेगा कि वह बहुत छोटे आकार का है, यानी ठिगना है।"[126] कैंसर के बढ़ते रहने की रीति इस तरह की है कि चुपचाप विकसित होने के दौरान आधे सेन्टीमीटर से कम व्यास वाले कैंसर को चिन्हित करने के तमाम प्रयास व्यर्थ हो जाते हैं। और हम यह कह चुके हैं कि अत्यंत छोटे आकार के इस ट्यूमर को निहायत कच्ची उम्र का कैंसर सोचने का कोई तुक नहीं है।

कैंसर साइटोलॉजी (कोशिका विज्ञान) में जिन सारे नियम-कानून अथवा पैमाने पर निर्भर किया जाता है वह अत्यंत मनमाने किस्म का होने के कारण भरोसेमंद नहीं है। हिस्टोलॉजी (ऊतक विज्ञान) से इससे बेहतर उम्मीद नहीं की जा सकती है। "कुछ अनुसंधानकारियों के अनुभवों के विपरीत हमने तो यही देखा है कि बॉयोप्सी के लिए भेजे गये नमूनों से बीमारी के बारे में पूर्वानुमान लगाने और उसे सम्हालने के मामले में हिस्टोलॉजी हमें कोई लाभदायक दिशानिर्देश मुहैया नहीं कर पाता।" हो[95] ने जिन कैंसरों के पर्यवेक्षण के आधार पर सन् 1970 में उपर्युक्त सामान्यीकरण किया था, उनमें से अधिकांश कैंसर अभिन्न किस्म का था और यह सादरलैण्ड[25] द्वारा 1960 में की गई उस सामान्यीकरण के अनुरूप है कि फिलहाल, भविष्यकथन के लिहाज से भिन्न अनेक कैंसर आकृतिगत रूप से अक्सर अविभेद्य हुआ करता है। ग्रेडिंग (क्रमनिर्धारण) और स्टेजिंग (वर्गीकरण) के खूंटे के बल पर उछालने वाले पूर्वानुमानकारी अपने पराक्रमी प्रयासों का चाहे कितना भी खुदाई फरमान साबित करते रहें, सच तो यही है कि उनका आधार सतही दिखने वाली कुछ विषय परक कसौटी ही है। लेकिन वास्तविकता क्या है? अक्सर यह देखने को मिलता है कि एक ही कैंसर के मामले में एक ही रोग निर्णयकारी (पैथोलॉजिस्ट) अलग-अलग फैसले करते रहते हैं। "एक दिन जिसे वह ग्रेड-2 का कैंसर कहते हैं, अगले ही दिन उन्हें लगता है कि वह ग्रेड-3 का कैंसर है अथवा इसके ठीक विपरीत निर्णय भी वह कर सकते हैं। यह देख कर तो यही लगता है कि पैथोलॉजिस्ट महोदय के पेट का हाल या वातावरण के अनुसार उनका निर्णय भी बदलता रहता है।"[127] अगर की गई ग्रेडिंग एकदम सही होता तो भी क्या होता? वृहदन्त्र और मलाशय जैसी एडीनोकार्सिनोमा (ग्रंथिल ऊतक से उत्पन्न होने वाला कैंसर) के मामले में ग्रेडिंग करने के प्रयासों के बारे में बयेड[128] ने लिखा था कि यद्यपि आँकड़ों के आधार पर लिम्फनोड में गड़बड़ी,

उसके परिणाम आदि और ग्रेडिंग के बीच एक हद तक रजामंदी कायम करना संभव हो, तो भी ''इसका मतलब यह नहीं है कि किसी रोगी विशेष के मामले में जारी पूर्वसूचना का कोई महत्व है।''

चिकित्साविद्या के अन्य विभागों की भाँति कैंसर के मामले में भी पूर्वाभास से संबंधित राय पारिस्थितिक साक्ष्यों के आधार पर दी जाती है। लेकिन ऐसी किसी भी राय को कैसे स्वीकारा जा सकता है, जिसका तथ्यात्मक आधार ही बहुधा संदेह के घेरे में हो! पूर्वानुमानकारी के लिए कैंसर तो बस वही है जो जितना और जहाँ उन्हें दिखता है। जबकि उनके द्वारा एक अथवा कई जगहों पर कैंसर को चिन्हित करने का मतलब यह नहीं है कि कैंसर इसके अलावा अन्य और कहीं नहीं है। इसके अलावा, जिसे कैंसर के बतौर वह देख रहे हैं, वह तो एक स्वतंत्र, जैविक रूप से पूर्वनिश्चित व्यावहारिक अस्तित्व है और वह पूर्वानमानकारी को यह कहने का हक नहीं देता है कि : वास्तव में कैंसर क्या है? वह और कहाँ-कहाँ छुपा हुआ है? वह क्या करेगा? कब करेगा? और कैंसर से सर्वथा भिन्न अन्य किसी बीमारी के कारण रोगी कब मौत की दशा प्राप्त करेगा?

इस तरह की अनभिज्ञता से घिरे रहने के बावजूद यह कहा जाता है कि 'जल्दी' चिकित्सा करवाने से अनुकूल परिणाम मिलेंगे। परिणाम-कथन का यह एक अत्यंत जाना-पहचाना फंदा है। आज से बहुत पहले, सन् 1936 में नथनसन और वेल्स[129] स्तन कैंसर से संबंधित अपनी रिपोर्ट में यह कह गये हैं कि ''चिकित्सा शुरू करने में सबसे कम दर लगानेवालों के मामले में ही सबसे खराब नतीजे देखने को मिले हैं।'' हमेशा ही यह देखने को मिलता है कि कैंसर विशेषज्ञ द्वारा सत्यानाश की दण्डाज्ञा प्राप्त मरीज मौत की मियाद पार होने के बाद भी जिंदा रहते हैं। इससे तो यही सिद्ध होता है पूर्वानुमान लगाने वाले विशेषज्ञ महोदय मरीज के ललाट में लिखी सत्यानाश की परछाईं को थोड़ा ज्यादा ही देखने के आदी हैं।

सांख्यिकी की भूमिका

हाइमैन[130] ने कहा था, ''एक खास रोगी के मामले में सांख्यिकी मौसम संकेत की तरह काम करता है। इस संकेत के आधार पर चिकित्सक यह समझने की काशिश करते हैं कि हवा की दिशा किस ओर है, यद्यपि हवा की गति अथवा मौसम की अन्य

तमाम दशा, मसलन, तापमान, नमी या दृश्यता के बारे में उन्हें कुछ भी पता नहीं होता।'' पूर्वानुमानकारी चिकित्सक को यह ध्यान नहीं रहता कि मौसम-संकेत की भाँति सांख्यिकी भी कुछ हद तक इशारा भर कर सकती है। सांख्यिकी उनके लिए निश्चित और विश्वसनीय तथ्य है जिसे पीढ़ी-दर-पीढ़ी आधिकारिक लेखों में प्रामाणिक सत्य कहा जाता रहा है। मसलन, भाँति-भाँति के कैंसर के मामले में[20,134] मधुमेह के मामले में[131], दिल की बीमारी के मामले में[132] और उच्च रक्तचाप के मामले में[133] इस तरह के अनगिनत लेख मौजूद हैं। जाहिर है, इससे किसी खास रोगी के बारे में पूर्वानुमानकारी चिकित्सक को कोई भी मार्गदर्शक दिशा मिलने की संभावना नहीं है। अतः रोगी के हित में सबसे अच्छा तो यही होगा कि वे पूर्वानुमान लगाने से बाज आयें अथवा घटना के पश्चात अक्लमंद बनें।

मामला आखिर है क्या? बहु संख्यक तथ्यों की मौजूदगी पूर्वानुमानकारी चिकित्सकों के सर को चकरा देता है और वे सोचने लगते हैं यह झूठ थोड़े न होगा। इसी निर्विवाद आस्था के कारण वह आँकड़ों के झुण्ड को किसी एक रोगी पर थोपते रहते हैं और ऐसा करते हुए वह इससे अनदेखी करते रहते हैं कि इस बहिर्वेशन तो **हाइजेनवर्गीय अनिश्चितता** से भरा पड़ा है। ''जैविक समस्याओं के साथ बहुधा विचारणीय कई पेचीदगी भरे उपादान रहते हैं जिस पर गंभीरतापूर्वक विचार करने से जीवमिति और सांख्यिकी विज्ञान में फर्क साफ समझा जा सकता है।''[135] इस तरह की चेतावनियों को देख पाने की असमर्थता के कारण वे पूर्ववत पूर्वानुमान जाहिर करने में अड़े रहते हैं, चाहे हाइजेनबर्ग अथवा मैकडोनल्ड इस प्रवृत्ति के खिलाफ कहते रहें। सांख्यिकीय आधार पर पूर्वानुमान लगाते वक्त व तो इस विषय से संबंधित मूल-पाठ के एकदम शुरू में ही अक्सर दिखने वाली सचेतक टिप्पणियों की भी शायद अनदेखी करते रहते हैं। मिसाल के लिए सांख्यिकी के प्रति मदहोशी के कारण मधुमेह पर यह टिप्पणी उन्हें नजर नहीं आती कि ''अन्य जीर्ण (क्रॉनिक) बीमारी की तरह मधुमेह के मामले में भी किसी मरीज के बारे में पूर्वानुमान लगाना विशेष रूप से कठिन है क्योंकि व्यक्ति के बतौर वह एक सांख्यिकी भर नहीं है, अपितु वह एक अलग अस्तित्व है, विशिष्ट है।[131] सिर्फ एक व्यक्ति के बारे में ही क्यों, मधुमेह से पीड़ित एक समूह के मरीजों के मामले में भी इस तरह

की सचेतक टिप्पणी की गई है : ''खास पेचीदा समस्या के आधार पर मधुमेह के मरीजों को शायद अलग-अलग समूह में बाँटना संभव हो भी, फिर भी अलग-अलग समूह के हर एक मरीज के जीवित रहने की अवधि के मामले में अथवा उसके मधुमेह का उत्तरप्रभाव कब तक रहेगा या कितने दिनों के अंदर समाप्त होगा इसके बारे में व्यापक विविधताएँ देखने को मिलती हैं।''[131]

पूर्वानुमान लगाने वाले अगर मरीज को कहें कि भविष्य कथन के रूप में वे जो कुछ भी कह रहे हैं वह महज सांख्यिकी पर आधारित है तो यह कहाँ तक यथार्थवादी होगा? इसके विपरीत अगर वे यह समझ सकें कि एक मरीज विशेष के मामले में भविष्यवाणी करना बिल्कुल बंद कर देना चाहिए तो वह कितना बोझमुक्त महसूस कर सकेंगे?

पूर्वानुमान की जरूरत

कैंसर के बारे में मूढ़ अज्ञानता के होते हुए भी चिकित्सक को इसके परिणाम के बारे में कहना ही पड़ेगा। मरीज और उनके रिश्तेदार उन्हें कहाँ छोड़नेवाले हैं। कैंसर के बारे में लिखते हुए ब्रुक[88] ने पूर्वानुमान लगाने को ''संभवतः चिकित्साशास्त्र का सबसे आवश्यक काम'' कहा था। और संभवतः सम्पूर्ण अलग कारणों से यह सच है भी। जैसा कि, रोगी और उनके निकटजनों को कैंसर से संबंधित अज्ञानताओं से वाकिफ करवाना जिन्हें सामान्यतः स्वीकारा नहीं जाता और रोगी को यह जानकारी देना कि कैंसर जितना निष्ठुर है वह उतना दयालु भी हो सकता है। नीचे दिए गये कुछ सुझावों पर गौर किया जा सकता है।

(1) रोग-परिणति के बारे मे बातें करने का मतलब है रोगी के साथ एक दोस्त की हैसियत से बीमारी से संबंधित पहलुओं को लेकर चर्चा करना, उन्हें साहस दिलाना ताकि बीमारी के साथ वह दृढ़तापूर्वक लड़ने की हिम्मत जुटा सकें और यह समझ सकें कि बीमारी के होते हुए भी स्वाभाविक जीवन जिया जा सकता है।

(2) रोग-परिणति पर बहस करने का मकसद रोग के बारे में डर उत्पन्नकारी तथ्यों को ध्वस्त कर देना और अनुसंधान और स्पष्टीकरण से प्राप्त वह जानकारियाँ उन्हें मुहैया कराना ताकि मरीज को जीने का आश्वासन मिल सके। प्रायः कैंसर मरीज विषाद में डुबे रहते हैं। उन्हे उस स्थिति से निकालना

होगा ताकि वे स्वयं ही जीने का अर्थ समझ सकें और जीवन की लम्बी दौड़ में पुनः मिले हर एक मिनट के साठ सेकेण्ड के महत्व के बारे में किपलिंग के अनुभव से प्रेरणा ले सकें।

(3) रोग के बारे में पूर्वसूचना देते वक्त मरीज को तथ्य-उत्पीड़न से रक्षा करना है। ये तथ्य जन-संचार माध्यमों और मेडिकल जर्नलों के जरिए परोसा जाता है। नेक इरादे से भरपूर होने के बावजूद यह तथ्य मुख्यतः आतंक फैलाने का काम करते रहते हैं।

(4) हिप्पोक्रेटस के उपदेश के बावजूद परिणाम-कथन का मकसद किसी को कसूरवार ठहराना अथवा गलती-निकालना नहीं है। किसी बीड़ी-सिगरेट के आशिक को फेफड़े का कैंसर हो सकता है, कोई खाने-पीने के शौकीन को पाकस्थली का कैंसर हो सकता है अथवा किसी प्रेमातुर महिला को गर्भाशय का कैंसर हो सकता है। इसके लिए उनके जीने के अंदाज पर अंगुली उठाने का कोइ तुक नहीं है क्योंकि जीवन चाहे और जो कुछ भी हो, दस्तोवेस्की की 'क्राइम एण्ड पनिशमैंट' जैसी कहानी तो नहीं है। कोई पाप का फल नहीं है कैंसर।

दक्षिणेश्वर के संत रामकृष्ण परमहंस, जिन्हें वीलसन[87] ने असाधारण भावयोगी और ईश्वर-मदोन्मत्त सिद्ध महात्मा कहा था, श्वासनली में घातक कैंसर का शिकार बने थे। निश्चय ही इसे ईश्वर द्वारा दी गई प्रतिदण्ड नहीं कहा जायेगा। परिणाम-कथन के दौरान इस तरह की घटनाओं का जिक्र होना चाहिए।

(5) रोग परिणति के बारे में चर्चा के दौरान रोगी को सक्रिय हिस्सेदार बनाना होगा। उन्हें बताना होगा कि जो मुझे पता नहीं है उसके तह तक पहुँचना मेरे बूते के बाहर है, लेकिन जो कुछ मुझे पता है उसमें दूसरों को हिस्सेदार बनाना मेरा फर्ज है। "कैंसर के संबंध में हम जितना अधिक जानकारी हासिल करते हैं, हमें यही एहसास होने लगता है कि हमारी समझदारी पूर्वापक्षा कम हो गई है, वह और ज्यादा उलझ गई है।" कैंसर के बारे में हमारे इस धर्मसंकट पर्याप्त होते देख हमें लगता हैं कि परिणाम-कथकों को उपर्युक्त विधान पर अमल करने के लिए कहना चाहिए। रोग परिणाम के

संबंध में बहस करने के दौरान वह इस विधान को ध्यान में रख सकते हैं।

(6) प्रजातिगत–वास्तविकता, स्वाभाविक–वितरण, गमपर्ज–वृत्ति, रोग–आधारित मौत का कर्व्स (वक्रों) आदि रहस्यमय और अनमनीय संकेतकों से तो यही लगता है कि अभूतपूर्व, अप्रतिम और न दोहराने–योग्य अनोखेपन के होते हुए भी एक व्यक्ति कई लक्षणों के आधार पर प्रजाति निर्भर है।

'ट्यूमर की सांख्यिकीय चर्चा'–शीर्षक लेख में वील्स[20] ने यह जोर देकर कहा था कि जनसमूह के अंदर पर्याप्त संख्यक कैंसर के शिकार लोगों को उम्र के आधार पर बाँटने से स्वाभाविक विभाजन का "एक सपाट आदर्श कर्व" उपलब्ध होता है। विभाजन की यह सामान्यता समूह–वृत्ति में ही निहित है, जबकि व्यक्ति के मामले में यह उस बात पर निर्भर करता है कि वह उस कर्व के किस बिंदु में है। यही कारण है कि किसी को 18 वर्ष में तो किसी को 98 वर्ष में कैंसर के कारण मौत होती रहती है। जिन्हें 18 वर्ष में कैंसर से मात होना तय है, उन्हें और उनके निकटजनों को यह 'अव्यवस्थित' लग सकता है। उन्हें लग सकता है कि प्रकृति ने 'कठोर दण्डाज्ञा' दी है। लेकिन अगर वे महसूस करेंगे कि यह 'अव्यवस्था' दरअसल एक व्यवस्थित "आदर्श" कर्व का हिस्सा है, तो उन्हें सताए जाने का अनुताप निश्चय ही कम होगा। परिणाम–कथक चाहें तो उन्हें यह समझने में मदद कर सकते हैं कि एक निश्चित अवधि के परिप्रेक्ष में एक निश्चित समूह के अंदर कुल जनसंख्या के मानक के आधार पर कैंसर मौतों की दरें लगभग एक ही रहती हैं।

(7) परिणाम–चर्चा के दौरान रोगी को यह समझाना भी जरूरी है कि जिस कैंसर के चलते वे अब अस्वस्थ महसूस कर रहे हैं, वह तो पाँच से पन्द्रह साल पहले से ही उनके साथ रह रहा है। उन्हें यह भी बताना जरूरी है कि कैंसर की प्राथमिक अथवा अंतिम जैसी कोई स्थिति नहीं होती और यह तो बस चिकित्सक का दिमागी फितूर भर है।

(8) कैंसर रोगी को जब कैंसर वास्तववाद का बोध होगा तो उन्हें यह समझ में आएगा कि जिस कोशिकीय परिघटना को वे ढ़ो रहे हैं, उसके बारे में यहाँ तक कि पूर्वानुमानकारी चिकित्सक भी उतना ही ज्ञानी है जितना कि वह स्वयं। यह

समझदारी उन्हें रोग से लड़ने के मामले में महत्वपूर्ण सहभागी बनने में प्रेरित करेगा। और जब तक रोगी इस वास्तववाद से दूर रहेंगे तब तक उन्हें व्यक्तिगत तंगहाली सहन करनी पड़ेगी। हताशा के कारण उन्हें लगेगा कि उन्हें उचित दवा नहीं मिल रही है और चिकित्सा सेवा से जुड़े लोग उन्हें वह सेवा मुहैया नहीं कर रहे हैं जा उन्हें मिलनी चाहिए।

(9) परिणाम-कथन के वक्त हमें अपनी परीक्षण व्यवस्था की सीमाबद्धता और चिकित्सा विधि के नाकारापन के बारे में भी बातें करनी चाहिए।

(10) कैंसर-ठीक-हो सकता है—का समूह-भ्रम (सिनड्रोम) वास्तव में आजकल प्रचलित आई.सी.सी.यू. वाले सिनड्रोम से अलग नहीं है।[6,136,202] दिल के मरीजों के साथ-साथ उन्हें देखभाल करनेवाले चिकित्सकों और उनके सहयोगियों को इसके झोंके को सहना पड़ता है। इसके प्रति आम और चिकित्सा जगत से जुड़े खास लोगों का लगाव चिकित्साविद्या के चमत्कार के प्रति उनकी आस्था को ही प्रतिबिम्बित करता है। व्यापक मानसिक और आर्थिक उत्पीड़न झेलने के बाद भी इससे किसी का भला नहीं होता।

कैंसर के बारे में पूर्वानुमान लगाने वालों को यह अवश्य ध्यान में रखना होगा कि उनके रोगी का शरीर, मन और आत्मशक्ति पर उपर्युक्त सिनड्रोम के कारण अतिरिक्त बोझ न पड़े और रोगी को बचाने के लिए व्यर्थ की चिकित्सा करने के फलस्वरूप उसके परिवार को आर्थिक बर्बादी की गहरी खाईं में गिरना न पड़े।

(11) "परिणाम-कथन एक निरंतर प्रक्रिया है जिसे शायद रोगी के देहांत के बाद भी, उनके शोकग्रस्त परिवारवालों के लिए जारी रखना पड़े।"[6] रोगी के निकटजनों के दुख, गुस्सा और कटुता को शांत करते रहने के लिए इस प्रक्रिया को लम्बे अर्से तक जारी रखना पड़ सकता है।[279]

(12) रोगी के अंदर प्रत्यय उत्पन्न करने के लिए एक शानदार तरकीब के बतौर उन्हें उन घटनाओं के बारे में बताना चाहिए जहां इलाज करनेवाले विशेषज्ञ की अपेक्षा रोगी अधिक समय तक जीवित थे। मसलन, हम उन्हें सैंट लुई अस्पताल के

विशिष्ट शल्य चिकित्सक ग्राहाम की सच्ची कहानी सुना सकते हैं। ग्राहाम ने फेफड़े के कैंसर को उपचार करने वाले एक ऑपरेशन का ईजाद किया था–जिसे "ग्राहाम्स ऑपरेशन" कहा जाता है। उसी ग्राहाम ने एक अन्य चिकित्सक का ऑपरेशन किया था। वह चिकित्सक तो बच गया पर उनके जीवित काल में ही उन्होंने ग्राहाम को फेफड़े के कैंसर के कारण मौत के आगोश में समाते देखा। "ग्राहाम के कैंसर को पकड़ने में इतना देर हो गई थी कि उन पर उन्हीं के द्वारा ईजाद किया गया ऑपरेशन करना संभव नहीं हो सका।[280] इस तरह की तमाम बातें रोगी को बतानी चाहिए। चिकित्सकीय विनम्रता की इस किस्म का आचरण ही तन्दुरुस्त एक चिकित्सक को उनके पास इलाज कराने आये अस्वस्थ रोगी के सामने यह स्वीकारने में प्रेरित करेगा कि वह उनकी अपेक्षा अधिक समय तक निश्चित ही जीवित रह सकते हैं। चिकित्सक चाहे तो रस्सी–कूदने के दौरान गाये जाने वाली उस पुराने गीत से शुरू कर सकते हैं–

"डक्टर साब, डक्टर साब, निश्चित है क्या मेरी मौत?"
"हाँ, मेरे बेटे, मुझे भी कहाँ छोड़ने वाला है मृत्युदूत।"
("डॉक्टर, डॉक्टर, वील आई डाई?"
"यस, माई सन, सो वील आई।")

❑❑

अध्याय–9

प्रतिरक्षण की मरीचिका

कैंसर इम्यूनोलॉजी, जिसे ट्यूमर इम्यूनोलॉजी (कैंसर रोग–प्रतिरोध विज्ञान) भी कहा जाता है, को एक नवीन और तेजी से विकासमान विज्ञान[137] माना जाने लगा है। यह 'विज्ञान' इस अवधारणा पर आधारित है कि मानव शरीर जिस तरह विषाणुओं और जीवाणुओं के अनुप्रवेश के खिलाफ स्वतः प्रतिक्रिया व्यक्त करते हुए उसके खिलाफ प्रतिरोध क्षमता विकसित करता है, उसी तरह वह शरीर में अपने आप पैदा होने वाला कैंसर कोशों के खिलाफ भी प्रतिरोध क्षमता निर्माण करने में सक्षम है। चिकित्सकीय परिभाषा में इसे ट्यूमर इम्यूनिटी, यानी, कैंसर प्रतिरोधी कहा जाता है। कैंसर (ट्यूमर) रोगक्षमीकरण–चिकित्सा वह विज्ञान है जिसके तहत एक कैंसर रोगी के भीतर कैंसर प्रतिरोधी क्षमता उत्पन्न करने एवं / अथवा बढ़ाने का प्रयास किया जाता है। फिलहाल इस चिकित्सा विधि के उपयोग के बारे में तब ही गौर किया जाता है[138] जब कैंसर की अन्य चिकित्सा विधियाँ, यानी, शल्यक्रिया, रेडियोथेरापी एवं / अथवा केमोथेरापी कारगर व लाभदायक नहीं होतीं।

दो मुख्य लक्ष्यों को सामने रखते हुए कैंसर/ट्यूमर प्रतिरक्षण अनुसंधान चलाया जाता है। एक ओर कैंसर का परायापन (यानी, फरेननेस) सिद्ध करना और दूसरी ओर इसके खिलाफ शरीर कैसे प्रतिरोधी क्षमता विकसित करने में सक्षम होगा उसकी क्रियाविधि अथवा प्रक्रिया के बारे में पता लगाना। कैंसर इम्यूनिटी रिसर्च यानी, कैंसर प्रतिरक्षण अनुसंधान का यही सार है। अनुसंधानकर्त्ताओं को लगता है कि कैंसर कोशों के परायापन शायद उन एन्टिजेनों में निहित हैं जिन्हें कैंसर कोश ढो रहे हैं। वे यह भी कल्पना कर लेते हैं कि इन कैंसर एन्टिजेनों के खिलाफ मानव शरीर की प्रतिक्रिया स्वरूप ट्यूमर प्रतिरक्षण व्यवस्था तैयार हो जाती है। शरीर में मौजूद श्वेत रक्त कणिकाएँ, मुख्यतः लिम्फोसाइट कही जाने वाली श्वेत कणिकाएँ, इस प्रतिरक्षण में मध्यस्थता करती हैं।

आजकल कैंसर इम्यूनोथेरापी से संबंधित अनेक प्रशंसात्मक बयान[14,16] सुनने को मिलते हैं। कहा तो यह भी जाता है कि इन बयानों को सही ठहराने वाले पर्याप्त प्रमाण चिकित्सा विज्ञानियों के पास मौजूद हैं।

वास्तविकता लेकिन इससे अलग है। ट्यूमर इम्यूनिटी और इम्यूनोथेरापी पर अब तक किए गए व्यापक अनुसंधान की परिणति को नीचे उल्लिखित कारर्णा के आधार पर नकारात्मक[5] समझा जाता रहा है–

(1) वील्स[20] ने सामान्यीकृत करते हुए यह दिखलाया था कि "स्वयंस्फूर्त उत्पन्न होने वाले ट्यूमर समूह अपने वाहक के ऊतकों से बनता है और वह विरल ही शायद कभी एन्टिजेन की तरह आचरण करता है।" इसका आशय यह है कि अगर कैंसर प्रयोगशाला में कृत्रिम रूप से नहीं बनाया गया हो[15] तो वह हमेशा अपने वाहक का अखण्ड हिस्सा ही रहेगा और वह न तो कल्पित एन्टिजेनों की तरह आचरण करेगा और न ही शरीर में उसके कारण कोई प्रतिक्रिया होगी।

(2) उपर्युक्त वक्तव्य का शानदार सबूत कैंसर के लिए की गई ऑपरेशन के उपरांत देखने को मिलता है। पाकस्थली के घाव को तब भी भरते देखा गया है जब "वास्तव में कैंसर के बीच से"[140] छूरी चलाया गया हो। इससे पर्याप्त रूप से कैंसर कोशों की निजी प्रकृति के बारे में पता चलता है। पता चलता है कि वह मानव शरीर का अखण्ड हिस्सा है और वह परायी वस्तु नहीं है। अगर ऐसा नहीं होता तो घाव भरना जैसी अत्यावश्यक, व्यापक समन्वय की जरूरत वाली और पेचीदगी भरी प्रक्रिया में वह सक्रिय हिस्सेदारी निभा नहीं सकता था।

(3) अगर कैंसर कोशें पराये होते तो उसके उद्‌भव होते ही शरीर उसे चिन्हित कर लेता। जबकि वास्तविकता यही है कि किसी भी कैंसर ग्रसित व्यक्ति को अपने शरीर में पल-बढ़ रहे कैंसर के बारे में एक लम्बे समय तक भनक तक नहीं लग पाती। यानी, मानव शरीर उसे पराया नहीं समझता। दोनों कारणों से कैंसर कोश को पराया समझना निराधार लगता है। पहला ता यह कि कैंसर को एक सार्वभौमिक और स्वाभाविक घटना के रूप में दिखलाई पड़ना। और दूसरा, दुनिया भर में मानव समाज के सभी उम्र के अनुमेय हिस्से के अंदर उसका निरंतर आत्मप्रकाश होते रहना।

(4) समझा जाता है कि ट्यूमर इम्यूनिटी के दो हाथ है–(क) शरीर में मौजद् तरह-तरह के एन्टीबाडीज (देहद्रवी प्रतिरक्षा)

और (ख) कोशिकीय प्रतिरक्षा (यानी, लिम्फोसाइट्स)। जहाँ तक एण्टिबाडीज का मामला है, उसके बारे में तो बहुत पहले से यह स्वीकारा जाने लगा है कि वह तो वास्तव में शरीर में मौजूद तथाकथित प्रतिरक्षण व्यवस्था से ही कैंसर को बचाते रहने का काम करता रहता हैं।[142] और जहाँ तक कोशिकीय प्रतिरक्षा का सवाल है, अब तो उसके बारे में शंका जाहिर किया जाने लगा है कि शायद वही कैंसर के उद्‌भव और विकास में मददगार भूमिका निभाता है।[143,144]

(5) इम्यूनोथेरापी का प्रायोगिक अनुभवों का सार संकलन करते हुए हाल में प्रकाशित पुस्तक[141] में स्थिति को चूक, निराशा, कुण्ठा और अड़चनों से भरा माना गया। 'इम्यूनोथेरापी ऑफ कैंसर इन मैन : साइन्टिफिक बेसिस एण्ड स्टैटॅस'–शीर्षक पुस्तक में नवीनतम जिस अड़चन का जिक्र किया गया है उसके अनुसार खून में संचारी एन्टिजेन वास्तव में शरीर में मौजूद प्रतिरोधी प्रक्रिया से शायद कैंसर की रक्षा करती है।

(6) ट्यूमर इम्यूनिटी असलियत में है क्या चीज यह न तो वैज्ञानिकों को अब तक पता चल सका और न ही उसे परिभाषित कर पाना संभव हो सका। निम्नलिखित दोहरी–वक्तव्यवाली सम्पादकीय मन्तव्य को पढ़ कर तो यही लगता है कि इसे संभवतः परिभाषित नहीं किया जा सकेगा। इस सम्पादकीय के अनुसार "इस निबंध में यह दिखलाया गया है कि संगत स्थिति में ट्यूमर इम्यूनिटी ट्यूमर को उद्दीपित करता है।"[139] 'गया था चौबे छब्बे बनने, दूबे बनकर लौटा'–का इससे शानदार उदाहरण और क्या हो सकता है?

(7) ट्यूमर इम्यूनोलॉजी के क्षेत्र में सर्वेक्षण करने के पश्चात एक विज्ञान विषयक लेखक[22] इस नतीजे पर पहुँचा था कि इम्यूनोलाजी में विज्ञान का पहलू इस कदर अस्तव्यस्त है कि इस विषय का एक विज्ञानी के लिए अन्य एक विज्ञानी का वक्तव्य समझ से परे रह जाता है। उलझनों की मीनार होते हुए भी इम्यूनोलॉजी, प्रचार के बलबूते 'सफलता' के सातवें आसमान पर विराजमान है।

(8) 'कैंसर मेडिसिन'—शीर्षकवाली एक भारी-भरकम पुस्तक में ईटजेन और हेल्स्ट्रम द्वारा लिखा एक अध्याय है।[146] आइए, उसमें से कई पंक्ति का आशय समझने की कोशिश करें : "अतः, इम्यूनिटी कैंसर को बढ़ाने में मदद करती है या उसे कम करती है, सिर्फ इतना भर देखने से नहीं चलेगा। अगर इस तरह का कोई उपाय हम ईजाद कर सके जिससे कि प्रतिरक्षण संबंधी ताकतों को बढ़ाने अथवा उस पर अंकुश लगाने के बीच संतुलन को किसी एक ओर खिसका पाना संभव हो, तभी हमारे लिए एक अधिक स्पष्ट उत्तर देना संभव हो सकेगा।" सर फोड़ लीजिए, उपर्युक्त वक्तव्य का आशय नहीं निकलने वाला! यद्यपि इन पंक्तियों के पहले और बाद में इम्यूनोथेरापी की चमत्कारिक संभावना के बारे में बहुत कुछ कहा गया है।

(9) लेकिन जैसा कि हम जानते हैं—'स्वर्णिम संभावनाओं' और क्रूर वास्तविकताओं के बीच आसमान-जमीन का अंतर लगातार बढ़ता जाना मेडिकल दुनिया का एक दुखद सच है, इम्यूनोलाजी के मामले में यह अन्यथा कैसे हो सकता है? यही कारण है कि इम्यूनोथेरापी के प्रयोग के फलस्वरूप जब कैंसर इम्यूनिटी उत्पन्न करने में सफलता की डींग हाँका जाता है, तब भी परिणाम लाभदायक हो ही, यह जरूरी नहीं है।[144,145] कुछ कैंसर रोगियों के मामले में ट्यूमर कुछ हद तक कम होने के बावजूद, अधिकांश मामले में ट्यूमर की हालत बिगड़ी ही है।

(10) ऊपर कही गई बातों से यह संकेत मिलता है कि इम्यूनोथेरापी से कैंसर-प्रोत्साहन का खतरा होता है। आजकल बी.सी.जी. इम्यूनोथेरापी को लेकर संभवतः सबसे ज्यादा चर्चा सुनने को मिलती है। जबकि वह "अक्सर जटिलताएँ"[143,147,148] उत्पन्न करता रहता है। यह भी कहा गया है कि "बी.सी.जी. इम्यूनोथेरापी के प्रयोग को जोखिम मुक्त नहीं कहा जा सकता है क्योंकि कई मामलों में इसके कारण ट्यूमर को बढ़ते देखा गया है।"[149] प्रशासकों और व्यावसायिक प्रबंधकों के आज की इस दुनिया में किस तरह हर एक आदमी अपनी अयोग्यता के शिखर पर पहुँचने में कामयाबी हासिल करता है इसके बारे में

> पीटर साहेब एक मजेदार सिद्धांत पेश कर गये हैं।[150] इसे पीटर-प्रिंसिपल कहा जाता है। कैंसर के बी.सी.जी. थेरापी असमर्थता के इस शिखर को छू लेने के बाद लिभामिजोल[149] जैसी एक सन्दिग्ध दवा के बारे में जोरदार प्रचार चलाया जा रहा ह। इस दवा की प्रभावोत्पादकता अनुनमेय होने और पार्श्व-प्रतिक्रिया के खतरों के होते हुए भी इसे प्रामाणिक रूप से ''प्रतिरोधशक्ति उद्दीपक'' कहा जा रहा है।

ट्यूमर इम्यूनिटी और इम्यूनोथेरापी की मौजूदा स्थिति के बारे में हेविट[137] ने हाल में सार संक्षेप प्रस्तुत को है। सही अर्थ में ट्यूमर इम्यूनिटी का संभवतः अस्तित्व नहीं है क्योंकि कैंसर कोशों के अंदर एन्टिजेन-धर्म रहने के बावजूद यह जरूरी नहीं है कि उससे उन कोशों के खिलाफ प्रतिरक्षण व्यवस्था का सृजन हो। प्रयोगशाला में जो देखने को मिलता है मानव शरीर में वह मिलता नहीं है।[98,281] प्रयोगशाला में 'प्रचुर मात्राा में एन्टिजेन धर्म' विशिष्ट पशुओं के ट्यूमर नमूनों की कोई भी प्रासंगिकता मानव शरीर में उत्पन्न ट्यूमरों में नहीं दिखती।[98,282] इम्यूनोथेरापी के ''लम्बी और लज्जाजनक'' इतिहास को देखते हुए सिर्फ यही कहा जा सकता है कि ''जिस उपचार की कोई कार्यकारिता है ही नहीं उसे शायद ही चिकित्सा कहा जाये।'' यह कहने के पहले हेविट[137] इम्यूनोथेरापी के इतिहास को छानकर तथ्यात्मक रूप से यह दिखला चुके थे कि इम्यूनोथेरापी पर यकीनन भरोसा करने लायक एक भी सबूत मिलने से बहुत पहले हो वैज्ञानिक इसके बहकावे में आ गये थे और इसके दीवाने बन चुके थे। हालाँकि भरोसा करने लायक कोई सबूत अब तक उपलब्ध नहीं है। इन तमाम गड़बड़झाला के बाद हम अब इस मोड़ पर आ खड़े हुए हैं जहाँ कैंसरशास्त्र संबंधी तमाम दुर्बोध्यताओं को इसी इम्यूनोलॉजी के सहारे व्याख्यायित[282] किए जाने लगे हैं।

इसके फलस्वरूप कैंसर संबंधी दुर्बोध्यताएँ गहराती रही हैं। लेकिन इससे बेपरवाह प्रतिरक्षण विज्ञान संबंधी आडम्बर[282,283] चालू है। कुछ साल पहले मैथे और अन्य लोगों ने मिलकर पैरिस में ''इम्यूनो-कैंसरविद्या सप्ताह''[283] मनाया था जहाँ लन्दनवासी

फेल्डमैन उपस्थित कैंसरविदों के समक्ष बार-बार अरूचिकर ढंग से यह अपील करते रहे कि प्रतिरक्षण विद्या के सहारे निजी कैंसर कोशों से लड़ने में मानवसमाज को तैयार करने के लिए वे सहायक बनें। उस सम्मेलन में यह निष्कर्ष निकाला गया कि ''इम्यूनो-कैंसरविद्या'' क लिए की गई तमाम शोध-प्रचेष्टाएँ सार्थक रही हैं।

आइए, हम सच का सामना करें। ट्यूमर इम्यूनोलाजी से संबंधित शोधकार्य का एक खास पहलू यह है कि कैंसर की भाँति उसका भी आत्मपुनर्जनन जारी है। यानी, तेजी से वह फल-फूल रहा है। यह अनुदान उगाने के मामले में भी आगे है। 'शोध' के मामले में फन्डा (समझ) चाहे साफ न हो फण्ड यानी, मुँह माँगा अनुदान मिलने में कोई अड़चन आड़े नहीं आती। जबकि इस विषय पर प्रकाशित शोधपत्रों को वैज्ञानिक दृष्टिकोण से जाँचने से ही इसकी असारता को साफ समझा जा सकता है। इन शोधों का पस्थान बिंदु इस गलत अवधारणा पर टिका हुआ है कि कैंसर रोगी के अंदर मौजूद कैंसर कोश समूह उसका निजी हिस्सा नहीं है—यानी, वह बाहर से उसके शरीर में आ बसा है। जबकि यह एक प्रामाणिक तथ्य है कि मानव अथवा पशुओं में उत्पन्न होने वाला एक भी कैंसर को उसके वाहक से पराया (अथवा आत्मन से अलग) सिद्ध नहीं किया जा सकता है।[151] याद रहे कि ''मोहभंग की यह पहली चेतावनी'' आज से बहुत पहले[3] सन् 1911 में दी गई थी। एक व्यक्ति के मामले में, जेनेटिक (जनन संबंधी, जीनी) रूप से कैंसर कोशों की अभिन्नता (अध्याय दो) उन्हें अपने कसर को सम्मानपूर्वक स्वीकारते हुए 'माई फेयर लेडी'[152] के मि. डुलिटल के शब्दों को दोहराने की अनुमति देता है कि : ''यह तो मेरे ही शरीर का हिस्सा है, हाड़-मांस है।''

❑❑

अध्याय-10
कैंसर शोधयोग्य नहीं है

सरासर यह कहने के कारण हमें विज्ञान के जानी दुश्मन के रूप में ठहराया जाएगा , हमें यह पता है। लेकिन शोध का आखिर मतलब क्या है? विज्ञान के क्षेत्र में साधारण रूप से और कैंसर विज्ञान के मामले में खास रूप से शोध करने का मतलब क्या है? इसके बारे में थोड़ी बहुत चर्चा कर लेने से यह समझने में कठिनाई नहीं रह जायगी कि आखिर कैंसर शोधयोग्य नहीं है—जैसी धर्मद्रोही बात हम क्यों कह रहे हैं।

शब्दकोश[1] में दी गई परिभाषा के अनुसार शोध में तीनों पहलुओं का होना लाजिमी है : सम्पूर्ण विचक्षणता या सार्वभौमिकता, स्पष्टता एवं वर्तमान संदर्भ में उसकी व्यापक प्रयोज्यता। परिभाषा के अनुसार शोध का मतलब है ''नए तथ्यों का आविष्कार करना और उन्हें सटीक रूप से व्याख्या करने के लिए आलोचनात्मक और सर्वांगीण अनुसंधान अथवा परीक्षण करते रहना; पारम्परिक रूप से मान्य निष्कर्षों, सिद्धांतों और संहिताओं को आविष्कृत नई तथ्यों की रोशनी में पुनः जाँचना अथवा प्राप्त नए अथवा संशोधित निष्कर्षों, सिद्धांतों और संहिताओं की व्यावहारिक प्रयोज्यता को रेखांकित करना।''

जहाँ तक कैंसर शास्त्र का सवाल है, वह तो सूर्य किरण से समुद्री शैवाल के बीच तक कैंसर कारकों को पता लगाते रहने का निरलस अनुसंधान जारी रखे हुए हैं। यह अलग बात है कि इसके फलस्वरूप असफलता के अलावा उन्हें और कुछ नसीब न हो सका।

कैंसरशास्त्र को जो कुछ 'सर्च' (यानी, छानबीन) करना था वह उसने किया—काफी आर्थिक अनुदान इकट्ठा की, सत्ता के गलियारों में पैर जमाया, नाम कमाया और आँकड़ों का मीनार खड़ा कर लिया। **लेकिन उसने 'रिसर्च' (यानी, शोध) कभी नहीं किया।** वह अपनी आँखों की पुतली समान निष्कर्षों पर पुनरानुसंधान करने से निरंतर कन्नी काटता रहा। उन निष्कर्षों के प्रायोगिक अनुभवों को संकलित करने की बात तो छोड़ ही दीजिए। वैकल्पिक कोई नई सोच या पद्धति को तरजीह देना तो दूर, वह हमेशा उससे आँखें फेर लेने अथवा उसे उपेक्षा भाव से देखते रहने के रुख पर अड़ा रहा। उसने कभी भी यह सोचने की जरूरत तक महसूस नहीं की कि ''तीर को आगे की ओर जाने के लिए पीछे हटना पड़ता है''

और "साँप को डसने के लिए पीछे जाना पड़ता है।" उसने दीवार पर लिखी इबारत को पढ़ने में कोई भी आग्रह नहीं दिखाया। विज्ञान के बारे में रूढ़िवादी धारणा पर प्रहार करते हुए सोल्झेनित्सिन की 'दि फार्स्ट सर्केल'[153] का नायक बबिनन कहता है : "विज्ञान के बारे में आप आखिर सोचत क्या हैं—क्या वह एक जादू की छड़ी है जिसे घुमाने के साथ-साथ आप जो भी चाहते हो वह मिल जायेगा? मान लो कि समस्या को ही गलत शर्तों पर पेश किया गया हो, अथवा कई नये तथ्य या गुणक निकल आए तो, फिर क्या होगा?" कैंसरशास्त्र में समस्या को गलत ढंग से पेश करने का नमूना है पूर्व निर्धारित इस धारणा पर अड़े रहना कि "कैंसर विजेय है।"[14] दूसरी ओर, इसी बीच कुछ नये प्रामाणिक तथ्य सामने आ चुके हैं। वह है (क) कैंसर की अकाट्य जैविक प्रकृतिसमूह, और (ख) कैंसर हमारे शरीर का अभिन्न हिस्सा होने के कारण इसके खिलाफ सभी चिकित्सकीय रणनीतियों के नतीजे निश्चित विपर्यय के अलावा और कुछ हो ही नहीं सकता।

कैंसरशास्त्र में तथाकथित चालाकी भरे बहुत कल्याणकारी दावे तो दिखते हैं पर जिन दो चीजों का उसमें नितांत अभाव है वह है पारंगत विचार-शक्ति और अन्तर्दृष्टि। बार्नेट[5] ने जनसाधारण के मन में बसे कैंसरशास्त्र संबंधी प्रतिबिम्ब का सार संक्षेप करते हुए कहा था कि लोकोपकारवादी स्वरूप के बावजूद उसमें जीवविज्ञान संबंधी विद्वता नहीं दिखती।

बार्नेट[15] आश्चर्यचकित थे कि कैंसर प्रतिरोध और चिकित्सा के नाम पर इतने लम्बे अर्से से इतने सारे प्रमुख वैज्ञानिकों द्वारा किए गए इतने कर्मकाण्ड के लिए इतना ज्यादा धन मुहैया करने का नतीजे इतना निरर्थक क्यों निकला!

कैंसर की अनतिक्रमणीय यथार्थता यह है कि वह प्रचलित विज्ञान का आज्ञाकारी नहीं है। विज्ञान के मानदण्ड से कैंसर की गहनता को नापना संभव नहीं है। इसीलिए वाइनवग[154] ने इसे 'ट्रांस साइन्स' यानी विज्ञान से परे माना था। कैंसर के सभी अधिगम्य और विश्लेषणयोग्य पहलुओं जैसे कोश, ट्यूमर, चिकित्सा, कारण और प्रतिरोध, जेनेटिक्स, उसके खास उद्देश्य—के बारे में हम जो जानते हैं अथवा कर सकते हैं, वह कैंसर के मामले में भविष्यवाणी करने में हमें कोई सहायता नहीं करता। एक न एक

अड़चन आड़े आ जाती है। आइए, कैंसर के उपर्युक्त हर एक पहलू के बारे तर्कों और जवाबी तर्कों को समझने की कोशिश करें।

कैंसर कोश–

(1) एक व्यक्ति विशेष के लिए कैंसर कोश क्या है? शेक्सपीयर के शब्दों में कहा जा सकता है–"एक अरुचिकर चीज है महोदय (मान्यवर शोधकर्त्ता), लेकिन है तो अपनी ही।"

(2) संरचनात्मक, जैव–रसायनिक अथवा प्रतिरक्षा–विज्ञान संबंधी ऐसी एक भी विशिष्टता के बारे में अब तक पता नहीं चल पाया जिससे कि एक स्वाभाविक कोश और एक कैंसर कोश के बीच फर्क समझने में मदद मिल सके।[98,155,156,315]

(3) अभिन्नता के कारण कैंसर कोश असाध्य है। अन्य किसी कोश की भाँति ही उसका उद्‌भव और संख्या वृद्धि होती रहती है और वह भी अन्य कोशों जैसा ही कोश विनाशकारी (साइटोटक्सिक) एजेंटों का शिकार बनता रहता है। इन एजटों का शिकार बनने के मामले में कैंसर कोश स्वाभाविक कोशों से ज्यादा उत्सुक दिखाता हो, ऐसा भी नहीं है। इसी अभिन्नता के कारण ही रेडियो अथवा केमोथेरापी प्रयोग करके स्वाभाविक कोश से अलग करके उस पर निशाना नहीं लगाया जा सकता है। यानी, उसे चोट पहुँचाने से स्वाभाविक कोशों को भी घायल करना ही पड़ेगा।

(4) प्रत्येक कैंसर कोश अपने अंदर एक अनोखापन लिए हुए रहता है। मानो हर एक कोश एक भिन्न किस्म का हो। यही कारण है कि किसी खास दवा से उसे खत्म नहीं किया जा सकता है और न ही कोई प्रतिषेधक उसका प्रतिरोध कर सकता है।

(5) चाहे मानव शरीर में हो अथवा पशु के देह में, कैंसर कोशों की अक्षय आपूर्ति की निरंतरता बनी रहती है। इसका कारण सरल है : स्वाभाविक कोशसमूह निरंतर कैंसर ग्रसित कोशों की सेना में भरती होने की प्रक्रिया में खुद को कैंसर ग्रसित कोशों में तब्दील करता रहता है।[6]

यह किंचित ताज्जुब की बात है कि विकट ल्यूकीमिया से ग्रसित रोगियों के मामले में उन पर दीर्घकालिक समय तक भारी मात्रा में कैंसर कोश निधनकारी विषाक्त औषधि की बमबारी करते रहने के बाद भी वे कभी ल्यूकीमिया कोशमुक्त नहीं होता। यह कैंसर वास्तविकता का एक उत्कृष्ट उदाहरण है।

जिससे पता चलता है कि यद्यपि कुछ कैंसर कोश को मौत के घाट उतारा जा सकता है, कैंसर स्वयं इससे अछूता रह जाता है।

(6) अपने उत्पत्ति स्थल से अन्यत्र स्थानान्तरण करते रहने की कैंसर कोश की क्षमता पूर्वनिर्धारित, व्यक्तिपरक और अननुमेय है।

(7) विशेषता और अनिश्चितता से लिपटे रहने के कारण कैंसर कोश का कोई नमूना (मॉडल) बनाना संभव नहीं हो पाता।

(8) पदार्थ की भाँति[157], कैंसर कोश भी परिभाषित होने को चुनौती देता है। सबसे अच्छा जो हम कर सकते हैं वह है पदार्थ के मामले में मौजूद शास्त्रीय वाग्जाल[158] के भावानुवाद का सहारा लें और कैंसर कोश को यूँ समझने की कोशिश करें–

कैंसर कोश यही है जो वह है
कारण उसका काम यही है जो वह करता है
और वह यही करता, जो उसे करते रहना है
यही वजह है, वह वही है जो वह है।

उपर्युक्त पंक्तियाँ स्मिदर्स[71] द्वारा प्रस्तुत साधारणीकरण को और मजबूत करता है कि कैंसर कोश पृथक कोई संरचनात्मक अस्तित्व नहीं है, वह आचरण का एक इन्द्रिय है। कुल मिलाकर कैंसर की अद्‌भुत घटना के बारे में यही कहा जा सकता है।

ट्यूमर–

कैंसर कोश के बारे में इस समझदारी के आधार पर यह सवाल उठना लाजिमी है कि क्या कैंसर पर शोध करने की कोई जरूरत नहीं है? यह सवाल उठाने के पहले यह समझना बहुत जरूरी है कि व्यावहारिक रूप से कैंसर (ट्यूमर) पर शोध करने का मकसद क्या है। इसका अर्थ है कैंसर ग्रसित किसी व्यक्ति के ट्यूमर से जुड़े तमाम पहलुओं को लेकर चर्चा करना। किपलिंग के शब्दों को दोहराते हुए कहा जा सकता है कि कैंसर रोगी के शरीर में दिखनेवाला ट्यूमर क्या चीज है, क्यों हुआ है, कैसे हुआ है, कब हुआ है, वास्तव में वह कहाँ–कहाँ है और उसके होने के लिए जिम्मेदार कौन ह–यह जानने का प्रयास करना। क्या इनमें से एक भी पहलू के बारे में हम जान सकते हैं?

(1) तमाम तकनीकी जुगत से लैस एक चिकित्सक इस घटना पर अपनी विद्वता तभी जाहिर कर सकते हैं जब वह घट चुकी होती है—उससे पहले कदापि नहीं। रोगी चाहे सबसे पहले उन्हीं के पास पहुँचे अथवा चिकित्सा उपरांत, 'कब' से कैंसर की शुरूआत हुई है, यह चिकित्सक के लिए बताना असंभव है।

(2) 'क्या' है ट्यूमर, वह तो हर एक ट्यूमर की विशेषता का परिमण्डल से संबंधित है। कोई भी दोनों ट्यूमर, चाहे वह एक व्यक्ति के शरीर में ही क्यों न हो, कभी भी तथ्यतः एक जसा नहीं होती।[3] कोई भी अनुभवी रोग निर्णयकारी को यह पता है कि हर एक ट्यूमर सूक्ष्मदर्शी यंत्रा के नीचे अपनी निजी विशेषता को जाहिर करता है। हर एक ट्यूमर की अलग सूक्ष्मदर्शीय बनावट साफ दिखती है।[15,239]

(3) 'क्यों' और 'कैसे' हुआ ट्यूमर, यह तो कारणवाद में निहित है। कैंसरीकरण और ट्यूमर गठन प्रक्रिया तो जीवन का एक अनिवार्य हिस्सा है। एक 'स्वाभाविक' कोश और उसकी तमाम अभिव्यक्तियाँ जिस तरह हमारे लिए रहस्यमय बनी हुई है ठीक उसी तरह एक कैंसर कोश और उसकी अभिव्यक्तियाँ भी रहस्यमय हैं।

(4) समूह स्तर पर 'कौन', 'क्या' और 'कहाँ' के मामले में एक तरह की पूर्वनिर्धारण योग्य निश्चयता रहने के बावजूद व्यक्ति–विशेष के मामले में सिर्फ संभाव्यता के बारे में ही कुछ कहा जा सकता है। एक्यूट लिम्फोब्लास्टिक ल्यूकीमिया के मामले में संभाव्यता की इस मरक विज्ञान संबंधी (एपिडीमियोलाजिक) अवधारणा को आसानी से समझा जा सकता है। विश्व भर में प्रति वर्ष प्रति एक लाख आदमी में से दो अथवा तीन व्यक्ति इस बीमारी का शिकार बनते रहते हैं। यद्यपि अलग–अलग देश में इसमें मामूली सा उतार–चढ़ाव भी देखने को मिलता है।[98] यह जो एक लाख में दो अथवा तीन, यानी पति 50 हजार में एक या 33333 में से एक—इन संख्याओं के बारे में निश्चयता पूर्वक कहा जा सकता है, लेकिन कौन दो अथवा तीन व्यक्ति, यह तो संभाव्यता के गर्भ में है—अनिश्चित है।

(5) कैंसर के उद्‌भव से ट्यूमर बनने तक और फिर इसके कारण अस्वस्थ होने से मौत होने तक के इस पूरी अनुक्रम की हर

एक कड़ी अनिश्चितता के अधीन है। यह भी कह पाना असंभव है कि घटनाओं का यह अनुक्रम सिलसिलेवार चलता ही रहेगा। मसलन, ट्यूमर अस्वस्थता का कारण बनेगा ही अथवा अस्वस्थता के बाद मौत होगी ही, यह निश्चयतापूर्वक नहीं कहा जा सकता है। यानी, इस अनुक्रम में शुरू में घटनेवाली घटना अगली क्रमवाली घटना में तब्दील होगी ही, यह जरूरी नहीं है। कैंसर संस्थानों द्वारा प्रचार किए जानेवाले निराधार आतंक प्रसारक आँकड़े आमतौर पर लेकिन इसी अपरिवर्तनीय और सिलसिलेवार अनुक्रम पर आधारित है। प्रयोगशाला में पशुओं के शरीर में उत्पन्न की गई ट्यूमर नमूनों से प्राप्त अनुभवों से चिपके रहने के कारण वह इसी तरह के प्रचार अभियान चलाने पर अड़े हुए हैं। हम पहले ही यह व्याख्या कर चुके हैं कि मानव शरीर में अपने आप उत्पन्न होनेवाले ट्यूमरों और प्रयोगशाला में उत्पन्न किए गए पशुओं के ट्यूमरों में कोई समानता नहीं होती। मानव कैंसर के मामले में प्रयोगशाला में इस्तेमाल की जानेवाली पशुओं के ट्यूमरों की भाँति अवश्यंभावी सिलसिलेवार विकास नहीं दिखता। इसीलिए तथाकथित पशु–ट्यूमर नमूनों को अब तक मान्यता नहीं मिल सकी। वह स्वीकार्य नहीं बन सकी।

चिकित्सा–

(1) कैंसर के मामले में, 'चिकित्सा अवश्य ही करना है' जैसी परंपरा का आधारभूत गड़बड़ी का स्रोत यह मान्यता है कि चिकित्सा के फलस्वरूप रोगी अधिक स्वस्थ महसूस करते हैं अथवा बच जाते हैं। इसके उलट अगर कहें कि चिकित्सा के बावजूद भी रोगी बच जाता है अथवा अधिक स्वस्थ महसूस करता है, तो कैसा लगेगा! एक शल्य चिकित्सक[284] ने यही सवाल उठाया था। उन्हें इस तरह के रूढ़ि पर अमल करने के कारण बहुत भारी कीमत चुकानी पड़ी थी। पारंपरिक इस रूढ़ि पर अड़े रहने के फलस्वरूप प्राप्त अनुभवों को उन्होंने विख्यात 'ब्रिटिश मेडिकल जर्नल' में 'कैंसर की आधुनिक चिकित्सा के उपरांत परिणाम के बारे में निजी अनुभव'–शीर्षक एक लेख में रेखांकित किया था। 1938 में प्रकाशित इस लेख की प्रासंगिकता अब भी ज्यों का त्यों बनी हुई है।

(2) कैंसर चिकित्सा की कोई भी विधि कैंसर का प्रतीकार नहीं कर सकता है; वह केवल पता लगाने योग्य कैंसर की अभिव्यक्तियों पर हमला कर सकता है।

(3) चुपके से फैलनेवाला कैंसर एक निर्विवाद तथ्य बन जाने के बाद ही, उसके खिलाफ मैदान-ए-जंग में तमाम चिकित्साओं को उतारा जा सकता है, उससे पहले कभी नहीं।

(4) शल्य चिकित्सा कैंसर के फैलाव को बढ़ावा दे सकता है।[246,247] जबकि अधिकांश अन्य चिकित्सा विधियाँ स्वयं कैंसर को उभारने में सहायक भूमिका निभाती हैं।[6,8,15,101,102,248,250]

(5) चिकित्सा से कैंसर रोगी की तकलीफ कम तो हो सकती है लेकिन उनकी उत्तरजीविता नहीं बढ़ सकती है। चाहे चिकित्सा जल्दी अथवा देर में क्यों न हो। कई उदाहरण देखे जा सकते हैं। ''क्रानिक लिम्फैटिक ल्यूकीमिया और स्तन कैंसर मृत्यु दरें बीमारी की मियाद पर निर्भर नहीं करती। अतः यह उम्मीद करना तर्कसंगत लगता है कि केमोथेरापी के सबसे कार्यकारी औषधि के प्रयोग करने के बावजूद इन दोनों बीमारी से पीड़ित रोगियों की उत्तरजीविता में तनिक भी बढ़ोत्तरी हो सकेगी। वास्तविक ही, उत्तरजीविता के ऊपर केमोथेरापी के किसी प्रभाव को आज तक दिखा पाना संभव नहीं हो सका। हाल में यही बात एक्यूट माइलोब्लास्टिक ल्यूकीमिया से ग्रसित वयस्कों के मामले में भी सही पायी गयी।''[113]

(6) ट्यूमर परीक्षण की जो मानक विधियाँ हैं—जैसे लिम्फएड ल्यूकीमिया

L1210, सरकोमा 180, एडिनोकार्सिनोमा 755, L5178Y ल्यूकीमिया आदि में से प्रत्येक उधार ली गई विभाजक कोशों का समूह है, जिन्हें सुविधानुसार **प्रतिस्थापित कैंसर** (Transplanted Cancer) कहा गया। इस किस्म के कैंसरों के साथ मानव अथवा पशु शरीर में स्वाभाविक रूप से उत्पन्न होनेवाले कैंसर का कोई भी लेना-देना नहीं है। यह इस तथ्य से साफ समझा जा सकता है कि प्रतिस्थापित कैंसरों के मामले में सौ फीसदी कार्यकर केमोथेरापी औषधियाँ, स्वाभाविक यानी स्वतः उत्पन्न होनेवाले कैंसर के मामले में सौ फीसदी

प्रतिरोध का सामना करते हैं अथवा नकारा साबित होते रहते हैं।

(7) कैंसरशास्त्र के पास ऐसी कोई भी कैंसर–चिकित्सा–नमूना नहीं है जिसे कि मानव अथवा पशु की वस्तुस्थिति में प्रासंगिक कहा जा सके। प्रयोगशाला में परखनली में प्राप्त सफलताएँ बस परखनली तक ही सीमित होकर रह जाती हैं।

कारण और प्रतिरोध

इस पुस्तक के चौथे अध्याय में यह स्पष्टतापूर्वक दर्शाया गया है कि कैंसर होने का जो कारण कैंसरशास्त्र ढूँढ़ने में लगा हुआ है, हकीकत में उसका अस्तित्व है ही नहीं। जिसका होने का कारण नहीं है उसका प्रतिरोध भी नहीं हो सकता।

जेनेटिक्स

कैंसर एक विशिष्ट मेरुदंडी लक्षण है जो कि अनगिनत उपादनीय विरासत की मध्यस्थता में प्रजाति स्तर पर कार्यरत रहता है। गाऊसीय सिद्धांत वाक्य में विरासत के असंगत आदेश को डेमनोसा हेरिडेटस (यानी, पैशाचिक विरासत) माना गया है। चूँकि कैंसर का विरासत से कोई लेना–देना नहीं है और वह बुनियादी रूप से कुछ व्यक्ति के मामले में प्रजाति स्तरीय कार्यक्रम की अभिव्यक्ति के रूप में दिखलाई पड़ता है, तो कैंसर के बारे में क्या हमें यही कहना होगा कि वह डेमनोसा हर्डिटस (यानी, पैशाचिक प्रजाति) की ही उपज है, उदाहरण है?

कैंसर प्रकोप के मामले को गहराई से देखने से पता चलता है कि एक व्यक्ति को कैंसर होना उसके अपनी जीनों द्वारा नहीं अपितु मानव प्रजाति में मौजूद सामूहिक जीन निकाय और उसके अपने निजी जीनों के परस्पर संबंध पर निर्भर करता है। इसे समझ पाने से हमारे लिए यह समझ पाना आसान हो सकेगा कि कैंसर को क्यों अनुवांशिकी बीमारी कहने के बजाए प्रजातीय परिघटना कहना चाहिए। हेरिडिटी नहीं हर्डिटी। यह परिघटना निश्चित रूप से जीन चर्चा के दायरे के बाहर की चीज है, वह जीन स परे है। यही कारण है कि चीन के लोगों के बीच नेजोफेरिन्जियल कैंसर का आधिक्य दिखता है तो यहूदियों के बीच ल्यूकीमिया की अधिकता नजर आती है। पार्सी महिलाओं में स्तन कैंसर और हिन्दू महिलाओं में गर्भाशय कैंसर का आधिक्य भी इसी कारण है। असलियत में पजाति–स्तर पर मौजूद जीन भण्डार पर यह निर्भर करता है कि

किस प्रजाति (या समूह) के कितने सदस्य को कैंसर होना है, किस तरह का कैंसर होना है और उम्र के किस पड़ाव में होना है।

आधुनिक जीन चर्चा अपनी पुरानी मान्यता, एक जीन-एक गुणधर्म, से पिंड छुड़ाते हुए यह स्वोकार कर चुका है कि एक गुणधर्म अनगिनत जीन द्वारा नियंत्रित होता है अथवा इसके उलट एक जीन कई गुणधर्मों को लिए हुए हो सकता है। मानव शरीर के हर एक कोश में मौजूद एक लाख जीनों में से किसे उस कोश को कैंसर कोश में बदलने के लिए दोषी माना जाय—यह अज्ञात है। यह इसलिए और भी कठिन है क्योंकि जीन की ठोस परिभाषा क्या है वह अब तक अज्ञात है।[159] कैंसर के लिए जिम्मेदार जीन अथवा जीन समूह को पता लगाने के चक्कर में कहीं अन्य कई समस्याएँ उत्पन्न न हो जाये जिससे निपटना जीन विज्ञान के बूते के बाहर हो। बार्नेट[15] मौजूदा इस भ्रम की ओर इशारा कर गये हैं कि ई-कोली जैसे जीवाणु के मामले में जो घटित होता है वह एक हाथी के मामले में अंजाम दिया जा सकता है। जीनी-छल-कपट के सहारे कैंसर को 'ठीक' करने की लम्बी-चौड़ी हाँकने का कोई मायने नहीं है।

कैंसर का अभिप्राय

दिवंगत लेसली फाउल्ड्स जोर देकर कह गये हैं कि कैंसर के मामले में चिंतनशील शोध उस पर विजय प्राप्त करने के लिए नहीं बल्कि उसे गहराई से समझने के लिए आवश्यक है। फाउल्ड्स[3] की टिप्पणी के अनुसार ''कुछ अनुसंधानकर्ताओं का यह पसंदीदा जुमला बन चुका है कि 'हमें और ज्यादा तथ्यों की आवश्यकता है।' लेकिन सच तो यह है कि हमारे पास मौजूदा समय में इतने सारे 'तथ्य' जमा हो चुके हैं कि हममें से किसी को भी पता नहीं है कि उसे किस तरह से काम में लगाए।'' सच में हमारे पास इतने सारे अकाट्य तथ्य हैं कि उसके सहारे हम सभी लोग कैंसर के बार में पर्याप्त समझदारी प्राप्त कर सकते हैं।

तथाकथित प्रयोगात्मक कैंसर अनुसंधान जिस धारणा के तहत काम करता है उसमें तीनों जरूरी चीजों की कमी खलती है और वह है तुलनात्मकता, प्रतिपाद्यता और पुनरूत्पादन योग्यता। फलस्वरूप कैंसर के हेतु अथवा उपचार खोज निकालने के मामले में अब तक की गई तमाम अनुसंधान अनिवार्य रूप से नाकारगर साबित होते आए हैं। चिंतनशील कैंसर अनुसंधान के लिए तीन गुणों

का होना आवश्यक है—मनुष्य व अन्य पशुओं को एक ही दर्जा देकर विचार करना, कैंसर के मामले में एक आम प्रेक्षक की तरह विचक्षण दृष्टिकोण अपनाना और इन्हीं दोनों के आधार पर कैंसर को जीवन और मौत का एक अविभाज्य हिस्से के बतौर देखना। इस अर्थ में कैंसर अवश्य ही शोध योग्य विषय है पर सिर्फ उसे और गहराई से समझने के लिए।

सवाल यह उठता है कि कैंसर के बारे में समझदारी हासिल करने के बाद फिर क्या करें? उसे मान लेने के सिवा और कुछ भी नहीं। आड्रे[160] ने कहा था कि प्राकृतिक नियमों का आविष्कार करने का अर्थ सिर्फ इतना ही था कि हम उन ताकतों को जान गये हैं जो मानव जीवन की स्थिति को प्रभावित करती हैं। लेकिन बाद के जमाने के अनेक 'लोकप्रिय' विज्ञानियों के लिए इस तरह के आविष्कारों का अर्थ एकदम भिन्न हो गया। ''प्रकृति पर मनुष्यों का स्वामित्व कायम करने'' की होड़ लग गई।

तथाकथित जन हितकारी कैंसर विज्ञानियों के बारे में बार्नेट[5] उदारतापूर्वक यह कहा करते थे कि वे जीव विज्ञान के मामले में पाण्डित्यहीन हैं। एक अलिखित नियम के तहत विज्ञान संबंधी लेखों और प्रतिवेदनों में यह पाण्डित्यहीनता देखने को अवश्य मिलती है। विज्ञान में अब जो कुछ भी हो रहा है वह कैंसर को पछाड़ने के लिए। अगर किसी तरह एक बार 'रीकम्बीनैंट ई-कोली' बनाना संभव हो सका, तो कैंसर के बारे में जानकारी मिल जायेगी[161] और प्रयोगशाला में कीचड़ में पनपी फफूँदी अगर अमीबा (जीवाणु) का तौर-तरीका छोड़कर वनस्पति की तरह आचरण करे, तो यकीन मानिए कि हम ''कैंसर ठीक करने के''[162] एकदम समीप पहुँच चुके हैं। बेकार और निष्प्रभावी इन कवायदों को 'शोध' कहना कहाँ तक उचित है?

❑❑

अध्याय-11

कैंसरः एक संदर्भ

कैंसर के बारे में जानकारी प्राप्त करने के लिए आम लोग क्या करेंगे? इसके लिए उन्हें तो उन्हीं चिकित्सकों और प्रचार माध्यमों की कृपा पर निर्भर रहना पड़ेगा जो कि कैंसर के बारे में आतंक फैलाने और उसके प्रतिकार संबंधी भविष्यवाणी करते रहने, यानी कैंसर संबंधी विरोधाभासी प्रचार करते रहने के कारण चाँदी काट रहे हैं। कहने की आवश्यकता नहीं है कि तमाम कैंसर संस्थाएँ इन्हीं प्रचारकों की उम्दा अथवा घटिया प्रतिनिधि हैं।

दो तरफा चिकित्सकीय कथन को आम तौर पर साधारण लोग समझ नहीं पाते। एक तरफ कैंसर को समाज के लिए सबसे डरावना जूजू[163] और भयानक समस्या के रूप में पेश किया जाता है और कहा जाता है कि वह तो मनुष्य की बौद्धिक क्षमता से बाहर का विषय है।[164,165] लेकिन साथ ही साथ कैंसर को झाड़-पोंछ कर साफ कर देन की प्रतिश्रुति[166] भी निरन्तर दोहारायी जाती है। इस तरह की प्रतिश्रुतियों के चरमोत्कर्ष में पहुँचने के फलस्वरूप कैंसर पर पूर्णतया विजय प्राप्त करने के लिए एक एजेंसी तक बना ली गई है। इस तरह के दो तरफा चिकित्सकीय कथनों का शानदार नमूना देखना हो तो हाल ही में प्रकाशित और प्रामाणिक कही जाने वाली एक भारी-भरकम पाठ्य पुस्तक[167] का पन्ना पलटना ज़रूरी है। इसकी भूमिका में संपादकों ने सिद्धांत के रूप में शेखी बघारते हुए यह टिप्पणी की-"कई तरह के मानव कैंसर जिसे अब तक घातक समझा जाता रहा है, आजकल औषधीय चिकित्सा स उसका उपचार हो रहा है।" जबकि उसी पुस्तक में औषधीय चिकित्सा के एक जाने माने विशेषज्ञ[168] को हम यह कहते पाते हैं कि औषधीय चिकित्सा से कैंसर का उपचार तो "विशुद्ध सैद्धांतिक मामला है, क्योंकि प्रचलित कोई भी कैंसर विरोधी औषधि तो अब तक उन शर्तों को पूरा नहीं कर सकी जो उसे करनी थी।"

छपे शब्दों की प्रभावकारी क्षमता के कारण प्रचार माध्यम आम लोगों की कैंसर संबंधी धारणा को नियंत्रण करता है। कैंसर को संपूर्ण रहस्यमय, सर से पाँव तक नुकसानदेह और खामोश हत्यारा के रूप में पेश करते हुए मीडिया हमें यह भी सूचित करता है कि

यह निरोध्य भी है।[14,22,169] इस तरह के सामान्यीकरण के अलावा प्रचार माध्यम कभी-कभी कैंसर को अव्वल दर्जे की संभ्रांति के रूप में पेश करते हुए किस हद तक जा सकते हैं इसके एक नमूने पर ज़रा गौर कीजिए ---- "एक वहशी कोश जो किसी तरह सामान्यतः हमारे शरीर रक्षक ताकतों को दूषित करने के पश्चात् आसपास के संतुलित कोश समाज पर हमला करता है फिर शरीर में कहीं भी जाकर अपना उपनिवेश बनाता है और नरमांस भक्षक व्यभिचारी की तरह अपनी दुर्वासना पूर्ति के बाद अपने आश्रयदाता का विनाश करते हुए अंत में स्वयं आत्महत्या कर लेता है।"[170] कैंसर के बारे में इस तरह के घृणातिरेक विवरण प्रस्तुत किए बिना आम लोगों को कैंसर विरोधी जंग में कैसे शामिल किया जा सकेगा? कैंसर 'मुक्ति' का धंधा कैसे चल सकेगा? मंत्री से मेहतर को कैंसरमुक्ति यज्ञ में आर्थिक अनुदान देने के लिए कैसे प्रेरित किया जा सकेगा?

यही कारण है कि प्रचार माध्यम कैंसर के बारे में सर्वथा भ्रामक और अनावश्यक आतंक फैलाने के साथ ही कैंसर से मुक्ति का संदेश भी लोगों तक पहुँचाता रहता है। "कैंसर से बचाव का अब तक का सर्वोत्तम उपाय है हमला",[14] लेकिन सवाल यह है किस तरह का हमला? रटस्टिन [171] ने विलाप करते हुए कहा था - "आम लोग बहुत ज़्यादा ठगे गए हैं। यहाँ तक कि ज़िम्मेदार प्रकाशन संस्थाएँ भी लगभग हर सप्ताह कैंसर आरोग्य संबंधी समाचार प्रचार करने में लगी हुई है।" प्रचार माध्यम ने तो हमें यहाँ तक सूचित किया है कि कैंसर अनुसंधान इस हद तक प्रगति कर चुका है कि बीसवीं सदी के अंत तक कैंसर का अस्तित्व ही नहीं रहेगा और इसके फलस्वरूप धरती पर 'होमोसेपियन' नामक मनुष्य प्रजाति 'होमोलांजिभस' यानी अमरत्व प्राप्त करने वाली प्रजाति बन जाएगी। "वह मत्यु की संभावना से मुक्त होकर जी सकेगी।"[172] अमेरीकन नैशनल कैंसर इन्स्टीट्यूट के विज्ञानी दाओवे[18] के अनुसार कैंसर का उत्कृष्ट साधर्म्य तो मनुष्य में ही देखने को मिलता है - प्रजनन करना और लूटमार करना। कैंसर अगर न भी रहे तो क्या फर्क पड़ेगा? कैंसरधर्मी मनुष्य तो हमेशा के लिए रहेंगे ही।

प्रचार माध्यमों को दिशा-निर्देश कौन करता है और किस तरह करता है? वास्तविकता यह है कि वैज्ञानिक समुदाय ही प्रचार माध्यमों को इसके बारे में शिक्षित करता रहता है ताकि वह आम लोगों का संचालन कर सके।[173] उदाहरण के लिए अमेरिकन कैंसर सोसाइटी द्वारा हर साल प्रायोजित 'विज्ञान-विषय संबंधी लेखकों की विचार गोष्ठियों' को ही लें। अगर कोई यह सोचे कि इन गोष्ठियों के दौरान गंभीर चर्चाएँ होती होंगी तो यह उसकी भारी भूल है। गंभीर विचार-विमर्श के सिलसिले के बजाय यह बहुत अधिक समय तक चलने वाले पत्रकार सम्मेलन जैसी होती है। जिसमें बीच-बीच में लंबी अवधि के लिए लंच और डिनर का उत्तम प्रबंध रखा जाता है। कैंसर सोसाइटी की मान्यता स्पष्टतः यही है कि "कैंसर के बारे में 'उम्दा समाचारों' को फैलाने और अधिक आर्थिक अनुदान उगाने के बीच एक गहरा संबंध है।"[173] जाहिर है धन उगाहने का यह शानदार अमेरीकी नमूना हमारे यहाँ के 'इंडियन कैंसर सोसाइटी' को भी बहुत भाया। सो उसने 17 फरवरी, 1978 में पूरे दो पन्नों की प्रेस विज्ञप्ति जारी कर डाली।[169] उस विज्ञप्ति में कैंसर को सबसे आसानी से ठीक होने वाली बीमारियों में से एक कहत हुए यह जोड़ दिया गया कि "काम आगे नहीं बढ़ पाने के कारण आर्थिक तंगी है।" व्यक्तिगत स्तर पर भी कुछ वैज्ञानिक इस खेल में महारत हासिल कर चुके हैं। कुछ साल पहले 'टाइम' पत्रिका[174] ने डॉ. रॉबर्ट गुड की तस्वीर के साथ उनकी लंबी दास्तान प्रकाशित की थी जिससे "अनसंधान के नाम पर धन उगाहने और जनता के बीच अपनी नेकनामी को टिकाए रखने के मामले में उन की महारत"[8] सिद्ध हो जाती है।

कैंसर की आरोग्यता संबंधी अमेरिकन कैंसर सोसाइटी की दावेदारी का ग्रीनबर्ग[175] पर्दाफाश कर चुके हैं। उन्होंने इस सोसाइटी की विज्ञान संपादक डविस का हवाला[44] देते हुए कहा था- "कैंसर के अलावा कई अन्य तरह की घातक बीमारियों के बारे में भी ज़रा गौर से सोचिए जैसे कि दिल की बीमारी, स्ट्रोक, इन्फ्लूएंजा, निमोनिया, शैशव के प्रारंभिक दौर में होने वाली बीमारियाँ, डायबिटीज़, लीवर साइरोसिस, गठिया के रोग, एम्फाइसेमा, नेफ्राइटिस, नेफ्रोसिस। इन्हीं घातक बीमारियों में कैंसर दूसरे नंबर पर है। हमारे देश में कैंसर तो अवश्य ही खासतौर से

आरोग्य होने योग्य बीमारी है। फिर भी, कैंसर को अवश्य ही प्रमुख रूप से आरोग्य होने योग्य कहा जाएगा क्योंकि अन्य तमाम घातक बीमारियाँ कैंसर की बनिस्बत ज़्यादा ही लाइलाज हैं।'' सचमुच चिकित्सा प्रतिष्ठानों की इससे बदतर हालत तो कभी न थी। आधुनिक चिकित्सा विज्ञान में 'असाधारण तकनीकी प्रवीणता' के बावजूद पिछले बीस वर्षों के दौरान पूर्ण वयस्क अमेरीकियों के आयुष्काल में शायद ही कोई हेर-फेर हुई हो।[176]

यह तथ्य उलझन पैदा करने से भी बढ़कर हतबुद्धि बनाने और शर्मसार करने वाला है। पूर्वोक्त मंतव्य को पढ़कर पाठक की मनोदशा शायद वही होगी इस पुस्तक में अब तक जो कुछ भी कहा गया और हमारी मूल पुस्तक 'दि नेचर ऑफ कैंसर'[6] को पढ़ने के बाद उन्हें यह समझ में आ जाएगा कि ''समकालीन कैंसर अनुसंधान और चिकित्सा संबंधी लगभग सभी पहलुओं पर''[177] हमने समझौताहीन आलोचनात्मक रवैया क्यों अपनाया है?

सही परिप्रेक्ष में देखने से ऊपरी तौर पर दिखलाई पड़ने वाली उलझन का समाधान हो सकता है, कैंसर दिन-ब-दिन जिस रूप में हमारे सामने खुद को उपस्थित करता रहता है उससे उसके बारे में एक धारणा बनाई जा सकती है। गिरगिट-सा नित नए रंग बदलने वाला कैंसर अनुसंधान और इससे संबंधित प्रतिवेदनों की धूमावरण से बाहर आकर हम कैंसर को समझ सकते हैं। कैंसर को एक दिलचस्प जैविक परिघटना के बतौर चर्चा करने की प्रसन्नताओं के अलावा कैंसर यथार्थ को समझने से हम तीन तरह से उपकृत होंगे। पहला, कैंसर के मामले में खर्च को घटा सकेंगे; दूसरा, कैंसर को विशेषज्ञ मुक्त कर सकेंगे; और तीसरा, कैंसर को आमतौर पर जीवन के अंग के रूप में और खास तौर पर किसी व्यक्ति के अस्तित्व के संभावित हिस्से के रूप में मान्यता दे सकेंगे।

कैंसर को समझना

प्रजातिगत विशिष्टता -

कैंसर के मामले में उल्लेखनीय रूप से अपरिवर्तनीय एक विशिष्टता दिखती है। ''अगर कोई कैंसर सांख्यिकी पर गौर करने के लिए थोड़ा समय लगाए तो कैंसर के मामले में अप्रत्याशित स्थिरता को देख कर वे अवश्य ही प्रभावित होंगे। किसी भी कैंसर के मामले में साल-दर-साल प्राप्त आँकड़ों में कोई उल्लेखनीय अंतर नहीं दिखता।''[22] ग्लेमजार ने इस तरह के सामान्यीकरण करने के

बाद ठोस तथ्यों को पेश करत हुए यह दिखलाया है कि "किसी एक साल में 5355 अग्न्याशय कैंसर की घटना होने के दो साल बाद वहाँ 5427 अग्न्याशय कैंसर होते देखा गया। यानी कैंसर होने की कुल संख्या लगभग एक ही रही। फिर अन्य एक देश में एक साल में 218 अग्न्याशय कैंसर का मामला दर्ज हुआ तो अगल साल वहाँ 221 इससे पीड़ित पाए गए।"

'रिलिजिओ मेडिसि' के लेखक सर थॉमस ब्राउन ने अनुकंपापूर्वक कहा है – "ईश्वर ने अनुग्रहपूर्वक किसी एक देश पर अधिकांश बीमारियों का बोझ लादने के बदले उसे दुनिया भर में बाँट दिया है।" कैंसर हर जगह होता तो है पर कहीं भी उसका आधिक्य नहीं दिखता। किसी देश में अगर शरीर के किसी खास अंग के कैंसर ज्यादा होते हैं तो वहाँ अन्य अंग के कैंसर कम होने के कारण कुल कैंसर औसत संतुलित रहता है। सेगि और उसके सहयोगियों ने शरीर के कुछ चुनिंदा हिस्सों की कैंसर मौतों पर एक रिपोर्ट तैयार की थी, यह रिपोर्ट सन् 1962–63 में 24 देशों द्वारा जारी तथ्यों पर आधारित थी।[178] इस रिपोर्ट में यह दिखलाया गया था कि चिली महिलाओं के गर्भाशय और उदर कैंसर के मामले में पहला, पुरुषों के उदर कैंसर के मामले में दूसरा और पुरुषों एवं महिलाओं की ल्यूकीमिया के मामले में क्रमशः 24वें एवं 23वें स्थान पर था। जबकि पुरुषों एवं महिलाओं की ल्यूकीमिया के कारण हुई मौतों के मामले में इज़राईल अव्वल होने के बावजूद गर्भाशय कैंसर के कारण मौतों के मामले में वह 24वें स्थान पर था। विश्वव्यापी होने वाला कैंसर संपात[179] के मद्देनज़र भारत में मुँह, कंठ और ग्रसनी में होने वाले कैंसर सबसे ज्यादा होने के बावजूद दूसरे देशों की तुलना में अन्य तरह के कैंसर बहुत कम ही दिखते हैं।

प्रजातिगत विशिष्टता के कारण कैंसर होने के मामले में स्थिरता का कई अन्य तात्पर्य भी है। भौगोलिक रूप से संलग्न देशों में आश्चर्यजनक भिन्न सांख्यिकी देखने को मिलती है। इंग्लैंड से मात्र 60 मील दूर होने पर भी आयरलैंड में इंग्लैंड की अपेक्षा दस गुना ज्यादा होंठ के कैंसर होते हैं, जबकि फेफड़े, स्तन और गर्भाशय कैंसर के मामल में ठीक इसके विपरीत सांख्यिकी देखने को मिलती है। इंग्लैंड में इन कैंसरों का आधिक्य आयरलैंड से दस गुना ज्यादा हुआ करता है। दूसरी ओर भौगोलिक रूप से दुनिया के

दोनों छोरों पर स्थित देशों में समतुल्य कैंसर प्रकोप देखने को मिलते हैं। मसलन कनाडा ओर न्यूज़ीलैंड में घातक प्रोस्टेट कैंसर प्रकोप एक समान है तो स्कॉटलैंड और अमेरीका में बड़ी आँत और मलाशय का कैंसर का प्रकोप एक जैसा है।

विभिन्न अंगों में होने वाले कैंसर के एक बड़े हिस्से का आधार तथाकथित भौगोलिक भिन्नताओं की अपेक्षा ज्यादा नस्ली है। उदाहरण के लिए खानोलकर[180] का मंतव्य गौर करने लायक है। उन्होंने कहा था– ‘‘कैंसर के नज़रिए से जो चीज़ अनोखी है वह है एक ही परिवेश में रहने के बावजूद जहाँ हिन्दू महिलाओं में आमतौर पर मुख्यतः गर्भाशय कैंसर होता है, वहाँ पारसी महिलाओं मे स्तन कैंसर ज्यादा देखने को मिलते हैं। जो चीज़ बहुत दिलचस्प है वह यह है कि एक ही परिवेश में रहने के बावजूद एक समुदाय विशेष में कई तरह के कैंसर आमतौर पर अन्य समुदाय में लोगों की तुलना में ज्यादा पाए जाते हैं।’’ यद्यपि पारसी महिलाओं में स्तन कैंसर का आधिक्य दिखता है, उनमें अन्य किस्म का कैंसर ‘‘अपवाद स्वरूप अत्यंत कम मात्रा में पाया जाता है।’’[181]

विश्वव्यापी मानवजाति को कैंसर जिस निष्पक्षता से प्रभावित करता है, एक खास देश में साल–दर–साल कई खास किस्म के कैंसरों के आपतन में जो स्थिरता दिखती है, भौगोलिक रूप से सटे हुए देशों में इसके आपतन में ‘उल्लेखनीय बेमेल सांख्यिकी’[22] और दूर–दराज़ देशों के निवासियों के बीच कैंसर आपतन के मामले में उल्लेखनीय सांख्यिकीय समानताएँ जैसे तमाम सूचकों से तो यही लगता है कि कैंसर मानव समाज/प्रजाति का एक अविभाज्य लक्षण है और काल्पनिक तमाम कैंसर कारकों (कार्सिनोजेनो) से उसका कुछ भी लेना देना नहीं है। फ्रांस के लियोन शहर में स्थित ‘इंटरनैशनल एजेंसी फॉर रिसर्च ऑन कैंसर’ (I A R C) महादेशीय कैंसर आँकड़ों को लेकर काम करती है और उसे प्रचार करती हैं ताकि किन कारणो से किस देश में किस तरह का कैंसर होने का खतरा[182] ज़्यादा है, इसके बारे में सुराग मिल सके। सरल शब्दों में इसका मतलब यह हुआ कि वह यह व्याख्या करती है कि भारत में मुँह का कैंसर क्यों ज़्यादा दिखता है, क्यों जापान में नहीं। किसी एक देश अथवा जनसमुदाय मे साल–दर–साल होने वाले कैंसरों के बारे में विश्वसनीय आँकड़े पेश करते समय यह संस्था कभी इस तथ्य का उल्लेख तक नहीं करती कि कहीं अगर किसी

कैंसर का प्रकोप ज़्यादा है भी तो वहाँ प्रतिकारी व्यवस्था के बतौर अन्य कैंसरों का प्रकोप मद्धिम अथवा अत्यंत कम हुआ करता है।

सार-संकलन करते हुए कोई भी यह कह सकता है कि मानवीय स्तर पर भी, कैंसर की एक जानी-पहचानी वैश्विक विशेषता है जो कि काल्पनिक कार्सिनोजेनो से स्वतंत्र है और वह विश्वव्यापी अपनी हुकूमत निष्पक्ष होकर चलाता है। कैंसर मानव समाज का एक अनिवार्य हिस्सा है।

> यद्यपि तुम प्रकृति को पंजे से धकिया सकते हो, पर वह तुम्हारी मूर्खतापूर्ण अवहेलना को विफल करते हुए चुपचाप विजयी होकर अपनी जगह लौट आएगी – **होरेस**

व्यक्ति के मामले में: अंतर्जात, समय-शासित और जरावस्था की प्रक्रिया

कैंसर अंतर्जात है: कैंसर की यथार्थता का मतलब है किसी व्यक्ति को कैंसर होगा अथवा नहीं यह उस व्यक्ति के विकासात्मक कार्यक्रम पर निर्भर है। अगर वह उनके कार्यक्रम का हिस्सा नहीं है तो किसी भी चीज़ के कारण उन्हें कैंसर नहीं होगा। लेकिन अगर वह उनके कार्यक्रम का हिस्सा है तो किसी भी सूरत में उसे रोका नहीं जा सकेगा।

कैंसर किसी व्यक्ति के हाड़-मांस से उपजता है। इससे पता चलता है कि मानव कैंसर के मामले में होरेस का उपर्युक्त कथन बिल्कुल प्रासंगिक है। तमाम चिकित्सा विधियों के सम्मिलित शक्ति प्रयोग करने से भी मानव कैंसर के रूप में अभिव्यक्त होने वाली प्रकृति को शिकस्त नहीं दिया जा सकेगा।

कैंसर समय-शासित: मनुष्य और तमाम अन्य प्राणी चार आयामी अस्तित्व वाले हैं, जिसका चौथा अस्तित्व समय अथवा काल है। पोर्टमैन[183] के अनुसार शुक्राणु और अंडाणु के मिलन से जिस वक्त जाइगोट (युग्मनज) तैयार होता है उसी वक्त से प्राण-जीवन का आरंभ होता है। यानी, प्राण-जीवन काल या समय की रूपरेखा ही है। बहुत सरल रूप से कहा जा सकता है कि शारीरिक तमाम विकास अथवा क्षय-संबंधी परिवर्तन समूह एक पूर्वनिर्धारित कार्यक्रम के तहत होते रहते हैं। यह कार्यक्रम समय बीतने के साथ-साथ प्रकट होता रहता है। काल की अलग-अलग तह में मानो अलग-अलग कार्यक्रमों को संजो कर रखा गया हो। यह वही काल-नियंत्रित और तयशुदा मामला है जिसके फलस्वरूप एक चौदह

वर्ष के बालक को भोजन नली में जो कैंसर होता है, वह एक चौरान्बे वर्ष के बुजुर्ग को भी हो सकता है। किस समय वह प्रकट होगा यह सामान्यतः बँटा हुआ है। इसे हम काल-नियंत्रित कार्यक्रमों को अंजाम देने वाले पंचांग के बतौर समझ सकते हैं जिसमें किस को, कब और किस प्रकार का कैंसर होगा वह सामान्यतः तय है।

कीट के रूपातंरण के बारे में चर्चा करते हुए पोर्टमैन ने कहा था – ''पूर्णरूप से तैयार एक जीव की विशिष्ट बनावट कैसी होगी वह उसके भ्रूण में पहले से ही अंकित होता है, पर कैसे, यह अब तक हमें नहीं पता।'' फाउल्ड्स[3] ने पशु जीवन में इस तरह की पूर्व कर्मसूची को, अनुपालन से पूर्व लिया गया अग्रिम फैसला कहा है। पोर्टमैन कहते हैं – ''हमने कीट के बारे में कहा है लेकिन हमें पता है कि इस तरह के कालिक प्रक्रम हमारे जीवन में भी सन्निहित है।'' कैंसर एक कालिक प्रक्रम है जो कि एक व्यक्ति के जीवन में निहित होता है और उसके बुढ़ापे के साथ व्यक्त होता रहता है। अब किसी व्यक्ति के जीवन में कोई पूर्व-कर्मसूची रहेगी अथवा नहीं, रहने से वह कब प्रकट होगा – इन तमाम मुद्दों का पहले से तयशुदा होना, पुनः दर्शाता है कि वह फाउल्ड्स द्वारा वर्णित प्रतिभास के अनुरूप हैं। ज़िंदगी भर धूम्रपान से दूर रहने वालों को फेफड़े के कैंसर के शिकार होना और नब्बे वर्षों तक लगातार धूम्रपान करने वालों को फेफड़े अथवा अन्य किसी कैंसर से अछूता रहकर मज़े से जीते रहना, किसने नहीं देखा होगा?

किसी व्यक्ति में कालिक-प्रकटन के हिस्सा के बतौर कैंसर होने को एक ही दिशा में चलने वाले समय-बाण के स्वाभाविक परिणाम के साथ तुलना की जा सकती है, वह पलट कर पीछे की ओर नहीं लौटता, वह अप्रत्यावर्ती है। लोक साहित्य में जनश्रुति के बतौर अनगिनत कहानियों के बावजूद किसी भी कैंसर के मामले में उन शर्तों को कभी पूरा होते नहीं पाया गया जिससे कि यह दावा किया जा सके कि कैंसर अपने आप घटने लगा हो अथवा ठीक हो गया हो।[184,185]

पेरेग्राइन लाजिओसि नामक एक इतालवी धर्मगरु के बारे में यह कहा जाता है कि उनके पाँव में एक बहुत बड़ा कैंसर ट्यूमर हुआ था। पाँव कटने से बचने के लिए उन्होंने प्रभु मसीह के सामने निराशोन्मत्त होकर प्रार्थना करने के पश्चात् रात भर में ही उनका कैंसर गायब हो गया। वे सन् 1265 से 1345 तक जीवित रहे।

उन्हें कैंसर पीड़ितों का संरक्षक संत माना जाता है और आज भी आस्ट्रिया, बावारिया, हंगरी और इटली में कैंसर आरोग्य के लिए लोग उनकी याचना करते हैं।[186]

क्या किसी व्यक्ति के मामले में बुढ़ापा अथवा सठियाव की प्रक्रिया को तेज करके उनके कैंसर को समय पूर्व अग्रिम प्रकट किया जा सकता है? एक्स-रे सहित कैंसर औषधियाँ जैसे तमाम कोशिकाविषी (cytotoxic) पदार्थ के बारे में यह माना जाता है[187] कि वह बुढ़ापा और सठियाव की प्रक्रिया को तीव्र करके कैंसर को पर्व निर्धारित समय से पहले प्रकट होने की स्थिति पैदा करते हैं। फिर भी, कैंसर अगर किसी व्यक्ति के प्रक्रम का अंग नहीं है, त्वरित सठियाव के कारण उस व्यक्ति के शरीर में समय से पहले अन्य बीमारियाँ प्रकट होंगी, लेकिन कैंसर नहीं। महिलाओं के स्तन में व्यापक रूप से प्रवाहित किए जाने वाले मैमोग्राफी सहित तमाम किस्म के भयानक डरावने एक्स-रे कैंसर उत्पन्न तो नहीं करते लेकिन कैंसर को समय से पहले प्रकट होने में सहायक अवश्य होते हैं। इस आधार पर सभी तथाकथित कैंसरोजेनो को "जीवदेहो में अंतर्निहित प्रक्रम में तेज़ी लाने वाला"[188] कहा जाना चाहिए। समय से पहले कैंसर को इन्द्रियगोचर करने की क्रियाविधि (प्रक्रम) पशुओं[188] और मनुष्यों[189] के मामले में समान रूप से दिखती है। 'कार्सिनोजेनो की कार्य-प्रणालीः मात्र कालिक प्रगति'[190] नामक निबंध के शीर्षक में यह एकदम सटीक रूप से अभिव्यक्त हुआ है। कैंसरजेनों के मतलब को सारगर्भित रूप से समझने में सहायक एक नवनिर्मित शब्द का सृजन किया गया है – **'कैंसर प्रिपोनर'**[6] जिसका अर्थ है कैंसर को समय से पहले प्रकट करने वाला।

कैंसर एक प्रकार की सठियाव प्रक्रिया है: लेकिन सदा के लिए यौवन यहाँ तक कि अमरता की ललक क कारण कुछ विज्ञानी यह नहीं मानते। फ्रेड स्टुयार्ट[191] ने कहा था, "वस्तुतः मृत्यु कदापि स्वाभाविक क्रिया नहीं है। सचमुच यह एक परिहार्य भ्रांति है।" कैसे? ब्रिटेन के विज्ञानियों ने प्राण की जन्मदात्री के रूप में 'मेथुसेला' नामक सबसे प्राचीन जीव को चिन्हित किया जो कि 26 करोड़ वर्ष तक इस धराधाम में जीवित था। इस विशाल अवधि तक उसके जीवित रहने का श्रेय एक एन्जाइम (किन्वक) को दिया गया। इस तथ्य के आधार पर स्टुयार्ट ने यह अनुमान लगाया कि जिस

दिन मेथुसेला एन्जाइम को खोज निकालना संभव होगा, बस उसी दिन शरीर की सठ्यािव प्रक्रिया को रोका जा सकेगा, यानी पूर्व-उद्धृत अमरता की उम्मीद वास्तव में साकार हो सकेगी। इस किस्म के एन्जाइम के होते मानव शरीर के जराग्रस्त होने का मतलब ही नहीं रह जाएगा।

हैन्स सेली[192] ने लेकिन इस तरह की कोरी कल्पना को तरजीह नहीं दी। सन् 1965 में 'पर्सपेक्टिव इन एक्सपेरिमेंटल जेरोन्टोलॉजी' नामक पुस्तक में उन्होंने 'दि फ्यूचर फॉर एजिंग रिसर्च' नामक अंतिम अध्याय में जोर देकर कहा था,''बुढ़ाना/जरण लाजिमी तौर पर'' एन्ट्रोपी (उत्कर्म-माप) का ''एक अपरिहार्य प्रकटीकरण'' है जो कि सजीव व निर्जीव दोनों चीजों को प्रभावित करता है और विज्ञान के भंडार में उम्मीद करने लायक कोई भी सबूत नहीं है कि किसी एन्जाइम के सहारे शरीर के जरण प्रक्रिया पर अंकुश लगाया जा सकेगा। अगर मृत्यु अवश्यंभावी और जरोन्मुखता अनिवार्य है तो इन दोनों के बीच अवश्य ही कोई संबंध होगा। जरोन्मुखता दरअसल मूलभूत रूप से नियमकालिक अंतिम परिणति का पूर्वाभास है।

मृत्यु अगर व्यक्ति के जीवन का निर्णायक (अंतिम) कृत्य है, तो मृत्यु की संभावना को तय करने वाला कैंसर और संवहनी (वैस्क्युलर) बीमारियों को शरीर वृत्तिक भूमिका निभाने वाली के रूप में देखा जा सकता है। वाल्टर कैनन शायद इस प्रक्रिया को शरीर की जीवनाशक/व्यक्तिनाशक प्रज्ञा कहते। जरोन्मुखता के फलस्वरूप होने वाली मृत्यु न तो 'एक कार्यक्रम का नाश'[193] होने अथवा 'एक जेनेटिक योजना का बेमतलब क्रमिक विलोप होने'[5] का नतीजा है। यह तो व्यक्ति-परक, समूह-उपयोगी एक जीवनाशक कार्यक्रम है। जिस जैव-धर्म, प्रक्रिया और विशेषता के कारण जीव प्राण धारण करता और परत-दर-परत विकसित होता रहता है, उसी का विनाश होने का कार्यक्रम है, जरोन्मुखता। यह कार्यक्रम सिर्फ एक व्यक्ति के मामले में ही नहीं बल्कि हर स्थिति में सभी जीवों में लागू होता है। आर इसी तरह अलग-अलग जनसमूह की चारित्रिक विशेषता कायम रहती है।

सभी स्तनपायी जीवों को शरीर में मौजूद 'कोलाजेन' नामक पदार्थ की बनावट मुख्यतः एक सी होने के बावजूद कुछ प्रजाति के मामले में अन्य प्रजातियों की तुलना में उसमें रासायनिक प्रक्रिया

क्यों तेज़ गति में होती रहती है? चाहे कोलाजेन के अंदर भौत-रासायनिक परिवर्तन हो, रक्तवाहिकाओं में होने वाली अपकर्षक अथवा कैंसर का व्यापक प्रकोप हो- चाहे किसी भी आधार पर जाँचने से प्रत्येक प्रजाति में जराग्रस्तता सामान्यतः समरूप में दिखलाई पड़ती है। सारतः यह निश्चित है कि हर एक प्रजाति के लिए अलग-अलग जेनेटिक 'समयबद्ध कार्यक्रम' मौजूद रहता है। हर एक प्राणी के शरीर में एक जैविक घड़ी और साथ ही उसे संचालन करने वाली एक व्यवस्था ज़रूर मौजूद रहती है ताकि शरीर के विकासात्मक अस्तित्व की ज़रूरतों के अनुसार उसमें घटनाओं का सिलसिला जारी रह सके। हर एक प्राणी के शरीर में कब और क्या होना है यह वह जैविक घड़ी ही नियंत्रित करती है। कैंसर तो जराग्रस्त ताकतों की एक कड़ी मात्र है।

कैंसर को लेकिन इस तरह से नहीं देखा जाता। क्योंकि व्युत्पत्तीय अर्थ में जराग्रस्त होने की प्रक्रिया को हम केवल किसी व्यक्ति के बुढ़ापे के लक्षण के रूप में देखते हैं। इस अर्थ में कैंसर अलग तरह की जराग्रस्तता है क्योंकि वह तो किसी को उम्र के किसी भी पड़ाव में हो सकता है। माँ के गर्भ में रहने के दौरान से वृद्धावस्था तक मनुष्य कभी भी इससे ग्रसित हो सकता है, वह सर्वकालीन (पैन-टाजक्टरियल) बीमारी है। जराग्रस्तता को एक अंतरस्थ प्रक्रिया के रूप में पारिभाषित किया जा सकता है जो कि एक व्यक्ति की मौत की संभाव्यता को बढ़ाता है।[5,24,193] कैंसर चाहे उम्र के किसी भी पड़ाव में क्यों न हो, एक अंतरस्थ प्रक्रिया के बतौर मौत की संभाव्यता को बढ़ाता है। चाहे दो साल का बच्चा हो अथवा अस्सी साल का बूढ़ा, कैंसर होने का मतलब वही है। वस्तुतः मौत की संभाव्यता को बढ़ा देने वाली यह प्रक्रिया अल्पवयस्क के मामले में ज्यादा गंभीर रूप से दिखलाई पड़ती है। जबकि बूढ़े व्यक्ति के मामले में कई तरह की छोटी-बड़ी जरण प्रक्रियाएँ एक ही साथ चलते रहने के कारण कैंसर ग्रसित स्थिति में कुल परिणति प्रभावकारी रूप से घातक हो जाती है। स्ट्रेलार[193] ने जराग्रस्तता की तीनों कसौटियों - अंतरस्थता, पुरोगामिता और हानिकारकता के बारे में बताया था। अब एक शिशु अगर कैंसर के कारण मोत का शिकार होता है तो यह उसके सठियाव प्रक्रिया की परिणति ही है। एक ऐसी प्रक्रिया जो उस शिशु के शरीर का मूलभूत, पुरोगामी और हानिकारक हिस्सा था जिसने जीवित रहने के

दौरान उस शिशु की मौत की संभाव्यता को बढ़ाने में सहायक भूमिका निभा रहा था। मधुमेह का चरित्र-चित्रण करते वक्त नेलसन[194] ने इसे 'शैशव से बुढ़ापे' के विशाल परिसर में अभिव्यक्त होने वाली बीमारी माना था। यह उम्र के किसी भी पड़ाव में दस्तक दे सकती है। यह तथ्य जरोन्मुखता के बारे में हमारे अंदर मौजूद सोच को बदलने के लिए मजबूर करता है। अगर बुढ़ापे में कैंसर अथवा मधुमेह होने पर उसे उम्र बढ़ने के कारण जीर्यमाण होने की अभिव्यक्ति माना जाता है तो युवावस्था अथवा बचपन में कैंसर ग्रसित होने को उसी प्रक्रिया की अभिव्यक्ति क्यों नहीं मानना चाहिए?

कैंसर संबंधी प्राक्कल्पना का सार-संकलन करते वक्त उसे एक अंतर्जात, समय-निर्धारित और जरोन्मुख प्रक्रिया के रूप में देखना ही कैंसर की प्रकृति के बारे समग्र रूप से अवलोकन करना है। उसका अंतर्जात होना किसी कैंसराजेनो की भूमिका को स्वीकार नहीं करता। एक युवती और एक सत्तर वर्षीया वृद्धा को गर्भाशयग्रीवा में कैंसर होना उसकी कालिक प्रकृति को दर्शाती है और समय-निर्धारकता कैंसर को उलटी चाल यानी, उलटे पाँव लौटने की अनुज्ञा नहीं देता। इस उपसाध्य को कैंसरशास्त्र पूर्णतया पुष्ट कर चुका है। कैंसर के कालिक चरित्र के कारण तथाकथित कार्सिनोजेन वास्तविक ही कैंसर उभरने की प्रक्रिया में गतिवर्द्धन करता है। जरोन्मुख बनाने की प्रकृति के कारण कैंसर को मौत से पहले दिखलाई पड़ने वाली अनगिनत ताकतों/प्रक्रियाओं में से एक मानना चाहिए और इसी कारण कैंसर को आवश्यक रूप से घातक प्रक्रिया के बतौर नहीं देखना चाहिए।

कौन किसे मारता है?

फाउल्ड्स[3] ने कैंसर के बारे में प्रचलित ''पारिभाषिक सैनिक शब्दावली'' जैसे खूनी, हत्यारा, दुश्मन आदि का प्रयोग करने की भर्त्सना की थी। कैंसर के बारे में इस तरह के विशषण का प्रयोग न करने के लिए प्रामाणिक तर्क के बतौर चकित करने वाले इस तथ्य का उल्लेख करना ज़रूरी है कि पायः किसी की मौत के लिए उसके कैंसर को जिम्मेदार नहीं ठहराया जा सकता है। यहाँ तक कि सैनिक शैली जैसे शीर्षक वाली पुस्तक 'सीड्स ऑफ डेस्ट्रक्शन'[195] (ध्वंस के बीज) में भी यह देखने को मिला है। इसके पहले अध्याय में मौत के लिए कैंसर की भूमिका न होने की बात

स्वीकारी गई है। इसमें यह कहा गया है कि "आमतौर पर कैंसर अपने आप में घातक नहीं है, यानी, चंद अपवादों को छोड़कर कैंसर न तो विषक्रिया करता है और न ही अपने वाहक को सरासर मौत के मुँह में धकेलता है।"

चिकित्सित और अचिकित्सित स्थिति में जीवित रहने वाले कैंसर मरीजों के विशाल आँकड़ों को देखने के पश्चात् बाटरहाउज़[196] ने उत्साहित होकर यह प्रस्ताव रखा था कि सिर्फ कैंसर पीड़ित होने के कारण किसी को अपना जीवन बीमा कराने की सुविधा से वंचित नहीं किया जाना चाहिए। हालाँकि कैंसर मरीज़, कैंसर के कारण चाहे न भी हो, कैंसर को साथ लेकर मरता अवश्य है।[51] जोंस[11] ने अपरिभाषित उस शरीरतंत्रीय व्यवस्था की तरफ इशारा कर गए हैं जो मरीज़ के साथ-साथ उसक कैंसर को भी नष्ट करता है। कौन किसे मारता है?

कैंसर, विज्ञान से पर

लीवर कोश अन्य कोश जैसा है, उसकी ऐसी कोई आकृतिगत विशेषता नहीं है जिससे उसे अनोखा[197] ठहराया जा सके। फिर भी लीवर कोश "अत्यंत उन्नत औद्योगिक रासायनिक संयन्त्र"[198] है। लीवर कोश क बारे में उपर्युक्त उदाहरण पेश करने का मकसद कैंसर कोश के बारे में स्मिदर्श[71] के उस कथन को समझने पर बल देना है जिसमें कहा गया था कि कैंसर कोश की कोई गोचर संरचनात्मक विशेषता नहीं है। लीवर कोश की तुलना में कैंसर कोश एक कदम आगे है। अलग-अलग जीव के लीवर कोश का चेहरा-मोहरा एक जैसा है और वह एक ही तरह आचरण करता है, कैंसर कोश लेकिन ऐसा नहीं है। जब कभी भी कोई कैंसर का उद्‌भव होता है, वह एक स्वतंत्र प्रजाति के रूप में आत्मप्रकाश करता है, जो कि अभूतपूर्व अतुलनीय और अपुनरावर्त्य है। कैंसर को लेकर अगर संगीत परोसा जाए तो उसका मुख्य राग कैंसर कोश होगा। आधुनिक कैंसरशास्त्र की खास सीमाबद्धता यह है कि वह कैंसर कोश के बारे में ही अंजान है।

विज्ञान विषयक कोई सवाल का अगर विज्ञान आधारित जवाब देना संभव नहीं है, तो यह मानना पड़ेगा कि वह सवाल विज्ञान की सीमा के बाहर है। वाइनबर्ग[154] ने इस प्रकार के सवाल को विज्ञान से परे माना था। कैंसर का कारणत्व और उससे आरोग्यता

प्राप्ति उसी तरह का सवाल है। इसके ठीक विपरीत दावा करने के बावजूद कैंसर शास्त्र वस्तुतः अविज्ञान है।[199]

"बीमारी अपने आप में कोई स्वतंत्र अस्तित्व नहीं रखती है जब एक जीव बीमारी के आक्रमण से खुद को रक्षा करने से असमर्थ होता है, जैसा कि कैंसर के मामले में होता है, तब जिस रीति और लय से उस जीव का विनाश होता है वह उसके निजी गुण-धर्म पर आधारित है इसलिए बीमारी एक व्यक्तिगत घटना है। बीमारी व्यक्ति के निजी अस्तित्व का हिस्सा है।"[200] ऐलैक्सिस कैरेल के उपर्युक्त मंतव्य को ध्यानपूर्वक लक्ष्य करने से पता चलता है कि उन्होंने कैंसर के 'विज्ञान से परे' चरित्र में एक और व्यक्तिपरक टिप्पणी जड़ दी है। कैरेल यहाँ जीव के विनाश के बारे में कह रहे हैं, लेकिन साथ में यह भी कह रहे हैं कि उस विनाश की रीति और लय, जीव के निजी गुण-धर्म द्वारा निर्धारित होगी। कैंसरशास्त्र को अब दो-तरफा अनोखेपन का सामना करना पड़ेगा। एक और व्यक्ति विशेष का पूर्व-निर्धारित और अनुमान से परे विकास मार्ग और दूसरी ओर वह कैंसर। इस असहायता में एक और घटक को जोड़ दिया जा सकता है। कोश और जीव के निर्णय भिन्न होने की स्थिति में, कारणत्व के बारे में अध्ययन करके कैंसरशास्त्र कभी भी कोई कैंसर 'उत्पन्न' नहीं कर सका। जब कभी भी उसने कैंसर 'सृष्टि' करने का दावा किया, वह भ्रांति निकली। लातिनी भाषा म इसे ही – **पोस्ट हॉक, आर्गो प्रक्टर हॉक** कहा जाता है, यानी, विशुद्ध भ्रांतिविलास।

इन तमाम अपंग बनाने वाली सीमाबद्धताओं के मद्देनज़र यह समझना आसान है कि कैंसर को एक जैविक परिघटना के बतौर अध्ययन करने के अलावा कैंसरशास्त्र अब तक क्यों कुछ भी नहीं कर सका आर आगे भी नहीं कर सकेगा। कैंसरशास्त्र के बचाव का सिर्फ एक ही शालीन तरीका है और वह है जीवविज्ञान की एक परिघटना के बतौर कैंसर पर चर्चा को केन्द्रित करना। कैंसर के विभिन्न पहलुओं को समझना संभव है और प्रजाति स्तर पर वह किस तरह आचरण करेगा यह अनुमान लगाने योग्य है। व्युत्पत्तीय अर्थ में विज्ञान का मतलब है जानना, कुछ करना नहीं। अगर हमारा लक्ष्य कैंसर को समझना है तो वह विज्ञान से परे नहीं है। वह तभी विज्ञान से परे हो जाता है जब हम उसके साथ चालबाज़ी करने की कोशिश करते हैं। और भी सटीक रूप से कहें तो कहना

पड़ेगा कि कैंसर तकनीक के दायरे से बाहर की चीज़ है। कैंसर मानव प्रजाति का हिस्सा तो है पर मानव द्वारा ईजाद की गई तकनीकों के लिए उसकी अथाह गहराई का पता लगा पाना संभव नहीं है। इलीच ने 'लिमिट्स टु मेडिसिन' यानी, चिकित्सा शास्त्र की सीमा के बारे में कहा था।[201] चलिए, उसमें और एक पहलू जुड़ तो गया।

कैंसर चिकित्सा खर्च में किफायत

ज्ञान ही शक्ति है। कैंसर के बारे में यह ज्ञान कि वह सिद्धांततः निदानयोग्य और चिकित्सायोग्य नहीं है, धारणा के बतौर, हमें कैंसर के मामले में कुछ भी नहीं करने के लिए प्रेरित करता है। मुनसिफ, जो कि मुंबई के एक मशहूर सर्जन थे यह सूक्ति दोहराना पसंद करते थे कि एक अच्छा सर्जन तो वह है जिन्हें पता है कि ऑपरेशन किस वक्त नहीं करना चाहिए। कहने का तात्पर्य यह है कि आज की इस चकाचौंध तकनीकी माहौल में चिकित्सा शास्त्र से जुड़े लोगों को यह जानना जरूरी है कि कब सक्रियता से बाज आना चाहिए। कभी-कभी सक्रियता दुःखद और निष्क्रियता फायदेमंद हो सकती है यह समझना जरूरी है, जैसे खामोशी भी बहुधा बहुत कुछ व्यक्त करती है। लेकिन इस खामोशी यानी, चिकित्सकीय निष्क्रियता का मतलब मरीज के सामने खुद को असहाय एवं अपंग साबित करना नहीं है - बल्कि चिकित्सकीय हेकड़ी से उपजी अति सक्रियता से खुद को दूर रखना है। चिकित्सा शास्त्र में निष्क्रियता के पक्ष में आंदोलन क्रमशः जोर पकड़ रहा है। मैलिसन[202] पूछते हैं ''आपके चिकित्सक क्या इस कदर अनुपयोगी हो जाएँगे ?'' इलीच ने चिकित्सकीय प्रतिरोध (मेडिकल निमेसिस)[201] को चिन्हित किया है। प्राइवेट एंड कंट्रोवर्सियल[203]- शीर्षक से प्रकाशित अपनी आत्मकथा में लर्ड प्लैट ने आधुनिक चिकित्सा को ''कैसे टाले''- के बारे में भरपूर सामग्री मुहैया की है। चिकित्सकीय निष्क्रियता के बारे में उपर्युक्त सुझाव को इन्हीं सामग्रियों की रोशनी में समझा जा सकता है।

अमेरीकी कैंसर सोसाइटी और नैशनल कैंसर इंस्टीट्यूट द्वारा संयुक्त रूप से आयोजित स्तन कैंसर निदान परियोजना संबंधी प्रदर्शन के बारे में बारबरा कुलिटन[204] ने हाल ही में 'साइंस' पत्रिका में एक निबंध लिखा है। इस परियोजना में मैमोग्राफी, बायोप्सी और ऑपरेशन का सहारा लिया गया था। निबंध में यह

इशारा करते हुए कि मैमोग्राफी जो चिन्हित करता है वह शायद नहीं करना ही अधिक अच्छा है। कुलिटन ने एक पहेली का जिक्र किया है, "गलत निदान की बात अगर छोड़ भी दें, पेचीदा सवाल तो यह है कि क्या ऑपरेशन और अनुवर्ती चिकित्सा की वास्तव में ज़रूरत है?" उपर्युक्त मंतव्य को पुष्ट करने के लिए कुलिटन ने प्रोस्टेट कैंसर से संबंधित एक शोध की ओर संकेत किया है। उस शोध में यह दिखलाया गया था कि बहुतेरे प्रोस्टेट कैंसर अपने वाहक को परेशान नहीं करता। कुलिटन के अनुसार "इसका आशय तो यही निकला कि बीमारी की चिकित्सा करके किसी के लिए उन लोगों का उपकार करना संभव नहीं होगा जिन्हें बीमारी कोई परेशानी नहीं खड़ी कर रही है।" सन् 1973 में प्रकाशित हमारी पुस्तक[6] के एक अनुच्छेद की पुनरावृत्ति करना यहाँ न्यायसंगत होगाः "कैंसरग्रस्त मरीज की अस्वस्थता के कारण विवश होने की स्थिति को छोड़ कैंसर को न तो चिन्हित करना और न ही चिकित्सा करना – यानी, कुछ भी करना आवश्यक नहीं है। यह निष्क्रियता दरअसल अनुभववाद और निरंकुशतावाद विरोधिता का उच्चतम रूप है। मरीज और प्रकृति के प्रतीक को सम्मान व्यक्त करने का एक नमूना है। बेवजह हस्तक्षेप से इंकार करते वक्त इसे जायज़ ठहराते हुए मरीज़ को यह आश्वासन देना पड़ेगा कि ज़रूरत के अनुसार हर किस्म का आवश्यक उपचार किया जाएगा। अन्यथा निजी मत पर कायम रहकर गैरज़रूरी हस्तक्षेप के पक्ष में अपने विवेकशील असहमति स्पष्ट रूप से व्यक्त करना पड़ेगा। माना कि चिकित्सा के आंगन में कभी भी कुछ नहीं करने[165] की कोई गुंजाइश नहीं है, लेकिन इस "कभी कुछ नहीं" को, जब-जब न्यायसंगत हो, जेफर्सनीय 'पवित्र' छल समझना चाहिए। यह याद दिलाना बहुत जरूरी है कि एक चिकित्सक सबसे पहले एक सलाहकार है और परिस्थिति की मांग के अनुसार ही उन्हें क्रियाशील होना चाहिए। मरीज़ अगर चिकित्सक को पूछे कि क्या वह मेडिकल अनुसंधान क्षेत्र में यूलिसिस[205] बन सकेंगे, क्या केमोथेरापी चिकित्सा के कारण उनकी मौत होगी अथवा क्या वह गोल्डेन गेट से छलांग मारगे – चिकित्सक का निश्चयात्मक परामर्श होगा – "नहीं"। इस परामर्श देने के कारण न तो मरीज उन्हें उनके पारिश्रमिक देने से इंकार कर सकेंगे और न ही उन्हें अदालत में घसीट सकेंगे। यह समझदारी कैंसर के मामले में भी मार्था[206] की तुलना में मैरी

(चिंतन-मनन और निष्क्रियता) का मार्ग अपनाना श्रेयस्कर है। इसके कार्यान्वयन से कैंसर इलाज के अनावश्यक खर्च कम किया जा सकता है, शारीरिक/मानसिक नुकसान से बचा जा सकता है, पशुओं पर अनावश्यक परीक्षण की लागत कम हो सकती है एवं पशुधन की हानि को कम किया जा सकता है। और इस तरह कैंसर क मामले में कुल गैर-ज़रूरी खर्च को बहुत हद तक कम किया जा सकता है।''

मानसिक उत्पीड़न से बचाएँ

ई.सी.जी. के मशीन के बारे में एक हृदय रोग विशेषज्ञ ने कहा था कि इसने हम लोगों को एटम बम से भी ज्यादा नुकसान पहुँचाया है। इस नुकसान को मशीन द्वारा पैदा की गई हृदय संबंधी स्नायु रोग के रूप में देखा जा सकता है। ई.सी.जी. की टेढ़ी-मेढ़ी विद्युत रेखाएँ किस तरह एक जीवट प्रसन्न व्यक्ति को आतंकित और निराशाग्रसित अभागे जीव में बदल देता है, इसके बारे में क्रिस्टियान बर्नाड[207] ने बताया था। हैरिसन[208] का कहना था कि चिकित्सकगण ई.सी.जी. आइटिस - से पीड़ित है। (मरीज़ चाहे आर्थाइटिस अथवा अपेंडिसाइटिस से पीड़ित हो!)। ईश्वर मरीज़ों की रक्षा करें। क्रॉस[209] ने ठीक ही कहा है ''रोग चिन्हित करना ही आमतौर पर सबसे बड़ी बीमारी है।'' मार्सेल प्राउस्ट[210] ने विलाप करते हुए कहा था कि एक बीमारी को ठीक करने के साथ ही चिकित्सकगण स्वस्थ लोगों में दर्जन भर बीमारियाँ पैदा करते रहते हैं। दुनिया भर के तमाम जीवाणुओं की सम्मिलित ताकतों से हज़ार गुना भयानक ज़हरीली धारणा लोगों के ज़ेहन में डालकर कि ''वह अस्वस्थ है'' - वह ऐसा करते रहते हैं। सामान्यतः यह मान लिया गया है[211-213] कि केवल चिकित्सा की प्रतिक्रिया स्वरूप ही एट्रोजेनिक बीमारियाँ उत्पन्न होती है। विद्यमान रोग के उपचार के दौरान स्वतः कई मानसिक या शारीरिक रोग होने अथवा चिकित्सा जनित विकार उत्पन्न होने का एट्रोजेनिक रोग कहा गया है। लगता तो वही है कि रोग निर्णय को स्वयं ही एट्रोजेनिक बीमारी के रूप में मूल्यांकन करने की जरूरत है।

रोग निर्णय के कारण अस्वस्थता उत्पन्न होना कैंसरशास्त्र की प्रमुख समस्या है। यद्यपि गर्भाशयग्रीवा कैंसर को चिन्हित करने और रोकने के मामले में पैप-स्मीयर की उपयोगिता अब तक

संदेहपूर्ण[214] बनी हुई है, फिर भी पैप उद्योग धंधे के रूप में फल–फूल रहा है। कम से कम इतना तो कहा ही जा सकता है कि पैप विशेषज्ञगण शब्दों का प्रयोग करने के मामले में अविवेकी है। यहाँ गौर करने योग्य एक प्रामाणिक उदाहरण है – किशोरियों के एक समूह के परीक्षण के उपरांत उनमें कोई स्पष्ट कैंसर लक्षण प्राप्त न होने पर भी उन पर लिखे निबंध का शीर्षक ''किशोरियों में सकारात्मक कैंसर स्मीयर''[215] दिया गया। सिर्फ इतना ही नहीं, निबंध में यह उपदेश भी दिया गया है कि ''बीस वर्ष से कम उम्र की 77 किशोरियों के परीक्षण के दौरान जब उनमें पहली बार सकारात्मक कैंसर लक्षण मिला तो इस दावा को बल मिलता है कि इस स्क्रीनिंग (परीक्षण) के मामले में उम्र की कोई समय–सीमा नहीं तय की जा सकती। कोई भी लड़की जो कि योनिक परीक्षण के लायक हो चुकी है उसे यह परीक्षण (सर्वाइकल साइटोलॉजिक एक्ज़ामिनेशन) कराना चाहिए''। क्या यह पागलपन की हद को लांघना नहीं है? क्या इसे रोग निर्णय की उग्र अभिव्यक्ति नहीं माना जाना चाहिए? क्या इसे एट्रोजेनेसिस यानी, मानसिक अथवा शारीरिक रोग उत्पन्नकारी नहीं कहा जाना चाहिए? जनसमुदाय के एक विशाल संख्यक लोगों के बीमारी के बारे में आतंकग्रस्त करते रहना स्वस्थ लक्षण है क्या? स्तन कैंसर के मामले में भी समस्या भिन्न नहीं है, जो कि ऊपर उद्धृत कुलिट्न[204] के विवरण में देखा जा सकता है। इस किस्म के तमाम रोग निर्णय प्रयास के बारे में किंग[216] का कहना था कि इससे एट्रोजेनिक – काल्पनिक बीमारी उत्पन्न होती है, वास्तविक बीमारी नहीं। यह वह स्थिति है जब रोग चिन्हित करने के बाद चिकित्सक उसका इलाज कर रहे होते हैं जिसका कि वास्तव में कोई अस्तित्व नहीं होता। अगर उसका अस्तित्व होता भी तो क्या हा जाता? अब तक तो हम इतने समझदार बन चुके हैं कि असुख (dis-ease) उत्पन्न नहीं करने की स्थिति में क्यों कैंसर के मामले में कुछ भी नहीं करना चाहिए, यहाँ तक कि रोग निदान भी नहीं।

शरीर को बख्श दें

रोग चिन्हित करने के बाद चिकित्सा करना अनिवार्य नहीं है। कैंसर अगर असुख अथवा कष्ट उत्पन्न करता है तो थोड़ा बहुत कुछ किया जा सकता है। आजकल स्तन कैंसर के मामले में पूरा स्तन काट कर निकाल देने के बजाए सिर्फ स्तन के अर्बुद को निकाल

देने से भी प्रायः एक ही नतीजा देखने को मिल रहा है।[6] इस तरह न्यूनतम चिकित्सा, प्रोस्टेट,[217] स्टमक,[140] अग्न्याशय[218] और अन्य कैंसरों के मामले[6] में भी उपयुक्त है। ''मनुष्य को महज वस्तु'' समझ कर चिकित्सा के नाम पर धन कमाने के मामले में कैंसर विशेषज्ञगण भी पीछे नहीं हैं। आज से 190 वर्ष पहले[103] भी कैंसर ऑपरेशन करते वक्त मरीज़ के हित के बनिस्बत व्यक्तिगत फायदे को प्राथमिकता दी जाती थी। यह परंपरा अब बिल्कुल ही बदल चुकी है, यह कहा नहीं जा सकता। आज भी जिस अनुपात में ''गैर ज़रूरी ऑपरेशन''[219] किया जा रहा है उसे देखकर बर्नार्ड शॉ द्वारा ''आर्थिक'' स्वार्थ–सर्वस्वता के लिए सर्जनों के प्रति लगाए गए आक्षेप न्यायसंगत लगते हैं। सर्जन महोदय, आप पहले खुद को रोगमुक्त कीजिए।

आर्थिक व्यय के सांसारिक महत्व के अलावा कैंसर की हर एक चिकित्सा विधि के प्रयोग के फलस्वरूप मरीज़ को जो शारीरिक कष्ट भोगना पड़ता है, केवल उसी विषय को लें तो वह और ज्यादा महत्वपूर्ण है। कैंसर चिकित्सा के दौरान लेखक बने एक रोगी ने यह आरोप लगाया था ''चिकित्सकगण हमारे शरीर और जीवन पर मानो ईश्वर की तरह प्रभुत्व रखते हैं।''[220] शल्य–चिकित्सा के कारण हुई शारीरिक विकृति, कहाँ तक जरूरी है यह प्रश्न तो है ही; केमोथेरॉपी और रेडियोथेरॉपो एक कैंसर कोश ध्वंस करने के साथ अनगिनत स्वस्थ कोश को नष्ट करता है; हॉरमोनथेरॉपी के फलस्वरूप उत्पन्न हृदय रोग[217] के कारण मरीज़ जल्द मौत की दशा प्राप्त करते हैं और इम्यूनोथेरॉपी तो कैंसर को बिगाड़ने में ही सहायक है। अतः सभी चिकित्सक बिना कोई खतरा उठाए सिर्फ एक निर्देश पर अमल कर सकते हैं – कम से कम चिकित्सा ही ज़्यादा है।

कैंसर संबंधी 'रामबाणों' का धंधा बहुत फैला हुआ है। वास्तविक रूप से असरदार, लाभदायक औषधीय चिकित्सा अब तक ईजाद नहीं होने के कारण यह व्यापार लगातार फल–फूल रहा है।[221] जब कुछ भी वास्तव में काम नहीं करता, तब हर एक चीज़ को कैंसर के खिलाफ असरदार मानते रहने अथवा प्रचार करते रहने का मौका हमेशा बना रहता है। मिसाल के लिए 'लेट्राइल' नामक दवा को लेकर फिलहाल जो सनक सवार है, उसे कम से कम

लेट्राइलोमैनिया[222] तो कहा ही जा सकता है। लेट्राइल अथवा कैंसर–रोधी विटामिन–बी–17 पर यह लांछन लग चुका है कि वह न तो कैंसर–रोधी और न ही विटामिन गुण संपन्न है, बल्कि धन उगाहने का एक प्रपंच मात्र है। अच्छे ढंग से कह तो इसे खर्चीली लेकिन क्रूर मज़ाक और बुरे ढंग से कहे तो इसे भयानक ही कहना पड़ेगा।[220,223] लेट्राइल के प्रति मौजूदा यह सनक दरअसल जनता के अंदर मौजूद उस आस्था को भुनाने का एक शानदार सबूत है कि कैंसर के खिलाफ हर समय कुछ न कुछ करने की गुंजाइश अवश्य है। स्वार्थवश कैंसर अनुसंधान से जुड़ी संस्थाएँ और मठाधीशगण इस आस्था को गढ़ने और भनाने में लगी हुई हैं। ये वही लोग हैं जो इलेक्ट्रिक गिटार बजाने जैसा लगातार औपचारिक कैंसर अनुसंधान का गुणगान करके लोगों को अभिभूत किए हुए हैं।[222]

<u>पशुओं को बख्श दें – शोध कम ही करें</u>

पशुओं पर अनगिनत परीक्षण के बावजूद न तो मानव कैंसर के लिए ज़िम्मेदार एक भी 'हेतु' के बारे में पता चल सका[18] और न ही कैंसर आरोग्य के बारे में कोई जानकारी प्राप्त हो सकी।[6,23] पशुओं के कैंसर अध्ययन हमें वही शिक्षा देते हैं कि कैंसर भी प्राण के तमाम रूप जैसा 'परिवर्तनशील' है।[224] पशुओं पर निष्ठुरता रोकने के लिए कार्यरत संस्था एस.पी.सी.ए. की यह माँग सर्वथा जायज़ है कि रोग उपचार खोजने के बहाने पशुओं पर अनुसंधान घटाया जाना चाहिए। कम से कम कैंसर अनुसंधान के मामले में उनका तर्क तो अकाट्य है, अखंडनीय है।

कैंसर अनुसंधान का मतलब अब जेनेटिक्स और मॉलिक्यूलर बायोलॉजी[15] के अभिजात क्षेत्र में किसी का कुछ भी करते रहना रह गया है। ब्रिटिश मेडिकल जर्नल के संपादकीय में[225] यह सवाल उठाया गया था कि ''मौजूदा कैंसर अनुसंधान किस हद तक प्रासंगिक है?'' इसमें कहा गया था कि इसके बारे में ''पीड़ादायक मूल्यांकन'' होना ज़रूरी है क्योंकि यह क्रमशः स्पष्ट होने लगा है कि कैंसर के नाम पर खर्च किए गए रुपये नाली में बहाए जा चुके हैं। स्मिदर्श ने[71] कैंसर अनुसंधान को जोड़–तोड़ की कलाकारी बताते हुए यह कहा था कि इसके लिए धन का नहीं दिशा का

अभाव रहा है। 'न्यूयार्क टाइम्स'[226] में प्रकाशित कैंसर अनुसंधान संबंधित एक अनूठी रिपोर्ट के अनुसार ''डेनवार जेनरल अस्पताल के एक विशिष्ट विज्ञानी जॉर्ज ई. मूर और उनके सहयोगी डॉ. विलियम एन. पामार हाल में अपनी एक अनुसंधान रिपोर्ट छपवा चुके हैं। इस रिर्पोट के कारण काफी वाद-विवाद शुरू हो गया। हुआ यह कि मूर और उनके सहयोगी ने कई चूहों के पेट में जीवाणु मुक्त दस सेंट की मुद्रा (डाइम) घुसेड़ कर कैंसर उत्पन्न करने के पश्चात् अपनी रिपोर्ट का शीर्षक 'मुद्रा कैंसर उत्पन्नकारी है - इस पर प्रतिबंध लगाओ' रखा है। अमेरीकन फेडरेशन के विज्ञानियों ने इस पर प्रतिक्रिया जाहिर करते हुए अपने मासिक मुखपत्र में यह लिखा है कि मूर और उनके सहयोगी ने सिर्फ उपहासात्मक मुद्‌दा उछालने के लिए ही उपयुक्त परीक्षण किया है।''

अब तक कैंसर अनुसंधान जहाँ आ खड़ा हुआ है उसे आर्ले[227] के शब्दों में इस प्रकार कहा जा सकता है कि कैंसर के कारण मरने वालों की बनिस्बत उसके साथ जीने वालों की संख्या ज़्यादा है। कैंसर विरोधी जंग में अदम्य उत्साह, कैंसर के बारे में फैलाए गए अनावश्यक आतंक और राजनीति के विषम घालमेल का परिणाम और हो ही क्या सकता था! बर्नेट[228] ने कहा था ''अमेरीकी चिकित्सा दर्शन का सारसंकलन करने पर कोई व्यक्ति न्यायतः इस निष्कर्श पर ही पहुँचेगा कि उसका आधार इस धारणा पर टिकी हुई है कि एक चूहा अथवा कुत्ता को बीमारी मुक्त करने के दौरान प्राप्त सफलता को मानव के मामले में प्रयोग किया जा सकता है, बशर्ते कि पर्याप्त धन, सघन प्रयास और बुद्धिमत्ता उपलब्ध हो।'' बर्नेट ने अमेरीका के बारे में जो कहा था वह अब अन्य देशों के मामले में भी देखा जा सकता है। उदाहरण के लिए मुंबई स्थित कैंसर रिसर्च इंस्टीट्यूट को ही लें। सन् 1952 में स्थापित यह संस्था शुरू से ही भारत सरकार की परमाणु ऊर्जा विभाग के अधीन एक अनुदान निर्भर संस्था रही है। इस संस्था की पाँच मंजिला इमारत में क्या नहीं है? आधुनिक कैंसर केन्द्र के लिए ज़रूरी हर-एक चीज़ वहाँ उपलब्ध हैं। इसी संस्था द्वारा प्रकाशित एक बहुरंगी प्रचार पुस्तिका में आम जनों की जानकारी के लिए संस्था के बारे में विस्तार से बताने के साथ वहाँ उपलब्ध फिलिप्स कंपनी की सर्वाधुनिक 'ई. एम. 300 इलेक्ट्रॉन माइक्रोस्कोप' के बारे म बताया गया है। इस माइक्रोस्कोप के बारे

में यह सूचना भी उस पुस्तिका में उपलब्ध है कि इसके सहारे स्वस्थ, प्री–कैंसर और कैंसर ऊतकों को दो लाख गुना बड़ी अवस्था में देखा जा सकता है। विज्ञान साधना का मतलब तो सत्य की खोज के लिए मानवीय प्रयास है। क्या इस संस्था को कम से कम एक बार इस सच्चाई को स्वीकार नहीं करनी चाहिए थी कि इस माइक्रोस्कोप कैंसर के खिलाफ कुछ कर गुजरने के बदले कैंसर के बारे में मनुष्य की अज्ञानता को दो लाख गुना बढ़ा दिया है। और सिर्फ यह संस्था ही क्यों, दुनिया भर के किसी भी कैंसर संस्था ने इसे अब तक कबूला नहीं है।

> आवेदन पत्र में जो परिकल्पना पेश की गई है उसके पक्ष में कोई सबूत नहीं है। लगता तो यही है कि सिर्फ इसके बजट वाले हिस्से में ही थोड़ी–बहुत सामग्री है – **अज्ञात।**

कैंसर का अर्थशास्त्र

अमेरीकी राष्ट्रीय स्वास्थ्य संस्थान के अध्ययन विभाग के ज़िम्मेदार एक सदस्य ने अनुदान के लिए पेश किए गए एक आवेदन–पत्र पढ़ने के बाद उपर्युक्त टिप्पणी की थी। टिप्पणी से अमेरीकी कैंसर अनुसंधान की हकीकत के बारे में हिक्सन[8] का वह मंतव्य और भी स्पष्ट हो जाता है कि 'करना क्या है' के बारे में जब अज्ञानता व्याप्त हो, तब और ज्यादा अनुदान मांगो। अनुदान उगाहने का यह तौर–तरीका अब एक संपूर्ण विज्ञान बन चुका है[8,23,229] और इस विज्ञान का नाम अर्थशास्त्र ही रखना उचित जान पड़ता है।

कहाँ से कैसे कितना अनुदान मिल सकेगा इसके बारे में अनुदान प्रस्ताव तैयार करना ही फैकल्टी समूह का प्रमुख काम रह गया है। "शैक्षिक दुनिया अब ऐसी दुनिया में तब्दील हो चुकी है, जहाँ सारगर्भित प्रतिबिंबन के बदले कुछ कर दिखाने की तत्परता दिखलाई पड़ता है।"[230] इसीलिए तथाकथित विज्ञान चर्चा में अब एक अलिखित कानून मार्गदर्शक भूमिका अदा कर रही हैः– और ज्यादा अनुदान माँगो, प्राप्त अनुदान से ज्यादा खर्च कर दो और इस तरह आने वाले हर 'वर्ष' ज्यादा से ज्यादा अनुदान पाने के मामले में निश्चित रहो। विज्ञान की दुनिया में उन्हें ही आजकल सबसे ज्यादा होनहार और सबसे ज्यादा कर्मठ व्यक्तित्व माना जाता है जो सबसे ज्यादा अनुदान जुटाने में माहिर है। 'ऊँची दुकान फीका पकवान' का बोलबाला का ज़माना जो है।

कैंसर का शांत स्वरूप

जल्द ही अमरीकी कैंसर अनुसंधान का सालाना बजट 100 करोड़ डॉलर में पहुँच जाएगा। सिर्फ मुद्रास्फीति से संगति बिठाने के लिए ही इसमें हर वर्ष और दस करोड़ डॉलर जोड़ना पड़ेगा।[231] जहाँ कैंसर, वहीं पैसा। कैंसर का मतलब खाना-पीना, पाँच सितारा होटल-पार्टियाँ, धन-संग्रह के लिए तड़क-भड़क और मुफ्त में विदेश-भ्रमण की सुविधा। 'हकीकत में डॉलर और सम्मान' प्राप्ति के लिहाज से दिल का अथवा मानसिक रोग, कैंसर के सामने कुछ भी नहीं।[232] इसे रेखांकित करते हुए बारमैन[232] ने इस खेल के सबसे बड़े खतरे के बारे में बताया था। 'सच में अगर कैंसर रोग की दवा निकल आए तो इस धंधे से जुड़े तमाम लोगों का क्या होगा?' खैर उन्हें डरने की आवश्यकता नहीं है, कैंसर उन खिलाड़ियों की शोहरत पर बट्टा नहीं लगने देगा। हालाँकि लोगों की कैंसर धारणा स्पष्ट हो जाने से यह खतरा सचमुच ही उत्पन्न हो सकता है।

कैंसर की दुनिया में अब एक दूसरे को मात देन की होड़-सी मची हुई है। एक 'लिनियर एक्सिलिरेटर' खरीदने के तुरंत बाद कोई संस्था यह जानकर शर्मिंदगी महसूस करने लगती है कि एक अन्य संस्था उनसे भी आधुनिक और मंहगा एक्सिलिरेटर खरीद चुकी है। किसी नामी-गिरामी हस्ती को कुछ हो जाने से संस्थाएँ किस तरह उससे फायदा उठाने की कोशिश में जुट जाती हैं, बारमैन[232] ने इसका शानदार वर्णन किया है। भारत के पूर्व राष्ट्रपति संजीव रेड्डी के फेफड़े मे एक ट्यूमर पकड़े जाने के बाद यथारीति तुरही बजने लगी और आनन-फानन में उन्हें कैंसर चिकित्सा का मक्का कहे जाने वाले न्यूयार्क स्थित स्लोन कैटरिंग अस्पताल में भेजा गया। चाहे किसी भी तरह से हो, भारत सरकार की यह समझदारी बनी कि इसके अलावा और कोई चारा नहीं, क्योंकि भारत में लिनियर एक्सिलिरेटर नहीं है। हालाँकि भारत में उस वक्त भी लिनियर एक्सिलिरेटर मौजूद था। किसी ने भारत सरकार के निर्णय के खिलाफ यह बताया भी था लेकिन संस्थागत शोरगुल में उनकी आवाज़ दब सी गई। उम्मीद की जानी चाहिए कि पूर्व राष्ट्रपति की बीमारी के कारण भारत के मुख्य कैंसर चिकित्सा केन्द्रों में अब नामी-गिरामी लिनियर एक्सिलिरेटर मंगाने की परंपरा कायम होगी। लोग यह जान कर दंग रह जाएँगे कि सन् 1970 से 1990 के बीस वर्षों के दौरान सिर्फ अमेरीका में ही कैंसर संबंधी कारोबार

एक लाख करोड़ डॉलर तक पहुँच चुका था। सन् 1968 में अमेरीकी सरकार कैंसर के पीछे पंद्रह सौ करोड़ डॉलर खर्च कर चुकी है।[233] इस साल यानी 1994 में स्वास्थ्य मद में अमरीका को हर रोज़ एक सौ करोड़ डॉलर खर्च करने पड़ेंगे।[234] अमेरीका शायद यह विशाल व्ययभार उठा पाने में सक्षम हो। लेकिन भारत, पाकिस्तान या मिस्र जैसे देश में जहाँ विशाल संख्यक आबादी गरीबी रेखा से नीचे गुजर-बसर कर रही हो, वहाँ क्या होगा? बहुसंख्यक भारतीय किसी प्रकार मुश्किल से गुजर-बसर करते हैं और सामाजिक कर्मकांड में हिस्सेदारी निभाता रहता है लेकिन घर में बीमारी घसने की स्थिति में उन्हें भीख माँगने की नौबत का सामना करना पड़ता है चाहे वह बीमारी टी.बी., पोलियो अथवा कुष्ठ ही क्यों न हो। उधर मुंबई, कोलकाता, दिल्ली और चेन्नई के प्रमुख कैंसर केन्द्रों में संपन्न पश्चिमी देशों की लीक पर कैंसर अनुसंधान और चिकित्सा की तमाम तड़क-भड़क बदस्तूर चालू है। इंडियन कैंसर सोसाइटी[169] ने स्वयं अस्तित्व में आते ही घोषणा की थी कि वह "अमेरीकन कैंसर सोसाइटी के पर्वतप्रमाण योगदान को देख कर ही प्रभावित हुई है।" ईश्वर जाने वह कौन सा महत्वपूर्ण योगदान है? खुद अमेरीका ता कई दफा कबूल कर चुका है कि जनसंख्या के आधार पर भारत में कैंसर मृत्यु दर अमरीका की तुलना में कम से कम पाँच गुना कम हैं। इसके बावजूद अमेरीकी लिनियर एक्सिलिरेटरों से भारतीय कैंसर केन्द्रों को पाट देने की होड़ को देख कर आश्चर्यचकित नहीं होना चाहिए!

कैंसर को विशेषज्ञमुक्त करना

कैंसर चिकित्सा के लिए विशिष्ट संस्थाओं में 'हम लोग कैंसर के बारे में सब कुछ जानते हैं' – जैसा एक वातावरण व्याप्त है। कई घटकों के एकत्र होने के कारण इस तरह की अंहकारी मानसिकता पनपने लगती है।

1. चाहे जो भी हो, यह ज़माना तो विशेषज्ञों का ज़माना है।
2. विशिष्ट होने के नाते देश के अंदर और बाहर उन संस्थानों और वहाँ के चिकित्सकों की मांग बहुत बढ़ जाती है।
3. यह संस्थाएँ अपने कुछ फेरीवालों और अपने से संबद्ध मण्डलियों की सहायता से बहुत चतुराई से रोग-भीति की एक वातावरण निर्माण करता रहता है।

4. इसके फलस्वरूप सरकार और जनसाधारण भोलेपन से यह यकीन करने लगती है कि विशिष्ट संस्था को ज्यादा से ज्यादा धन मुहैया करने से कैंसर रोगमुक्ति दर भी बढ़ती रहेगी।

उपर्युक्त विशिष्ट संस्थान की इस मनोवृत्ति के कारण दोहरा परिणाम देखने को मिलता हैः-

(क) वहाँ के विशेषज्ञों के मन में अनिवार्य यह धारणा पनपने लगता है कि "मैं दूसरों से ज्यादा होशियार हूँ।" और मीडिया के जरिए वह बहुत चतुराई से लोगों तक अपने ओहदों और उपाधियों के बारे में सूचित करते रहते हैं।

(ख) विशेषज्ञ के साथ भेंट करने, भर्ती होने, ऑपरेशन करवाने वाले की प्रतीक्षा सूची लम्बी होने के कारण मरीज़ों और उनके रिश्तेदारों को अपमान, नैराश्य और चिंताग्रस्त स्थिति में प्रतीक्षा करने के लिए बाध्य होना पड़ता है। हमारा सरोकार इसी परवर्ती प्रसंग को लेकर है।

आम लोग चूँकि कैंसर को सबसे भयानक बीमारी सोचकर डरते हैं इसलिए स्वाभाविक है कि वह इससे बचने के लिए विशिष्ट चिकित्सा केन्द्र में जाते रहते हैं। कई वर्षों के दौरान हमने तो यही देखा है कि तथाकथित सार्वजनिक अस्पतालों में ही कैंसर के ऊपर व्यापक और सराहनीय काम हुआ है। यह एक ऐसा सच है जिसे झुठला पाना संभव नहीं है। हम लोग मुंबई स्थित जिस सार्वजनिक अस्पताल से संबद्धित हैं, वहाँ मस्तिष्क कैंसर के ऊपर जितना काम हुआ है, उसकी तुलना में टाटा मेमोरियल कैंसर संस्थान में भी काफी कम काम हुआ है। हमारे यहाँ के न्यूरोसर्जरी विभाग में भी यहाँ तक कि मुंबई के बाहर से भी मस्तिष्क मरीज़ों को चिकित्सा के लिए भेजा जाता है और सिर्फ न्यूरोलॉजी विभाग ही क्यों, सार्वजनिक अस्पताल में कैंसर रोग शिनाख्त, कैंसर की हिस्टोपैथोलॉजिक और ऑटोप्सिक अध्ययन विभागों का काम सराहनीय है। सबसे अहम बात यह है कि सार्वजनिक अस्पतालों में किए गए चिकित्सा का स्तर तथाकथित विशिष्ट कैंसर संस्थानों की तुलना में कतई खराब नहीं है, यह दुनिया में कहीं भी देखा जा सकता है। अतः निम्नलिखित कारणों के आधार पर कैंसर को विशेषज्ञ मुक्त किया जाए।

1. कैंसर चिकित्साशास्त्र दरअसल 'अर्बुदशास्त्र' ही है। कैंसर चिकित्सक का खास मकसद अर्बुद को चिन्हित करना, उसके बाद

उसे ऑपरेशन करके निकाल देना एवं/अथवा रेडियोथेरॉपी, केमोथेरॉपी व हारमोन चिकित्सा से उस अर्बुद के आकार को कम करना।
2. कैंसर को चिन्हित करने क लिए जिन उपायों का सहारा लिया जाता है वह सब के सब एक सार्वजनिक अस्पताल में उपलब्ध है।
3. ऑपरेशन ही कैंसर चिकित्सा का मुख्य आधार है और किसी भी सुसज्जित सार्वजनिक अस्पताल में इसे समुचित रूप से अंजाम दिया जा सकता है।

कैंसर मरीज़ तो यही चाहेंगे कि उनके रोग निदान व चिकित्सा के मामले में तनिक भी देर न हो। कैंसर को विशषज्ञ-मुक्त करने से ही ऐसा मुमकिन है। लेकिन यह होगा कैसे? जवाब बहुत आसान है - लोगों को इस सच के बारे में बताया जाए कि कौन चिकित्सा कर रहा है और कहाँ चिकित्सा की जा रही है यह इतना महत्वपूर्ण नहीं है बल्कि ज़रूरी यह है कि कौन क्या चिकित्सा कर रहा है।

कैंसर को मान लेना

चीज़ों को पाखंडपूर्वक प्रतिस्थापन किए बिना, उसके बारे में भ्रम पाले अथवा घपला किए बिना, वह जैसा है उसका उसी रूप में अवलोकन करना तमाम उपलब्धियों की फसल उगाने से अपने आप में महत्वपूर्ण है।

-फ्रान्सिस बेकन

बेकन का यह आह्वान कैंसर चिकित्सक और कैंसर मरीज़ दोनों के लिए ही प्रासंगिक है। 'अवलोकन करना' नामक शब्द स्वयं ही नम्रता, धीरज और संयम का संदेश लिए हुए हैं। कैंसर को समझने का मतलब है उसे प्रसन्नतापूर्वक स्वीकार करना।

मनुष्य के एक हिस्से के बतौर कैंसर को आसानी से स्वीकारा तो जा सकता है, लेकिन किसी व्यक्ति को कैंसर होने की स्थिति में इसे मान पाना बहुत ही कठिन है। कई ऐसे भी है जो इस स्थिति का दिलेरी से सामना करने में सक्षम है।[220] जोरी ग्राहम कैंसर ग्रसित दोनों स्तन कटवा लेने क बाद भी रीढ़ और पाँव की हड्डी में कैंसर से पीड़ित रहीं। उन्होंने अपनी दास्तान शिकागो डेली न्यूज़/सान टाइम्स के पाठ्कों को शेयर करती रही। 'ए टाइम टू लिव' (जीने का यही तो वक्त है) शीर्षक से उन्होंने लेखन शुरू किया। जबकि कैंसरग्रस्त होने के बाद जोरी ग्राहम ने भी दूसरों की तरह यही सोचा था कि "आखिर कैंसर ने मुझे ही क्यों अपना शिकार बनाया?" ग्राहम ने इसका उत्तर अस्तित्ववादी दार्शनिक

सिद्धांत के तहत खोजने की कोशिश की कि यथार्थ में यह जगत निरर्थक है और उनका कैंसर **महज बेतरतीब नसीब** है। आज अगर ब्लेइज पैस्कल जीवित होते तो उपर्युक्त तीनों शब्दों शायद उन्हें बहुत अच्छे लगते कि व्यक्तिगत स्तर पर भयानक त्रासदी का सामना करते वक्त भी किसी ने उनकी ''संभाव्यता की शिशु'' को गोद तो लिया। इस दृष्टिकोण ने ग्राहम को एकदम विपरीत मेरू से सवाल को देखने को प्रोत्साहित किया ''मुझे ही क्यों नहीं।'' इसी सोच के कारण ग्राहम को अपनी मानसिक ताकत को बढ़ाने में मदद मिली। और उसने यह उपलब्धि हासिल की कि वह बाकी बचे दिन अपनी पसंद और निर्णय के अनुरूप किस तरह व्यतीत कर सके। इस तरह ग्राहम अपने कैंसर के साथ जीती रही और इससे भी महत्वपूर्ण बात यह है कि उन्होंने दूसरों को भी इसी तरह जीने को प्रेरित किया।

कैंसर को साथ लेकर जीना संभव है।
मेरा यह विनम्र निवेदन है कि कैंसर के कारण जितने मरीज़ मौत की दशा प्राप्त करते हैं उससे बहुत ज्यादा मरीज़ कैंसर को साथ लेकर जीते रहते हैं। अतः कैंसर मौत पर नहीं, अपितु कैंसर को साथ लेकर जीने वालों पर चर्चा करना ज्यादा आवश्यक है। इसके अलावा दुनिया भर में सिर्फ कैंसर मरीज़ ही मरते हैं, ऐसा तो नहीं है।

–चार्ल्स तसीमा[285]

सर विलियम असलार को सौरप्रकाश से परिपूर्ण कमरे में रहना अत्यधिक प्रिय था। अपने एक संभाषण में उन्होंने आदर्शवाक्य के बतौर रॉबर्ट लुइस स्टिवेंसन की निम्नलिखित पंक्तियों का उल्लेख किया थाः

'हे मेरी अंतरात्मा, संघर्ष करो क्योंकि
हर पल हर घड़ी है
अपनी ही खिदमत के लिए
मिला हुआ हर यह लम्हा मानो
बादशाहत ही है जिसकी लगाम
मुठ्ठी में है अपनी।'

असलर की यह निश्चयात्मकता सिर्फ उन कैंसर मरीज़ों के लिए ही सीमित न थी जिनका वक्त खत्म होने वाला है, बल्कि किपलिंग और स्टिवेंसन की तरह उन्होंने भी उसी की वकालत की थी कि जब 'जीवन' नामक एक लाइलाज बीमारी से ग्रस्त होने के कारण

हर एक व्यक्ति का वक्त खत्म होने की ओर बढ़ रहा है, ("हर एक जीवन का अंतिम लक्ष्य तो मौत ही है")[36] तब कैंसर जैसी एक मारक बीमारी के कारण एक व्यक्ति जीने की तमन्ना को क्यों खो दे? बर्नाड[207] ने '**हार्ट एटैक - यू डोंट हैव टु डाई**' शीर्षक एक पुस्तक लिख गए हैं। चाहे तो इस शोर्षक को फेरबदल कर यूँ भी पढ़ा जा सकता है : **कैंसर - यू डोंट हैव टु डाई वाइल यू आर एलाइव**। यह हमेशा याद रखना चाहिए कि किसी मारक व्याधि का शिकार होने के बावजूद जीवन के जोश को कायम रखना संभव है, लम्बी अवधि तक जीवित रहना संभव है। विवाह करना, पुनर्विवाह करना, संतान उत्पादन करना, चिकित्सकीय पुस्तक लिखना, आत्मा को झकझोंरने वाली नोबल सम्मान प्राप्त साहित्य रचना करना और यहाँ तक कि लुई पास्चर की तरह युगांतकारी चिकित्सकीय आविष्कार करना भी संभव है। चिकित्साशास्त्र की स्वीकृत अनिवार्य नपुंसकता के बावजूद यह सब अब तक संभव हो चुका है। और इन तमाम तथ्यों की रोशनी में एक बार फिर यह साबित होता है कि 'भयानक' कैंसर यथार्थ में नुकसानदेह नहीं है। कैंसर की इस सौम्यता के बारे में, उसकी दयालुता को लेकर कदाचित ही कभी आभार व्यक्त किया जाता है।

विलियम बयेड[51] रोगविज्ञान (पैथोलॉजी) के महान शिक्षक थे। इस विषय पर उनकी पुस्तक चिकित्साशास्त्र के विद्यार्थियों के लिए आवश्यक मानी जाती थी। सन् 1948 में तिरसठ वर्ष की उम्र में उनका पैरोटिड ग्लैण्ड में कैंसर पकड़ा गया था। इसके बाद लम्बे पच्चीस वर्षों तक बयेड और उनकी पुस्तकों से चिकित्साशास्त्र समृद्ध होता रहा। सन् 1970 में 'ए टेस्ट बुक ऑफ पैथोलॉजी' नामक उनकी पुस्तक का आठवाँ संस्करण प्रकाशित हुआ था। 1464 पृष्ठों की इस पाठ्य-पुस्तक में 908 चित्र भी थे। आधुनिक तमाम तथ्यों को सम्मिलित कर उन्होंने इस पुस्तक का शानदार अद्यतन किया था। कैंसर ग्रसित होते हुए भी बयेड ने इस पुस्तक को युगोपयोगी बनाने में कोई कसर नहीं छोड़ी। अन्य एक महान व्यक्तित्व थे एलेक्ज़ेण्डर सोल्झेनित्सिन। सन् 1950 के मध्य में उनका कैंसर पकड़ा गया था। लेकिन कैंसर ने न तो उन्हें परेशान किया और न ही उनके लेखन पर इस का कोई खास असर पड़ा। उसने उन्हें दोबारा शादी करने और दो संतानों के पिता बनने से नहीं रोक सका। हमें याद रखना होगा कि कई दशक पहले कैंसर जैसी एक

'भयानक' बीमारी से ग्रस्त होने के बावजूद उन्होंने इन सब के साथ साहित्य में नोबल सम्मान हासिल किया था। सोल्झेनित्सिन की 'अगस्त 1914' नामक पुस्तक की समीक्षा करते हुए फूट[235] ने लिखा था "उन्हें कुख्यात दास शिविर और कैंसर के चलते आसन्न मौत की दोहरी त्रासदी को झेलना पड़ा था। उनका यह त्रासदीपूर्ण अनुभव हमारे अंदर एक मज़बूत आत्मविश्वास पैदा करता है कि मानव समाज में कभी न बुझने वाली न्यायबोध मौजूद रहता है और कैंसर अथवा अन्य कोई भी अशुभ शक्ति चाहे कितनी भी ताकतवर क्यों न हो, एक व्यक्ति के अंदर पूर्ण अंतरचेतना की चिंगारी धधकती रहती है।"

सिगमंड फ्रायड को भी दो 'घातक' बीमारी साथ लेकर जीना पड़ा था। तोस की दशा में उन्हें कारोनरी थ्रम्बोसिस और साठ की दशा में उनके कैंसर का पता चला था। फिर भी यह दोनों घातक समझी जाने वाली बीमारी फ्रायड को मौत के घाट न उतार सकी। और आखिर में उन्हीं के एक चिकित्सक दोस्त मैक्स शूर ने दो दफे दो सेंटीग्राम की मात्रा में मार्फिन इंजेक्शन देकर उन्हें मौत की नींद सुलाने में मदद की। मुँह के कैंसर का इलाज कराने के लिए तैंतीस दफे ऑपरेशन से तंग आकर फ्रायड ने अपने चिकित्सक मित्र से आग्रह किया था कि वे उसे शांति की नींद सुलाने में मदद करें। "जीवन के अंत तक उनका प्यार, उनकी लचक, उनकी सृजनात्मकता लगातार बनी रही। जीवन के अंतिम वर्षों में उन्होंने कई महत्वपूर्ण निबंध लिखे। सृजनात्मकता के धनी फ्रायड पर उनकी इस 'घातक' बीमारी का कोई असर नहीं हुआ और उनके किसी निबंधों पर इसका कोई प्रभाव नहीं पड़ सका।"[36]

स्वाभाविक दिनचर्या में अनर्थक खलल उत्पन्न हो यह फ्रांसिस वेल्ड पीबडि को कभी मान्य नहीं था। वह एक विशिष्ट चिकित्सक होने के बावजूद उनका कैंसर एकदम अंतिम दौर में ही पकड़ा जा सका। इस स्थिति में भी उन्होंने अस्पताल में अपने विभाग के रोगियों की हाल–हकीकत जानने के लिए चक्कर लगाना कभी बंद नहीं किया था। एक रोज़ जब वह इसी काम में जुटे हुए थे, उनके विभाग के एक अफसर ने उनके काम का बोझ कम करने के लिए एक रोगी के बारे में कहा कि अगले मरीज़ को देखने की ज़रूरत नहीं है क्योंकि वह 'ठेठ' निमोनिया से पीड़ित है। पीबडि चिल्लाए, "इस रोगी को मैं ज़रूर देखूँगा और इसके सीने की धड़कन

सुनूँगा, यद्यपि मैंने अभी तक हज़ारों लोगों के फेफड़े की आवाज़ सुनी है, लेकिन एक जैसी आवाज़ कभी नहीं सुनी।"[236] पीबडि सन् 1927 में चल बसे। पर उसी साल अमेरीकन जर्नल ऑफ पैथोलॉजी में 'पर्निसास एनीमिया' क बारे में उनका एक निबंध प्रकाशित हुआ था।[237]

लौरा अर्चास के साथ शादी के तुरंत बाद ऐल्डस हक्सली के जीभ में कैंसर पकड़ा गया, जो कि वहीं तक सीमित होने के बजाए फैल चुका था। लेकिन इस 'घातक' बीमारी के होते हुए भी इस सम्मानित दार्शनिक की प्राणशक्ति भरपूर मात्रा में मौजूद थी। जिस जिंदादिली के साथ उन्होंने जीवन जिया, सोचा और लिखा उसे अपने पति के जीवनचरितमूलक विवरण में लौरा ने हृदयस्पर्शी ढंग से लिपिबद्ध किया है। 'द टाइमलेस मोमेंट'[37] (वह शाश्वत लम्हा) शीर्षक उस पुस्तक में वह संदेश मौजूद है जो कि प्रत्येक व्यक्ति के जीवन के प्रत्येक पल को सजीव बनाने और अनुप्राणित करने में मददगार साबित हो सकती है।

अब तक हमने सिर्फ यशस्वी व्यक्तियों के बारे में ही चर्चा की है। हम चाहे तो आम लोगों से संबंधित कैंसर कहानियों से भी अनमोल शिक्षा प्राप्त कर सकते हैं और आस-पास के लोगों को यह सच्ची कहानियाँ सुनाकर कैंसर का सच जानने की उत्सुकता बढ़ाने में मदद कर सकते हैं। मई 1967 में मुंबई में श्री संघवी का कैंसर ऑपरेशन हुआ था। उनका लड़का और दामाद दोनों ही चिकित्सक थे। श्री संघवी की खाद्य नली के निचले हिस्से में पकडा गया कैंसर जो कि बयेड के मुताबिक "सबसे निराशाजनक स्थिति में से एक" था, ऑपरेशन करके निकाला गया था। संघवी का कैंसर चूंकि आस-पास की ग्रंथियों में फैला हुआ था, सो चिकित्सा परिणति के बारे में भविष्यवाणी करने के मामले में काफी सावधानी बरती गई थी। ऑपरेशन के तत्काल बाद, संघवी की प्रोस्टेट ग्रंथि बंद हो जाने के कारण उनकी मूत्र नली बंद हो गई थी। इस समस्या से निपटने के लिए सितम्बर में उन्हें फिर एक बार ऑपरेशन कराना पड़ा। इसके बाद से मार्च 1980 तक यानी 73 वर्ष की आयु तक उन्हें कैंसर के साथ जीन में कोई समस्या नहीं उठानी पड़ी। इसी तरह का मामला डॉ. आदेनवाला के मामले में भी देखने को मिला। वे पेशे से जेनरल फिजिशियन थे। सन् 1961 में उनकी बड़ी आँत के 'सिकम' में पकड़े गए कैंसर के चलते

हेमिकलेक्टमी करना पड़ा। इस ऑपरेशन के बाद से उनके देहांत होने तक (1984) वह लोगों की चिकित्सा करने में जुटे रहे। हालाँकि इसी बीच सन् 1971 में बड़ी आँत के कैंसर के कारण उनका एक और ऑपरेशन करना पड़ा था। इससे यह समझा जा सकता है कि तथाकथित जानलेवा कैंसर से दो बार आक्रांत होने के बाद भी शांतिपूर्ण ढंग स सक्रिय जीवन जिया सकता है।

न्यूटन-फेनबो[238] के अनुसार ''सहानुभूति और दया के बीच की सीमारेखा अत्यंत सूक्ष्म है'' लेकिन ''दया बेहद चुभने वाली है।'' यह समझना आवश्यक है कि कैंसर के बारे में अनावश्यक आतंक फैलाने के कारण समाज कैंसर मरीज़ों को दया के पात्र के रूप में देखने का आदी हो गया है। एक बार किसी व्यक्ति पर यह ठप्पा लग जाए कि वह कैंसर, हार्ट या हाइपरटेंशन का मरीज़ है, तो अनचाहे उपदेश देने वालों की लाइन लग जाती है। 'यह करो', 'वह हरगिज़ न करो', 'यह खाओ', 'वह कभी न खाना' – जैसे उपदेशों की झड़ी लग जाती है। कैंसर मरीज़ों को 'बेचारा' और 'चंद दिनों का मेहमान' सोच कर तरस खाने वालों को कौन समझाए कि उनकी हरकतों के कारण मरीज़ पर क्या बीत रही होगी। कैंसर होने के बावजूद अगर कोई मरीज़ स्वाभाविक आम लोगों जैसा जीवन जीने का संकल्प लें, जो कि उन्हे लेना ही चाहिए, तो वे समझ सकेंगे कि तमाम दुःस्वप्न को कल के कंधों पर लाद कर आज को तो भरपूर तरीके से जीना चाहिए। एक बार अगर वह इस संकल्प पर अमल करने का पक्का इरादा कर सके तो अगले दिन उन्हें सचमुच डरावने आतंक के सामने घुटने टेकने को मज़बूर होने की जरूरत नहीं पड़ेगी। चिकित्सक की ज़िम्मेदारी है कि वह मरीज़ों पर कृपा न्योछावर करने के बहाने उन्हें कमज़ोर बनाने वालों और मुफ्त में उपदेश देने वालों से बचाए।

❑❑

अध्याय–12

सार संकलन

एक कैंसर विशेषज्ञ ने विनम्रतापूर्वक स्वीकारा था कि ''मेरा निजी अनुभव जो शायद दूसरों के लिए लाभदायक साबित हो, यह है कि असत्य भाषण से ज़्यादा दिनों तक बहकाना संभव नहीं है।''[286] इसी के साथ एक कैंसर मरीज़ का बयान भी गौर करने लायक है। वे लिखते हैं– ''कैंसर के बारे में निष्कपट रूप से बता देने का वक्त आ चुका है।''[287] दोनो तरफ के बयानों का सार यही है कि लाग–लपेट के बदले कैंसर का सच बताने की आवश्यकता है। हम लोग भी इसी के पक्ष में हैं। यही इस पुस्तक का मुख्य उद्देश्य भी है – कैंसर के बारे में एक समग्र धारणा पेश करना। कैंसर को निहायत डरावने खलनायक के रूप में देखना सही नही है जैसा कि सुजान सोन्टेग[288] कैंसर के मत्थे पर रूपक के बतौर थोप चुके हैं। बल्कि कैंसर को जीवविद्या की एक शानदार सार्विक परिघटना के रूप में देखा जाना चाहिए जो कि प्रकृति की अन्य सृष्टि की भाँति मनुष्य में भी उत्पन्न होती है। कैंसर के इस सच को आम लोगों तक पहुँचा पाना इतना आसान नहीं है। सच को अंधेरे में रखने के लिए शक्तिशाली कैंसर संस्थाएँ और कैंसर विशेषज्ञगण अपना तथाकथित ज्ञान थोपने में डटे हुए हैं। उन्हें न सिर्फ सीनेटरों और पैरवीकारों का भरपूर समर्थन प्राप्त है बल्कि प्रायोजित मीडिया और उसके स्तंभकार भी पूरी तरह उसके साथ खड़े हुए हैं। लेकिन सबसे ''प्रमुख खतरा किंचित बचकानी लेकिन व्यापक रूप से मौजूद यह धारणा ही है कि विज्ञान हमारी लालसा पूर्ति की तमाम इच्छा को पूरी करता रहेगा।''[289]

हालाँकि तथ्य इसके विपरीत है और कैंसर के बारे में यथार्थवादी दृष्टिकोण अपनाने वालों को ही सही साबित करता है। कैंसर के बारे में सभी लोग जान सकते हैं, चाहे वह शिक्षित हो अथवा अशिक्षित। इस जानकारी के फलस्वरूप कैंसर के आपतन के बारे में अनावश्यक डर से मुक्ति मिलने के साथ–साथ, कैंसर होने की स्थिति में उसे साथ लेकर कैसे भरपूर जिया जाए और सर्वोत्तम चिकित्सा क्या हो– यह समझा जा सकता है। यह कहने के बाद कैंसर रोगविज्ञान, कैंसर होने का कारण, उसका निदान, कैंसर संबंधी

पूर्वानुमान और कैंसर उपचार के मामले में अब तक हम लोगों ने जो कुछ भी कहा है उसका सार प्रस्तुत करना चाहेंगे।

कैंसर होता क्यों है, के बारे में जो धारणाएँ महामारी[290,291] की तरह प्रचलित हो चुकी है, वह सब-के-सब अर्धसत्य पर आधारित है। उदाहरण के बतौर रोगविज्ञान आप को एक सूचना देता है कि भारत में मुँह और गले का कैंसर आपतन दर बहुत ज्यादा है। लेकिन वह यह सूचना कभी नहीं देता कि भारत में दूसरे अन्य प्रकार का कैंसर आपतन दर बहुत कम है। कैंसर के मामले में यह प्राकृतिक संतुलन जापान से जर्मनी तक, त्रिपोली से टिम्बक्टू तक हर कहीं देखने को मिलता है। आज से बहुत पहले, सन् 1962 में ही क्रैमर[292] यह रेखांकित कर गए हं कि सतही तौर पर डच महिलाओं में स्टमक और आँत के कैंसर के कारण मृत्यु दर अधिक होने के बावजूद उनमें स्तन कैंसर और गर्भाशय कैंसर मृत्यु दर कम हुआ करता था, जब कि अनुमानतः इन्हीं दो कैंसर मृत्यु दर अंग्रेज़ महिलाओं में ज्यादा थी। सन् 1973 में प्रकाशित अपनी मूल पुस्तक में हम लोगों ने यह दोहराया था। फिर बार्च[293] ने इस बात को मजबूती के साथ पेश करते हुए कहा था कि दुनिया भर में कैंसर के आपतन और स्वभाव के मामले में यह सामंजस्य एक मूलभूत मानविक विशेषता को ही प्रतिबिम्बित करता है। इस विशेषता के कारण ही कैंसर के लिए किसी कैंसर कारक पर दोषारोपण करना फिजूल है। अतः हमारे लिए 'कैंसर कारक' संबंधी आतंक से मुक्त[6] होने का समय आ चुका है।[290,291]

कैंसर मरीज़ प्रायः एक किस्म के पापबोध से पीड़ित रहते हैं। उन्हें लगता है कि गलत आचरण एवं/अथवा किसी भूल के कारण ही उनका कैंसर हुआ है। इस पापबोध को ढोने का कोई तुक नहीं है। यह तो कैंसर विशेषज्ञों को चाहिए कि मरीज़ों को इस पापबोध से मुक्त कराएँ। उन्हें तो गडुइन अस्टेन[294] की शैली पर अमल करना चाहिए जो कि इंग्लैंड के एक सलाहकार न्यूरोलॉजिस्ट और पार्किन्सन के मामले में प्राधिकार थे। पार्किन्सन से ग्रस्त लोगों के लिए उन्होंने खुद एक खास प्रचार-पुस्तिका तैयार की थी। उसमें यह कहा गया था "आप को सबसे पहले पूरी तरह से दिल में यह बिठा लेना चाहिए कि आपके द्वारा अतीत में की गई गलती के

कारण या जो करना चाहिए था वह न करने के कारण से पार्किन्सन का कोई संबंध नहीं है। अधिक परिश्रम के कारण अथवा किसी चीज़ पर अधिक आसक्ति के कारण भी पार्किन्सन नहीं होता। पार्किन्सन बीमारी का किसी तरह की चोट से संबंधित होना नितांत अस्वाभाविक है।'' कैंसर विशेषज्ञ इसी शैली को अपना कर सचमुच कैंसर जागरूकता बढ़ा सकते हैं।

कैंसर 'रोग निरूपण' के बारे में हम क्या कहें; जबकि व्यापक रूप से यह मान लिया गया है कि रोग के क्रम के दौरान हमेशा उसे विलम्बित दौर में ही पकड़ा जाता है। यह आज व्यापक रूप से स्वीकृत है।[295,296] कोई व्यक्ति अगर लक्षणों के साथ आता हो तो उसका 'रोग निरूपण' करना जरूरी है। तरह-तरह के कैंसर के मामले में रोग-निरूपण के नाम पर अलग-अलग जाँच पड़ताल (स्क्रीनिंग) और खास कर स्तन और गर्भाशय कैंसर के मामले में जबरदस्त स्क्रीनिंग कार्यक्रम आखिर किस काम के? इससे किसको लाभ होता है और किसको हानि? इन कार्यक्रमों से वही लोग ज्यादा प्रभावित होते हैं जिनमें अस्वस्थता का कोई लक्षण प्रकट नहीं होता। 'शुरू में जाँच तो न आएगी आँच'- जैसे प्रचार अभियान के बहकावे में आकर वही लोग फँस जाते हैं जो कि अन्यथा रोग-लक्षणहीन है। पीठ पर कैसर का ठप्पा लगने के कारण या तो वे संतुलन खोने की स्थिति में पहुँच जाते हैं अथवा कैंसर नहीं है जान कर बेफिक्र हो जाते हैं। एक मनोरोग विशेषज्ञ[297] ने कहा था सिर्फ 'कैंसर' शब्द सुनकर ही एक आम आदमी के दिल में हड़कम्प मच जाता है। वे 'भयानक पीड़ा, विकलांगता, अस्पताल में दाखिला, कर्ज़ का बोझ, शारीरिक मलिनता, अक्षमता, परिवार मे भरण-पोषण में असमर्थता, यौन-सुख से वंचित होने और सबसे बढ़कर संभाव्य मौत''- के बारे में सोचने लगते हैं। अति विशिष्ट चिकित्सक भी इस तरह की जटिल मानसिक स्थिति में पहुँचने से खुद को नहीं बचा पाते।[298] कार्ल मेनिंजार ने 'दि वाइटल बैलेंस' में जो कुछ भी कहा था उसे अक्षरशः सही मानते हुए सुजान सोन्टैग ने यह माना था कि ''कुछ मरीज़ों के लिए 'कैंसर' शब्द ही मौत का पैगाम बन जाता है; अन्यथा शायद वह (इतनी जल्दी) इस बीमारी के कारण मौत के आगोश में नहीं गए होते।''[288] एक 'शक्तिशाली चिकित्सक' द्वारा एक 'शक्तिहीन मरीज़' को मृत्यु दण्डाज्ञा देना कितना अमानविक है?[299] रोग-निरूपण के इस खूनी

खेल को मार्टिन फिशर[81] ने जमकर लताड़ा था। उन्होंने न सिर्फ इसकी निंदा की बल्कि इसे रद्द करने लायक माना।

कम्फर्ट[300] ने इसका वर्णन करते हुए यह दिखलाया है कि चिकित्सा पेशा से जुड़े लोगों में रोगी और उनके परिजनों के अंदर उद्वेग पैदा करना एक उत्कण्ठाजनक मानसिकता है; अनावश्यक कैंसर रोग-निरूपण उसी मानसिकता का द्योतक है। स्तन कैंसर के बारे में तथाकथित जन-जागरूकता बढ़ाने के प्रचार अभियान के फलस्वरूप 8 से 12 साल की लड़कियों को लेकर आतंकित माता-पिता कैंसर-निरूपण केन्द्र पर दौड़ने लगेंगे, जहाँ कैंसर निरूपण करने की अनावश्यक हठधर्मिता[301] के कारण अन्यथा स्वाभाविक स्तन में असंतुलित विकास को कैंसर मान कर काट डाला जाएगा[302] और किशोरियों को स्वाभाविक स्तन गंवाने पड़ेंगे। चिकित्सकीय हलके[302] में यूँ ही स्क्रीनिंग कार्यक्रमों को ''सफल उद्योग धंधा'' और ''निहायत तिजारती'' नहीं कहा जाता। स्क्रीनिंग कायक्रम न सिर्फ अनुपयोगी बल्कि आतंक फैलाने वाला भी है। कैंसर अथवा दिल की बीमारी[303,304] के मामले में चालू तमाम स्क्रीनिंग कार्यक्रम को शालीनतापूर्वक दफन कर देना चाहिए।

कैंसर वस्तुतः निरूपण योग्य नहीं होने के कारण ही आधुनिक चिकित्सा के लिए उपयोग की जाने वाली तमाम टेक्नोलॉजी और मशीनें व्यर्थ साबित हो चुकी हैं। ''आज से 25 वर्ष पहले ज़रूरी डॉक्टरी साजोसामान एक छोटे बैग में समा जाता था। लेकिन आज एक मामूली अमेरीकी चिकित्सक के पास ढाई लाख डॉलर का निजी साजोसामान होता है अथवा वह उसका उपयोग करता है। चाहे कोई भी समय हो, नई टेक्नोलॉजी आने और बीमारी ठीक होने के बीच समकालिक सुधार के बारे में कोई अगर पता लगाने की कोशिश करता है, तो उसे पता चलता है कि स्थिति में तनिक भी बदलाव नहीं हुआ है।[305] अमेरीकी मीडिया के इस मूल्यांकन को चिकित्सकीय अनुमोदन मिल चुका है।[306] हम यह कह सकते हैं कि नित नई टेक्नोलॉजी के आने के कारण रोग पकड़ने के मामले में व्यापक सफलता तो मिली है लेकिन इससे रोग मुक्ति दर में तनिक भी बढ़ोतरी नहीं हो सकी। जहाँ तक कैंसरशास्त्र के नैदानिक (क्लिनिकल) पक्ष की बात है, उसे तो पूर्वानुमान लगाना है। यानी, एक कैंसर कोश अथवा ट्यूमर एक कैंसर मरीज़ के मामले में क्या

करेगा इसके बारे में पूर्वानुमान लगाना है। मशीनों और टेक्नोलॉजी को इस काम के लिए भरपूर मात्रा में उपयोग किया जा चुका है। पर इससे कोई लाभ नहीं मिला। कोशीय विशेषता का विश्लेषण करने के लिए[307] कंप्यूटर की मदद ली गई। फलस्वरूप एक विपत्ति आ धमकी। जिसे कंप्यूटर बोली में गिगो (गार्बेज इन गार्बेज आउट) कही गई। ग्राहम का यह कहना था कि ''कैंसर निहित रूप से अनुनमेय है।''[287] इसका तात्पर्य हालाँकि समग्र चिकित्सा से था लेकिन यह बात इस रोग संबंधी सभी पहलुओं के मामले में फिट बैठ्ती है। इससे क्या? टेक्नोलॉजी की प्रगति[308–312] संबंधी डींगे बदस्तूर सुनने को मिलती है। हाल ही में प्रकाशित रिपोर्ट में[312,313] कहा गया है कि चिकित्सा शुरू करने से पहले मरीज़ के कैंसर कोश को निकाल कर प्रयोगशाला में उस पर तमाम दवा प्रयोग करके ''महज तीन साल के अंदर ही'' प्रभावकारी दवा के बारे में पता लगाना संभव हो सकेगा। इस प्रकार का लंबा–चौड़ा दावा करने वाले यह सोचने में असमर्थ हैं कि कई कारणों से यह कभी संभव नहीं हो सकेगाः

1. तथाकथित यह सटीक दवाएँ अन्तर्निहित रूप से नन–स्पेसिफिक (निरर्थक तथा अनिश्चित),[314,315,316] विषाक्त और आवश्यक रूप से अप्रभावी है।[317]
2. गिनती[318] के कुछ कैंसर के मामले में जिन दवाओं को प्रभावी कहा जाता है उसके प्रयोग के फलस्वरूप अप्रत्याशित जटिल परिस्थिति[98,316] का सामना करना पड़ता है, संक्रमण[319] का खतरा उत्पन्न होता है ''और इससे भी अधिक महत्वपूर्ण बात यह है कि डरावनी अनिश्चितता''[98] का सामना करना पड़ता है।
3. चूँकि एक ही तरह का कैंसर एक से अधिक प्रकार के कोश से बनने की क्षमता रखता है,[6,20] अतः कोई मैजिक बुलेट दागकर उसका सफाया करना संभव नहीं है।
4. कैंसर कोश की यह अद्‌भुत विशेषता कि किसी भी दवा के खिलाफ पलक झपकते प्रतिरोध निर्माण करने की क्षमता का होना।[274,320]

कैंसर का शांत स्वरूप

अब जब रोग परिणति के बारे में पूर्वानुमान लगाने की बातें चल पड़ी है तो लगे हाथ कैंसर अनुसंधान परिणति के मामले में भी कुछ कह लिया जाए। इसके बारे में हम दोनों[6], बायर[321] और नोबल पुरस्कार से सम्मानित बर्नेट[15,5] तो ठहरे ठेठ निराशावादी! बायर ने तो कहा ही था कि "कैंसर के बारे में अब तक हम लोगों ने जो जानकारियाँ हासिल की हैं उसे तो एक विज़िटिंग कार्ड के पीछे हो लिखा जा सकता है।" लेकिन इससे क्या होता है? हवा में जबरस्त आशावाद तैर रहा है – कैंसर का सफाया करने की नित नई योजनाएँ पेश की जा रही है। लुईस थॉमस के हाल के दावे[322] पर गौर कीजिए, उनका मानना है कि "चिकित्साशास्त्र से हमें जो नई रोशनी मिली है उसस यह कहा जा सकता है कि जराग्रस्त विक्षिप्तता, गठिया की बीमारी और कैंसर यह सभी जैविक समस्या है और अन्ततोगत्वा समाधान योग्य है।"

अहो भाग्य! कैंसरशास्त्र में इस तरह के प्रवचन पहले कभी सुनने को नहीं मिला। ग्रीनबर्ग[323] ने इस तरह की मुनादी के बारे में कहा था कि "यह वियतनाम युद्ध में अंतिम ध्वंस के ठीक पहले अमरीकी आशावादी मुनादी की याद दिलाती है।" कैंसर पर अंतिम जीत हासिल करने वालों की 'आशावाद' के बारे में यही कहना चाहिए कि यह निश्चित अनर्थकारी परिणति के संकेत के अलावा और कुछ भी नहीं है? खैर, मनुष्य के हदय में निरंतर आशा की किरण फूट निकलना स्वाभाविक है और कैंसर विशेषज्ञगण इसके अपवाद कैसे हो सकते हैं।

कैंसर अस्पतालों में एक लतीफा अक्सर सुनने को मिलता है – "बीमारी से चिकित्सा ज्यादा बदतर है।"[288] यह महज चुटकुला तो नहीं है। पर इस दुःखद सच के बारे में चिकित्सकों को ही क्यों बताना पड़ेगा? यह इसलिए कि अक्सर वह नहीं बताते हैं, कम से कम उस हद तक तो कभी स्पष्टतापूर्वक नहीं बताते हैं, जो कि उन्हें अवश्य बताना चाहिए। जबकि खुद को कैंसर होने की स्थिति में उसके उपशमन के लिए वह जिस कार्रवाई की वकालत करते हैं, उससे पता चलता है कि कैंसर चिकित्सा की विध्वंसकारी परिणति के बारे में वह भली-भाँति वाकिफ हैं। अनेक चिकित्सक "कैंसर चिकित्सा के बारे में प्रगाढ़ रूप से निराशाजनक रुख प्रकट करते हैं"[297]– और यह कोई अजूबे की बात नहीं है।

स्वयं कैंसर ग्रस्त होने की संभावना की स्थिति में चिकित्सकों की मनोदशा क्या होती है और इस मामले में किस हद तक वह दूसरों को दिए गए ''प्रवचनों पर अमल'' करते हैं, इस पर विस्तृत अध्ययन[324] से सनसनीखेज तथ्य मिले थे। अध्ययनकर्ताओं को यह जानकर बहुत सदमा पहुँचा था कि चिकित्सकगण साधारणतः

(क) शुरूआती दौर में रोग शिनाख्त की फिक्र तक नहीं करते।

(ख) ''आरोग्यकारी चिकित्सा'' शुरू करने के पहले ''बेजा विलंब'' करना उचित ठहराते हैं।

(ग) प्रारंभिक दौर में सलाह लेने के लिए कैंसर विशेषज्ञों की बनिबस्त रोग पहचान करने के मामले में समय बर्बाद करने के लिए बदनाम साधारण चिकित्सक (जी.पी.) के पास जाना पसंद करते हैं। हाल ही में ब्रिटिश मेडिकल जर्नल (बी.एम.जे.) के सम्पादकीय[325] में तो यहाँ तक कहा गया है कि चिकित्सकगण न सिर्फ खुद के मामले में बल्कि अपने रिश्तेदारों के मामले में भी कैंसर के बारे में जाँच पड़ताल के औपचारिक चिकित्सकीय मानकों पर समुचित ध्यान रखना जरूरी नहीं मानते हैं। इसी जर्नल[326] की तरफ से ब्रिटेन के विख्यात सेंट मेरी अस्पताल के सर्जरी विभाग के निदेशक को यह पूछा गया कि अगर उन्हें मलाशय में कैंसर हो तो वह क्या करेंगे? इसके जवाब में उन्होंने कहा था कि ''मैं बिल्कुल निश्चित हूँ कि इससे निजात पाने के लिए प्रचलित शल्यक्रिया नहीं करवाना चाहूँगा। एबडोमिनो-पेरिनियल रिसैक्शन के साथ कोलोस्टॉमी (मल निकासी के लिए कोलन तथा उदर के बीच एक छिद्र बना देना) के बारे में मेरी इस मान्यता के कारण अधिकांश कोलोरेक्टल (यानी कोलन एवं मलाशय से संबंधित) सर्जन मुझ पर रोष प्रकट करेंगे। लेकिन चाहे कुछ भी हो मैं अपनी मान्यता पर दृढ़ता के साथ कायम रहूँगा। चाहे हम शल्यक्रिया को कितना ही नियंत्रित करें, खुद को चाहे हम कितना बहकाते रहें, वास्तविकता यह है कि पेट में प्रच्छन्नतः भद्दा दिखने वाली एक स्थाई मल निकासी व्यवस्था को लेकर लोगों का सामना करने की पीड़ा को झेल पाना बहुत कठिन है। मैं तो अचंभे में पड़कर सोचता हूँ कि इतनी लम्बी अवधि से हम और तमाम रोगी इसे कैसे सहन करते आ रहे हैं। एक तरफ सामाजिक उदासीनता का माहौल है तो दूसरी तरफ

सामाजिक धीरज की पराकाष्ठा।''[326] दो जाने-माने पैथोलॉजिस्ट ने हमारे प्रति पूर्ण भरोसा रखते हुए यह माना कि उन्हें कैंसर होने की स्थिति में वे सलाह के लिए कैंसर चिकित्सकों के बदले हमारे पास ही आएँगे। लेकिन उन्होंने अनुरोध किया - ''कृपया इसे जगजाहिर मत करना।''

फिर एक बार सुजान सोन्टैग[288] की बातों पर लौट चलें। उन्होंने दिखलाया था कि कैंसर का दानवीय स्वरूप प्रस्तुत करने के लिए चिकित्सकगण कितनी तरह के रूपालंकार इस्तेमाल करते हैं। कैंसर की 'नृशंस' चिकित्सा को जायज़ ठहराने के लिए ही मरीज़ों और उनके सगे-संबंधियों के ज़ेहन में कैंसर के बारे में इस तरह का चित्र बैठा देना उन्हें आवश्यक प्रतीत होता है। इस धर्मसंकट से हम चिकित्सकों को कैसे मुक्त करें? 'हिप्पोकेटस रिबिजिटेड' शीर्षक पुस्तक में एरिक एरिक्सन[327] ने चिकित्सकों को उम्दा सलाह दी थीः ''जो आपको घृणास्पद प्रतीत होता हो, वह औरों पर प्रयोग मत करना।'' समय की माँग है कि चिकित्सक समुदाय इस पर ध्यान दें और अमल में भी लाएँ। कैंसर चिकित्सा के संदर्भ में इसे थोड़ा-बहुत बदल करके यूँ कहा जा सकता है जिस चिकित्सा को हम अपने लिए क्षतिकारक मानते हैं, हमारे सह-नागरिकों, जिन्हें मरीज़ कहा जाता है, पर प्रयोग न करें।

ज़रूरतमंद व्यक्ति के मामले में रोग निदान करना जैसा अनिवार्य है, एक मरीज़ के मामले में चिकित्सा करना भी आवश्यक है बशर्ते कि वह कैंसर के कारण अस्वस्थ हो। जोरि ग्राहम[287] ने ठीक ही कहा था कि अन्य अनक बीमारियों की बनिस्बत कैंसर अधिक आरोग्य योग्य है। ज़रा ठहरिए! 'आरोग्य' शब्द का ग्राहम ने जिस संदर्भ में उल्लेख करना चाहा था उसे समझे बिना उम्दा विज्ञापन सामग्री के बतौर उसका बेजा इस्तेमाल मत कीजिए। आरोग्य प्राप्ति का मतलब क्या है? ''अमेरीका, कनाडा और इंग्लैंड में बतौर चिकित्सक, 32 साल के अनुभव के दौरान मैंने शरीर के भीतरी भाग में अथवा स्तन में कैंसर से पीड़ित एक भी मरीज़ को कभी उस अर्थ में आरोग्य प्राप्त होते नहीं देखा जैसा कि आम लोग आरोग्य प्राप्ति के बारे में सोचते, समझते हैं। यानी रोग प्रक्रिया का अंत हो जाना और कभी उसका लौट कर न आना।''[328] हमें यह मान लेना चाहिए कि हर एक कैंसर प्रतिकार योग्य रोग है, क्योंकि वह देख-रेख योग्य (अनुरक्षण योग्य) है। और

देख-रेख की इस सामर्थ्य के होने का मतलब जहाँ एक तरफ उपशमन के तमाम उपाय को अपनाना है तो दूसरी ओर शरीर और जीवन के प्रति सम्मानीय तमाम व्यवस्था भी लेना है। 'कैंसर मेडिसिन'[167] नामक अत्यंत आदरणीय पाठ्य पुस्तक का असली और यशस्वी उद्देश्य तब स्पष्ट हो जाता है जब एक जगह हमें यह पढ़ने को मिलता है कि कैंसर की लाक्षणिक चिकित्सा ही सर्वोत्तम चिकित्सा है और "यही कैंसर चिकित्सा की रीढ़ है।"[329] अतः कैंसर चिकित्सा का मकसद है तकलीफ कम करना। अतिवादी उपशमन जैसे अंगच्छेद करने वाली चिकित्सा के दिन लद रहे हैं। इस पर चाहे कोई कितना ही कंधे उचकाता रहे, जलन अनुभव करे,[330] कैंसर की सनातनी एवं अंगरक्षणकारी चिकित्सा[331] का महत्व महसूस किया जा रहा है। यह मुख्यतः एक दृष्टिकोण का सवाल है - मानव शरीर के प्रति श्रद्धा और सम्मान प्रदर्शन करने का सवाल है। कोई यह दलील दे सकता है कि अंगच्छेद करने के बावजूद वह मरीज़ को जीवनदान दे रहा है। उन्हें यह समझने की बेहद आवश्यकता है कि चिकित्सक की ज़िम्मेदारी जीवनदान करना नहीं बल्कि सम्मानपूर्वक जीवन निर्वाह की राह दिखाना है। उन्हें यह भी ध्यान में रखना चाहिए कि वह जिस चिकित्सा की पैरोकारिता कर रहे हैं, वह जीवन संशय के खतरे से मुक्त नहीं है। अतः मानव शरीर के प्रति यथोचित सम्मान जताते हुए किस तरह से चिकित्सा की जानी चाहिए - यह निरन्तर खोज का विषय है। पश्चिमी देशों में अब हसपिस[332,333] आंदोलन चल पड़ा है। यहाँ तक कि मरणोन्मुख कैंसर मरीज़ के मामले में भी शारीरिक व मानसिक रूप से उन्हें सम्मान के साथ अस्तित्व रक्षा करने का हक है - यह मान्यता वहां तेज़ी से स्वीकार्य होने लगी।

इतने लम्बे अर्से से दुनिया भर के विज्ञानियों के समर्पित कामों के बदौलत कैंसर के बारे में महासागर जैसा विशाल तथ्य भंडार भरा पड़ा है लेकिन उससे लाभदायक और व्यावहारिक संश्लेषण प्रस्तुत करने में कोई सहायता नहीं मिलती है। हमने यह प्रयास करने के बारे में सोचा भी नहीं। हमारी इस पुस्तक का उद्देश्य सर्वथा विपरीत है - कैंसर संबंधी अवधारणाओं और तथ्यों को हमने सर्वथा अलग नज़रिए से देखा है। हम समझते हैं कि चिकित्सकीय और प्रायोगिक अनुसंधान से मिले तथ्यों को एकीकत करके सही परिप्रेक्ष में संश्लेषण करके उसे कैंसर अनुसंधानकर्ताओं, चिकित्सकों,

आम लोगों और खास कर कैंसर मरीज़ों के लिए बोधगम्य और प्रभावोत्पादक ढंग से प्रस्तुत किया जा सकता है। आइए, उस संश्लेषण के सार को रेखांकित किया जाएः

1. कैंसर न तो किसी कारक के चलते होता है और न ही उसका निवारण किया जा सकता है। अगर वह आप पर असर डालता भी हो तो 'है तो है'– वाला रवैया अपनाएँ।
2. याद रखें कि मानव समाज के उद्‌भव के साथ ही कैंसर उसके साथ है और उसका होना न तो प्रकृति की कोई सनक का प्रतिफल है और न ही कोई अभिशाप का नतीजा।
3. आपको अथवा आप के चिकित्सक को परेशानी में डालने से पहले, हर एक कैंसर, लम्बे समय तक आपके शरीर में मौजूद रहता है। 'शुरू में जाँच, तो न आएगी आँच' जैसी कल्पकथाओं को दफना देना परम आवश्यक है।
4. ऊपर दर्शाए गए कारणों से यह समझ लेना चाहिए कि कैंसर है अथवा नहीं इसके लिए खुद की जाँच कराने की आवश्यकता नहीं है। सिर्फ उसी वक्त आप कैंसर को एक परेशानी समझें जब वह सचमुच आप को सताना शुरू कर दें।
5. कैंसर न तो हमेशा मौत का द्योतक होता है और यह भी ज़रूरी नहीं है कि रोग शिनाख्त अथवा चिकित्सा के उपरांत वह जीने की अवधि कम करता है। अपने कैंसर को साथ लेकर तब तक जीने का हौसला बुलंद रखिए जब तक कि वह खुद आपके साथ मरने को उचित न समझे।
6. खैर मनाइए कि कैंसर आवश्यक रूप से न तो आपके काम–काज में बाधा उत्पन्न करता है और न ही मौज–मस्ती में खलल डालता है।
7. चूँकि कैंसर आरोग्य जैसी कोई चीज़ है ही नहीं; इसलिए रोग–लक्षण के उपचार से ज्यादा कुछ भी न करने पर अड़े रहिए। याद रखिए चिकित्सकीय अतिवाद का कोई भी आडंबर तिरस्करणीय है। चिकित्सा के नाम पर शरीर को ध्वंस करने व मौत को बुलावा देन की कोई आवश्यकता नहीं है।
8. अगर चिकित्सा नितांत आवश्यक है तो शल्य–क्रिया को प्राथमिकता दें; अगर रेडियोथेरापी अथवा केमोथेरापी की जरूरत पड़े भी तो इस पर अड़े रहिए कि यह चिकित्सा यथासंभव न्यूनतम हो। याद रखें इस तरह की चिकित्सा आपके सर से पैर तक मौजूद कोशों को शिकार बनाती है।

9. सम्मानित मौत के लिए आप अपने शरीर और आत्मा के प्रति देनदार हैं। खुद को सम्मानित मौत से वंचित मत करिए।
10. कैंसर स्वयं ही एक प्रजाति, एक संवर्ग अथवा क्रमसूचक चरित्र है। न तो आप इसे विरासत से प्राप्त कर सकते हैं और न ही अपनी संतान को उत्तराधिकार स्वरूप दे सकते हैं।

❑❑

कैंसरः संयोजन 2001

सत्य की तलाश करना एक महान व्रत समझा जाता है। गाँधी जी ने अपनी आत्मकथा का शीर्षक 'सत्य को लेकर मेरा प्रयोग' - रखा था। लेकिन सत्य को संज्ञायित करना बहुत टेढ़ा मामला है। ईसा मसीह को सूली पर चढ़ाने के ठीक पहले उन्होंने कहा था "सत्य की जीत अवश्य होगी।" उन्हें सूली पर लटकाने के लिए जिम्मेदार प्रभारी, रोम के तत्कालीन राज्यपाल पन्टियास पायलेट ने ईसा की खिल्ली उड़ाते हुए कहा था– "आखिर सत्य है क्या बला?" इतिहास गवाह है कि इस प्रश्न का उत्तर दने का कोई मौका दिए बगैर ही ईसा को सूली पर लटका दिया गया था।

सत्य का जड़ सतत अथवा अपरिवर्तनीय "अस्तित्व" में निहित है। कैंसर के जिस सच को कण–कण जोड़कर हम लोगों ने एकत्रित किया था, सन् 1973 में[6] उसे हम दुनिया के सामने पेश कर चुके हैं। उसके बाद से अब तक कैंसर के बारे में (कम से कम) एक करोड़ निबंध और पुस्तकें छप चुकी हैं। सन् 1973 में प्रकाशित हमारी विशालाकार पुस्तक की संक्षिप्त संस्करण भी विश्व भर में आज से बाईस वर्ष पहले आ चुकी है। इन 22 वर्षों में प्रकाशित अनगिनत निबंधों और पुस्तकें बाज़ार में आने के बावजूद हमें कभी यह एहसास तक नहीं हुआ कि अपनी पुस्तक में एक भी बदलाव करने की कोई आवश्यकता है। संभव है कि इस पुस्तक में हम लोगों ने जो कुछ भी कहा है वह कैंसर का अनिवार्य सत्य को उकेरने में समर्थ हो। शालीनतापूर्वक इतना तो कहा ही जा सकता है कि वह सत्य साधारणजनों के लिए बोधगम्य और विद्वानों के लिए व्यवहार्य अवश्य है। कैंसर के बारे में न्यायोचित रूप से ज़ोर देकर हमने यह कहा था कि वह एक जैविक परिघटना मात्र है जो कि चमकीली तकनीकी साजो–सामान से लैस चिकित्साशास्त्र के सामने घुटने टेकनेवाला नहीं है। कैंसर संबंधी हमारी यह समझ ने कैंसर के बारे में "अज्ञ" मरीज़ों और "सर्वज्ञ" कैंसर विशेषज्ञों के बीच की दीवार को तोड़ डाला। इसके अतिरिक्त हमने ज़ोर देकर यह कहा था कि चूँकि मरीज कैंसर समस्या के बारे में वास्तविक अनुभव के धनी है, और कैंसर विशषज्ञ महोदय सिर्फ उस विषय पर अध्ययन कर चुके होते हैं अथवा कैंसर के मरीज की चिकित्सा कर रहे होते हैं; ज्ञानशास्त्रीय शर्तो के लिहाज से एक कैंसर मरीज हमेशा एक चिकित्सक से उत्कृष्ट समझ रखते हैं।[338,339] कैंसर

मरीज़ को कैंसर चिकित्सक से एक कदम आगे रखने की हमारी सोच को लेकर हमने कभी भी खेद प्रकट नहीं किया।

यह घोषणा करने के लिए हमें जोखिम उठाना पड़ा कि कैंसर का इलाज करना कदापि संभव नहीं है, यद्यपि उसकी अभिव्यक्ति का इलाज किया जा सकता है। हमने यह भी कहा था कि कैंसर अनुसंधानयोग्य भी नहीं है। फिर भी राष्ट्रीय और अंतर्राष्ट्रीय कैंसर संस्थाएँ इस काम पर डटी हुई हैं। वे अपनी मियादी ''सकारात्मक'' घोषणा करते रहने और उल्लेखनीय सफलता प्राप्त करने का दावा करते रहने में व्यस्त हैं। अतः हमारे लिए अत्यंत आवश्यक है कि अपेक्षाकृत व्यापक परिप्रेक्ष में हम इस तरह के हरेक नाटक को समझने का प्रयास करें।

हम दोनों में से एक को अक्तूबर-नवम्बर 1977 में अमेरिका में जाकर दुनिया भर के विशिष्ट व्यक्तियों की चिकित्सा करने के लिए विख्यात स्लोन कैटरिंग इंस्टिट्यूट (S.K.I) की तत्कालीन निर्देशक डॉ लुईस थॉमस से लंबे समय तक बातचीत करने का माका मिला था। डॉ थॉमस, जो कि मुख्यतः एक विशिष्ट जीव-दार्शनिक रहे हैं, वार्तालाप के दौरान यह कहा था - ''कैंसर के मामले में आपका विवेचन मुख्यतः सही है। लेकिन राजनीतिक रूप से हम लोग कैंसर का उपचार खोज निकालने के लिए इस कदर वचनबद्ध है कि लोगों को चाहकर भी सच बताने का साहस नहीं जुटा सकते।''

उपर्युक्त चर्चा के बाद ही कैंसर-पत्रकार और ''पैचवर्क माउस''[8] शीर्षक पुस्तक के लेखक जोसेफ हिक्सन से मुलाकात हुई। सन् 1976 में प्रकाशित अपनी पुस्तक में हिक्सन ने S.K.I. में घटी बीसवीं सदी की सबसे घटिया वैज्ञानिक घोटाले बपर्दा कर चुके थे। उनसे यह पूछने पर कि पत्रकारिता में आने से पहले वे क्या करते थे, हिक्सन ने बताया कि 19 महीनों तक वे S.K.I. में बतौर जनसंपर्क अधिकारी के रूप में कार्यरत थे। यह पूछने पर कि इस कदर उम्दा और भव्य नौकरी उन्होंने क्यों छोड़ दी, हिक्सन का दो ट्क रूखा जवाब था ''लोगों को झूठ बोलते-बोलते मैं थक चुका था।'' हिक्सन की नाराजगी मानो उस असामान्य प्रतिक्रिया के विरोध में था जो कि भारी-भरकम और गंभीर पुस्तक 'मेडिसिन ऑन ट्रायल' की उपशीर्षक में व्यक्त हुई थीः ***दिल दहला देनेवाला***

चिकित्सकीय असंगति और उसे अनदेखी कर देनेवाली अक्खड़पन की कहानी।[340]

अक्सर हमें यह उपदेश सुनने को मिलते हैं कि कैंसर के बारे में कलम उठाने से पहले कई दशकों तक कैंसर अस्पताल में काम करना हमारे लिए आवश्यक है। लेकिन ऐसा कहनेवाले यह भूल जाते हैं कि किसी भी पाँचतारा कैंसर अस्पताल में काम करने से वहाँ के बाकी सदस्यों में घर कर चुकी पूर्वाग्रह और मान्यताओं से हम लोग भी अछूता नहीं रह सकेंगे और हमें भी चाहे अनचाहे वही सब कुछ करना पड़ेगा जो कि वैश्विक सामान्य प्रवृत्ति बन चुका है। पेनिसिलीन आविष्कार करने के लिए संयुक्त रूप से नोबल पुरस्कार से नवाज़े गए अर्नेस्ट बोरिस चेन ने सन् 1966 में भविष्यवाणी की थी कि ''हमें इस तरह की निश्छल भ्रम के शिकार होने से बचना होगा कि कैंसर जैसी समस्या को हल करने के लिए मैनहाटन परियोजना जैसी शक्तिशाली सांस्थानिक पद्धति की आवश्यकता है। काई यह नहीं कह सकता कि जीवविज्ञान के किस अनुभाग से इसका हल निकलेगा, संभवतः जीवविज्ञान के सबसे अदना फैशनपरस्त किसी अनुभाग से ही उसका हल निकलेगा।''[341]

पिछले तीस साल से विभिन्न किस्म के कैंसर से पीड़ित मरीज़ों से हमारा सघन संपर्क है और इसीलिए हम दृढ़तापूर्वक कह सकते हैं कि कैंसर के बारे में सैद्धांतिक रूप से हम जिस निष्कर्ष में पहुँचे थे, वह अब एक व्यवहारयोग्य अनुशासन बन गया है।

उच्चकोटि की वैज्ञानिक सहस्राब्दि पार करके आने के बाद भी कैंसर कल्पकथा और वास्तविकता से जुड़े कई मुद्दे तो अब तक मौजूद हैं। नई सहस्राब्दि की प्रतिश्रुति तो एक बटन दबाने भर की रह गई है। आपको सिर्फ एक बटन दबाने की आवश्यकता है, और विश्व भर के कैंसर साहित्य अथवा हृदयरोग से संबंधित साम्प्रतिक तमाम अग्रगति आपके लैपटॉप में हाज़िर! 'दि ग्रेटेस्ट बेनिफिट ऑफ मैनकाइन्ड' : 'ए मेडिकल हिस्ट्री ऑफ ह्यूमैनिटी'[342] – शीर्षक वाली विद्वतापूर्ण पुस्तक का अंत आधुनिक चिकित्साशास्त्र की क्षमता के बारे में घोर निराशाजनक टिप्पणी दर्ज की थी। इस ठोस परिप्रेक्ष्य को ध्यान में रखते हुए हम अब आधुनिक कैंसर चर्चा से संबंधित विभिन्न पहलुओं पर निगाह डालेंगे और विस्तारपूवक यह समझने की कोशिश करेंगे कि इससे मानव समाज क्या प्राप्त करने की उम्मीद कर सकता है और क्या नहीं?

1. कैंसर की पीड़ाहीनता

मानव देह में कैंसर का विकासक्रम, उत्पत्ति से प्रकटीकरण तक, स्वीकृत रूप से एक मौन–प्रक्रिया है। उसके पता चल जाने के बाद भी वह पीड़ादायक हो, यह ज़रूरी नहीं है। इसकी यथेष्ट संभावना है कि प्रकृति ने कैंसर कोश को 'एन्डरफीन' निस्सारित करते रहने की अद्‌भुत क्षमता दे रखी है। एन्डरफीन एक ऐसा पदार्थ है जो संरचनात्मक रूप से और कार्यविधि के लिहाज से अफीम जैसा, खास कर मॉरफिन की अनुरूप है। एन्डरफीन का मतलब उसके नाम में ही मौजूद है। शरीर के अंदर रिसने के कारण 'एन्डो' एवं 'मॉरफिन' जैसी पीड़ानाशक गुण होने के नाते 'ऑरफिन'। भविष्य में औषधशास्त्रीय अनुसंधान शायद यह उद्‌घाटित करने में सफल होगा कि कैंसर कोश में एन्डरफीन निस्सारित करने की विशेष क्षमता ह और शायद मस्तिष्क और सुषुम्ना की तरह कैंसर भी समधर्मी आचरण करते हुए एन्डरफीन निस्सारित करता है। इससे यही साबित होगा कि प्रकृति ने अत्यधिक बुद्धिमानी और उदारता के साथ मानव शरीर को पीड़ा की सज़ा दिए बिना कैंसर को विकसित होने की अनुमति दे रखी है।

इस बुनियादी सच के होते हुए भी कैंसर पीड़ा को लेकर इतना हो–हल्ला क्यों मचाया जाता है? कैंसर के कारण तकलीफदेह मौत के बारे में इतनी चिंता क्यों व्यक्त की जाती है? हमने तो, वर्षों के अनुभव के दौरान अनगिनत मरीज़ों के मामले में वही देखा है कि कैंसर का इलाज न कराने से उन्हें कोई यंत्रणा नहीं भोगनी पड़ी। कुछ मामलों में अगर कैंसर पीड़ादायक होता भी है तो वह केमोथेरापी और रेडियोथेरापी के बाद झुलसाने वाली असहनीय पीड़ा से कम ही होता है। हम तो यही देखते आ रहे हैं कि केमोथेरापी, रेडियोथेरापी चिकित्सा के उपरांत ही कैंसर कष्टदायक बनता है, उससे पहले वह आम तौर पर पीड़ाहीन ही रहता है।

शल्यक्रिया अगर अंगच्छेद जैसी गँवारू न हो तो वह पीड़ा का कारण नहीं बनता। केमोथेरापी, जो कि शरीर के लगभग हर ऊतक की दुश्मन है, श्लेष्मिक झिल्ली में अत्यंत दूषित सूजन उत्पन्न कर सकता है और शरीर के भीतरी अस्तर समूह रक्ताभ हो सकता है। मुँह में जलन होने के साथ स्टमक और अँतड़ी में दर्द हो सकता है और जननीय अंगों व मलाशय झिल्ली में सूजन उत्पन्न हो सकती है। इससे चमड़ी भी उधड़ सकती है। अपने अंदर मौजूद अद्‌भुत लचीलेपन के कारण बेगुनाह और अत्याचारित ऊतक

धीरे-धीरे अपनी कार्यक्षमता पुनः प्राप्त कर लेता है और रोगी को पीड़ा मुक्त होने में सहायक हो जाता है। जहाँ तक रेडियोथेरापी का सवाल है, वह कैंसरग्रस्त ऊतकों का सफाया करने के प्रयास में रश्मि-विकीरित जगह के आसपास की तंत्रिकाओं में पहुँचने वाली रक्त-वाहिकाओं को चोट पहुँचा सकती है। कभी-कभी तंत्रिकाओं में रक्त पहुँचाने वाली धमनियाँ इस कदर बुरी तरह अवरुद्ध हो जाती है कि वह अक्षरशः करुणा याचना करने लगती है। विकिरण-परवर्ती दीर्घकालिक पीड़ा, सबसे विरक्तिकर समस्याओं में से एक है। श्रोणि क्षेत्र में रश्मिविकिरण के पश्चात् अकर्मण्य बना देने वाली मूत्राशय शोथ (सूजन) और मलाशयशोथ हो सकता है। मुँह की झिल्ली भी इसके कारण उत्तेजित हो सकती है और सर एवं गर्दन में दर्द उत्पन्न हो सकता है। यह किस तरह की जंग है - यह तो समझ से परे है। एक तथाकथित दुश्मन (कैंसर) से छुटकारा पाने के नाम पर अनगिनत स्वस्थ कोश और ऊतकों को तबाह कर देने को चिकित्सा कैसे कहा जा सकता है? लेकिन इसके बावजूद विश्व स्वास्थ्य संगठन की अगुवाई में यह जंग जारी है। इस संस्था ने कैंसर मरीज़ों के कष्ट निवारण की ज़िम्मदारी अपने कंधों पर ले रखी है, जबकि उसे स्पष्ट रूप से आम लोगों को बताना चाहिए कि कैंसर (स्वभावतः) पीड़ाहीन है और कैंसर चिकित्सा ही पीड़ादायक है। अचिकित्सित कैंसर, रोगी को पीड़ादायक मौत की ओर नहीं धकेलता, जबकि चिकित्सित कैंसर और पीड़ा का चोली-दामन का रिश्ता है। वह एक दूसरे से अलग हो ही नहीं सकते।

जिस दिन विज्ञान यह खोज कर पाने में सफल होगा कि चिकित्सा न होने तक कैंसर शांत रहता है और वह एन्डरफीन स्रावित करता रहता है, उस दिन एक महान बौद्धिक जंग पर जीत अवश्य हासिल होगी। विशेषज्ञों और मरीज़ों को कैंसर की इस सहज प्रज्ञा और स्वाभाविक दयालुता का अवश्य ही सम्मान करना होगा। सहज सरल लेकिन अत्यंत महत्वपूर्ण इस सच को जब तक स्वीकार नहीं किया जाएगा तब तक कैंसर विरोधी रणबाकुरों को दुःखद पराजय का सामना करना ही पड़ेगा और कैंसर मरीज़ों की स्थिति लगातार बिगड़ती रहेगी।

2. चरक, क्राइस्ट, कृष्णा

कैंसर पीड़ा के बारे में अमेरीका से प्रकाशित एक पाठ्य-पुस्तक[343] में एक अध्याय लिखने के दौरान हमें मनीषी चरक के कुछ छंद पढ़ने पड़े थे। करीब दो हज़ार पाँच सौ वर्ष पूर्व

लिखे गए उन छंदों में व्यक्त बुद्धिमत्तापूर्ण जानकारी आज भी प्रासंगिक व अपरिवर्तनीय है। ट्यूमर समूह (जिसे संस्कृत में अर्बुद कहा जाता है) का चरक ने दो हिस्सों में वर्गीकरण किया था– सौम्य और घातक। साथ में चिकित्सकों को यह भी परामर्श दिया था कि वे घातक ट्यूमर से छेड़खानी न ही करें तो अच्छा है, क्योंकि इसका नतीजा भयानक हो सकता है और चिकित्सा उपरांत उन्हें रोगी से दुर्वचन सुनने को मिल सकता है। सन् 1966 में मौत से चंद दिन पहले कैंसर सर्जन डॉ. बोर्जेस को हमने चरक के इस परामर्श को हूबहू दोहराते सुना। कैंसर के बारे में चरक की स्पष्ट समझ को देखते हुए यही लगता है कि कैंसर को समझने और उसकी चिकित्सा करने के मामले में तब से अब तक चिकित्सा विज्ञान एक इंच भी आगे नहीं बढ़ा है। यह शायद इसलिए कि कैंसर एक जैविक विषय है। सवाल उठाया जा सकता है कि फिर कैंसर चिकित्सकीय विषय बना कैसे? इसका कारण यह है कि समूचे प्राणी जगत में मनुष्य ही वह एकमात्र जीव है जो कि खामख्वाह अवश्यंभावी और स्वाभाविक घटना से भी लड़ना ज़रूरी समझता है। प्रकृति पर स्वामित्व कायम करने की लालसा से वह अपनी औकात बढ़ा-चढ़ा कर आँकने के लिए विवश है। अपनी क्षमता पर इतराने के लिए अभिशप्त है।

कैंसर चिकित्सा के तमाम ढंगों को संक्षेप में व्यक्त करने के लिए शुरुआत में हमने उनके परिवर्णी क्राइस्ट (CHRIST) शब्द बनाया था। C= केमोथेरापी, H= हार्मोनोथेरापी, R= रेडियोथेरापी, I= इम्यूनोथेरापी, S= सर्जरी और T= थियोथेरापी यानी, प्रार्थना, पूजा आदि जिसे कैंसर से छुटकारा पाने के लिए लोग अपनाते हैं। बाद में इसे विस्तार देकर कृष्णा (KRISHNA) कहना ज्यादा उचित लगा। इसमें केमोथेरापी के लिए हमने C के बदले K प्रयुक्त कर RISH का अर्थ ज्यों का त्यों रहने दिया है और प्राकृतिक चिकित्सा के लिए N (नैचरोपैथी) और वैकल्पिक (आल्टर्नेटिव) चिकित्सा जैसे कि होमियोपैथी, आयुर्वेद, यूनानी, रेयकी, एक्यूपंक्चर, एक्यूप्रेशर, चुम्बकीय चिकित्सा, फेथ हीलिंग एवं स्वमूत्र चिकित्सा इत्यादि के लिए A का प्रयोग किया। वास्तविकता यह है कि कैंसर से निजात दिलाने के मामले में क्राइस्ट और कृष्णा ने मनुष्य को अनुग्रह करने से साफ तौर पर इंकार कर चुके हैं। लेकिन क्यों?

कैंसर का शांत स्वरूप

कोशिका विज्ञान से संबंधित उन्नत चिंतन में कैंसर कोश को अब अस्वाभाविक कोश समझने के बदले उसे महज सामान्यता की रूपान्तर के रूप में देखा जाता है।[344] कैंसर कोश और स्वाभाविक कोश के बीच लक्ष्मण रेखा खींचने के तमाम प्रयास असफल सिद्ध हो चुके हैं। अगर क्राइस्ट और कृष्णा स्वाभाविक कोशों के अंदर विद्यमान होकर हमारे जीवन नाट्य का संचालन कर रहे हैं तो, हमारे जीवन के अंगीभूत कैंसर कोशों में भी उन्हें अवश्य ही रहना चाहिए। एक सुव्यक्त अस्तित्व के रूप में कैंसर कोश का उद्भव आज से चार सौ करोड़ वर्ष पहले हुआ है। यह स्पष्ट कर पाना कि आज की कोश और पुरोगामी प्राचीन कोश अभिन्न है, हमें आश्वस्त करने और संयत होने में सहायक हो सकता है। कोशों की विकृति और कैंसर कारकों के चलते कैंसर उत्पत्ति से संबंधित तमाम सिद्धांत दरअसल कल्पित कथाओं पर आधारित हैं।

बीसवीं सदी ठहरी विशेषज्ञों की सदी, विशेषज्ञों ने निजी विशिष्ट क्षेत्र में उपलब्धि प्राप्त करने के बावजूद जीवन से संबंधित अन्य सारभूत पहलुओं के बारे में उनकी अज्ञता, संदर्भहीनता भयावह हो सकती है। विशेषज्ञ कौन है और उनकी परिभाषा क्या है? विशेषज्ञ को इस तरह से पारिभाषित किया जाता है कि कम से कम विषय पर ज्यादा से ज्यादा जानने के दौरान 'नथिंग' (कुछ नही) के बारे में 'एवरीथिंग' (सब कुछ) जान लेने में ही उनकी जानकारी निहित होती है। महान स्पेनी चिंताविद, दार्शनिक, सुधारक और लेखक जोस ओर्तेगा वाई गैसेट ने विशारदवाद के खतरे के बारे में अपनी पुस्तक 'बार्बरिज्म ऑफ स्पेशलाइज़ेशन' (1932) में यह लिखा थाः ''असामान्य लेकिन अवांछनीय इस सत्य पर अड़े रहना ज़रूरी है कि प्रायोगिक विज्ञान के विकास में योगदान देने वालों में से एक बड़ा हिस्सा विस्मयकारी रूप से मध्यम दर्जे या उससे भी कम अक्ल वाले ही रहे हैं। यह महज गँवारू बयान नहीं है। जिसकी इच्छा हो वह आजकल की राजनीति, कला, धर्म व जीवन की आम समस्याओं के मामले में इन विज्ञानियों और उनके पीछे कतारबद्ध, चिकित्सकों, इंजीनियरों, वित्त विशेषज्ञों, शिक्षकों आदि की मूर्खतापूर्ण धारणा, निर्णय और कर्मकांड में इसे प्रत्यक्ष रूप से देख सकते हैं।[345] सन् 1957 में एक विशिष्ट मनोविद ने तनिक ज्यादा रूखाई से इसी बात को दोहराते हुए कहा था, ''विज्ञानीगण, खासकर जब वह अपने विशेष अध्ययन क्षेत्र से बाहर निकल आते

हैं तब उनके हठी और अयुक्तिसंगत आचरण अन्य किसी भी मामूली आदमी जैसा ही लगता है। लेकिन असाधारण रूप से घमंडी समझ के चलते उनके पूर्वाग्रहों का परिणाम और ज्यादा भयानक बन जाता है।"[346] चाणक्य ने भी तो यही कहा थाः "पंडितों का सब कुछ अच्छा होने के बावजूद उनमें एक बड़ी गड़बड़ी है कि वे मूर्ख हैं।" ब्रिटिश रेडियोथेरापिस्ट स्मिदर्स[71] और आस्ट्रेलियाई नोबल विजेता बर्नेट[5] ने विलाप करते हुए कहा था कि जीवविज्ञान-संबंधी मामले में कैंसर विशेषज्ञों की जानकारी बहुत कम है।

नियाग्रा जैसे छपे शब्दों का जलप्रपात निरंतर हमारी कैंसर अज्ञता को बहा ले जाने में लगा हुआ है। नतीजा यह है कि कम से कम सत्य के बारे में ज्यादा से ज्यादा असत्य से वाकिफ होने के बाद आज के कैंसर विशारद डटे हुए हैं, और वे तब तक डटे रहेंगे जब तक किसी लुप्त सत्य के बारे में तमाम असत्य वे जान न लें। जब तक कैंसर विशारद यह स्वीकार नहीं कर लेते कि हम सभी लोग बुनियादी रूप से कैंसर के बारे में कुछ नहीं जानते, तब तक भाषण, मुद्रण और इन्टरनेट में बेरोकटोक शब्द प्रपंच चलता ही रहेगा।

3. फिर भी कैंसर चिकित्सा संभव है और होना भी चाहिए

लेखक के रूप में हमारे बारे में यह कुख्याति फैला दी गई है कि हम लोग कैंसर चिकित्सा के खिलाफ हैं। अस्वस्थ लोगों को स्वस्थ करने के किसी भी प्रयास का हम लोग क्यों विरोध करेंगे भला?

गहराई से देखें तो आप पाएँगे कि ऊपर जो कहा गया है उसका मूलशब्द अ-स्वस्थ है। हम लोग अस्वस्थता दूर करने के लिए चिकित्सा करने के पक्ष में है। अब तक हम यह बता चुके हैं कि कैंसर मनुष्य सहित किसी भी जीव को लम्बे अर्से तक अ-स्वस्थ नहीं करता है, नतीजतन स्वस्थ होने के लिए कार्यवाही करने की आवश्यकता नहीं पड़ती। जैसे ही और जब भी कैंसर अ-स्वस्थता अथवा कष्ट का कारण बनने लगे, तो उससे छुटकारा पाने के लिए समुचित व्यवस्था की जानी ज़रूरी है। सहज व सुनिश्चित शब्दों में कहा जा सकता कि तकलीफ को आप तब तक तकलीफ न दें जब तक कि वह तकलीफदेह न बन जाए और अपने तकलीफ को उतना ही तकलीफ दें जितना कि आपको झेलनी पड़ी

हो। आइए, हम फिर एक बार स्वयंसिद्ध सत्य को बल दे कर दोहराएँ: कैंसर आपका अभिन्न अंग है: आपकी प्रकृति, आपके ऊतक, आपके निजी हाड़-मांस है। आप और आपका कैंसर एक ही डोर में बंधे हुए हैं। उससे लड़ाई मोल लेना तो आपके बूते से बाहर है। जैसा कि आप को यह अधिकार हासिल है कि आप यत्र-तत्र विचरण करें, कैंसर को भी वही अधिकार प्राप्त है और उसे मार डालना कदापि संभव नहीं है। इसका यह मतलब कदापि नहीं है कि कैंसर होने की स्थिति में कुछ नहीं करना चाहिए। कैंसर जब भी अ-स्वस्थ करना शुरू करें, तो अ-स्वस्थता का समुचित इलाज किया जाना चाहिए, लेकिन इलाज करते समय पूर्णतया यह समझना होगा कि कैंसर के कारण उत्पन्न खास लक्षण अथवा संकेत का ही सामना करना है।

इस पुस्तक की 'प्रस्तावना' में उल्लिखित कैंसर मरीज़ों की चिकित्सा विवरण से अलग हमारे पास हाल में इलाज करवाने आए मरीज़ों में से कुछ के चिकित्सा विवरण हम नीचे दे रहे हैं। उनकी समस्याओं की प्रकृति और उनसे निपटने के लिए हमारे जरिए ली गई व्यवस्थाएँ, आम लोग और विद्वान दोनों को ही एक ठोस संदेश मुहैया करेगी।

1. श्रीमान ब, उम्र 85, शरीर में किसी एक जगह उत्पन्न कैंसर फैल जाने के कारण इनकी एक पसली टूट चुकी थी और छाती में पानी जमा हो गया था। साथ ही छाती में भयानक संक्रमण भी था। एन्टीबायोटिक्स प्रयोग करके सक्रमण ठीक करने के अलावा और कोई चिकित्सा नहीं की गई। उनके कैंसर और उसके कारण टूटी हुई पसली को नहीं छेड़ा गया। छाती में जमा पानी सूख जाने के बाद दस वर्षों से वह भला चंगा है।

2. श्रीमती ड, उम्र 63, इनके गर्भाशय में भारी-भरकम कैंसर पकड़ा गया था। इसके कारण अनियमित रक्तस्राव की शिकायत लेकर वे हमारे पास आई थीं। अनियमित रक्तस्राव और अपने कैंसर को साथ लेकर वे सात वर्ष जीवित थीं।

3. श्रीमान म, उम्र 80, तेजी से फैलने वाले एक्यूट लिम्फोब्लास्टिक ल्यूकीमिया (ए.एल.एल.) के मरीज़ यह सज्जन 14 महीने तक भले चंगे रहे। उनके खून में हीमोग्लोबिन बहुत कम हो जाने के कारण उन्हें तीन दफे खून चढ़ाने के अलावा और कोई चिकित्सा नहीं की गई।

4. श्रीमती अ, उम्र 75, उन्हें सर्विक्स का कैंसर था। कष्ट नहीं होने के कारण चिकित्सा नहीं की गई। छः महीने बाद वे बदबूदार स्राव की शिकायत लेकर आईं तो हमने बहुत साधारण चिकित्सा (डूश का इस्तेमाल) किया तो स्राव बंद हो गया। साढ़े तीन साल बाद उन्होंने फिर दाहिने पाँव की एड़ी में दर्द की शिकायत की तो एम.आर.आई. और तत्पश्चात् बायोप्सी (एफ.एन.ए.सी.) से पता चला कि उनका कैंसर एड़ी की एक हड्डी में पहुँच चुका है। ऑर्थोपेडिक की सलाह को हमने मानने से इंकार कर दिया कि उनका दाहिना पाँव काट दिया जाए। हमने उनके प्राथमिक कैंसर (सर्विक्स कैंसर) का कोई इलाज किए बिना सिर्फ एड़ी में दर्द वाली जगह में रेडियोथेरापी का प्रयोग किया। इससे उनका दर्द कम हुआ और वे 'वाकर' (पादचारी) के सहारे चलने में सक्षम हो गईं। इसके कुछ महीने बाद उन्होंने बिस्तर पकड़ लिया और फिर चल बसीं। कैंसर पकड़े जाने के बाद वे पाँच साल तक जीवित रह सकीं।

5. श्रीमान न, उम्र 70, बड़ी आँत (कोलन) के साथ उदर भर में फैला हुआ कैंसर पकड़ा गया था। उदर में पानी जमा हो जाने से उनका पेट भी फूल गया था। ऑपरेशन करके बड़ी आँत के कैंसर के साथ उदर के कैंसर को निकाला गया। कुछ समय तक ठीक रहने के बाद उनके पेट में पानी जमा होना शुरू हो गया। इसके बाद कोई चिकित्सा नहीं की गई। वे तीन महीने बिस्तर पर रहने के बाद शांतिपूर्वक हँसते हुए चल बसे।

6. श्रीमती क, उम्र 75, उनके दाहिने स्तन में क्रिकेट गेंद के आकार का कैंसर पकड़ा गया। किसी भी तरह की चिकित्सा नहीं की गई। 14 महीने बाद स्ट्रोक के कारण उनका देहांत हो गया। उन्हीं की हमउम्र एक अन्य महिला ने उसी तरह के कैंसर के लिए एक प्रमुख अस्पताल में कीमोथेरापी करवाई। चौथे दिन उन्हें उल्टियाँ शुरू हो गईं और दस्त होने लगे। उल्टी करने के दौरान उसका एक बड़ा हिस्सा फेफड़े में चले जाने से उनका देहांत हो गया। वे चल कर अस्पताल तो आई थीं पर लाश बन कर ही वहाँ स निकल सकीं।

7. श्रीमान स, उम्र 75, एम.आर.आई. से पता चला कि उन्हें अग्न्याशय (पैंक्रिएटिक) का कैंसर है। उनकी एक मात्र तकलीफ यह थी कि कैंसर पिंड के दबाव के कारण आस-पास के स्नायुतंत्र में वे दर्द महसूस कर रहे थे। दर्द उपशमकारी इलाज (नर्व ब्लॉक) लेने के बाद वे दो महीने तक तो ठीक रहे और भरपूर पारिवारिक जीवन

का आनंद ले सके। परिवार के सदस्यों के साथ बातें व हँसी-मज़ाक करते हुए मुस्कुराते हुए वे चल बसे।

8. श्रीमती क, का स्तन कैंसर जब पकड़ा गया तब उनकी उम्र 82 वर्ष थी। उन्हें कुछ भी नहीं करने की सलाह दी गई। कैंसर अपन आप 'फट' गया और जैसा एक फोड़ा फटने के बाद अपने आप सूख जाता है, वह भी सूख गया। उसके बाद वे पाँच साल तक जीवित रहीं और वृद्धावस्था के कारण वे चल बसीं।

9. श्रीमान म, का प्रोस्टेट कैंसर जब पकड़ा गया तब वे 60 साल के थे। इस कैंसर के फलस्वरूप उनकी मूत्रनली में जो अवरोध उत्पन्न हो रहा था, उसके लिए एक ऑपरेशन किया गया ताकि पेशाब निकलने में बाधा को हटाया जा सके। इसे ट्रांसयूरेथल रिसैक्शन (टी.यू.आर.) कहा जाता है। मूत्र मार्ग से घुसेड़े गए एक यंत्र से शल्यक्रिया द्वारा प्रोस्टेट ग्रन्थि को काट कर निकाल देने के लिए यह ऑपरेशन किया जाता है। इसके पश्चात् एक साल तक फैल चुके कैंसर के कारण उत्पन्न दर्द को कम करने के लिए पीड़ानाशक दवा प्रयोग की गई। वे आरामदेह स्थिति में रहने के दौरान चल बसे।

10. श्रीमती न, और डॉक्टर व (यद्यपि इनके मामले में हम लोग सीधे शामिल नहीं थे)। दोनों ही 60 वर्ष से ज्यादा के थे और दोनों को ही स्टमक कैंसर था। दोनों को ही ऑपरेशन करने की कोशिश की गई थी पर कैंसर के व्यापक फैलाव को देखते हुए चीरा लगाने के बाद ही उस पर टाँका लगाना पड़ा था। इस 'ओपण एण्ड क्लोज़्ड' सर्जरी के बाद करीब दस साल से वे दोनों ही मज़े में हैं और काम में जुटे हुए हैं।

कैंसर हत्यारा नहीं है।

ऊपर बताए गए चिकित्सा विवरणों पर गौर करेंगे तो आप पाएँगे कि एक भी मामले में कैंसर को सामान्यतः छेड़ा नहीं गया। यानी, उसका इलाज करने का कोई भी प्रयास नहीं किया गया। मरीज़ को अस्वस्थता और कष्ट कम करने के लिए जितना थोड़ा बहुत किया जा सकता है उतना ही किया गया है। आप गौर से देखेंगे तो पाएँगे कि इस थोड़े बहुत व्यवस्था लेने के दौरान साधारण और मामूली चिकित्सा के अलावा कभी-कभी रेडियोथेरापी जैसी आधुनिक चिकित्सा का उपयोग करने में हमने गुरेज नहीं किया, लेकिन हमारा उद्देश्य कभी कैंसर से भिड़ना नहीं था और लक्ष्य हमेशा कैंसर के कारण उत्पन्न कष्ट से मरीज़ को राहत पहुँचाना

था। कैंसर से निपटने का वही आकबती लंगर (शीट एंकर) या सर्वोत्तम उपाय है। अक्सर मरीज़ हमसे पूछते रहते हैं: ''मैं और कितने दिन जिउँगा?'' चाहे मरीज़ की समस्या कितनी विकट क्यों न हो, उनका कैंसर कितना ही बढ़ा हुआ हो फिर भी हम दोनों ही निष्कपटतापूर्वक आग्रह करते हैं: ''ओहो! आप तो इस कदर ठीक है कि मेरी शव यात्रा में हाजिर रह सकेंगे।'' ''ऐसा कैसे हो सकता है, डॉक्टर साहब, आप तो देखने में एकदम ठीक-ठाक लग रहे हो।'' इस तरह की प्रतिक्रिया के जवाब में हम दोनों कहते हैं: ''उससे क्या? बीमारी और मौत थोड़े ही संबंधित है। बीमारी का संबंध शरीर से है, वह तो शरीर का कृत्य है। मृत्यु तो काल या समय का कार्यभार है। जान यानी जीवन इतना मज़बूत है कि वह अनगिनत बीमारियों का अवज्ञा अक्खड़पन के साथ कर सकती है। लेकिन मृत्यु इस कदर सुनिश्चित रूप से नियतकालिक है कि शारीरिक तन्दुरुस्ती के प्रति वह ध्यान नहीं दे सकती। "मैं जीवित हूँ"- का आखिर मतलब क्या है- साँस लेने और फिर छोड़ने में समर्थ होना ही तो है। हर एक साँस खींचने के जरिए मैं पहले अनुप्राणित होता हूँ और फिर उसे छोड़ते समय मरता रहता हूँ। अगर मेरी साँस का नियतांश (कोटा) समाप्त नहीं हुआ तो साँस छोड़ने के बाद भी मैं फिर जी उठूँगा।'' अतः जो बहुत तंदुरुस्त भी है उन्हें भी अपनी तंदुरुस्ती के लिए इतराने के बदले विनम्र होकर सोचना चाहिए कि हर एक साँस उनकी अंतिम साँस हो सकती है। और बीमारीग्रस्त को साहस के साथ यह सोचना चाहिए कि बीमारी और मौत एक दूसरे से संबंधित नहीं है।

शारीरिक कष्ट कम करने में चिकित्सकीय यह नियम अन्य बीमारी जैसे हृदय रोग, मधुमेह, उच्च रक्तचाप, गठिया के मामले में भी उपयुक्त है। यहाँ तक कि बहुत ढिंढोरा पीट कर जिस एड्स के बारे में अनावश्यक आतंक फैलाया जा रहा है, उसमें भी इस सिद्धांत के तहत ही चिकित्सा करनी चाहिए। सर्वाधिक महत्वपूर्ण इस बात पर बल देना चाहिए कि चिकित्सा नहीं करना भी एक चिकित्सा रीति है। यह चिकित्सा प्रशिक्षण का एक आवश्यक अंग है।

हम बदनसीब हैं कि आधुनिक चिकित्सा हमें इस दिशा में सोचने के लिए उत्साहित करने के बदले यह समझाने में लगी हुई है कि दुष्ट बीमारियों की घराबंदी से मानव समाज को मुक्त करने की ठेकेदारी चिकित्सकों के कंधों पर है। अतः ज्ञात-अज्ञात इन

दुश्मनों के खिलाफ हमेशा आधुनिक उपकरणों से लैस रहने का पाठ पढ़ाया जाता है। मानो, चिकित्सा का मतलब हथियार चमकाना है।

4. ओन्कोजीनस और जीन थेरापी

"आपका मकान मेरे मकान से कितनी दूर है?" "यह तो सामान्य बात है। मेरा मकान आपके मकान से जितनी दूर है।" "पूँजीवाद और साम्यवाद के बीच फर्क क्या है?" "पूँजीवाद में मनुष्य मनुष्य का शोषण करता है, और साम्यवाद में ठीक इसके विपरीत हुआ करता है।"

उपर्युक्त प्रश्न और उत्तर समूह वृत्ताकार तर्क को स्पष्ट करता हैः ऊपरी तौर से प्रत्ययकारी लेकिन मूलभूत रूप से निरर्थक। कोयेस्टलर यह स्थापित कर चुके हैं कि डारविनीय सिद्धांत "योग्यतम की उत्तरजीविता" दरअसल वृत्ताकार तर्क से भरपूर हैः "योग्यतम कौन है?" "जो लोग जीवित रहते हैं।" "कौन जीवित रह सकते हैं?"– "जो योग्यतम है।"

> "चूँकि ट्यूमर को दबाने में ट्यूमर निरोधकों की भूमिका निर्णायक है, इसलिए चिकित्साशास्त्र में इस विषय पर अध्ययन करने के मामले में विशेष महत्व दिया जाता है। स्वाभाविक रूप से शरीर किस तरह ट्यूमर को दबाता है यह समझने से ही आखिरकार ट्यूमर की रोकथाम और उपचार के लिए हम और ज्यादा प्रभावी चिकित्सा विधि विकसित करने में सक्षम होंगे।
>
> एक और किस्म की विशेष जीन हमारे शरीर में है – वह है ओन्कोजीन (यानी कैंसर जीन)। अधिकांश ओन्कोजीन प्रोटो ओन्कोजीनो से ही बनता है। यह वह जीन है जो कि कोश विकास नियंत्रण के लिए ज़रूरी चार मूलभूत प्रक्रम में शामिल रहता है। जब प्रोटो ओन्कोजीन में उत्परिवर्तन होता है, यानी, उसमें विकृति आती है तो वह अन्कोजीन बन सकता है और उसके उपजने से स्वाभाविक कोश का विकास और विशिष्टीकरण विपर्यस्त हो सकता है।"
>
> **– जोर्ड, कैरे और व्हाइट– मेडिकल जेनेटिक्स**[347]

अब हम आपके सामने जो उद्धरण पेश कर रहे हैं उसे गौर से पढ़िएः

ऊपर उद्‌धृत ओन्कोजीन संबंधी संपूर्ण संकल्पना वृत्ताकार तर्क पर टिकी हुई है। कैंसर को तो जीनों पर आश्रित होना ही है, जिसे ओन्कोजीन ही कहना पड़ेगा क्योंकि 'ओन्को' तो कैंसर का

पर्यायवाची शब्द है। और चूँकि जीन का काम ही है प्रोटीन निःसरण करना, जाहिर है ओन्कोजीन समूह ओन्को प्रोटीन निःसरण तो करेगा ही। टकराने और मुखालफत करने के इस युग में 'एन्टी' यानी विरोधी का होना लाजिमी है, अतः ओन्कोजीन प्रतिरोधी एन्टीओन्कोजीन यानी कैंसर प्रतिरोधी जीन तो होना ही चाहिए। और इस तरह कैंसर की जीन चिकित्सा की धारणा मुहैया कर दी गई। इस महत्वपूर्ण बात को ध्यान में रखना ज़रूरी है कि अब तक विज्ञान न तो कैंसर और न ही जीन की कोई परिभाषा दे सका है। फिर भी वह ओन्कोजीन पर प्रवचन देने और उस पर काम करने में डटा हुआ है। हमें सन् 1976 का एक प्रसंग स्वतः याद आ रहा है। उस साल हम में से एक को मॉनट्रियाल स्थित मैकगिल यूनिवर्सिटी की अध्यापक वीलिस से मुलाकात हुई थी। वह वहाँ की इम्यूनोलॉजी विभाग में कार्यरत थे और मुलाकात के समय "ट्यूमर इम्यूनिटी" पर अनुदान जुटाने के लिए तैयारी में व्यस्त थे। बातचीत के दौरान उन्होंने स्वीकारा कि "न तो मुझे ट्यूमर के बारे में और न ही इम्यूनिटी के बारे में कुछ पता है, लेकिन मुझसे यही अपक्षित है कि ट्यूमर इम्यूनिटी पर ही मैं शोध करूँ।" विनम्रतापूर्वक यह मान लेना चाहिए कि कभी बहुत लुभावनी होने के कारण ट्यूमर इम्यूनिटी पर व्यापक अनुसंधान के बावजूद इस विषय पर अज्ञानता पहले जैसी बनी हुई है।

ओन्कोजीन का ध्रुवीय-विपरीत धारणा है कैंसर प्रतिरोधी जीन। इससे कल्पित रूप से आशा की जाती है कि वह कोशों को कैंसरग्रस्त होने से रोकेगा। कहा जाता है कि जब इन जीनों में विकृति आ जाती है तब वह अपना नियंत्रण खो देता है और कैंसर पनपता है। दमनकारी-जीन की यह धारणा भी वृत्ताकार तर्क का एक और भिन्न रूप है। अगर कैंसर उत्पन्नकारी जीन है तो कैंसर को दबाने अथवा रोकथाम करने वाला जीन तो होगा ही। वृत्ताकार तर्क का सार यही है।

यहाँ एक कौतूहलपूर्ण तथ्य का उल्लेख करना ज़रूरी है। बार्नेट इस तथ्य का उल्लेख कर चुके हैं कि कोश विभाजन के दौरान प्रत्येक कोश द्वारा साठ किस्म की गलतियाँ करने की संभावना रहती है। गलती, यानी विकृति अथवा उत्परिवर्तन, जो भी कहिए, संगीन मामला माना जाता है। अगर मान लें कि कोश विभाजन के दौरान साठ किस्म की गलतियाँ हो गईं तो गलतियों का ढेर एकत्र होता जाएगा। इसका मतलब यह हुआ कि जो कोश जितनी जल्दी

विभाजित होगा उस कोश के अंदर उतनी ही ज्यादा गलतियाँ जमा होती रहेगी। मानव शरीर के छोटी आँत का कोश एक बार विभाजित होने के लिए तीन दिन लगाता है। यानी, वह प्रत्येक वर्ष में एक सौ बीस बार विभाजित होता है। इसका मतलब यह हुआ कि इसके प्रत्यक कोश में हर वर्ष 120×60=7200 म्यूटेशन (उत्परिवर्तन) जमा होता रहता है। यानी 70 वर्षीय किसी बुजुर्ग की छोटी आँत के हर कोश में पाँच लाख से ज्यादा विकृतियाँ (म्यूटेशन) जमा होगा। अगर कोश के उत्परिवर्तन से कैंसर होता है तो उन कोशों के कैंसरग्रस्त होन का खतरा ज्यादा होगा जिसका विभाजन जल्द होता हो। लेकिन वास्तविकता यह है कि जो कोश जितना जल्दी विभाजित होता है, उसके कैंसरग्रस्त होने की संभावना उतनी ही कम होती है। उदाहरण के लिए छोटी आँत की कोशिकाएँ और लाल रक्त कोशिकाओं का उल्लेख किया जा सकता है।

कृष्णा अथवा क्राइस्ट–यानी, औपचारिक और अनौपचारिक तमाम कैंसर चिकित्साएँ असफल सिद्ध हो जाने के बाद अब जीन थेरापी की कल्पकथा को आयात करना पड़ा। आइए, मानव जाति के जीन संबंधी पहलुओं के अध्ययन व अनुसंधान यानी, ह्यूमन जेनेटिक्स संबंधी तमाम हो–हल्ला के परिणाम को समझने की कोशिश करें। सन् 1979 में सीवा फाउन्डेशन की छियासठवीं विचार गोष्ठी में दुनिया भर के 26 विशिष्ट विज्ञानी और चिकित्सक उपस्थित थे। उनमें से कई तो नोबल विजेता भी थे। 'मानव जीन की संभावनाओं और वास्तविकताओं' – पर उन विद्वानों ने विचार–विमर्श किया था। इस विचारगोष्ठी का अध्यक्ष ब्रेनर ने तमाम बहसों का समापन करते हुए जो टिप्पणी की थी वह ध्यान देने योग्य है। उन्होंने कहा थाः "वैज्ञानिकों को समाज के सामने ज्यादा प्रतिज्ञा नहीं करनी चाहिए। समाज के साथ हम लोगों का एक खास सम्पर्क रहने के कारण विगत काल में हम लोगों ने अनेक उम्मीद भरी प्रतिज्ञाएँ की हैं। अतीत से शिक्षा लें तो हमें मानना ही पड़ेगा कि हम लोगों की प्रतिश्रुतियाँ कब तक साकार हो सकेगी, इस मामले में लगभग हमेशा ही हम गलत सिद्ध हुए हैं।" अध्यक्ष महोदय के समापन भाषण की अतिम पंक्तियाँ अपने आप में और ज्यादा रोचक और महत्वपूर्ण हैः "हम लोगों के बीच बहुत उत्तेजक बहसें हुई हैं। यद्यपि बहस के दौरान यह देखा गया कि मानव जीवविद्या और

जेनेटिक्स के भविष्य के बारे में हमारी समझ उलझन भरी है फिर भी यह विचार गोष्ठी युगांतकारी साबित होगी।''[348]

चलिए हम सन् 1979 से 1997 में पहुँचें। जींस 6 (छठां संस्करण) – शीर्षक वाली एक हज़ार पन्नों की मोटी किताब सिर्फ ''रोमांचकारी निराशावाद''[349] की बातें करता है। केनेथ कुलबर, जो कि अमरीका के आइओआ यूनिवर्सिटी में जीन थेरापी के अध्यापक थे, सन् 1995 में मुंबई के सेठ जी.एस. मेडिकल कॉलेज और के. ई.एम. अस्पताल में उनके प्रिय विषय 'जीन थेरापी से कैसे चूहे के मस्तिष्क का कैंसर कम किया जा सकता है' – पर भाषण देने के लिए आए थे। भाषण के अंत में ठसाठस भरे सभागार में कुलवर ने पूछाः ''कोई सवाल है क्या?'' सुनने वालों की चुप्पी को देखते हुए हममें से एक को उठकर कहना पड़ाः ''मुझे कुछ पूछना तो नहीं है लेकिन उपस्थित श्रोतागण गलत धारणा लेकर यहाँ से लौटें यह भी मैं नहीं चाहूँगा। इसलिए मुझे कहना ही पड़ेगा कि जिस चूहे के मॉडल को इस्तेमाल करके डॉ. कुलवर इस सिद्धांत तक पहुँचे हैं, वह बीस साल से भी पहले पूरी तरह से नाकारा साबित हो चुका है। वास्तविकता यह है कि डॉ. कुलवर ने एक गलत प्रयोग के आधार पर एक सही निष्कर्ष तक पहुँचने की कोशिश कर रहे हैं।'' इसके बाद अध्यापक कुलवर ने एक ही पंक्ति में अपना बचाव करते हुए कहा थाः ''काम करने के लिए मेरे सामने व्यवहार योग्य सिर्फ यही एक मॉडल उपलब्ध था।'' जीन थेरापी के आधुनिक 'अनुसंधान' के इस नमूने को प्रत्यक्ष करने के बाद भी इस पर इतराने और डींग हाँकने के क्या मायने है – यह तो समझ से परे है।

''मानव जीन नक्शा (मैपिंग) और कैंसर उपचार'' के मामले में एक प्रमुख विरोधाभास यह है कि वह कैंसर कोश के अंदर विषैले तत्वों (वाइरसों) को भेज कर उसमें यह संदेश भिजवाना चाहते हैं कि वह अपना ढंग बदलता तो अच्छा होता।''[350] कैंसर कोश को ज्ञानी बनाने की यह तरकीब दरअसल एक चोर को पकड़ने के लिए उसके मौसेरे भाई को काम में लगाने का एक उत्कृष्ट उदाहरण है। इसमें कोई नयापन नहीं है, कैंसर चिकित्सा का इतिहास का सार वही हैः जिस किसी चीज़ से कैंसर होने के खतरे के बारे में कहा जाता है, जैसा कि तरह-तरह के हारमोन, किरणें, रासायनिक, वाइरस उसी को कैंसर आरोग्य के लिए व्यवहार किया जाता है। जीन थेरापी है क्या चीज़? ''जीन थेरापी का प्रायोगिक आधार जीन

वितरण व्यवस्था है। एक आदर्श व्यवस्था में निम्नलिखित विशिष्टता होनी चाहिए –

(क) डी.एन.ए. को बचाकर उसे कुशलतापूर्वक वांछित विशेष किस्म की कोश में पहुँचाना।

(ख) इसके कारण कोई विषक्रिया का खतरा और संक्रमण न हो जाए।

(ग) इसे आसानी से यथेष्ट मात्रा में तैयार किया जा सके। अब तक उपलब्ध कोई व्यवस्था इन ज़रूरतों को पूरा नहीं कर सका[351]।''

ऊपर उल्लिखित उद्धरण अंगीकारवाद और आजमाइशीवाद का एक उत्कृष्ट संयोजन है जो कि निरन्तर दोहराया जाता है।

5. <u>ट्यूमर एन्जियोजेनेसिस फैक्टर्स</u> (टी.ए.एफ.)

अब दिखाई देने लगा है कि आधुनिक चिकित्साशास्त्र धमनियों (ब्लड बेसेल्स) को लेकर स्पष्टतः मानसिक विकारग्रस्त बन चुका है। उम्र बढ़ने के साथ–साथ हम लोगों का दिल भी तो बूढ़ा हो रहा है। क्या करें? निराशोन्मत्त होकर वह इस अन्वेषण में लगे हुए हैं कि ''बूढ़े दिल में नई धमनियाँ'' – कैसे उत्पन्न हो। इस मान्यता के तहत कि दिल में छेद करने से नई धमनियाँ अंकुरित होकर न सिर्फ उस छेद को भर देंगी अपितु बूढ़े दिल को खून की आपूर्ति भी करेगी। वे पूरी तरह जीवंत मानव दिल में गड्ढा ''खोदने'' में लगे हुए हैं। बूढ़े दिल को जवान बनाने की इसी मान्यता को सर के बल खड़ा करके उसने कैंसर विध्वंसक उपाय भी खोज निकाला है। कैसे? जब यह पता चल गया कि कैंसर को शिकस्त देना असंभव है, उसने कैंसर में खून पहुँचाने वाली धमनियों पर धावा बोलने और उसका उन्मूलन कर देने का मन बनाया ताकि खून की आपूर्ति बंद होने के कारण कैंसर अपने आप दम तोड़ दे। उसे मारने की आवश्यकता ही न पड़े। यानी सप्लाई लाइन बंद करने की शानदार रणनीति! सरासर कैंसर धमनियों के ऊपर धावा बोलने में असमर्थ होने पर उसने उन आधारभूत उपादानों पर धावा बोलने का मन बनाया जो कि धमनियों को विकसित होने में मदद करती हैं। अनुसंधानकारियों ने इन कारकों को ट्यूमर एन्जियोजेनेसिस फैक्टर्स (टैफ) नाम दिया है।

18 मई सन् 1998 में 'न्यूज़वीक' में बड़े अक्षरों में यह घोषणा की गई थी कि ''कैंसर आरोग्य के लिए एक व्यक्ति का एकल अन्वेषण।'' उसमें यह बताया गया है कि वर्षों तक जुड़ा

फोकमैन पंडितों के उपहास का पात्र रहे हैं। लेकिन अन्वेषण में एक खास सफलता पाने के बाद पिछले ही सप्ताह में वह ख्याति के शीर्ष पर पहुँच गए हैं। हम लोगों की सबसे डरावने हत्यारे (कैंसर) पर विजय प्राप्त करने में उनकी यह सफलता सहायक भी हो सकती है और नहीं भी[352]। यही समाचार 'न्यूयार्क टाइम्स' के मुख्य पृष्ठ पर उसी साल मई महीने में प्रमुखता के साथ छप चुकी थी। समाचार के अनुसार डॉ. मोज़ेस जुडा फोकमैन सन् 1960 से ही टी.ए.एफ. पर निरंतर काम करने में जुटे हुए थे। अंत में वे और उनके सहयोगी डॉ. माइकेल ओ रेइली ने एन्डोस्टैटिन और एन्जियोस्टैटिन नामक दो स्वाभाविक पदार्थों को चिन्हित करने में सफल हो गए जो कि टी.ए.एफ. को दबाने में सक्षम है और इस तरह कैंसर की जीवन रेखा में अवरोध उत्पन्न कर सकता है अथवा उसे बर्बाद कर सकता है।

'ट्यूमर एन्जियोजेनेसिस इनहिबिटर' यानी ट्यूमर में पहुँचने वाली धमनियों का अवरोधक उत्पन्नकारी – नब्बे के दशक के इस अन्वेषण के नतीजे में सिर्फ एक ही खोट है। कहीं यह वादा भी पिछले तीन वादों जैसा ही खोखला न निकल जाए। साठ के दशक का 'इन्टरफेरन', सत्तर के दशक का 'मनोक्लोलन एन्टीबॉडीज़' और 80 के दशक का 'इन्टरल्यूकन–2' जैसा हाल न हो। हाल के इस वादे की वर्तमान दशा के बारे में पत्रकारीय सारांश अवश्य पठनीय हैः ''रोगी को विशक्तिकरण किए बिना उसे काम करना चाहिए। यद्यपि कैंसर कोशों पर पारंपरिक केमोथेरापी अपना प्रभाव तेजी से खो देती है, वह स्वाभाविक और स्वस्थ कोशों का संहार करना जारी रखती है। इस पर भरोसा जताने वाले थैलिडोमाइड प्रयोग के फलस्वरूप विकलांग बच्चों की पैदाइश होने और मामूली घाव भी नहीं भरने जैसी दिक्कतें सहित भयानक पार्श्व–प्रतिक्रिया का शिकार हो सकते हैं। लेकिन टोरन्टो विश्वविद्यालय की कैंसर – जीवविज्ञानी रॉबर्ट कार्बेल का कहना है कि 'अवरोधक एन्जियोजेनेसिस बिरले ही संकटपूर्ण साबित हो क्योंकि धमनियों को बिरले ही प्रचुर मात्रा में उत्पन्न होन का बेहतर बहाना मिलता है।' उनका यह भी कहना है कि 'हम लोग यह सोचने के आदी हो चुके थे कि जो दवाएँ हम बना चुके हैं वह स्वाभाविक कोशों की बनिस्बत ज्यादा कैंसर कोशों को मार डालेगी। अब हम इससे भी कुछ बेहतर उम्मीद कर सकते

हैं।' दुर्भाग्यवश अभी इस पर भरोसा करना नितांत जल्दबाजी होगी।''[353]

6. अमर बनाने वाला कोई एन्जाइम कैंसर उत्पन्नकारी हो सकता है इसलिए दमनीय है।

इससे पहले 'ओन्कोजीन' खंड में शोधकर्ताओं द्वारा प्रत्याशी दुनिया के सामने हड़बड़ी में वादा करते रहने के खिलाफ ब्रिटिश अणु-जीवविज्ञानी ब्रेनर की फरियाद हम सुन चुके हैं।[348]

अनुसंधानकारियों ने बहुत बार यह लक्ष्य किया है कि मानव क्रोमोजोम (गुणसूत्रों) का अंतिम भाग, जिसे ठीक ही टेलोमियर्स (अन्त्यखंडा) कहा गया है, कोशों के जीवन-काल को नियंत्रित करते रहने से संबंधित है। डी.एन.ए. जितनी बार अपनी प्रतिलिपि बनाती है उतनी बार टेलीमियर की लम्बाई घट जाती है। दूसरी तरह से कह सकते हैं कि जिस क्षण कोश का विभाजन होता है उसी क्षण उसके टेलीमियर की घड़ी चलनी शुरू हो जाती है। चलते-चलते वह घिसने लगती है और एक निश्चित संख्यक विभाजन के पश्चात् टेलीमियर इस हद तक घिसा हुआ बन जाता है कि वह घड़ी चलने में असमर्थ हो जाती है, और कोश दम तोड़ देता है। सन् 1984 में एक ऐसे एन्जाइम का पता चला जो कि बिगड़े हुए टेलीमियर की मरम्मत कर पुनः ठीक कर सकता है। और इस तरह कोश को नया जीवन दे सकता है। और इस एन्जाइम को टेलोमारेज कहा जाता है। इसका मतलब यह है कि टेलोमारेज का इस्तेमाल कर कोश लगभग अमरत्व प्राप्त भी कर सकता है। लेकिन अमरत्व का ही एक नाम कैंसर है। अतः टेलोमारेज-थेरापी के पार्श्व-प्रतिक्रिया के कारण कैंसर उत्पन्न हो सकता है।

लेकिन विज्ञान चूंकि विज्ञान है, वह अपने तर्कों को अलग ढंग से पेश करता है। उसके कहने का सार यह है कि टेलोमारेज अगर कोश को अमरत्व प्रदान कर सकता है तो उसके ठीक विपरीत एन्टीटेलोमारेज अवश्य ही टलोमारेज का विनाश कर सकेगा और वह कोश अगर कैंसर कोश निकला तो समझिए कि समस्या के समाधान की कुंजी मिल गई। फिर क्या? स्वप्निल उम्मीद से भरपूर 'टाइम' मैगज़ीन ने आशावादी लेख लिख डाला कि ''टेलोमारेज किस प्रकार सक्रिय रहता है, उसका अगर एक बार आविष्कार किया जा सके तो उससे कैंसर के खिलाफ एक अचूक दवा तैयार करने की दिशा मिल जाएगी। इससे अनंत जीवन की चाहत शायद न भी

पूरी हो सके, अनंत यौवन का स्वप्न भी शायद अधूरा रह जाए। लेकिन इसके फलस्वरूप जीवन के घृण्यतम शत्रु से लड़ने लायक एक मूल्यवान हथियार तो मिल ही जाएगा।''[354]

7. टीका ईजाद करने का वादा

'इन्डिपेन्डेन्ट' (लंदन) की एक रिपोर्ट 30 जुलाई 1998 को 'टाइम्स ऑफ इंडिया' में पुनः प्रकाशित हुई थी, जिसका शीर्षक था ''कैंसर का टीका केमोथेरापी का अंत कर सकता है।'' यह रिर्पोट बहुत ही संक्षिप्त होने के कारण हम उसे हूबहू उद्धृत करना चाहेंगे ताकि बाद में इसके सार को हम समझ सकें।

कैंसर का टीका कमोथेरापी का अंत कर सकता है।

''इसी साल के अंत तक कैंसर चिकित्सा का एक नया युग शुरू हो सकता है क्योंकि कैंसर केमोथेरापी का अंत करने वाला एक टीका बाज़ार में आने वाला है जो कि नई दिशा से इस बीमारी का निपटारा करेगा।

मेलानोमा एक प्रमुख आक्रामक त्वचा कैंसर है जिसके कारण हर साल इंग्लैंड में दो हज़ार लोगों की मौत होती है। इसी से निपटने के लिए पहला टीका मेलासिन तैयार किया गया, मरीज़ों पर परीक्षणों के दौरान इसका परिणाम आशाजनक निकालने के बाद, उम्मीद है कि अगले छः महीने के अंदर ही अमरीकी फुड एंड ड्राग एडमिनीस्ट्रेशन (FDA) से इसकी मजूरी मिल जाएगी।

इसके अतिरिक्त और पाँच-छः अन्य टीके भी अगले दो साल के अंदर बाज़ार में आने की उम्मीद है। कई विशेषज्ञ तो भविष्यवाणी कर चुके हैं कि इन कैंसर टीकों में यह क्षमता है कि वह शारीरिक प्रतिरक्षण को बढ़ाकर बीमारी से लड़ सकती है। प्रचलित अन्य टीकों और उसमें अंतर यह है कि रोग प्रतिरोध के बदले रोग के इलाज के लिए उसका प्रयोग होता है।

1980 के दशक में 'टैक्सन' किस्म की कई दवाई तैयार की गइ थी। अब एक दशक बाद विकसित गर्भाशय कैंसर के लिए टैक्सल और विकसित स्तन कैंसर के लिए टैक्सोटार जैसे नए दर्जे की दवाइयाँ आने वाली है।

मेलानोमा ही वह पहला कैंसर है जिसको कोश के ऊपरी तल में एंटीजेनिक अणुओं के होने के बारे में गवेशकों को पता चला ह जो कि प्रतिरोध व्यवस्था को बढ़ाने में विमोचक की भूमिका ले सकता है। यह मेलासिन अमरीका के जैवप्रविधि कंपनी

रिबि इम्यूनोकेम ने बनाया है। मेलानोमा के खिलाफ जिन टीकों को तैयार किया जा रहा है, उसमें मेलासिन प्रमुख है। इन टीकों का काम शारीरिक व्यवस्था को मजबूत करना है ताकि वह मेलानोमा में मौजूद एंटीजेनिक अणुओं को पहचान सके और स्वयं ही कैंसर कोशों को नष्ट कर सके। इन टीकाओं के इस्तेमाल होने से अधिक मात्रा में विशैली दवाओं के प्रयोग के कारण बीमारी को और बदतर बनाने वाली केमोथेरापी चिकित्सा का दौर समाप्त होगा और उसकी जगह अधिक आरामदेह कैंसर चिकित्सा का नया दौर आएगा।

लंदन स्थित **जर्सेस** अस्पताल की **गार्डन कैंसर वैक्सिन प्रयोगशाला** की निदेशक एंगस डैलग्लिश ने कहा "कैंसर टीके शायद केमोथेरापी को प्रतिस्थापित कर देगा। केमोथेरापी के ज़मान का शायद अंत होने वाला है।"

उनका कहना है कि "कैंसर का टीका वही काम करेगा जहाँ से कैंसर ट्यूमर काटकर निकाल देने के बाद भी पुनः कैंसर लौट आने की संभावना प्रबल है। इस किस्म के मरीज़ों के मामले में कैंसर टीका प्रतिरोध व्यवस्था में जोश भरने का काम करेगा। हालाँकि इसके बावजूद अधिकांश मामले में जो अवश्यंभावी है उसे सिर्फ थोड़े समय के लिए ही रोका जा सकेगा। अगर पार्श्व–प्रतिक्रियाहीन कोई दवा देकर आप इतना भी कर सके तो उसे कीमती अग्रगति कहनी पड़ेगी।"

आइए, 'एक तरफ कुआँ तो दूसरी तरफ खाई' – के समान उपर्युक्त रिपोर्ट को समझने की कोशिश करें:

इस रिपोर्ट से दो चीज़ें एकदम स्पष्ट हो गई हैं:

(क) कैंसर दुनिया केमोथेरापी से थक चुकी है।

(ख) आरोग्यकारी उपाय के बतौर टीका शायद केमोथेरापी को प्रतिस्थापित कर दे। यानी अब से टीका को रोग प्रतिरोधकारी के रूप में नहीं अपितु रोग नाशक के रूप में व्यवहार किया जाएगा।

इसमें एक ही रोड़ा है? क्या टीका को लेकर जो वादा किया जा रहा है वह कभी पूरा हो सकेगा? नहीं, दोनों कारणों के चलते यह अधूरा ही रहेगा।

(क) पहला तो इसलिए कि एक ही व्यक्ति के मामले में भी कोइ दो किस्म का कैंसर कभी भी एक नहीं हुआ करता। यानी, पुनः लौटकर आने वाला कैंसर, इसके पहले वाले कैंसर से सर्वथा भिन्न होगा। इसका अर्थ यह हुआ कि, पहले आप को कैंसर को

पूर्ण रूप से विकसित होने देना होगा। उसके बाद ही आप टीका बनाएँगे और तब जाकर कैंसर का सफाया करने के लिए उस टीके को इस्तेमाल कर सकेंगे। लेकिन जैसा कि हम जानते हैं कि किसी भी कैंसर का अनेक क्लोन हुआ करता है। अगर टीका इनमें से एक भी क्लोन को मारने से चूक गया, तो नैसर्गिक चयनात्मकता के अनुसार वही क्लोन अपने पराक्रम के बूते अनगिनत कैंसर कोश पैदा करके प्रारंभिक जैसा कैंसर पुनः उत्पन्न कर लेगा।

(ख) दूसरा, अगर हम यह भी मान लें कि यह टीका संभावित सभी कैंसर क्लोनों पर प्रभावकारी साबित हो, फिर भी कैंसर विजयी बनकर उभरेगा। इससे पहले भी हम यह बतला चुके हैं कि कैंसर का खतरा कैंसर से उतना नहीं है जितना कि हमारे शरीर में मौजूद स्वाभाविक कोशों से है जो कि कैंसरग्रस्त होने के लिए इंतजार में रहती है। अतः अगर टीका से कैंसर निदान सौ फीसदी सफल भी हो, तो भी स्वाभाविक कोशों के नवकैंसरीकरण प्रक्रिया को तो रोका नहीं जा सकेगा।

8. कैंसर निवारक

मानव जाति के धारावाहिक अथवा यूँ कहिए हठी नकार के चलते, कैंसरीकरण को एक स्वाभाविक परिपाटी नहीं माना जा सका और इसी के फलस्वरूप कैंसर रोकथाम के लिए अनगिनत विधियाँ ईजाद हो चुकी है। 65 से 80 फीसदी कैंसर निवारण योग्य है जैसे घिसेपिटे दावा को उछालने वाले लेख और पुस्तकें ही बाज़ार में छायी हुई है। आत्मत्याग और आत्मसंयम का पाठ पढ़ाने वाले इन निबंधों और पुस्तकों के अनुसार कैंसर न हो इसलिए आप को सिर्फ तम्बाकू से नफरत करनी होगी, 'प्राकृतिक' पथ्य के प्रति आसक्ति रखनी होगी और सही सोच विचार करते रहना होगा। मानो 'सादा जीवन और उच्च विचार' को आदर्श बनाने से ही कैंसर के खतरे को टाला जा सकेगा।

अमेरीकावाले यह धारणा फैला चुके हैं कि औसत उत्तरजीविता चुकी 65 साल है, अतः इससे पहले कोई बीमारी अथवा मौत होना अस्वाभाविक है और इसलिए वह निवारण योग्य है। इस प्रकार का एक दृष्टिकोण उस पुराने आरोप को ही स्थापित करता है कि चिकित्सकों और गवेशकों की जैविक प्रज्ञा निराशाजनक रूप से अपर्याप्त है। अलग-अलग प्रजातीय नश्वरता आवश्यक रूप से उम्र आधारित है। ग्रेनिट-गम्पार्त्ज का यह विधान पिछले 175 सालों में सही साबित होता रहा है। इस विधान को 'एज डिपेंडेन्ट ओब्लीगेटरी

हार्ड मर्टलिटी' (ए.टी.ओ.एच.एम.) यानी, उम्र आधारित अनिवार्य प्रजातीय नश्वरता कहा जाता है। इस विधान का मतलब सिर्फ इतना है कि बीमारी और मौत मनुष्य जीवन को अनुमानतः 16 से 100 वर्ष के उम्र के बीच घेरने लगती है। और इस दौरान हर वर्ष, शायद हर दिन वह अवश्य प्रकट होती रहती है। जो लोग मूर्खतावश इस प्रामाणिक विधान को नहीं समझेगा वह बीमार पड़ने वालों को ही कोसते रहेंगे। इसी किस्म की एक ठेठ मूर्खता अभी हाल ही में मुंबई के एक सर्जन की घोषणा के रूप में सामने आई है। उनके अनुसार ''अस्सी साल से पहले हृदयरोग का होना ईश्वर की वसीयत नहीं है बल्कि यह हमारी गलती का फल है।''[355] यानी, तुम्हारी बीमारी और मौत के जिम्मेदार तुम खुद हो। यह रोगियों पर दोषारोपण करने और उन्हें अपमानित करने जैसा नहीं तो और क्या है?

बड़ी तसल्ली की बात यह है कि कैंसर (और कॉरोनरी) प्रतिरोधकारियों के लिए न तो कभी काम की और न ही कभी नारों की कमी होगी। इन्हें चिकित्सा लोक के बकवादी स्वप्न द्रष्टा कहना चाहिए जो कि जैविक पवनचक्की के साथ डोल रहे हैं और लोगों से कैंसर-मुक्त दुनिया के लुभावने वादे कर रहे हैं।[356,357] इस कल्पना को वास्तविकता के धरातल तक पहुँचाने में विज्ञान किसी भी हद तक जाने के लिए तैयार है। 'थैलिडोमाइड'- जैसी ''अत्यंत डरावनी दवा'' जिसने अपंग बच्चे की पैदाइश जैसा कहर बरपा किया था उसे फिर यह कहकर वापिस लिया गया कि उसमें ''कैंसर ठीक'' करने की अपार संभावना है।

9. <u>क्या बिल गेट्स और सिलिकॉन वैली मदद कर सकते हैं?</u>

मान लें कि बिल गेट्स और सिलिकॉन वैली के तमाम महारथी कैंसर मुक्तियज्ञ में हज़ारों करोड़ों डॉलर की अपनी तमाम संपदा झोंक दे तो क्या होगा? धन की आपूर्ति से कैंसर निवारण अथवा उपचार के क्षेत्र में क्या कोई ऐतिहासिक प्रगति दर्ज हो सकेगी?

नहीं, कुछ भी नहीं। यह हमेशा ध्यान में रखा जाना चाहिए कि विकसित देशों में ही नहीं बल्कि विकासशील देशों में भी कैंसर शोधकर्ता को आर्थिक तंगी के कारण कभी मुरझाना नहीं पड़ा है। हर वर्ग के लोग और राजनीतिज्ञ दोनों हाथ खोलकर इस काम में दान देने से कभी पीछे नहीं हटे। उन्होंने हमेशा वैज्ञानिक प्रयास पर

भरोसा जताया और इसी उम्मीद पर कायम रहे कि कैंसर शोधकर्ता उन्हें कैंसर मुक्त दुनिया मुहैया करने मे अवश्य सफल होंगे। लेकिन ऐसा कुछ भी नहीं हुआ बल्कि अथाह रुपयों की आपूर्ति ने शोधकर्ताओं, चिकित्सकों और यहाँ तक कि आम मरीज़ों को भी कैंसर की असलियत से आँखें फेर लेने के लिए प्रेरित किया। कैंसर मुक्ति के लिए धन की अधिक चाहत ने उन्हें अंधा बना दिया। जिस दिन बालसुलभ निष्कपटता के प्रस्फुटन के कारण वह यह कहने की हिम्मत जुटा सकेगा कि राजा तो नंगा है, उसी दिन कैंसर विशेषज्ञ द्वारा बिल गेट्स जैसा धन्नासेठों को मनाने व चापलूसी करने की हरकत बंद हो जाएगी।

10. <u>विज्ञान का अंत</u>

सन् 1979 में गैरी जुकव ने अपनी 'ओवरव्यू ऑफ दी न्यू फिज़िक्स' नामक पुस्तक की 'दि एन्ड ऑफ साइंस'[358] शीर्षक अंतिम अध्याय पूरा किया। इसके जरिए उन्होंने यह संकेत करना चाहा था कि "पाश्चात्य सभ्यता ने अपनी निजी रफ्तार और अपने मार्ग से मानवीय तजुर्बा के उच्चतर आयाम पर पहुँच चुका है।" ऐसा ही एक आयाम यह उपलब्धि है कि एक शिखर को छू लेने के बाद उससे आगे जाने की असमर्थता के कारण विज्ञान निस्सहाय भी हो सकता है। यही बात हमें 1996 में प्रकाशित हरगैन की पुस्तक[359] "दि एन्ड आफ साइंस–फेसिंग दि लिमिट्स ऑफ नॉलेज इन दि ट्वाइलाइट ऑफ दि साइंटिफिक एज" में पढ़ने को मिला।

एक तरह से, 'एन्ड ऑफ साइंस' की तुलना में कैंसर के मामले को और ज़्यादा अप्रासंगिक कहा जा सकता है क्योंकि वह विज्ञान और तकनीक दोनों के परे है। पिछले तीन हज़ार वर्षों में मानव समाज ऐसा कुछ भी नहीं कर सका जिससे कि कैंसर होने का कारण, उसकी प्रक्रिया और उससे मुक्ति के बारे में हम लोगों की समझ बढ़ी हो। कैंसर अनुसंधान की यही प्रवणता अगर अक्षुण्ण रही तो तीन हज़ार एक साल में भी किसी को उपर्युक्त साधारणीकरण को ही दोहराना पड़ेगा।

हरगैन ने अपनी 300 से ज्यादा पन्नों की पुस्तक में जुकवीय टेक को दोहराया है कि इस शत्रु (कैंसर) को खत्म करो या उस शत्रु (कॉरोनरी) का दमन करो जैसे तात्कालिक लक्ष्य से पश्चिमी दुनिया को बाहर आने की ज़रूरत है। दार्शनिक फेयाराबेन्ड की सबसे महत्वपूर्ण पुस्तक 'एगेन्स्ट मेथड' से उद्धरण देते हुए हरगैन ने

लिखा है – ''फेयाराबेन्ड ने दावा किया था कि विज्ञान में कोई तर्क संगति नहीं होती। विज्ञानीगण वैज्ञानिक सूत्र बनाते हैं और उससे चिपके रहते हैं। महज आत्मगत और यहाँ तक कि असंगत समझदारी के तहत वह ऐसा करते हैं। बीसवीं सदी में हुई असाधारण वैज्ञानिक अग्रगति ही मानवीय विध्वंसकता का प्रमुख इंजन है – यह अस्वीकार नहीं किया जा सकता।''

फेयाराबेन्ड ने 'फेयरवेल टु रीज़न' पुस्तक में आधुनिक विज्ञान के असली स्वरूप की स्पष्ट व्याख्या की है। उनके अनुसारः ''विज्ञान विभिन्न तरीकों से अपना स्वरूप प्रदर्शित कर चुका है। प्रकृति और 'प्राचीन' सभ्यता को मिटाने के दौरान उसने एक बार सोचा तक नहीं कि इसके फलस्वरूप वह उनके जीने के अधिकार को छीन रहे हैं। विज्ञान का स्वरूप बुद्धिजीवियों के उस पर्वताकार दंभ में देखा जा सकता है। वे विश्वास करते हैं कि मानव जाति की ज़रूरत के बारे में यथातथ्य ज्ञान उन्हीं के पास है और वह निरंतर अपना दयनीय प्रतिबिम्ब जैसे मनुष्य को पुनः उत्पन्न करने में लगे हुए हैं। विज्ञान का स्वरूप हमारे कुछ चिकित्सकों के आचरण में भी स्पष्ट दिखता है। बालसुलभ अहंकारोन्माद में चूर इन महानुभवों ने रोगियों को डरा कर भयादोहन करते हैं, उन्हें विकलांग बनाते हैं और तत्पश्चात् उन्हें विशाल बिल थमा कर सताते हैं। संवेदनहीन होने के कारण तथाकथित अन्वेशकों ने सत्य का पता लगाने के नाम पर बाकायदा पशुओं पर अत्याचार करते हैं, और इस क्रूरता की एवज में उन्हें पुरस्कृत किया जाता है। जहाँ तक मेरा सरोकार है इन 'मानव उपकारको' और कुख्यात अस्युबीटज–नज़रबंदी–शिविर के पहरेदारों के बीच मुझे तो कोई फर्क नज़र नहीं आता।''

हम इस खंड का अंत फेयाराबेन्ड के बारे में हरगैन की उद्धृति से करना चाहेंगे। उन्होंने लिखा है – ''फेयाराबेन्ड की अप्रथागत वाग्मिता में अत्यंत गंभीर प्रसंग प्रच्छन्न रहता है। उन्होंने कहा कि निर्णायक सत्य का पता लगाने की मानवीय विवशता चाहे कितनी भी भव्य हो, अक्सर वह क्रूरता की पराकाष्ठा बन जाती है। फेयाराबेन्ड ने विज्ञान पर इसलिए आक्रमण नहीं किया कि सत्य का पता लगाने के मामले में विज्ञान और फलित–ज्योतिष में उन्होंने कोई फक नहीं देखा। बल्कि ठीक इसके विपरीत विज्ञान की शक्ति को स्वीकार करते हुए आतंकित हो उठने के कारण ही उन्होंने विज्ञान पर हमला बोला था। मानवीय विचार शक्ति और संस्कृति की

तमाम विविधताओं को मिटा देने की अपार क्षमता विज्ञान में अंतर्निहित है, ऐसा उन्होंने महसूस किया था। उन्होंने वैज्ञानिक अवश्यंभाविता का विरोध ज्ञान शास्त्रीय तर्क से नहीं अपितु नैतिक और राजनीतिक विवेक से किया था।'' जिस आधिपत्य को पश्चिमी मीडिया और विश्व-दृष्टि बाकी दुनिया में फैलाने में जुटी हुई है; उससे यही स्थापित होता रहा है कि गोरे लोग हमेशा सही होते हैं; जिनका अनुसरण करना गैर-सफेद-चमड़ी वाले सहर्ष पसंद करते हैं।

सैद्धांतिक विज्ञान मानव जाति का जो महाविनाश कर चुका है उसके बारे में हमें अवश्य संकेत करना ही होगा, प्रकृति को समझने के दौरान प्राप्त सामान्य ज्ञान को चिंतन-मनन के जरिए प्रज्ञा के स्तर में उन्नत करने के बदले उसके सहारे एक तरफ खुद को प्रकृति का स्वामी बनने की लालसा को चरितार्थ करने में और दूसरी तरफ प्रकृति के अन्य तमाम जीवों से खुद को श्रेष्ठ समझने की मानसिकता ने ऐसा कहर बरपा किया कि पूछिए मत। जैविक विविधताओं के प्रति पूर्णतः असंवेदनशील इस मानसिकता ने उन्हें (यानी, अन्य जीवों को) 'निकृष्ट' मानकर विज्ञान के विकास के नाम पर उसका संहार करना ज्ञान-साधना का प्रारंभिक सोपान मान लिया। हालाँकि वास्तविकता यह है कि करोडों वन्य प्राणियों को विज्ञान-यज्ञ में बलि देने के बाद भी, हम ऐसा कुछ भी नई जानकारी नहीं प्राप्त कर सकें जो कि इससे पहले हम नहीं जानते थे। इन हत्याओं का परिणाम भयानक निकला, अफ्रीका भारत और फिलिपिन्स के जंगलों के निवासी वानरों का निरंतर वैज्ञानिक कत्लेआम के फलस्वरूप बहुत से वाइरस जैसे एबोला जाइरे, एबोला सुदान, रेस्टन, एच.आई.वी. आदि जो कि इन वानरों में शांतिपूर्ण सहजीवी के रूप में रह रहे थे, वह अब जीने के लिए एक नया बसेरा के तौर पर उस प्राणी को चुना है, जिसे यशस्वी हाक्सली ने 'विकृत वानर' कहा था। आज मनुष्यों में वाइरसों का इतना संक्रमण इसी की देन है और यह समझने में दिक्कत नहीं होनी चाहिए। प्रेस्टन, जिन्होंने उपर्युक्त सच्ची कहानी को अपनी पुस्तक 'दि हॉट जोन' में समेटा है, उनका मत है कि प्रकृति अपने सबसे हानिकारक जिस परजीवी का एक ही झटके में काम तमाम कर सकती है उसका नाम मनुष्य है।[360]

अंधकार से रोशनी की ओर अग्रगमन के दौरान विज्ञान ने अपने पवित्र संकल्प और दिशा को खो दिया है। भौतिक उन्नति की खातिर उसने नैतिक अधःपतन को लगातार बढ़ाते रहने का मार्ग

चुन लिया है। आमतौर पर विज्ञान में और खास तौर पर चिकित्सा विज्ञान में कर्मवीरों के प्रभुत्व के कारण पवित्र कही जाने वाली चिकित्सा सेवा विशुद्ध धंधा बन गई है।

इंग्लैंड के युवराज चार्ल्स जिन्हें हम डायना व डोडी के कारण अधिक पहचानते हैं, वास्तव में एक संस्कृतिवान, ज्ञानवान और प्रकृति प्रेमी हैं। लंदन में डॉक्टरों के एक अधिवेशन में उन्होंने कहा था: ''विस्मयकारी तमाम सफलता के कारण आधुनिक चिकित्साशास्त्र की जो भव्य प्रासाद निर्माण हुआ है वह प्रसिद्ध पीसा की मीनार जैसी है, तनिक झुका हुआ।''[361]

सन् 1986 और 1997 में अत्यंत सम्मानित 'न्यू इंग्लैंड जर्नल ऑफ मेडिसिन' में एक ही अन्वेषक का एक ही विषय पर दो जाँच निबंध छपा। कैंसर 'शोध' और 'चिकित्सा' की हाल-हकीकत जानने के लिए, उसकी शानदार व्यर्थता और संपूर्ण अनुत्पादकता को समझने के लिए इन दोनों ही निबंधों को पढ़ना बहुत ज़रूरी है। जहाँ 1986 वाले निबंध के निष्कर्ष में -''कैंसर के खिलाफ युद्ध में हम लोग असफल हो रहे हैं''[362] कहा गया था, वही सन् 1997 वाले निबंध का शीर्षक ही ''अपराजित कैंसर'' रखना पड़ा और खुलेआम यह स्वीकार करना पड़ा कि ''कैंसर मृत्युदर कम करने के मामले में नई तरह की चिकित्साओं का नतीजा वस्तुतः निराशाजनक ही निकला।''[363] इन स्वीकारोक्तियों के बावजूद, दोनों ही निबंधों में कैंसर को प्रतिरोध करने के मामले में निर्लज्ज आशा व्यक्त की गई है। यह पश्चिमी शैली अब पूर्व में भी चल पड़ी है। इसे देखते हुए कोई यह सामान्यीकरण कर सकता है: चिकित्सकीय दिवालियापन जितना बढ़ता जाएगा, उतना ही प्रतिरोध का धर्मयुद्ध तेज होता जाएगा। अमरीका के अग्रणी न्यूरोसर्जन कुसिंग ने कहा था - ''प्रतिरोध महाशय से अत्यधिक काम लेने से वह थकावट का शिकार हो सकता है।'' सत्तर साल पुराने इस संकेत को आधुनिक कैंसरशास्त्र अब तक नहीं समझ सके।

चिकित्सा शास्त्र का प्रतिश्रुतिवाद और आधारहीन आश्वासनवाद

''जीन्स ड्रीम्स एन्ड रियलिटीज़'' शीर्षक पुस्तक को मेडिसिन में नोबल विजेता सर मैकफार्लेन बार्नेट की चिंतनशील सार-संकलन कहा जाता है। इस पुस्तक के अंतिम से पहले अध्याय 'एम्स एन्ड लिमिटेशन्स ऑफ थेरापी'- का अंत उन्होंने इस वास्तववादी टिप्पणी

से की हैः ''बीसवीं सदी के मध्य भाग से प्रकाश में आने वाले प्रमुख दवा निर्माता घरानों को इतिहास शायद दो तरह से याद रखेंगीः जहाँ उद्योग में प्रायोगिकी ढंग के सहारे विज्ञान की उत्पादकता को बढ़ाने के लिए उन्हें याद किया जाएगा, वहीं प्रतियोगी औद्योगिक समाज की तकनीकी संवेग में निहित बुराइयों की चपेट में आने के लिए उन्हें कोसा भी जाएगा।''[15] मुनाफा किस प्रकार सिद्धांत को पछाड़कर जीत दर्ज करता है रॉकफेलर फाउन्डेशन (न्यूयार्क) द्वारा प्रकाशित एक वृहत ग्रंथ में उसे उत्कृष्ट ढंग से समेटा गया है। उस ग्रंथ का शीर्षक है – ''डूइंग बेटर, फीलिंग वर्सः हेल्थ इन द यूनाइटेड स्टेट्स।''[364] ग्रंथ में संकलित तथ्यों से यह साफ हो जाता है कि चिकित्सा शास्त्र ज्यों–ज्यों 'उन्नत' होता गया, मरीज़ों का हाल त्यों–त्यों खराब होता गया। सन 1960 में अमरीका में स्वास्थ्य मद में कुल आठ सौ करोड़ डॉलर खर्च हुए; और आज हर दिन का खर्च एक सौ पच्चीस करोड़ डॉलर पहुँच चुका है। सो, आसानी से यह समझा जा सकता है कि वहाँ कौन लोग चाँदी काट रहे हैं और कौन लोग विनाश व सदमा की मार झेल रहे हैं। चिकित्सा प्रतिष्ठानों के लोगों की 'पाँचों अंगुलियाँ घी में' तो मरीज़ों का 'सर कढाही में' जैसी स्थिति बनी हुई है। चिकित्सकीय खर्च लगातार बढ़ते जाने के साथ–साथ उसी अनुपात में आम लोगों में उत्तेजक भरोसा को टिकाए रखने के लिए उन्हें चिकित्सा जगत पर आस्था रखने का पाठ पढ़ाया जा रहा है। 'मानव जीन उपक्रम' इसका एक ठोस उदाहरण है। सपनों पर नकेल तो नहीं कसी जा सकती है। सो मीडिया व चिकित्सक लगातार भविष्यवाणी करने में लगी हुई है कि जीन को थोड़ा ठोक–पीट कर न सिर्फ तमाम बीमारियाँ ठीक कर ली जाएगी, बल्कि मानव की उन्नत एक प्रजाति भी तैयार कर ली जाएगी। काल्पनिक स्वप्नलोक निर्माता इन सज्जनों ने फ्रैंकेन्स्टाइन को पढ़ा कि नहीं यह तो नहीं पता, लेकिन बार्नेट की उपरिलिखित पुस्तक तो ज़रूर नहीं पढ़ा होगा। उक्त पुस्तक में बार्नेट ने शास्त्रीय रूप से यह दिखलाया है कि जीन अज्ञेय है, स्वप्न अनंत और वास्तविकताएँ क्रूर हैं।

सन् 2000 में ऑक्सफोर्ड द्वारा प्रकाशित 'टेस्टबुक ऑफ मेडिसिन' के संक्षिप्त संस्करण के प्रस्तावना में सर डेविड वेदरऑल ने चेतावनी देते हुए लिखा हैः ''अब जब हम नई सहस्राब्दि में

प्रवेश कर रहे हैं, चिकित्सकीय प्रयोग एक अशांत दौर का सामना कर रहा है। चिकित्सा सेवा के प्रति बढ़ती उम्मीद और व्ययभार में लगातार वृद्धि के बीच संतुलन को मजबूती से थामने के मामले में पश्चिमी समाज कोई भी उपाय निकाल नहीं सका है। अस्पताल-आधारित रिवाज़ लगातार संकीर्ण कोष्ठ में धँसता जा रहा है और उसका लगातार विशिष्टीकरण हो रहा है। इसके फलस्वरूप युवा प्रशिक्षकों और छात्रों क लिए अत्यंत जरूरी चिकित्सकीय दस्तूर के बारे में संतुलित चित्र प्रस्तुत करने लायक शिक्षकों की दुर्लभता लगातार बढ़ती जा रही है।'' आधुनिक चिकित्सा विज्ञान अगर लगातार कैंसर का कारण, उसकी दिशा और उसके उपचार को लेकर चिंतित नहीं है तो वह अनंतकाल तक 'रिसर्च' करते रहे और कैंसरमुक्त दुनिया बनाने का अपना वादा दोहराते रहे। उन्हें कौन रोक सकता है?

मनु कोठारी, लोपा मेहता।

कैंसर का सच

संयोजन - 2009

उपचार का संक्षिप्त इतिहास

''मुझे गले में दर्द है।''

ईसापूर्व 2000: ''इस मूल को खा लो।''

12 वीं सदी : ''यह मूल विधर्मी चीज है, यह प्रार्थना करो।''

15 वीं सदी : ''प्रार्थना तो अंधविश्वास है, इस अमृत को पीयो।''

18 वीं सदी : ''यह अमृत नहीं साँप का तेल है, यह गोली लो।''

19 वीं सदी : यह गोली तो अप्रभावी है, यह अंटीबायोटिक लो।''

20 वीं सदी : यह अंटीबायोटिक कृत्रिम है, क्यां आप इस मूल को नहीं खाते हो।''

(21 वीं सदी के एक परिप्रेक्ष्य से)

नई सहस्राब्दि की पहली दशी गुजरने वाली है। कैंसर प्रतिष्ठान लेकिन अपने प्रतिगामी स्वभाव पर यथावत कायम है। इन दिनों यह प्रवृत्ति कुछ बढ़ी ही है। रूढ़ीवादी न तो कुछ सीखेंगे और न ही असफलताओ से भरपूर अपने अतीत से नाता तोड़ेंगे। विश्व भर में कैंसर विशेषज्ञ आज भी नित-नये दावें पेश करने में नितांत आक्रामक होने के साथ-साथ मीडिया को जम कर भुनाने में पूर्ववत जुटे हुए हैं। इस परिस्थिति में, आम तौर पर आधुनिक चिकित्सा और खास तौर पर कैंसर झाँकी का एक संक्षिप्त सर्वेक्षण हमलोगों के मूल-पाठ को शायद और मजबूत करेगा। याद रखना होगा कि कैंसर के मामले में जिस सत्य को मूल-पाठ में दर्शाया गया है, वह हार्ट एटैक, उच्च रक्तचाप, डायाबिटीज, अर्थ्राइटिस और सठियाव में भी समान रूप से सत्य है।

ऊपरी तौर पर आधुनिक चिकित्साशास्त्र हिमालय-तुल्य 'प्रगति' करने के बावजूद मानवदेह के दो मूलभूत उपादान, कोश और कोलाजेन तन्तु के बारे में अब तक वस्तुतः अज्ञानी रह गया है, जबकि उपर्युक्त सभी रोगों को कोश और कोलाजेन तन्तु ही नियन्त्रण करता है। इन दोनों मूल तत्वों क बारे में बेखबर होने के बावजूद आधुनिक चिकित्साशास्त्र हर-एक बीमारी के खिलाफ निष्फल आक्रमण चलाए जा रहे हैं। रोग और चिकित्सक के बीच मानों युद्ध

चल रहा हो। इसमें युद्धभूमि है मानव शरीर। इराक में WMD (वेपन आफ मास डेस्ट्रक्शन) यानी, जन-संहारक हथियार मिलने क बहाने अमरीका ने जिस तरह बम वर्षण करके इराक को तबाह कर डाला, ठीक उसी तरह मानव शरीर में 'वाईल्ड मैलिगनेन्ट डिजीज' (WMD) यानी, भयानक घातक बीमारी होने के बहाने मानव शरीर को तबाह करते रहने पर आधुनिक चिकित्सा विज्ञान तुली हुई है। इसके परिणामस्वरूप चिकित्सक-अभिप्रेरित बीमारियाँ (यानी, एट्रोजेनी) बढ़ रही है। अब तो यह भविष्यवाणी भी की जा चुकी है कि सन् 2025 तक हमें होने वाली तमाम बीमारियों में अस्सी फीसदी बीमारियाँ चिकत्सकों की कृपा से होंगी। कहने की जरूरत नहीं है कि यह परिदृश्य अपने-आप में चिकित्सा विज्ञान के प्रगति संबंधी दावों को बेनकाब करता है।

आइये, हम 2001 के बाद से शुरू करें। दिल्ली स्थित 'रूपा' प्रकाशन ने 2002 में नाभिकीय भौतिकी-विज्ञानी अनूप कुमार का Joy ofCancer (कैंसर का आनन्द) और Miles and Tears : A Salute to Cancer (मुस्कान और आँसू : कैंसर को सलाम) शीर्षक दो पुस्तकें छापी थीं। इन दोनों ही पुस्तकों में कैंसर चिकित्सा के बारे में हर्षित होने लायक एक भी तथ्य भले ही न हो, आँसू, क्षोभ और विलाप भरपूर मात्रा में मौजूद अवश्य है। एक विशिष्ट विदेशी विज्ञापन कम्पनी के मुखिया होने के नाते लेखक अनूप को यह भली-भाँति पता था कि आकर्षक शीर्षक के कारण लोग इस पुस्तक को अवश्य पढ़ेंगे। इन दोनों पुस्तकों में लेखक सहित कुल 22 मरीजों के दुखद लेकिन बेहद खर्चीले चिकित्सा अनुभव लिपिबद्ध हैं। साथ ही लेखक की यह स्पष्ट स्वीकारोक्ति भी है कि विभिन्न अस्पतालों के 'कैंसर वार्ड' में वे एक भी ऐसा मरीज नहीं देख पाये जो कि चिकित्सा के कारण गमगीन न हो। मार्मिक वर्णनों से भरपूर 'कैंसर का आनन्द' स्वयं लेखक के चिकित्सा अनुभव का विवरण है। इससे पता चलता है कि महज 6 महीनों में 12 लाख रुपये खर्च करने और कज में डूब जाने के बाद भी मानसिक रूप से विपर्यस्त अनूप कुमार, भाग्यवान होने के कारण ही जीवित रह सके। आँकड़ों से यह सिद्ध किया जा सकता है कि आधुनिक कैंसर चिकित्सा से परहेज करने वालों में इस तरह के भाग्यवान मरीज बहुत अधिक देखने को मिलते हैं। **कैंसर के मामले में भाग्य आम तौर पर उन लोगों की सहायता बहुत कम ही करता है जो आधुनिक**

कैंसर चिकित्सा करवाते हैं। कैंसर के मामले में भाग्य की भूमिका पर हम आगे चर्चा करेंगे।

दि टाइम्स आफ इंडिया (नवम्बर, 2005) में कैंसर के खिलाफ "नैनो योजना" संबंधी खबर में यह बताया गया है कि कैंसर को पकड़ने और उसकी चिकित्सा करने में इस योजना को लागू किया जाएगा।

'साइन्टिफिक अमरीकन' (जुलाई, 2006) ने 'क्या स्टेम सेल कैंसर उत्पन्न कर सकता है?' शीर्षक विस्तृत आवरण-कथा में यह रेखांकित किया थाः "स्टेम सेल का अंधकारपूर्ण पहलू यह ह कि वह स्वयं ही कैंसर सेल में तब्दील हो सकता है। कुछ एक कैंसर तो स्टेम सेल के कारण ही पनपते हैं। बहुतेरे अन्य कैंसर उत्पन्न करने में भी शायद स्टेम सेल की अहम भूमिका है।" इस विकट आशंका की मुँहभराई करने के लिए, ठीक इसके विपरीत एक सुखद समाचार टाइम पत्रिका में (7 अगस्त, 2006) छापा गया। 'दि ट्रूथ एबाउट स्टेम सेल' शीर्षक आवरण कथा में स्टेम सेल अनुसंधान संबंधी असली कहानी विस्तार से सुनाई गयी जिससे पता चलता है कि कैंसर और कॉरोनारी पर जीत हासिल करने के लिए अमरीकी सिनेटर (सांसद) और गवर्नर स्टेम सेल प्रयागशालाओं को अथाह आर्थिक सहायता मुहैया कराने में लगे हुए हैं। 'विसेल-दि जर्नल आफ स्टेम सेल डिस्कवरी' (वसन्त संख्या) की आवरण-कथा में चिड़िया के बच्चे समान अनुभवहीन इस विज्ञान को "प्रयोगशाला से बाजार" तक पहुँचाने का दावा किया गया। स्टेम सेल अनुसंधान की यह रंगीन योजना चाहे जरूरतमंद कोश भले ही मुहैया न कर पाये, इस अनुसंधान धंधे से जुड़े लोगों को मालामाल करने में मददगार अवश्य साबित होगी।

सन् 2007 में तो कैंसर समाचारों का ताँता लगा रहा। कैलिफोर्निया स्थित 'ओमेगा अल्फा ऑनर मेडिकेल सोसाईटी' द्वारा प्रकाशित शरतकालीन संख्या 'दि फारोस' (दीपस्तम्भ) में छपे सम्पादकीय में अमरीकी मानसिकता का सामान्यीकरण करते हुए यह लिखा था कि "बीमारी से युद्ध करना अमरीकी लोगों का व्यसन हैं। खर्च चाहे जो भी हो, अमरीकी यह प्रत्याशा रखते हैं कि रोग निर्णय और चिकित्सा के मामले में उन्हें सबसे उन्नत और कारगर सेवा मिलनी चाहिए।" 'दि फारोस' की उसी अंक में आब्राम नामक एक सफल वकील की कहानी है "जिन्होंने स्वयं कैंसर रोगमुक्ति का प्रयास किया।" डा. जेम्स हलैण्ड नामक एक विशिष्ट

कैंसर विशेषज्ञ ने आब्राम का इलाज किया था। सम्पादकीय में यह टिप्पणी की गई हैः ''आब्राम ने डा. हलैण्ड को अत्यन्त उत्साही और मजबूत इरादे वाला स्वीकारते हुए उनके बारे में यह कहा है कि उन्होंने 'मेरी बीमारी (ल्यूकीमिया) को अपना एक ऐसा निजी दुश्मन के रूप में देखा मानो उसके अस्तित्व के कारण उनके प्रतिष्ठा और सामथ्य को चुनौती मिल रही हो।'' विश्व भर के कैंसर विशेषज्ञ इसी अहंकारोन्माद के कारण अक्सर कष्ट पाते रहते हैं। आब्राम की कहानी और कोलम्बिया यूनिवर्सिटी की चिकित्साशास्त्र के यशस्वी अध्यापक लर्नार की शोध-समृद्ध पुस्तक 'व्हेन् इलनेस गोज पाब्लिकः सेलिब्रिटी पेसेन्ट्स एण्ड हाउ वी लुक एट मेडिसिन' में काफी समरूपता है। आब्राम पर अत्यधिक तीव्र इम्यूनोथेरापी और केमोथेरापी प्रयोग की गई थी। इस सम्मिलित चिकित्सा के अलावा आब्राम की निर्भीक इच्छाशक्ति तो थी ही। चिकित्सा की उपर्युक्त हर एक विधि के बारे में लर्नार ने अपनी टिप्पणी पेश की है। अन्य कैंसर से पीड़ित किसी भी रोगी के मामले में उनके निष्कर्ष समान रूप से व्यावहारिक हैं। उन्होंने अपनी किताब में इम्यूनोथेरापी के बारे में यह टिप्पणी कीः ''वस्तुतः इम्यूनोथेरापी को ल्यूकीमिया शोध का केन्द्रबिन्दु कहा जा रहा है। लेकिन कोई भी आधनिक नियन्त्रित परीक्षण से यह सिद्ध नहीं हो सका है कि इस चिकित्सा से रोगी अधिक समय तक जीवित रह सकेंगे।'' आब्राम के मामले में प्रयोग की गयी केमोथेरापी के बारे में लर्नार ने जो कुछ भी कहा उसे गहराई से पढ़िए। उनके अनुसार ''संभवतः आब्राम के स्वस्थ होने में बहुत हद तक एक खास तरह की केमोथेरापी का योगदान है फिर भी, केवल इससे आब्राम प्रकरण की समुचित व्याख्या नहीं की जा सकती। क्योंकि इसके प्रयोग के उपरांत रोगी की मृत्यु होती है। कुछ रोगी के मामले में एक खास तरह की चिकित्सा असरदार होने के बावजूद अन्य अनेक के मामले में वही चिकित्सा बेकार क्यों सिद्ध होती है? लगातार मिल रहे संकेत से यह स्पष्ट होने लगा है कि एक ही नाम से पहचाने जाने के बावजूद हर एक ल्यूकीमिया अथवा कैंसर जैविक रूप से सम्पूर्ण भिन्न है। मसलन, हर एक फेफड़े का कैंसर जैविक रूप से भिन्न है। इसमें से कुछ अन्य की तुलना में ज्यादा चिकित्सायोग्य हैं।'' इस उभयसंकट के सामने लर्नार मानो हथियार डाल देते हैं और इसके समाधान के लिए वह नियतिवाद का दामन थामने पर मजबूर हो जाते हैं। वह कहते हैं – ''आब्राम की कहानी एक और महत्वपूर्ण घटक को सामने लाती है।

वह है भाग्य। आब्राम का ल्यूकीमिया होना निश्चय ही दुर्भाग्यपूर्ण था, जबकि इस मामले में उन्हें खुशनसीब ही कहा जाएगा कि वह चिकित्सायोग्य ल्यूकीमिया से पीड़ित थे।'' तथाकथित बुद्धिवादी चाहे तो लर्नार पर भाग्यवादी होने का ठप्पा जड़ दें, लेकिन एक ही कैंसर से पीड़ित अलग-अलग रोगियों के मामले में चिकित्सा परिणाम भिन्न क्यों होता है, इसकी कोई संतोषजनक व्याख्या प्रस्तुत करना उनके बूते की बाहर की चीज है। वास्तविकता तो यह है कि लर्नार की उपर्युक्त टिप्पणी और विशिष्ट कैंसर अन्वेषक फाउल्ड्स की 1969 के उस सामान्यीकरण में समरूपता नजर आती है कि कौन-सा कैंसर अच्छा और कौन-सा बुरा यह तो चिकित्सा के बाद ही पता चलता है- उससे पहले कभी भी नहीं। स्ट्रोक (दौरा) के शिकार विश्व भर के रोगियों से संबंधित तथ्यों के अध्ययन के पश्चात कुर्तस्की ने साधारणीकरण करते हुए जो कुछ कहा था, वह भी लर्नार की टिप्पणी को सठीक ठहराता है। कुर्तस्की ने कहा था रोगी की उत्तरजीविता इस पर निर्भर नहीं करती कि कौन उसका क्या इलाज कर रहा है, बल्कि वह रोगी की निजी जैविक विशिष्टता पर निर्भर करता है। लर्नार, फाउल्डस और कुर्तस्की की सुचिन्तित टिप्पणी समूह आपको यह निचोड़ निकालने की अनुमति देता है कि कैंसर, कॉरोनरी और स्ट्रोक के मामले में चिकित्सा अप्रासंगिक ही है क्योंकि रोग-निर्णय से संलग्न लक्षण (अ-सुख) का ही इलाज किया जा सकता है, रोग का नहीं। इसका मतलब सिर्फ इतना ही है कि रोग-निर्णय चाहे कितनी ही विकट बीमारी की पुष्टि करे, अगर अ-सुख (dis&ease) अथवा कष्ट नहीं हो, तो उपचार वर्जनीय है। आब्राम के जीवित रहने की दृढ़ इच्छाशक्ति के बारे में लर्नार की इस टिप्पणी पर खास कर नास्तिक लोगों को ध्यान देना चाहिएः ''लेकिन, सिर्फ जीवित रहने के संकल्प के कारण ही वह बच सके हैं, आब्राम का यह विश्वास ज्यादा संदिग्ध लगता है। जैसा कि ऊपर में बताया गया है, मौजूदा कैंसर अनुसंधान इस धारणा की पुष्टि नहीं करता है कि सिर्फ संकल्प के बल पर कैंसर मरीज अधिक समय तक जीवित रह सकेंगे। इसके अतिरिक्त, यह बात मान लेने से यह भी मानना पड़ेगा कि जो लोग जीवित नही रह सके उनमें संकल्प-शक्ति की कमी थी। इस तरह का दोषारोपण सही नहीं है। न्यूयार्क टाइम्स में प्रकाशित आब्राम का लेख पढ़ने के पश्चात एक महिला ने उन्हें याद दिलाया था कि बहुत साहसी होने के बावजूद बहुतेरे लोग कैंसर के सामने

घुटने टेकने के लिए मजबूर हुए हैं।'' जो भी हो, 2007 में प्रकाशित और कुछ खबरों के टुकड़े हम यहाँ पेश करना चाहेंगे।

27 अक्टुबर, 2007 में प्रकाशित दि टाइम्स आफ इंडिया में छपी खबर में यह बताया गया है कि ऑडियो-विजुअल शैली जैसे स्तन कैंसर का संकेत देने वाली स्मार्ट ब्रा (अन्तर्वास) तैयार की जा रही है। उसमें यह भी कहा गया है कि ''दो साल के अन्दर इस प्राणरक्षक अन्तर्वास का उत्पादन शुरू हो जाएगा।'' भारत का विशाल 500 करोड़ डॉलर की कैंसर दवा बाजार किस तरह विश्व बाजार में अपना वर्चस्व कायम करने के लिए प्रतिस्पर्द्धा करने के योग्य बन रहा है, जैकि लॉ की किताब 'विग-फार्मा' (लन्दन, 2006) पहले ही विस्तार से यह बता चुकी है। दवा और डॉलर का इस चोली-दामन का रिश्ता इससे पहले तो कभी न था। 'तहलका' में (दिसम्बर 15) गुहा-राय द्वारा लिखित उनकी माँ का कैंसर विवरण छपा, उसका शीर्षक थाः 'मुझे अपने चाचा की बाते याद आईः **कैंसर का कोई आंसर नहीं है।** लेकिन 'दि टाइम्स आफ इंडिया' में (27 दिसम्बर) 'परमाणु हथियार से कैंसर का मुकाबला' शीर्षक समाचार में यह बताया गया कि ''चाहे जितना भी खर्च क्यों न करना पड़े, चाहे कितनी भी समस्या का सामना करना पड़े, युद्धोत्तेजक अमरीका अब कैंसर के खिलाफ परमाणु युद्ध छेड़ने का मन बना चुका है। 18-फुट चौड़ी दीवार से घिरा फुटबाल मैदान के आकार का एक प्रोटान केन्द्र बन रहा है। जिसके अन्दर 222 टन का एक एक्सिलरेटर होगा। इसके लिए अमरीका 10 करोड़ डालर खर्च करेगा। इसके निर्माण कार्य में जुटे एक साज-सामान विक्रेता के अनुसार 'यह दुनिया भर में सबसे महँगा और सबसे जटिल चिकित्सकीय जुगत साबित होगा।' कई विशेषज्ञों के अनुसार ''यह बाजार - आधारित स्वास्थ्य व्यवस्था का सबसे उम्दा अथवा सबसे घटिया नमूना बनेगा। स्वास्थ्य सुधार में यह किस हद तक प्रभावी होगा इसके बारे में पर्याप्त सबूत नहीं होने पर भी असहाय कैंसर रोगी और उनके सगे-सम्बंधियों को वह सर्वाधुनिक इस महँगी चिकित्सा करवाने के लिए प्रेरित करती रहेगी। अन्ततोगत्वा यह खर्च राष्ट्र के लिए आर्थिक स्वास्थ्य भंजक साबित होगी।'' खैर, अर्थगर्भित रूप से वर्ष 2007 का धमाकेदार अंत हुआ। 'डबल-हेलिक्स' (युग्म-कुण्डल) के आविष्कर्ता वाटसन ने कहा कि हम में से हर एक को अपनी डी. एन. ए. की सीडी बना लेनी चाहिए। 10 लाख डॉलर खर्च करके अपने डी. एन. ए. जीनोम की

सीडी बनवाने के बाद उन्होंने यह उम्मीद जतायी कि एक दशक बाद यह सीडी महज एक हजार डॉलर में ही मिलने लगेगी। इस सीडी को बना लेने से जीवन के प्रारंभ से ही आप यह जानने में सक्षम होंगे (अथवा जान कर थर्राने लगेंगे) कि आपको कब और क्या बीमारी होनेवाली है और इसके लिए क्या किया जाना आवश्यक है। यानी, जन्मपत्री के समान जीनोम-पत्री (सीडी) हाथ में लेकर आपके जीवन का सफर शुरू होगा, उसमें अनिश्चितता की कोई गुंजाइश नहीं रहेगी। याद रहे कि यह बात वही वाटसन साहेब कह रहे हैं जो कि सन् 1975 में कैंसरशास्त्र का सार-संकलन करते हुए उसे **वैज्ञानिक रूप से दिवालिया, चिकित्सकीय रूप से अप्रभावी और महज अपव्ययी** कह चुके हैं। उनके जीनोम-सीडी बनाने के उपदेश को एक उत्कृष्ट तमाशा कहना ज्यादा सही होगा। क्योंकि इससे मनुष्य अपने जीवन-सफर के दौरान होनेवाली अनिश्चित तबाही के बारे में सोचते हुए अंत तक वांछित अस्वस्थता की दशा में जीवन व्यतित करता रहेगा। कुछ अभिजातवादी भौंहें चढ़ा कर कह सकते हैं कि विज्ञान के बारे में ऐरी-गैरी पत्र-पत्रिकाओं का हवाला देना कहाँ तक जायज है। लेकिन उन सज्जनों को भली-भाँति पता है कि चिकित्सा और अनुसंधान केन्द्र के महारथियों से ही मीडिया सूचनाएँ प्राप्त करता है। खैर, यहाँ एक ब्रिटिश महिला का आधुनिक कैंसर चिकित्सा संबंधी मार्मिक विवरण पेश करना उपयुक्त होगा। 'मेरा कैंसर चिकित्सक के लिएः चिकित्सा और बाद की कार्यवाही के पश्चात् एक रोगिणी का खुला पत्र' -शीर्षक यह मार्मिक विवरण विशिष्ट मेडिकल जर्नल 'क्लिनिकल ओन्कोलोजी' (19ः 746-747, 2007) में प्रकाशित हुआ था। ध्यान रहे कि इंग्लैंड के 'रॉयल कॉलेज आफ रेडियोथेरापिस्ट' - की तरफ से यह जर्नल निकाला जाता है। 'मैकमिलन लेट इफेक्टस वर्किंग ग्रुप' नामक इंग्लैंड की एक संस्था ने कैंसर विशषज्ञों के बीच विचार विमर्श तेज करने के लिए इस पत्र के बारे में व्यापक प्रचार चलाया है। पाठकों के सामने उस पत्र को हम पेश करना चाहेंगे।

आदरणीय डॉक्टर महोदय

सभी लोग कह रहे हैं कि इन दिनों मैं देखने में कितनी अच्छी लग रही हूँ। मुझे भी महसूस होने लगा है कि मैं अब रोग मुक्त हो चुकी हूँ। आपके रजिस्ट्रार के अनुसार मुझे अब अतीत को भूलना पड़ेगा। जिस दिन मेरे एन्डोमीट्रियल (अंतर्गर्भाशयकला संबंधी) कैंसर का पता चला था उस दिन की

बात मुझे याद आ रही है। उसके बाद शल्यक्रिया, फिर रेडियोथेरापी और अन्य चिकित्साएँ की गई। मुझे कहा गया था कि 'अभी कुछ दिन तक दस्त और थकावट की समस्या रहेगी। यह सब प्रत्याशित ही हैं लेकिन इसके बाद सब कुछ पूर्ववत स्वाभाविक हो जाएगा।' लेकिन इसके बाद मैं तो फिर कभी वैसी नहीं हो सकी जैसी की पहले हुआ करती थी। नहीं, मैं कभी स्वाभाविक नहीं हो सकी। सबसे पहले मैं पूछना चाहती थी कि मेरा यह थोड़ा-सा शिथिल रहना अथवा बार-बार शौचालय की तरफ भागते फिरना कब तक चलता रहेगा। मैं आपको यह बताना उचित नहीं समझती थी कि कितनी बार मैं दुर्घटना की शिकार हो चुकी हूँ। कितनी लज्जाजनक स्थिति रही है वह। आपने एक बार पूछा था कि हमलोग दाम्पत्य यौन संबंध उपभोग कर पा रहे हैं अथवा नहीं। मुझे याद है कि मैंने 'हाँ' कहा था। मैं आपको कह नहीं सकी कि वह कितना दुखद और किस कदर तकलीफदेह था। मेरे तकलीफ को देख कर कुछ ही क्षण बाद पतिदेव को समर्पण करना पड़ता था। उन्हें लगता था कि उनके कारण मुझे चोट पहुँच रही है। एक नर्स की सलाह से मैंने डायलेटर (विस्फारक) भी व्यवहार की फिर भी पहले जैसा समागम कभी संभव हो ही नहीं सका। मैं जानना चाहती थी कि हर एक की दशा क्या मेरी ही तरह होती है? लेकिन मैं यह पूछने का साहस कभी नहीं कर सकी।

मूत्राशय-संबंधी समस्या तो थी ही। चिकित्सा उपरांत प्रथम वर्ष तो मुझे मूत्राशयशोथ (सिस्टाइटिस) परेशान करता रहा। इसके बाद एक घंटा से ज्यादा पेशाब को रोक पाना संभव नहीं हो पाता। प्रतिदिन हर चीज के लिए सोच-समझ कर योजना बनानी पडती थी। पारिवारिक चिकित्सक ने मुझे एन्टीबायोटिक दवाएँ दीं, पर कभी कोई लाभ नहीं मिला। कुछ दिन बाद मलद्वार से खून निकलना शुरू हुआ - जो कि वास्तविक ही भयभीत करने वाला था। फिर आपने एक विशेषज्ञ के पास भेजा जिन्होंने कोलोनोस्कोपी की। बहुत तकलीफदेह हाने के बावजूद उस परीक्षण से रक्तस्राव के कारण के बारे में पता तो चला। मुझे बताया गया कि रेडियोथेरापी के वरदान स्वरूप आँत की हानी हुई है। यह भी कहा गया कि अगर दवा से काम न बना तो फिर आपरेशन करना पड़ेगा। भाग्यवश, रक्तस्राव बंद हुआ। आखिरकार मुझे पता चला कि मेरी मूत्राशय की समस्या की जड़ भी रेडियोथेरापी ही

थी। उसके कारण ही वह किंचित सिकुड़ गया था। यानी, चिकित्सा उपरांत उपजी तमाम समस्याओं का कारण रेडियोथेरापी की पार्श्व-प्रतिक्रिया ही है।

शायद आप ने इन दिक्कतों के बारे में मुझे शुरू में ही कहा होगा। हो सकता है मैंने उन बातों पर ध्यान नहीं दिया। और अब जब मैं रेडियोथेरापी के जख्मों के बारे में जान गई हूँ, नहीं पता कि इन जख्मों से मुझे कभी मुक्ति मिलेगी कि नहीं? और भी कितने कुछ से अनजान हूँ मैं? स्थिति क्या और बिगड़ेगी? मेरा क्या होगा? कुछ भो तो नहीं पता।

इन दिनों आप से मैं काफी खफा थी। लेकिन आखिरकार मैं महसूस कर सकी कि मेरी समस्यायों के लिए चिकित्सा को कोसना नहीं चाहिए। कई लोगों को इस तरह की समस्याएँ होती रहती हैं। मैं यथोचित समझ न सकी। शायद यही कारण है कि आपके सामने इन समस्यायों को लेकर चर्चा कर पाना मेरे लिए और कठिन होता गया। क्लिनिक में मुलाकात के दौरान आप जब कभी भी मुझ से पूछते थे कि मैं कैसी हूँ, संकोचवश मैं कुछ भी नहीं कह पाती। कैसे बताती मेरी आपबीती? अच्छे ढ़ंग से गुजरनेवाले दिनों में भी मैं बेचैन रहती हूँ। उस दिन भी मुझे पैड इस्तेमाल करने पड़ते हैं और घर से बाहर जाने के पहले हर बार बहुत सावधानी से योजना बनानी पड़ती है। घटिया गुजरनेवाले दिनों में परिवारवालों और मित्रों के सामने शर्मसार होने से बचने के लिए खाना नहीं लेती। अब तो मुझे अलग कमरे में ही सोना पड़ता है। कई बार मैंने सोचा कि मेरी जैसी मिलती-जुलती तजुर्बा रखनेवाली के साथ बातें करने से शायद कुछ फर्क पड़ेगा, अक्ल आएगी। वह पल सबसे घटिया होता है जब मैं सोचती हूँ कि कहीं बात का मैं बतंगड़ तो नहीं बना रही हूँ।

मैं शिकायत नहीं कर रही हूं। आप जैसे विशेषज्ञों से विनम्र निवेदन है कि सिर्फ रक्तस्राव जैसे बड़ी समस्या ही नहीं बल्कि तमाम नगण्य चीजें मिल कर किस तरह हमलोगों को समाप्त करती हैं, आप लोग यह भी विस्तार से समझने की कोशिश करें। हम, रोगियों को यह पता है कि इन सवालों का कोई हल नही है। लेकिन इन तमाम विषयों पर बातें करने से उलझन-मुक्त होकर बहस में हिस्सा लेने में मदद तो मिलेगी। चिकित्सा के बाद अगर आप यह लिख भी दें कि कैंसर का कोई अवशेष नहीं रह गया, उससे क्या फर्क पड़ता है? हो सकता है कि कैंसर का

कोई निशान न भी रहा हो, लेकिन अन्य समस्याएं तो उत्पन्न होंगी ही। क्या यह ज्यादा जरूरी नही है कि आप लोग यह भी लिखकर दें कि हमें किस तरह की समस्याओं को साथ लेकर जीना पड़ेगा? इससे चाहे और कुछ न भी हो, अन्य चिकित्सकों और नर्सों की स्थिति को ठेस रूप से समझने में मदद तो मिलेगी और हम भी यह परख सकेंगे कि समस्याएँ सुलझ रही हैं या वह और बिगड़ती जा रही हैं।

विनीत

आपकी चिकित्साधीन रोगिणी

ध्यान देने लायक बात यह है कि ऊपर उद्धृत दुःखद आपबीती को लेकर विचार-विमर्ष के लिए प्रोत्साहन उसी ब्रिटिश संस्था से मिली है जिनकी विज्ञान के प्रति निष्ठा न सिर्फ असंदिग्ध है बल्कि विज्ञान के मामलें में अनिन्द्य प्राधिकार के रुप में जिन्हें दुनिया भर में सम्मान प्राप्त है। इस कहानी का गूढ़ार्थ समझने की कोशिश करेंगे तो आप को पता चलेगा कि **पत्र लेखिका की मूल समस्या गर्भाशय से अनियमित लेकिन घबरा देनेवाला रक्तस्राव होना था**। इस समस्या को ठीक करने के लिए जो चिकित्सा की गई, उस से अन्य कई समस्या पैदा हो गई। उनका यौन जीवन और दैनिक सामाजिक जीवन बरबाद होने के साथ ही वह चिरस्थायी अस्वस्थता की दशा में रहने लगी। ठीक इसी तरह के चार प्रकरण (केस) के बारे में, आप इस पुस्तक में पहल ही पढ़ चुके होंगे। सातवें अध्याय के एकदम शुरु में ही श्रीमती 'द' की कहानी विस्तार से बतायी गई है। उन्हें भी गर्भाशय कैंसर था जो कि योनिद्वार तक फैल चुका था। लेकिन कैंसर के कारण उन्हें कोई समस्या नहीं थी। अंत तक वह चिकित्सा न करवाने के लिए दलीलें देती रही लेकिन उनके परिजनों ने उनकी एक न सुनी और उन्हें अपनी इच्छा के विपरीत केमोथेरापी चिकित्सा करवानी पड़ी। इस चिकित्सा के कारण उनका तमाम सुख-चैन छिन गया और वह तीन महीनें तक बिस्तर से न उठ सकी और उसी स्थिति में उनका देहांत हो गया। इसी रोग से पीड़ित अन्य तीन महिलाओं की हमने भी चिकित्सा की हैं जिसका विवरण इस पुस्तक (संयोजन 2001) में आप देख चुके होंगे। उनमें से हर एक के मामले में, हमने, कैंसर को छेड़े बिना ही उन तीनों को सामान्य चिकित्सा करके कई वर्षो तक जीवित रखने में सफल रहे। उनमें से एक ने सात साल, एक ने पाँच साल और तीसरे ने 19 महीनों तक बिना कोई शिकायत

के स्वाभाविक जीवन बीताया। आधिकारिक रूप से एलोपैथी की परिभाषा यह है कि वह एक ऐसी कारिगरी है जो कि एक बीमारी 'ठीक' करने के दौरान कई अन्य बीमारी पैदा करती है। ऊपर में उद्धृत पत्र का सार भी वही है। कैंसरशास्त्र एक बीमारी से 'मुक्ति' दिलाने के दौरान कई अ-सुख (dis-ease) उत्पन्न करने में मददगार बनी। जनवरी 2007 में भवन से प्रकाशित जर्नल (Bhavan's journal) में उप-कुलपति, हृदयरोग विशेषज्ञ, लेखक, अध्यापक बी.एम. हेगड़े ने जो लेख लिखा है उसमें उन्होंने यह सवाल उठाया था कि "क्या कैंसर कोई रोग है भी?" 1979 में प्रकाशित The Other Face of Cancer का जर्मन संस्करण का शीर्षक (Ist krebs eine krankheit)[335] को मानो श्री हेगड़े ने यथोपरि दोहरा रहे थे। उपसाध्य यह है कि विकासात्मक रूप से और प्राणी के विकास का पूर्ण ऐतिहासिक नजरिए से कैंसर मानवजाति का अभिन्न हिस्सा है। वह अपने प्रारंभ से लम्बे अर्से तक कृपापूर्वक एवं विवेकशील रूप से लक्षणहीन अवस्था में बना रहता है। ज्यों ही उसके कारण अस्वस्थता महसूस होने लगे, स्वस्थ होने के लिए यथोचित चिकित्सा करवाना चाहिए। साथ में यह भी ध्यान में रखना चाहिए कि चिकित्सा साहसिक कार्य (एडवेन्चर) में तब्दील न हो जाए और वह मरीज के प्रारंभिक क्लेश को अधिक दर्दनाक न बना दें।

2008 साल तो अनगिनत कैंसर 'ब्रेक थ्रू' का किस्सों से अटा पड़ा हैं। हिन्दुस्तान टाइम्स (3 जनवरी) के अनुसार अमरीका स्थित उटा में एक अन्वेषक मण्डली ने देश भर में कोलन (वृहदांत्र) कैंसर फैलने के रहस्य को खोज निकाला है। उन्हें पता चला है कि सन् 1630 में कोलन कैंसर से पीड़ित एक दम्पति इंग्लैंड से अमरीका में आ बसने के बाद उस कैंसर उत्पन्नकारी जीन का आनुवंशिक संचरण ओर उसका लगातार उत्परिवर्तन (म्यूटेशन) के फलस्वरूप ही अमरीका भर में कोलन कैंसर फैला है। 'सन् 1630 और कोलन कैंसर के बीच संबंध'- शीर्षक यह बेहुदा अन्वेषण का किस्सा तब परोसा जा रहा है जबकी जीन, आनुवंशिक (यानी, हेरिडिटी) और उत्परिवर्तन (म्यूटेशन) परिभाषा और संकल्पना की बतौर अपनी मर्यादित प्रतिष्ठा पाने के लिए गिड़गिड़ा रहे हैं। ट्यूमर की अवस्थाओं के बारे में बहुत पुराने पड़ चुके और निकम्मे ठहराये जा चुके धारणाओं को रंग चढ़ाकर परोसे गये तथाकथित पांडित्यपूर्ण इस

रचना (यानी, अन्वेषण रिपोर्ट) की असली मकसद और ज्यादा चेक-अप, कोलनोस्कोपी, बायोप्सी और शल्यक्रिया की विपणन का बढ़ावा देना है। 4 फरवरी को टाइम्स आफ इंडिया ने सूचित किया कि एक ऐसा जीन हाथ लगा है जो कि ''ट्यूमर का सामना कर सकता है।'' तिक्त-मधुर इस खबर की प्रारंभिक पक्तियों का जायका लीजिए – पैरिस : विज्ञानियों को एक ऐसा जीन हाथ लगा है जो कि आंत्रिक कैंसर से चूहे को बचा सकता है। हालाँकि कैंसर को फैलाने में भी वह सहायक भूमिका निभा सकती है।'' इस किस्म की शोध के बारे में क्या कहने!

जनवरी 21 को टाइम्स आफ इंडिया ने खबर दी कि एक खास कैंसर से घनिष्ठ रूप से संबंधित 'मर्केल सेल वाइरस' के बारे में विज्ञानियों को पता चला है। फिर फरवरी 3 को उसने 'ओरल सेक्स से मर्दों को कैंसर होता है'– शीर्षक समाचार प्रसारित किया। उसमें कहा गयाः ''मदिरापान और धूम्रपान के कारण जितना गले का कैंसर होता ह ओरल सेक्स से संचारित एच.आई.वी. नामक विषाणु से उतना ही गले का कैंसर होता है। शायद यही कारण है कि धूम्रपान-आसक्ति में काफी कमी आने के बावजूद गले को कैंसर से पीड़ित मरीज़ों की कुल संख्या बढ़ रही है।'' 'क्लिनिकल ओन्कोलॉजी' में प्रकाशित उपर्युक्त अध्ययन में सुझाव दिया गया कि मार्क कम्पनी की जिस टीका ''अभी सिर्फ बालिकायों और युवतियों को दिया जाता है'' वह अब ओरल अथवा एनल सेक्स के आदी मर्दों के लिए भी लाभदायक होगा। गर्भाशय, मुँह अथवा गुदा का कैंसर प्रतिरोध करने में यह टीका कितना कारगर साबित होगा यह भले ही स्पष्ट न हो पर इसके व्यापक विपणन के कारण मार्क कम्पनी मालामाल होगी– यह तो तय है। प्रसंगवश, पाठ्कों को एक कड़वे सच के बारे में बताना जरूरी लगता है। एड्स (AIDS) के लिए 'जिम्मेदार' एच. आई. वी. विषाणु के 'आविष्कर्ता' रबार्ट गैलो के बारे में जानने वालों को शायद ही इस प्रकट-मंत्र के बारे में पता है कि गैलो को नियत कार्यभार 'ह्यूमैन टी लिम्फोमा वाइरस'– पर काम करना था। उस काम में लगातार असफलता से परेशान गैलो ने अचानक ही प्रामाणिक कोई वैज्ञानिक सबूत के बिना ही एच. आई. वी का आविष्कार करने का दावेदार बन बैठा। इतना ही नहीं। उन्होंने यह दावेदारी वैज्ञानिकों के किसी मंच में नहीं अपितु पत्रकार सम्मेलन में किया। बाजारवाद और ड्रग लाबी के सम्मिलित दबाव के चलते अब तक अप्रमाणित और अवियुक्त एच. आई. वी.

यानी, एड्स वाइरस के आविष्कर्ता के रूप में गैलो विख्यात हो गये। वाइरल ओन्कोलॉजी (विषाणुक कैंसरशास्त्र) बहुत पहले दम तोड़ चुकने के बावजूद प्रयोगशालायों ने इसे पुनर्जीवित करके नफा कमाने में लगे हुए हैं। 'वाइरल ब्रेक थ्रु' के बाद अब ''मस्तिष्क अर्बुदों की नई चिकित्सा'' के बारे में शोर मचाया जा रहा है। भयानक ग्लाओब्लास्टोमा माल्टिफर्मि जैसे लाइलाज मस्तिष्क कैंसर को ठीक करने के लिए अब शल्यक्रिया के उपरांत रेडियोथोरापी और केमोथोरापी प्रयोग करने की सलाह दी जा रही है। मध्ययुगीन सोच-विचार में जकड़े रहने के कारण कैंसर विशेषज्ञगण अब भी बोर्गिया की संहिता पर डट हुए हैं : **एक के बनिस्बत दो ज़हरों का प्रयोग करना बेहतर ह।**

हिमस्खलन जैसे सनसनी फैलाने वाली समाचार परोसने की एक बानगी देखिए। 19 जनवरी में 'बाम्बे मिरर' ने एक विशादग्रस्त युवती से पूछाः क्या आपने 'ट्रिपल निगेटिव' टेस्ट करवायी है? उस लेख में आर्दशवाक्य के बतौर यह सुझाव दी गई : ज्यादातर लोगों को 'ट्रिपल निगेटिव' स्तन कैंसर के बारे में पता तक नहीं है। ज्यादा डरावना तो यह है कि नवयुवतियों को ही यह बीमारी हुआ करती है और इसका इलाज करना बहुत कठिन है''। नवीनतम जानकारी देने के बहाने लोगों को आतंकित करने को इस बानगी से साफ पता चलता है कि मीडिया-संचारित कैंसर आतंक किस तरह लोगों को अपने चपेट में लेता है। बाइविलीय यह विवेचन सही हैः 'जितनी ज्यादा जानकारी हासिल करोगे उतनी ही उदासी घेरने लगेगी।' लार्ड टेनिसन ने ठीक ही कहा थाः ''जानकारियाँ तो आती रहती हैं पर प्रज्ञा को आने में विलम्ब होती है।'' हम में से एक को कैलिफोर्निया स्थित एक अस्पताल में आयोजित भव्य स्लाइड-शो में उपस्थित रहने का आमंत्रण मिला था। समारोह के उपरांत पास वाली कुर्सी में बैठे एक सज्जन ने पूछाः कैसा लगा?'' ''अच्छा'' कहने पर उन्होंने कहा- ''हमलोगों की समस्या क्या है जानते हैं? एक पल मुझे लगा कि शायद 'क' से 'ख' होता होगा, फिर मैंने एक बटन दबाया। तत्काल मुझे अपनी सोच के समर्थन में एक लाख संदर्भ हाथ लगा, दूसरे ही पल जब मैंने सोचा की कहीं ऐसा तो नहीं कि 'ख' के कारण ही 'क' होता हो, मैंने एक और बटन दबाया। कमाल है साहब। इस बार भी मुझे अपनी सोच को पुष्ट करने लायक और एक लाख संदर्भ मिल गया। सो आप समझ सकते हैं कि यहाँ पश्चिम में हमलोग जरूरत

से ज्यादा बहुश्रुत हैं। हममें जानकारी की कोई कमी तो नहीं है पर प्रज्ञा की नितांत कमी है।'' दो टूक इस सच को उस विनम्र सज्जन ने बेहतर ढंग से रखा था। आधुनिक चिकित्साशास्त्र के भंडार में सागर समान अथाह ज्ञान (जानकारियाँ/सूचनाएँ) भले ही हो लेकिन वहाँ खड़े होने लायक प्रज्ञा की एक टापू कहीं नजर तो नहीं आती। शायद यही कारण है कि आधुनिक चिकित्साशास्त्र में प्रज्ञाहीन कर्मवीरों का इतना आधिक्य है।

'थायरोकेयर' जो कि ''विश्व भर में सबसे बड़ा थायरयेड परीक्षण केन्द्र है'', का अखबारी-भाषावाली मुखपत्र का नाम है 'हेल्थ स्क्रीन'। इसमें रोग-पूर्व स्थिति की परिचर्चा की जाती है और रोगी बनने से पहले आवश्यक कार्यवाही संबंधी सलाह दी जाती है। 'प्रि-पेशेन्ट' (यानी, रोगी बनने से पहले) जैसे बौद्धिक रूप से अटपटा शब्द के प्रयोग से ही पत्रकारीय इस मुखपत्र का स्वरूप स्पष्ट समझा जा सकता है। जो भी हो, इसका 13 फरवरी (2008) वाले अंक में प्रकाशित कई भड़कीले समाचारों पर गौर कीजिए। पहला समाचार में सिमेन्स कम्पनी की ''नवीनतम डिजिटल मैमोग्राफी'' के बारे में जमकर तारीफ की गई। जहाँ मैमोग्राफी को अब भी अपनी उपकारिता सिद्ध करने लायक क्लीन चिट मिलना बाकी है, हमें सिमेन्स की मेडिकल सल्यूशन (समाधान) विभाग के प्रधान जोशेन डिक से रोमांच से भरपूर यह आर्थिक कुतर्क सुनने को मिला: ''मरीजों की संख्या गिनती से परे हैं। इस भीड़ को कैसे सम्भाला जाएगा, उनका परीक्षण कैसे हो पाएगा और उनमें से जिन लोगों को इस परीक्षण विधि को लेकर शंका है, उन्हें कैसे आश्वस्त किया जा सकेगा? यह सब सोच कर ही हमने सम्पूर्ण मैमोग्राफी विधि में बदलाव की आवश्यकता महसूस की है। इसीलिए उसकी यांत्रिक बनावट में सुधार लाने में जोर दिया जा रहा है ताकि ज्यादा-से ज्यादा रोगी को कम से कम समय में परीक्षण संभव हो और जहाँ तक हो सके उन्हें सुखद अनुभव मिले। इसके साथ ही रेडियोधर्मी विकिरण की मात्रा कम करने के लिए उनमें अनेक अलग कार्यभार और तकनीकी विशेषता जोड़नी होगी।'' अवश्य! क्योंकि जितना गैमो उतना ही केमो, उतना ही शल्यकर्म, रेडियोथेरापी, हार्मोनोथेरापी और उतनी ही मरीजों की तंगहाली।

'हेल्थ स्क्रीन' का अगला चटकदार समाचार सन् 2007 में दिया गया नोबल पुरस्कार को लेकर था। जीन प्रौद्योगिकी पर शोध करने के लिए कैपेच्चि, स्मिथ और इवान्स को यह पुरस्कार मिला

था। समाचार के अनुसार यह प्रौद्योगिकी मनुष्य को सिर से पैर तक बदल देगी और उन्हें कैंसर और अन्य तमाम बीमारियों से मुक्ति दिलाएगी। उसमें कहा गया कि चिकित्सा-क्षेत्र में क्रांति बस आने ही वाली है। नोबल विजेता विज्ञानी जेम्स वाटसन इस तरह के काल्पनिक उड़ान भरने में चाहे किंचित रक्षणशील रवैया अपनाए, हेल्थ स्क्रीन ने इस मामले में अत्याधिक उदारचेता रुख अपनाया। उसमें कहा गया : "दिन-ब-दिन जीनोम आँकड़े की बौछार के चलते ट्रांसक्रिप्टोमिक्स, प्रोटियोमिक्स, संरचनात्मक जीनोम की रचना का अध्ययन, नॉकआउट स्टाडीज एवं तुलनात्मक जीनोम संबंधी हर एक विषय की प्रासंगिकता को समझने और स्वास्थ्य हितों से संबंधित जीनोम अनुक्रम सूचना की प्रयोग से रोग प्रतिरोध उपाया का कायापलट करने, रोग के प्रारंभिक अवस्था में दखल देने और व्यक्तिविशेष के नित्यक्रम रोगोपचारों की संभाव्यता को समझने में मदद मिल सकती है।" 'हेल्थ स्क्रीन' वालों का उल्लास देखकर लगता है आरोग्य-स्वर्गधाम एकदम पास है।

"अमरीकी विज्ञानियों नें स्तन कैंसर क जिम्मेदार 'मास्टर' जीन को खोज निकाला है"- शीर्षक टाइम्स आफ इंडिया का समाचार (14 मार्च, 2008) के अनुसार जीन विज्ञानियों ने स्तन कैंसर को शरीर में अन्यत्र फैलाने में सहायक सुपर-जीन को चिन्हित कर लिया है। खैर, जिस जीन को चिन्हित करने के लिए अमरीकी जीन विज्ञानियों की स्तुति की गई वह जीन (SATB 1) अर्बुद कोशों में मौजूद कम-से-कम एक हजार अन्य जीनों के बर्ताव में हेर-फेर करता रहता है। यह बात ब्रिटेन से प्रकाशित 'नेचर' के एक निबंध में कहा गया था। उसमें यह कहा गया था कि यह जीन अति-उत्प्रेरित होने पर प्रचूर मात्रा में कैंसर कोश उत्पन्न करती है। जबकि निष्प्रभावित दशा में वह विक्षिप्त कोशों के अन्दर समझदारी उत्पन्न करती है। जो भी हो, अमरीकी सूत्र से प्राप्त इस समाचार के आधार पर टाइम्स आफ इंडिया ने रोगमुक्ति की गाजर लटका दी : रोगव्याप्ति की संभावना को दर्शाने के मामले में यह उपलब्धि न सिर्फ नैदानिक औजारों का मार्ग प्रशस्त करेगी अपितु स्तन कैंसर की रोगव्याप्ति को रोकथाम और इलाज करने लायक दवाएं विकसित करने में मददगार साबित होगी।" आशा, जैसा कि आप जानते हैं, मानव हृदय में निरन्तर उछालती रहती है; खास कर वह हृदय अगर जीन विज्ञानी किसी अमरीकी शोधकर्ता का हो, तो फिर क्या कहने।

स्वर्णिम संभावना से भरपूर 'ब्रेक थ्रू' – शीर्षकों को छोड़ अगर जमीनी सच्चाई की ओर गौर करे तो यह जान कर हम अचम्भे में पड़ जाएँगे कि प्रतीयमान हिमालय तुल्य प्रगति के बावजूद मानव शरीर का दो मूलभूत तत्व कोश और कोलाजेन तंतु के बारे में चिकित्साविज्ञान वास्तव में अब तक घोर अंधेरे में हैं। जबकि हमें होने वाली हर एक बीमारी को ये ही दो तत्व नियंत्रित करते हैं। लापरवाह आधुनिक चिकित्साशास्त्र लेकिन "हमला" करने पर आमादा है, परिणति चाहे अफगानिस्तान अैर इराक में अमरीकी गोलाबारी से बेहतर न भी हो। इसका एकमात्र परिणाम है एट्रोजेनी यानी, चिकित्सक-अभिप्रेरित व्याधियाँ उत्पन्न होना। यह अनुमान लगाया जा चुका है कि सन् 2025 तक मनुष्य को होने वाला अस्सी फीसदी पीड़ा के लिए चिकित्सकों को ही उत्तरदायी ठहराना पड़ेगा। समझदार और प्राज्ञ चिकित्सकों ने ही यह भविष्यवाणी कर दी है।

अमरीका, जिसे लोग बेहतर अथवा बदतर विश्व-अग्रणी मानते हैं, उपर्युक्त भविष्यवाणी को सही ठहराने के मामले में, सर्वोत्तम उदाहरण प्रस्तुत कर चुका है। 'टाइम' (13 जून 2006) ने अमरीकी चिकित्सा सेवा की मीजान लगाते हुए स्पष्टतापुर्वक यह कह चुकी है कि वहाँ मौत और क्षति होने की अन्यतम प्रमुख कारण चिकित्सकीय त्रुटी ही है। 'दि इन्सटीव्यूट आफ मेडिसिन' द्वारा प्रसारित तथ्य के अनुसार अमरीका में हर वर्ष 44 हजार से 98 हजार लोग चिकित्सकीय त्रुटी के चलते अस्पतालों में दम तोड़ देत हैं। अगर हम इसमें से न्यूनतर आकलन को ही लें, तो भी अमरीका में आठवें अन्यतम मौत का कारण चिकित्सकीय त्रुटी ठहरती है। जो कि वाहन संबंधी दुर्घटनाओं, स्तन कैंसर अथवा एड्स से होने वाली मौतों से ज्यादा ही है। यह तथ्य, अमरीकी सर्जन एडगर बारगैन की उस चेतावनी की बनिस्बत अधिक न्यायसंगत लगती है जो कि उन्होंने अपनी सनसनीखेज किताब (दि सॉलिड गोल्ड स्टेथोस्कोप) में उप-शीर्षक के बतौर व्यवहार किया थाः **"आपका चिकित्सक आपके स्वास्थ्य के लिए नुकसानदायक हो सकता है।"**

उपभोक्ता स्वार्थ-संरक्षण के लिए हमेशा तत्पर और सदा वादकारी अमरीका में चिकित्सा सेवा की दशा को देखते हुए यह आसानी से अनुमान लगाया जा सकता है कि भारत और अफ्रीका में चिकित्सक-सृष्ट बीमारी/ मौत की स्थिति क्या होगी।

कैंसर का शांत स्वरूप

यह कोई अजूबा नहीं है कि परम्परागत रूप से चिकित्सा दुनिया की स्वाभाविक प्रशंसक मीडिया अब उबने लगी है। वह अब चिकित्सा प्रथा की जोखिम को उकेरनेवाली आवरण कथा लिखने लगी है। मसलन, ब्रिटेन से प्रकाशित विख्यात पत्रिका 'इकोनॉमिस्ट' (अक्टुबर, 2004) की 'बीटिंग कैंसर'-शीर्षक आवरण कथा की आरम्भिक पंक्ति को ही लें। इस पंक्ति में यह स्पष्ट की गई है कि "कैंसर कभी ठीक नहीं होगा।" ब्रिटेन से ही प्रकाशित होने वाली सम्मानित पत्रिका 'नेचर' (अगस्त,2007) में भी वही निराशावाद व्यक्त हुई। कैसर और एजिंग (यानी,बुढ़ापा/जरण) को एक ही सिक्के का दो पहलू कहते हुए उसने यह घोषणा की कि यह तो मानवीय विकासक्रम का अगीभूत हिस्सा हैं। अमरीकी 'बिजनेस वीक' (मई, 2006) की आवरण कथा का शीर्षक था- "डाक्टरी अटकलबाजीः हार्ट सर्जरी से प्रोस्टेट की सुध लेने के मामले में कौन सा उपचार वास्तव में काम आएगा- चिकित्सा उद्योग इसके बारे में खास कुछ नहीं जानता।" अमरीकी 'रिडर्स डाइजेस्ट' (अगस्त, 2006) ने तो हद ही कर दी। उसने एक कदम आगे बढ़ कर अपनी आवरण कथा का शीर्षक "डाक्टर लोग किस तरह आपका जीवन दाँव पर लगाता हैः स्वयं को सुरक्षित रखने के सात तरीके" रखा। अपनी प्रच्छद में उसने दो पासे (डाइस) का चित्र छाप कर यह समझाने की कोशिश की कि यही वह प्रमुख उपकरण है जिसके सहारे चिकित्सकगण अनुमान लगाते हैं कि उन्हें क्या, कब और कैसा कदम उठाना चाहिए।

अतः यह सही समय है कि हम सब साधारणजन और विद्वान, कुछ डाक्टरी शब्दों का यथार्थ अभिप्राय का महत्व समझ लें और उस पर अड़े रहे। **'डाक्टर' जो कि संस्कृत शब्द दिग्, से आया है, उससे ही दिशा, दिग्दर्शक, डायरेक्टर, डाक्टर शब्द का सृजन हुआ है।** यानी, डाक्टर की मुख्य भूमिका दवाएँ देना अथवा शल्यकर्म (सर्जरी) करना नहीं है बल्कि तन्दुरुस्ती और बीमारी की स्थिति में एक व्यक्ति को कैसा आचरण करना चाहिए, यह बताना, निर्देश देना उनका असली काम है। बहुत प्रचलित यह वाक्यांश 'माडर्न मेडिसिन' सभी लोग सुनते रहते हैं जबकि इसमें मौजूद दो शब्द 'माडर्न' और 'मेडिसिन' संस्कृत शब्द मात्रा और लातीन शब्द मोडास के अनुमार्गनीय है। जिसका तात्पर्य है परिमाप। यानी, **'माडर्न मेडिसिन' का मतलब है तमाम घटकों का परिकलन के पश्चात् आप को कुछ मापा हुआ कदम उठाना और खुराक**

प्रदान करना है। अतः माडर्न का मतलब एकदम हाल का, यानी, नवीनतम/ आयातीत/ दुनियादार/ कीमती नहीं ह, जैसा कि बताया जाता है। इसका आशय है किसी तरह की दवा-दारू से वशीभूत होने के विपरीत, यहाँ तक कि नवीनतम चिकित्सा रिवाज की विफलता से प्राप्त अनुभव को ध्यान में रखना। **अत्यन्त-प्रचलित शब्द 'इनवेस्टिगेशन' (अनुसंधान) के साथ 'वेस्टिज' (यानी, अवशेष/ संकेत) का गहरा तालुकात ह**। जांच रिर्पोट चाहे कितनी ही कीमती क्यों न हो, किसी खास रोग के बारे मे वह खास कुछ नहीं बता सकती। जैसा कि हमारे दिग्गज राजनीतिज्ञों द्वारा की गई जाँच-पड़ताल आपको उतना ही पथभ्रष्ट कर सकता हैं, जितना कि वह आपका मार्गदर्शन कर सकता है। अतः सतर्क रहिए, क्योंकि आपकी बीमारी और एक चिकित्सक के बीच सर्वोत्तम अभीष्ट ''संघर्ष'' में वास्तविक रणभूमि तो स्वयं आप हैं, आपका शरीर, आपके मन और आपकी वित्त-व्यवस्था।

आम लोगों के लिए यह समझ पाना आसान नहीं है कि पाँचतारा चेक-आप क्लिनिक वास्तव में रोगी उत्पादन करने का कुटीर उद्योग है। यह मानों ऐंद्रजालिक भवन है- **जहाँ एक वयक्ति प्रवेश करने के बाद रोगी बन कर ही बाहर आ पाता है**। इन चेक-आप क्लिनिकों के आदर्श-वाक्य को वाल स्ट्रीट जर्नल (26 जुलाई 2006) यूँ खुलासा कर चुकी हैः ''आप अस्वस्थ हैं तो हम भी फुर्तीला हैं'' (**यू आर सिक, वी आर क्विक**)। टेलीविजन के सम्मोहक विज्ञापन से यह कहीं अधिक खतरनाक है।

मानव जीनोम योजना सम्पूर्ण करने के लिए अमरीका को कई बिलियन डॉलर कीमत चुकानी पड़ी। ब्लेयर और क्लिंटन ने इसकी प्रशंसा करते हुए क्रमानुसार यह कहा था कि ''यह तो परमात्मा की भाषा है'' और ''जीवन की संकेतकी है''। हालाँकि, जल्द ही इस की सीमाबद्धता इस कदर स्पष्ट हो गई कि इस जीनोम योजना को कूड़े के ढेर में डाल दी गई। जेनेटिक्स का स्थान प्रोटियोमिक्स ने हड़प लिया। आखिरकार जेनेटिक्स (आनुवांशिक) का सरसरी दिवाला पिट जाने के बाद भी कैंसर पंडित कहाँ हार कर पीछे हटनेवाले थे। सो, उन्होंने कैंसर का आण्विक वर्गीकरण करने का आश्वासन देने लगे। किस तरह का आश्वासन? 'जर्नल आफ फिजिशियन्स आफ इंडिया' (अप्रैल 2003) में आर. डी. लेले की राय के अनुसारः ''अब तक रूपात्मक आभास के आधार पर कैंसरों का वर्गीकरण होता रहा है। लेकिन इसकी गंभीर सीमाबद्धताएँ हैं।'' अगर इस

पांडित्यपूण राय को मान लें तो हमें सर्वोत्तम माईक्रोस्कोप को ही अब सागर में फेंकना पड़ेगा और गंभीर एक नई चुनौती का सामना करना पड़ेगा। यानी, नये ढंग से कैंसर का वर्गीकरण करने के लिए हमें अब डी. एन. ए. की सुक्ष्मसूची का उपयोग करते हुए सार्वभौम जीन अभिव्यक्ति की चोखट बनानी होगी। ध्यान रहे कि यह सब तब कहा जा रहा है जबकि जीन क्या बला है और उसकी सही परिभाषा क्या होगी यह तय करने के लिए विज्ञान को हाथ-पैर मारना पड़ रहा है।

लेले साहेब पंडित ठहरें। ऊपर उद्धृत उनके लेख के अनुसार "अमरीका का राष्ट्रीय कैंसर प्रतिष्ठान (एन. सी आई.) और खाद्य और दवा प्रशासन (एफ. डी. ए.) ने जुलाई 2001 से जिन विशेष प्रयास में मिलकर काम कर रहे हैं उसका केन्द्रबिन्दु है प्रोटियोमिक्स के उपयोग से कैंसर का और ठेस इलाज एवं अधिक विश्वसनीय निदान खोज करना।" कोई भी संस्था और अधिक ऊँचे स्वर में "मैं दोषी हूँ, मैं दोषी हूँ," - कह नहीं सकती थी। इस अभिशांसी शाब्दिक स्वीकारोक्ति ने 'वाल स्ट्रीट जर्नल' (24 जुलाई, 2006) को यह टिप्पणी करने के लिए मजबूर कर दी कि कैंसर संस्था अब तक रोग निर्णय की गलत पद्धति पर अमल करती रही और यहाँ तक कि 'हरसेप्टिन' और 'ग्लिवेक' जैसी रद्दी चीजों को महोशौधी कह कर चलाती रही। ध्यान रहे इन्हीं दो दवा को कैंसर ठीक करने के मामले में महानतम उपलब्धि कही गयी थी। एक बार के लिए भी क्यों चिकित्सकगण यह नहीं कह सके कि कैंसर की कोई दवा न तो कभी थी और न ही वह कभी बनेगी। और इसका सरल कारण यह है कि कैंसर कोशों ने स्वयं को किसी भी प्रकार से मानव शरीर का पराया अथवा अस्वाभाविक हिस्सा मानने से इनकार कर चुका है। मूल पुस्तक में आप अब तक यह पढ़ चुके हैं कि चार सौ से भी अधिक परीक्षणों के बाद ही **कैंसर का इस सच की प्रतिष्ठा मिल चुकी है कि शरीर के स्वस्थ कोश और कैंसर कोश के बीच कोई फर्क नहीं है।**

ग्यारह साल की किशोरी को सर्विक्स (गर्भाशय ग्रीवा) कैंसर रोकनेवाला टीका की बिक्री के लिए टाइम (19 जून, 2006) को आवरण-पृष्ठ में भंगिमा बनाकर खड़ी देखकर आप क्या महसूस करेंगे? एफ.डी.ए. ने विशाणुक प्रतिरोधी 'गार्डसिल' का विपणन करने की इजाजत दें चुकने के बाद अब उसकी तीन टीका 360 डॉलर में बाजार में मिलने लगी है। पूर्वानुमान के अनुसार जिस सर्विक्स

कैंसर से दुनिया भर में हर साल 2,33,000 औरतों की मृत्यु होती है, उसे उत्पन्न करने में ह्यूमेन पैपिलोमा वाइरस (एच.पी.वी) का हाथ है। यानी, सर्विक्स कैंसर होने का कारण (एच.पी.वी) विषाणु। अतः यह निर्णय लिया गया कि इसे रोकने के लिए लैंगिक रूप से सक्रिय होने से पहले ही नौ से गयारह साल की किशोरियों को गार्डसिल की तीन टीका दी जाएगी। बिल गैट्स संस्थान ने तय किया है कि वह इस मद में अगले पाँच वर्षों में 28 मिलियन डॉलर खर्च करने के बाद फिर विचार करेगा कि विश्व भर में इस को व्यापक रूप से सुलभ बनायी जाय या नही। एम. एस. डी. द्वारा तैयार 'गार्डसिल' और जी.एच. के. द्वारा तैयार 'सर्वरिक्स' जैसी काफी कीमती टीका अब भारत में भी आक्रमक रूप से बिकने लगा है।

टाइम्स आफ इंडिया (25 नवम्बर, 2008) के अनुसार स्वीडेन ने इस कार्यक्रम को पथप्रदर्शन करने के लिए यह निर्णय लिया कि वह 1 जनवरी, 2010 से प्रति वर्ष एक सौ महिलाओं की "सर्विक्स कैंसर रोकथाम" करने के अभिप्राय से देश भर के प्राथमिक विद्यालय के छात्राओं को मुफत में टीका लगाने की आवश्यक योजना बनाएगी। इस मद में उन्हें वार्षिक 48.3 मिलियन डॉलर लागत आएगी। यानी प्रत्येक कैंसर रोकथाम के लिए वह लगभग 0.5 मिलियन डॉलर (यानी, दो करोड़ रूपया से भी ज्यादा) का आर्थिक बोझ उठाएगी।

यह सब योजनाएँ तब बनायी जा रही है जबकि विज्ञान इस मामले में अत्यधिक सन्दिग्ध है कि एच.पी.वी. से सर्विक्स का कैंसर अथवा जननांगी मस्सें होता है। वह यह कहने की स्थिति में भी नहीं है कि यह टीका वास्तव में काम करेगी। लेकिन इससे क्या? गेट्स संस्थान और बाल स्ट्रीट जर्नल (21 जुलाई 2006) ने सम्मिलित रूप से संकल्प किया है कि विश्व भर में इसी टीका को सुलभ करने के लिए वे हर संभव प्रयास करेंगे। लेकिन प्रश्न तो यह है कि इस कर्मकाण्ड का मकसद क्या है? क्या, वे कैंसर के मामले में मुद्दती-मृत विषाणुक-उत्पत्ति संबंधी सिद्धांत को पुनः प्रतिष्ठित करना चाहतें हैं? दिलचस्प बात यह है कि जान्स हपकिन्स से जुड़े एक अनिवासी भारतीय डा. कीर्ति शा ने एच.पी.वी. और सर्विक्स कैंसर के बीच संबंध 'सिद्ध' करने के मामले में 'निर्णायक' काम किया है!

कोश के बारे में विज्ञान का प्रत्यय बहुत कमजोर ह- यह मानने के बावजूद यह दावा किया जा रहा है कि स्टेम-सेल (यानी, आादि कोश) सर्वरोगहर सिद्ध होगा और कैंसर समेत अन्य कई घातक रोग के लिए रामबाण साबित होगा। कैंसर, स्वंय ही प्रचुरोद्भव रोग होने के बावजूद, बुनियादी रूप से प्रचूर मात्रा में उत्पन्न होने की विशिष्टता की धनी स्टेम सेल किस तरह कैंसर की रोकथाम कर सकेगी, यह तो समझ से परे है। गगनचुम्बी खर्च और विभ्रम के बावजूद, हमेशा बहती हवा में सवार होना चूँकि भारत की नियति रही है, इसलिए उसने स्टेम सेल की रथयात्रा में सम्मिलित होने का मन बनाया। समाचार के अनुसार सिंगापुर स्थित (बीस लाख वर्गफुट क्षेत्रफल विशिष्ट) स्टेम सेल केन्द्र 'बायोपोलिस' ने ब्रिटेन और अमरीका से सर्वोत्तम दिमागवालों को वहां काम करने के लिए मना लिया है।

मगजवालों के पास चाहे ज्ञान का अथाह भंडार हो, बहुत सारी जानकारी हो, फिर भी प्रज्ञा तो नहीं है। प्रज्ञाहीन कर्मवीरों के तमाम कवायदों के बावजूद स्टेम सेल चर्चाएँ कम-से-कम कैंसर के मामले में कोई नई रोशनी नहीं डाल सकेगी। यह तो तय है। अनगिनत उपलब्ध आँकड़ों से यह साधारणीकरण करना कठिन नहीं है कि स्टेम सेल की यह योजना दरअसल चिकित्सकीय शोध संबंधी 'प्रगति' के बारे में लोगों के दिल में आशावाद की लौ को जलाए रखने की एक कलाबाजी भर है। 1 अगस्त 2006 वाली 'टाइम' का आवरण-कथा का शीर्षक थाः 'स्टेम सेल का सच : संभावना, प्रपंच और आपके लिए उसका तात्पर्य'। उपर्युक्त निबंध के आरम्भ में दी गई चेतावनो ही अपने आप सब कुछ संकेत करती हैः ''यह वादविवाद इस कदर राजनीतिक रूप से बोझिल है कि यह कह पाना मुश्किल है कि वास्तविक विकास के क्षेत्र में निष्कपट आखिर है कौन।''

तम्बाकू को डायन साबित करने का अन्वेषण जारी है। भारतीय चिकित्सकों के संघ का जर्नल (अगस्त, 2006) 'तम्बाकू मुक्त भारत' निर्माण के लिए समर्पित है। इसके सम्पादकीय के अनुसार-''हर साल धूम्रपान के कारण 4 लाख से भी ज्यादा लोगों की मृत्यु होती है। यानी, भारत में हर पाँच में से एक की मौत का कारण तम्बाकू है। बेशक, निकोटीन देवी को कभी इतनी लानत सुनने को नहीं मिली होगी!

कैंसर का शांत स्वरूप

इसमें दो राय की गुंजाइश नहीं है कि धूम्रपान सहित कोई भी चीज का अधिक उपयोग स्वास्थ्य के लिए हानिकारक अवश्य है। लेकिन तम्बाकू-त्रास फैलाने के मामले को हमें बौद्धिक रूप से समझना होगा। कैंसर (और तम्बाकू से होने वाली अन्य बीमारियों) को चिन्हित करते समय अगर चिकित्सकगण अक्खड़पन से गलतियाँ करते रह सकते हैं तो धूम्रपान-सम्पर्कित उनके सांख्यिकीय तमाम दावें गँवारू क्यों नहीं हो सकते? बातें और भी हैं। सांख्यिकीय रूप से प्रामाणिक तथ्य तो यह भी है कि तम्बाकू की लत पार्किन्सन और एलझाइमर्स रोग की रोकथाम करती है? यह भी तो कहा जाता है कि धूम्रपान करनेवालों में मस्तिष्क और वष्हदांत्र (यानी, कोलन) कैसर बहुत कम ही पाया जाता है। अब तो यह भी कहा जा रहा है कि पार्किन्सन और एलझाइमर्स रोग महामारी का आकार ले चुका है। यह भी तो हो सकता कि तम्बाकू जैसी प्राकृतिक उत्पाद की अप्राप्यता ही इसके लिए जिम्मेदार है। यह तो भविष्य ही बताएगा। चाहे जो भी हो, इतना कहना पर्याप्त होगा कि अब तक चिकित्सा प्रगति और अनुसंधान संबंधी तमाम उदघोषणाओं में तर्क के बनिस्बत शब्दाडम्बर ज्यादा देखने को मिलते हैं।

'कैंसर शोधयोग्य नहीं' (देखें, दसवाँ अध्याय) में हमने जो कुछ भी कहा है वह आसानी से सत्यापनीय होने पर भी पारंपरिक कैंसर शोध जारी है। लेकिन इसमें लगातार मिलनेवाली असफलताओं ने अद्‌भूत घटना के आर्वतन में खासा वेग प्रदान की है। वह है नित-नये प्रतिष्ठान का प्रकट होना। किसी शक्तिशाली उद्योगपति अथवा उनके कोई निकटजन का किसी कैंसर से देहान्त होने के बाद एकाएक उस कैंसर पर शोध करने के लिए एक प्रतिष्ठान उगने लगा है। 12 जुलाई 2006 में वाल स्ट्रीट जर्नल के मुख्यपृष्ठ पर प्रकाशित रिपोर्ट के अनुसार – ''करोड़पति लिस्ट्रइन की माताजी के अंडाशय कैंसर में देहांत होने के पश्चात् उनके नाम पर कैनरी फाउन्डेशन बनाया गया।'' कैंसर को उसके सबसे प्राथमिक दशा में पकड़ने के लिए वहाँ कैंसर के फिंगर-प्रिन्ट की खोज की जाएगी। लिस्टुइन साहेब सुसंग में हैं। प्रोस्टेट कैंसर पर शोध करने के लिए माइकेल मिलकन न भी एक फाउन्डेशन (प्रतिष्ठान) बनाया है। भूतपूर्व वित्तविशेषज्ञ और अमरीकी सुरक्षा-कानून उल्लंघन करने के लिए सजाप्राप्त मिलकन को 1993 में खुद के प्रोस्टेट कैंसर का पता चलने पर उस कैंसर पर अनुसंधान चलाने के लिए उन्होंने एक फाउन्डेशन का निर्माण किया। अभी हाल ही में वाशिंगटन में

'फास्टरकियोर्स' (यानी, फौरन इलाज) के नाम से उन्होंने एक कार्यकारिणी मण्डली भी बनाया है। मौलिक वैज्ञानिक आविष्कारों को त्वरित चिकित्सकीय उपचार में तब्दील करने में यह मण्डली पहल करेगी।

कैंसर अथवा स्टेम सेल से संबंधित समाचारों को किसी ने अगर सतर्कतापूर्वक पढ़ा हो तो उन्हें इनमें मिलियन/विलियन डालरों के गप्पे और 'व्यक्तिगत शैली का हमला' का पुट देखने को मिला होगा। भले लोगों और मीडियावालों को यह समझाने का अथक प्रयास का सार यह है कि पर्याप्त मात्रा में डॉलर और यथोचित समर्थन की नितान्त कमी ही मुख्य समस्या है।

अग्रगण्य चिंतक, लेखक एंव मानवशास्त्री रबार्ट आड्रे ने महज चार शब्दों में एक उपयोगी यथार्थता को रेखांकित की है 'एपल्स स्टील फॉल डाउन' (यानी, सेबें अब भी नीचे गिरते हैं)। न्यूटन ने जिस दिन गुरूत्वाकर्षण की धारणा को प्रतिपादित किया था, तब से अब तक हमारे लिए न तो उसमें हेर-फेर करना संभव हो सका और न ही सेब ऊपर की ओर छलाँग लगाया। इससे यही शिक्षा मिलती है कि कैंसर अथवा कोश के बारे में समुद्र समान ज्ञान प्राप्ति के बाद भी हमारे लिए एकल कैंसर कोश का स्वभाव में बदलाव लाना संभव नहीं है। हमारी यह असमर्थता हठीलापन के साथ यथावत कायम रहती है। ज्ञानशास्त्र विज्ञान का यही सार है। वह हमें अपनी सीमा के बारे में सचेत करता है। हमारी क्षमता और अक्षमता के बारे में स्पष्ट रूप से सूचित करता है। हम क्या कर सकते हैं और क्या हमारी हैसियत के बाहर की चीज है, वह स्पष्ट करता है। सुश्रुत और चरक के काल से आज तक 2500 वर्षो के दौरान कैंसर का प्राकृतिक चरित्र बदल डालने का हर संभव प्रयास का परिणाम विघ्नकारी और विनाशकारी ही रहा। दुःखद इस स्थिति से बचाव का सिर्फ एक ही उपाय है- कैंसर को यथासंभव न छेड़ना। उसे जितना कम कुरेदा जाएगा वह उतना ही आपका एहसानमंद बना रहेगा, ताकि आप उसके साथ लम्बे समय तक बेहतर हालत में रह सकें। कैंसर वास्तव में दयालु है। उसके इस दयालुता की मान्यता मिलनी चाहिए।

19-20 नवम्बर 2005 में नई दिल्ली में 'लीडरशीप कनफारेन्स आन बेस्ट प्रैक्टिस : हेलथ केयार इन इंडिया'- विषय पर आयोजित सम्मेलन में चिकित्सकों और समाज के अन्य लोगों के बीच हमने एक प्रस्ताव रखा था। अंग्रेजी में इसे हम प्राइड एप्रोच

(**PRIDE** Approach) कहा था। इस प्रस्ताव के जरिए हमने सर्वथा नई एक नजरिया पेश की थी। यहाँ प्राइड (**PRIDE**) से आशय यह है कि पब्लिक/पेशेन्ट रेशनलि इनफार्म्ड डॉक्टर्स/डोनार एनलाइटेन्ड। यानी, लोगों/रोगियों को न तो अत्यधिक प्रत्याशा रखनी चाहिए और न ही चिकित्सकों/दाताओं को जरूरत से ज्यादा करतब दिखाना और बढ़ा–चढ़ा कर वादा करना चाहिए। इस तरह 'प्राइड' जानकारी और अज्ञता की एक साझा स्वरसंगति बन सकेगी। लोगों/रोगियों को यौक्तिक रूप से शिक्षित करने और चिकित्सकों/दाताओं के ज्ञानसम्पन्न होने से यह स्वरसंगति उभरेगी। बिल गेट्स जैसे धनकुबेरों को यह कहा जाना चाहिए कि कैंसर अनुसंधान एक तलहीन गड्ढा है, एक ब्लैक होल (काला विवर) है। जो सब कुछ निगल तो लेता है पर कुछ नहीं उगलता है। नेशनल कैंसर इन्सटीव्यूट (अमेरिका) के विज्ञानी क्लाइड डाओवे के अनुसार कैंसर अनुसंधान के नाम खरबों पशु को बलि चढ़ाने के बाद भी विज्ञान को ऐसा कोई सुराग मिल नहीं सका जो कि अनुसंधान से पहले उस पता नहीं था। अगर इसका आशय मौजूदा कैंसर प्रतिष्ठानों और अनुसंधान केन्द्रों पर ताला जड़ना ही श्रेयस्कर ठहरता है तो यही सही। जंगली पशुओं पर क्रूरता के खिलाफ आंदोलनकारियों को इससे प्रसन्नता होगी। जीवन के प्रति असीम श्रद्धा रखने वाला अलवार्ट शोयाइटजर भी इससे प्रसन्न होंगे।

यह आलेख जब प्रेस में भेजा जा रहा था तब पूने स्थित सम्मानीय एक नवीन अस्पताल से महत्वाकांक्षी प्रतिश्रुति सुनने को मिली। आधुनिक चिकित्सा केन्द्र से उछाली गई प्रतीकी इस अतिरेक वादा और प्रपंच भले ही प्रत्याशियों को लुभाने में सक्षम हो, वास्तव में वह पूर्णतया लचर है। यह तो नकारा विज्ञान की लौ को जलाए रखने का सार्वभौम शास्त्रीय साधा हुआ चाल भर है। फिजिक्स, जेनेटिक्स, मेडिसीन का किसी भी पाँचतारा शोध संस्था को, पब्लिक और फन्डिंग एजेन्सी को कायल करने के लिए समय समय पर अपनी 'उपलब्धि' गिनाते रहना अनिवार्य होता है। क्योंकि उन्हीं की तुष्टि पर उनका जीवन चक्र चलता रहता है। केवल सच्चाई और जिष्कपटता को फाँसी पर लटका दी जाती है। इसके विपरीत विशुद्ध विज्ञान विद्यमान होने पर भी देवी सरस्वती की उस अनन्त महिमा को लेकर किस को चिंता है?

हमारा प्रयास न तो किसी की कमी ढूँढ़ना और न ही क्या गलत है यह बताना है। हम तो केवल स्वयं प्रतीयमान यथार्थ को

दर्शाना चाहते हैं। कैंसर को आसानी से समझा जा सकता है। जिस सरल सच के डोर से एक कैंसर रोगी चिकित्सक से बँधे रहता है वह यह है कि चिकित्सक उन्हें स्वस्थ होने में तब मदद करगे जब/यदि वह अस्वस्थ होंगे। कैंसर होने पर अगर कोई समस्या अथवा अस्वस्थ होने का लक्षण न हो, तो कैंसर को छेड़ने की जरूरत नहीं है। यदि वास्तविक कोई समस्या हो तो सिर्फ उसी समस्या से निपटने के अलावा और कुछ करने की आवश्यकता नहीं है। एक रोग के बतौर कैंसर की चिकित्सा कभी संभव नहीं होती। चिकित्सक कैंसर का नहीं अपितु उसकी अभिव्यक्ति की चिकित्सा करते हैं। यह भी कम बड़ा योगदान नहीं है। यह महान पेशा का एक विशाल वरदान अवश्य है।

हर एक पल में जिस महासागरीय कैंसरशास्त्र की चौहद्दी फैलती जा रही है पुर्वोक्त हवालें ता उसका कुछ बिंदु भर है। यह तो वैज्ञानिक अनुसंधान, खुद को बढ़-चढ़ कर जाहिर करना, जैव-उद्योग को प्रोत्साहन देने और कुलीनताएँ प्रदर्शन करने की चाल भर है।

''डॉक्टरी प्रशिक्षित वैज्ञानिक हो अथवा आम लोग यह सोचते हैं कि चिकित्सकीय शोध के इन्द्रधनुष के उस पार रखे स्वर्ण पात्र में कैंसर होने का कारण और उसके उपचार की कुंजी जरूर मिलेगी।'' 1979 में प्रकाशित इस पुस्तक के प्रथम संस्करण में ही हमने इस निष्फल प्रत्याशा की असारता के बारे में विस्तार से प्रकाश डाला था। आज तक भी उसके मूल-पाठ में कोई भी परिर्वतन जरूरी नहीं लगता। यहाँ तक कि उसमें मौजूद एक विराम चिन्ह भी बदलने की आवश्यकता नहीं है। फिर भी कैंसरशास्त्रीय जगन्नाथ आपे से बाहर क्यों है !

वर्तमान विश्वदृष्टि से यही लगता है कि यथेष्ट आर्थिक अनुदान, प्रोद्योगिकी और जनबल उपलब्ध होने से विज्ञान के लिए कुछ भी असमाधानयोग्य नहीं है। वैज्ञानिकगण विज्ञान के मतलब की उपेक्षा करने पर तुले हुए हैं। जिस लातिनी शब्द से साईन्स (विज्ञान) की उत्पत्ति हुई है उसका आशय है ज्ञान प्राप्त करना। जिसके साथ कुछ कर गुजरने का कोई सम्पर्क नहीं है। जबकि टैकनिक (तकनीक) का उदभव संस्कृत शब्द तक्षता से हुआ है जिसका मतलब दक्षता है। तकनीकी महारत हासिल करना और प्रज्ञावान होना सम्पूर्ण अलग चीज है। तकनीक जहाँ कुछ कर गुजरने में सहायक है तो विज्ञान ज्ञान अर्जन में सहायक है।

कैंसर का शांत स्वरूप

इसीलिए हम ईश्वर को सब कुछ जाननेवाला यानी, सर्वज्ञ कहते हैं। लेकिन जब हम उन्हें सर्वशक्तिमान कहते हैं तब उसका आशय उन्हें सर्व–कर्म–सम्पन्नकारी के रूप में स्वीकारना होता है। मुख्य प्रश्न तो यह है : क्या कैंसर का कोई विज्ञान है भी? आज से 60 वर्षों पहले बायर ने राजसी आवाज में यह साधारणीकरण पेश की थी कि ''कैंसर के बारे में हम जिस हद तक जान पाये हैं उसे तो एक परिचय–कार्ड के पीछे ही लिखा जा सकता है।'' यानी, कैंसर के बारे में वस्तुतः हम कुछ नहीं जानते हैं – यह आज भी उतना ही सही है, व्यवहार्य है। अगर यही सच है, तो 2009 में हमें यह कहने में संकोच नहीं करना चाहिए कि कैंसरशास्त्र विज्ञान से परे महज तकनीक – निर्भर एक कला भर है। तीखी टिप्पणी करने के लिए विख्यात नोबेल विजेता बार्नेट ने बहुत संक्षेप में यही नीचोड़ पेश किया था :

> ''यह एक प्रचलित आस्था है कि अमरीका अगर चाँद में आदमी को पहुँचा सकता है तो कैंसर होने का कारण भी वह जरूर पता कर लेगा। हमें यह कहा गया कि ऐरिजोना स्थित एक समाधिक्षेत्र में कैंसर मृतकों को निश्चित इस आस्था के कारण तरल नाईट्रोजन में डाल कर रखा जाता है ताकि 21वीं अथवा 22वीं सदी में चिकित्सा विज्ञानियों ने उन्हें जीवनदान देने में और उन्हें कैंसर–मुक्त करने में सफल हो सके। मैं तो संशयवादी ठहरा। आज से लगभग दस साल पहले मेरे इस प्रत्यय के चलते ब्रिटिश मेडिकल एसोशियेसन के एक स्थानीय अध्यक्ष ने सार्वजनिक मंच से मुझे फटकारा था कि कैंसर उपचार के संबंध में मैं कोई क्रांतिकारी परिर्वतन की उम्मीद नहीं रखता। यह आज तक भी एक अलोकप्रिय प्रवृत्ति मानी जाती है। जब तक कैंसर अनुसंधान के लिए जीवविद्या की दुनियादारी से बेखबर लोगों से धन माँगी जाएगी, हम निश्चयतापूर्वक कह सकते हैं कि हर एक जीनेटिस्ट और माइक्रोबायोलोजिस्ट सावधानी के साथ अपनी उपलब्धियाँ गिनाते रहेंगे। वे विश्वसनीय ढंग से अकाट्य बयान जारी करते रहेंगे कि कैंसर के मामले में समझदारी हासिल करने में उनकी व्याख्या कितनी महत्वपूर्ण है।''

सर मैकफार्लेन बार्नेट
(जीन्स ड्रीम्स एंड रिएलिटिज)

लेकिन अब तो नैनो/पिका/फेमटो तकनीक की सनक चल पड़ी है। कहा जाने लगा कि अनु-जीवविद्या के चमत्कार से ये तकनीकें चिकित्सा क्षेत्र में विद्यमान सभी समस्याओं को आर-पार लगाने में कामयाबी हासिल करेगी। कुछ लोगों ने तो एक कदम आगे बढ़ कर कैंसर का सबमॉलीकुलर (अव-आण्विक) बायोलॉजी पर बहस छेड़ चुके है। 1971 में बार्नेट ने जिस स्पष्टवादिता के साथ इसकी धज्जियाँ उड़ाई थी वह 2009 में याद करने लायक अवश्य है:

''कई बार मैं अपना मत व्यक्त कर चुका हूँ कि अनु-जीवविद्या (मॉलीकुलर बायोलॉजी) से आज तक मानवसमाज को कोई लाभ नहीं मिला है। मुझे संदेह है अन्य किसी जीवविज्ञानी ने खुलेआम इस कदर मुँहफट विचार वयक्त किए होंगे। यद्यपि कई एक सम्मानीय जीव-रसायनशास्त्री ने व्यक्तिगत तौर पर मुझसे सहमति व्यक्त कर चुके हैं। विज्ञान के अन्य विभाग में कैंसर संबंधी शोध चलता रहता है। इसमें संदेह नहीं है कि इन शोधों के बदौलत कैंसर संबंधी समझ बढ़ेगी और उसकी व्याख्या करना सुविधाजनक होगा। लेकिन अनु-जीवविद्या को लेकर चर्चा करनेवालों का दावा है कि इस विषय में शोध चलाते रहने से ही कैंसर होने का कारण और उसके उपचार के बारे में पता लग सकेगा। शाश्वत रूप से दोहराए जाने वाली उनकी इस तरह की तर्कसंगति को मैंने आलोचनात्मक रूप से विचार करना सर्वोत्तम समझा। मुझे लगता है अधिकांश वैज्ञानिक अपने किए काम को लोगों की नजर में न्यायसंगत ठहराने के लिए इस तरह का दावा करते रहते हैं। उन्हें बखूबी पता है कि सामाजिक ताकतें उनसे क्या अभिलाषा रखती हैं। वास्तव में इस जन-दबाव के चलते सफेद झूठ को जहाँ तक हो सके प्रतीयमान आश्वासन साबित करने के लिए उन्हें तर्क खड़ा करना पड़ता है। वे जानते हैं कि उनके किए काम को जिन हमजोलियों ने बेहतर करार दिया है उन्हें इस बात को लेकर कोई चिंता नहीं है कि वास्तव में उस काम से कैंसर पर क्या प्रभाव पड़ेगा। क्योंकि उस काम की मौलिकता, प्रस्ताव और स्पष्टीकरण के प्रति सत्यनिष्ठा, अपनाई गई पद्धतियों की प्रांजलता और अन्य जैविक आभासों की व्याख्या करने में उसकी महत्व समूह से उन्ह कुछ लेना-देना नहीं है। न्यायतः वे अपनी उपलब्धियों को लेकर इतरा सकते हैं और उन्हें यह बोध होना भी गलत नहीं है कि उन्हें शोधकार्य चलाते रहना चाहिए। लेकिन जो लोग इन

शोधकार्यों के लिए आर्थिक सहायता अथवा अनुदान देते रहते हैं वे शोधकार्यों स एक अलग ही अपेक्षा रखते हैं। वे तो यही समझते हैं कि चिकित्साशास्त्र में शोध का परिणाम या तो रोग प्रतिरोध करने अथवा उससे पूर्णतः छुटकारा दिलाने में दिशा प्रदान करेगी, कैंसर से मुक्ति दिलाएगी। तीस वर्ष पहले मैं भी यही सोचता था। इसीलिए हमारे वैज्ञानिक भी ठीक वही कहा करते हैं जो कि उनसे उम्मीद की जाती है और अनुदान नवीकृत होने में अड़चन नहीं आती। दोनों पक्ष ही ससंकोच रूप से यह जानते हैं कि यह सब बुनियादी तौर पर रचे गये स्वांग के अलावा और कुछ भी नहीं है। आखिर अधिकांश सार्वजनिक कार्य में तो यही अनुक्रम देखने को मिलता है।

सर मैकफार्लेन बार्नेट

(जीन्स, ड्रीम्स एंड रिएलिटिज)

ऊपर उद्धृत अंतिम पंक्ति पर गौर करने से एक अजीब-सी अनुभूति होती है। दुनिया भर के शासकों, सांसदों, विधिकर्ताओं, राजनीतिज्ञों और शक्तिशाली पूँजीपतियों ने मानों तय कर चुके है कि परछाई से जंग जारी रखना ही है। उन्होंने विज्ञान से परे विषयों को समझे बिना उसका हल निकालने के लिए अनुदानों की थैली खोल दी हैं। उधर शोधकर्ताओं ने विज्ञान की सीमा को स्वीकारने और उसे व्याख्या करने की जिम्मेदारी निभाए बिना कपटतापूर्वक शोध करने पर अड़े हुए हैं और इसके लिए ज्यादा से ज्यादा धन की माँग कर रहें हैं। इस तरह वे न सिर्फ बचे हुए हैं बल्कि फल-फूल भी रहे हैं। अनुदानों के निरन्तर प्रवाह से शोधकार्य में ईंधन की आपूर्ति बनी रहती है। फिर, और ज्यादा अनुदान पाने के हक को उचित सिद्ध करने के लिए उन शोधपत्रों का प्रकाशन तो अनिवार्य बन जाता है। यह आवर्तन चलता रहता है।

आश्वासनों से भरपूर लेकिन अनुपालन के मामले में पूर्णतः असमर्थ जिस अनु-जीवविज्ञान (मॉलीकुलर बायोलॉजी) की सनक चल पड़ी है, बार्नेट की कठोर निष्कपटता ने उसे मोल-आकुलर (छछूंदर-नेत्र)/मोल-आइड (निकटदर्शी)/यानी, अंधा-जीवविज्ञान कहने की अनुमति देती है।

अनु-जीवविज्ञान विधि अगर निकम्मी ठहरी तो क्या हुआ, भोजन में मौजूद अनु यानी, सुक्ष्मपोषकतत्व (माइक्रोन्यूट्रिएन्ट) तो लाभदायक हो सकता है। इसकी पैरोकार है कैलिफोर्निया स्थित डा. रथ रिसर्च इन्स्टीट्यूट के मैथियस रथ। उन्होंने प्रथागत कैंसर

चिकित्सा को रासायनिक विषक्रिया से भरपूर ''मौत की छोरवाली गली'' कहा था। केमोथेरापी चिकित्सा उपरांत केशविहीन (गंजा) बने जर्डन के राजा हुसैन का चिकित्सा विवरण पेश करते हुए उन्होंने लिखा था– ''सिर्फ मामूली व्यक्ति ही नहीं हुसैन जैसे अत्यन्त खास आदमी भी प्रथागत कैंसर चिकित्सा के कारण मौत की छोर वाली गली में पहुँचते रहते हैं। इसमें शक की कोई गुंजाइश नहीं है कि राजा हुसैन को उनके रक्त कैंसर उपचार के लिए मेयो क्लिनिक में उत्कृष्ट चिकित्सा मिली होगी। हम सभी को उसकी परिणति के बारे में जानकारी है कि केमोथेरापी के कारण उनका अस्थिमज्जा नष्ट हो गया था। उस अस्थिमज्जा को विस्थापन करके स्वस्थ अस्थिमज्जा प्रत्यारोपण करने के दौरान ही राजा हुसैन चल बसे। वास्तविक रोग के तुलना में केमोथेरापी ने उन्हें तेजी से मौत की नींद सुला दी।''

यही मैथियस रथ ने 1990 के शुरूआती दौर में यह वादा किया था कि सारगर्भित सर्वरोगनाशक बारीक पोषकतत्व के सहारे ''सार्वजनिक रोगों का नाश होगा।'' उन्होंने यह भविष्यवाणी भी की थी कि कैंसर पर जीत हासिल करने का समय आ चुका है। 2005 में विस्तारित रूप से डा. रथ का मेडियूटोपिया (चिकित्साकल्पना) प्रकाशित हुआ था। उसके अनुसार रोग प्रतिरक्षण व्यवस्था में कमी को दूर करने के साथ साथ एड्स, हार्ट अटैक, स्ट्रोक और यहाँ तक कि कैंसर से मुक्ति मिलना निश्चित है। रथ साहब का सपना कब साकार होगा दुनिया इसकी अपक्षा में है।

चिकित्सकों, राजनीतिज्ञों और पत्रकारों की मिलीभगत क्या गुल खिला सकती है उसका नमूना देखना हो तो 15 अक्टुबर, 2007 में 'टाइम' में प्रकाशित आवरण कथा पढ़ कर देखिए। इस अंक में प्रकाशित सम्पादकीय सहित 'आखिर दुनिया भर में स्तन कैंसर प्रकोप क्यो बढ़ता ही जा रहा है'– शीर्षक आवरण कथा का सार यह है कि जिन औरतों को जितना बच्चा होगा और बच्चों को वह जितना ज्यादा दूध पिलाते रहेंगी, उन्हें स्तन कैंसर होने की संभावना उतनी ही कम होगी। नीतिवचन यह निकला कि स्तन कैंसर से बचने के लिए क्रमबद्ध रूप से गर्भधारण करना जरूरी है। स्तन कैंसर का खतरा टालने के नाम पर जनसंख्या विष्फोरण को बढ़ावा देने का यह बेहूदा सलाह, और ज्यादा गरीबी बढ़ाने में सहायक सिद्ध होगा। कैंसर संबंधी उपर्युक्त कहानी के उपरांत सर हेडली ऐटकीन की शानदार स्वष्टवादिता एकाएक याद आने लगती हैः ''स्तन कैंसर को लेकर कैंसर विज्ञान इस हद तक आगे बढ़ चुका

है कि उसका प्रतिरोध अथवा उपचार के बारे में कोई कुछ भी कहने की स्थिति में नहीं है।'' अन्य तमाम कैंसर के मामले में भी स्थिति भिन्न नहीं है। लेकिन लम्बी-चौड़ी बातें थमने का कोई आसार नहीं दिखता। कैंसर दुनिया से जुड़े सभी ने शायद यह तय कर लिया कि वे जीते-जी अज्ञताओं का घेरा तोड़ कर बाहर नहीं आएँगे। यह कहना गलत न होगा कि विश्व भर में अज्ञता का गणतन्त्र कायम हो चुका है। नतीजतन स्थिति अब वहाँ आ पहुँची है जहाँ हर एक को अथवा सभी को अपनी सनक के अनुसार कैंसर को रोकने, जाँच-पड़ताल करने और उपचार करने का हक स्वीकार्य है। चाहे इस सौदेबाजी में रोगी का नाश भी क्यों न हो। यह एक स्वयंसिद्धि है जिसे अलबर्ट कामु के शब्द में व्यक्त किया जा सकता हैः ''कैंसर दुनिया में कोई भी झूठ नहीं कह रहे हैं क्योंकि काई सच भी तो नहीं कह रहे हैं।''

बावजुद इस कदर असत्यभाषण, लगता है, सब कुछ लुप्त नहीं हुआ है। घनघोर अंधेरा के बीच आशा की एक किरण, सच्चाई का एक लौ कभी कभार देखने को मिल जाती है। कैंसर चिकित्सा प्रगति संबंधी जिस तरह की बातें लगातार सुनने को मिलती है, बहुत पहले ही हम उसके नकारापन के बारे में विस्तार से व्याख्या कर चुके हैं। आज उसे दोहराया जाने लगा है। पिछले लगभग पचास साल से दुनियाभर के चिकित्सकों के बीच काफी सम्मानीय **'कारेन्ट मेडिकल डायागनोसिस एंड ट्रिटमेन्ट'** (होप रूगों द्वारा सम्पादित, 2008) में जार देकर यही कहा गया जो की 1973 में हमने निडर होकर कहा था। उसमें कहा गया हैः

> ''जहाँ तक जोखिम का सवाल है, कैंसर के मामले में सबसे बड़ी रिस्क तो उम्र है। 76 फीसदी कैंसर उन्हीं लोगों में प्रकट होता है जिनकी उम्र 75 या उससे ज्यादा है।'' उसमें एक और जरूरी बात कही गई हैः ''कैंसर प्रकट होने का एक और उल्लेखनीय कारण केमोथेरापी और रेडियोथेरापी है। कैंसर उपचार के लिए इन दो थेरापी का उग्र प्रयोग के कारण भी चिकित्सा उपरांत कुछ एक साल बाद चिकित्सित व्यक्ति के शरीर में ल्यूकेमिया समेत अन्य किसी प्रकार कैंसर प्रकट हो सकता है।''

ध्यानपूर्वक इस पुस्तक को अध्ययन करने से कैंसर के असली चेहरे को पहचानने में हमें कोई कठिनाई नहीं होगी।

उपर्युक्त उद्धरण से यही प्रतीत होता है कि कैंसर दरअसल कोशीय जीर्णता का ही एक रूप है। तथाकथित बाहरी कोई कारक

के बिना शरीर का जीर्ण होते रहना एक स्वाभाविक एवं प्राकृतिक नियम है। यह समझने के लिए बहुत ज्यादा दिमागी कसरत की जरूरत नहीं है। यह समझने में भी कठिनाई नहीं होनी चाहिए कि केमोथेरापी असलियत में कोष की जीर्णन प्रक्रिया में तेजी लाने में, यानी, कैंसर प्रकटन में सहायक भूमिका ही पालन करती है। आज 2009 में कैंसर के जिस सच के बारे में हम यहाँ चर्चा कर रहे हैं, यकीन मानिए 3009 में भी यह सच अपरिर्वतित ही रहेगा– उसमें तनिक भी बदलाव नहीं होगा। कैंसर एक जैविक आभास (फेनामेना) है जो कि सबसे ऊँचे ओहदे पर विराजमान नामी - गिरामी चिकित्सकों की समझ से परे है। हम कैंसर का इलाज नहीं कर सकते। जिस चीज का हम इलाज करते रहते हैं वह कैंसर तो नहीं है।

इस आलेख्र के अंत में आकर निष्कर्ष के रूप में कैंसरोलॉजी (कैंसरशास्त्र) के बदले कॉमनसेन्सोलॉजी (यानी, मामूली बोधशास्त्र) को सामने लाने के लिए हमारा जी ललचाने लगा है। इस नवीन विज्ञान से मिलने वाली जानकारियाँ आने वाले समय में आम लोगों अथवा विद्वानों को वास्तविक यह पथ प्रर्दशन कर सकता कि कैंसर के बारे में उन्हें क्या आशा करनी चाहिए अथवा नहीं चाहिए। इस विज्ञान का मार्गदर्शक सिद्धांत है अनुभव के आधार पर इस निष्कर्ष में पहुँचना और प्रचारित करना कि कुबेर जैसे धनवान और जरासंध जैसे बलवान आधुनिक चिकित्साशास्त्र में पर्वतप्रमाण अक्षमता मौजूद हैं।

यहाँ महाकवि झेली की अत्यन्त चर्चित कविता 'ओजिमैन्डियस' (1817) को उद्धृत करना प्रासंगिक हो सकता है:

I met a traveler from an antique land
Who said, "Two vast and trunkless legs of stone
Stand in the desert, Near them, on the Sand,
Half sunk, a Shattered visage lies, whose frown,
And wrinkled lip and Sneer of cold command,
Tell that its sculptor well those passions read,
Which yet servive, stamp on these lifeless things,
The hand that mock them and the heart that fed
And on the pedestal these words appear:

'My name is Ozymandias, King of Kings,
Look on my works, ye mighty, and despair!'
Nothing beside remains, Round the decay
Of that colossal wreck, boundless and bare
The lone and level Sands stretch far away.

बलशाली राजाओं की नियति के बारे में शेली का यह काव्यिक सार संकलन लगभग हजार वर्षों पहले इंग्लैन्ड की साउथएम्पटन समुद्रतट में घटी छोटी-सी एक घटना की याद दिलाएगी। वहाँ बैठ राजा कैन्युट ने समुद्र की लहरों को उन तक नहीं बढ़ने का आदेश दिया था। फिर भी, "जब वह आगे बढ़कर उन्हें गीला कर दी, कैन्युट ने अपने दरबारियों से कहा था कि वे उन्हें राजा कहते होंगे, लेकिन उनके आदेश को तो पानी की चंद बूंदें भी अवज्ञा कर सकती हैं।" तात्पर्य यह है कि काल (समय) और लहर किसी व्यक्ति अथवा सम्राट के आदेश का इंतजार नहीं करती। हमारे शरीर और मन की तमाम जैविक नियमावली भी प्राकृतिक नियमन के अधीन है। आइए, शेली को अनुसरण करते हुए चंद घिसे-पिटे शब्दों में हम अपनी जीवनयात्रा का सार संकलन प्रस्तुत करें:

I met a Saint from every land
Met prince, rich and pauper
And one and all did aclaim
We control all, but never ourselves
Our Sneez, Snore, Yawn, Burp,
Vomit, pee, Shit and Fart
Are kingdoms we never reign
And there lies the moral dart.
We inspire to expire
And cease to expire
Once we cease to inspire
Death's end to dying.

यानी, हम राज्य चलाते हैं, ताकत के दम पर कमजोरों को झुका सकते हैं, उसे ध्वंस कर सकते हैं। लेकिन हमारी भीतरी सत्ता के मामले में हम कुछ भी नहीं कर सकते हैं। उनके सामने पूर्णतः

लाचार रहना ही हमारी नियति है। हमारी छींक, खर्राटें, जंभाई, डकार, उल्टी, पेशाब, टट्टी और पाद को न तो हम बुलावा दे सकते हैं और न ही उसे आने से रोक सकते हैं। उन साम्राज्य पर हमारा प्रभुत्व नहीं चलता।

हमें तो अनगिनत कोशों की कोशियों लोकतंत्र का अनूठा नमूना, अपने शरीर का सम्मान करना चाहिए। जहां एक सौ लाख करोड़ कोशों को घेर कर एक हजार लाख करोड़ कीटाणु कोश कोख से लेकर कब्र तक परम शांति और समरसतापूर्वक प्रायः सौ वर्षों से अधिक समय तक बनी रहती है। और इस लम्बी अवधि में चिकित्सक की मदद तक लेने की जरूरत नहीं पड़ती।

आश्चर्यचकित करनेवाला होने पर भी यह सच है कि दाढ़ी बनाते समय उत्पन्न सामान्य खरोंच से लेकर सड़क दुर्घटना के दौरान उत्पन्न गंभीर घाव आखिर कैसे भरता है– यह भी हमें नहीं पता! इस संबंध में दो सौ वर्षों से जारी अनुसंधान के बाद भी कोशों, तन्तुओं और रक्त वाहिकाओं की कम्प्यूटरकृत उत्कृष्ट वाद्यवृन्दकरण के बारे में आधुनिक चिकित्साशास्त्र की समझ नहीं के बराबर ही है। 1970 में इस मुद्दे पर ग्लासगो में एक संगोष्ठी आयोजित की गई थी। 'लीस्टर सिम्पोजियम आन वुन्ड हिलिंग' के नाम से ख्यात उस संगोष्ठी में अध्यक्ष के हैसियत से बाल्फ ने चौकानेवाला सार संकलन प्रस्तुत करते हुए यह कहा था किः

1. बहुत पहले ही घाव भरने के मामले में प्रकृति सिद्धि की चरमबिंदु में पहुँच चुकी है।
2. हम इस संबंध में कुछ नहीं जानते हैं।
3. हम घाव भरने की प्रक्रिया को तेज नहीं कर सकते हैं।
4. वास्तविकता तो यह है कि इस मामले में हम जो कुछ भी करते हैं, अधिकांशतः उससे घाव भरने की प्रक्रिया में बाधा उत्पन्न होती है।

सवाल तो यह है कि घाव भरने जैसे मामले में चिकित्सकीय अन्तर्दृष्टि अगर इस कदर लिजलिजा और फिसड्डी है तो कैंसरीकरण जैसे अत्यन्त जटिल मामले पर क्या कहने!

कैंसर को लेकर बहुतेरे उड़ती खबरों के कारण कैंसर का सच और उसका असली चेहरा छिप गया है। यूँ कहिए उसे छुपाया गया है। चाहे कोई भी कैंसर हो, वह ऐतिहासिक रूप से मानव शरीर में होनेवाले सभी प्रकार के कैंसरों से अलग एक नवीन संस्करण होता है। आपके शरीर का एक ''स्वस्थ'' कोश पूर्व–कार्यसूची के तहत

कैंसर का शांत स्वरूप

कैंसरावस्था प्राप्त करने से पहले समग्र मानव समाज में अतीत में हुए, भविष्य में होनेवाला और मौजूदा तमाम केंसरों से बातचीत कर लेती है ताकि उन सबसे भिन्न एक अनुपम कैंसर पैदा हो। फिर वह उस झुण्ड से विचार-विमर्श करता है जिसके आप सदस्य हैं। इसके उपरांत ही वह यह तय करता है कि आयु के किस पड़ाव में उसे आपके शरीर में उदय होना है, किस तेज रफ्तार से बढ़ना है। आपके जीवन के ठीक किस दौर में वह आपके कष्ट का कारण बनेगा अथवा जिंदगी भर वह आपके साथ शांतिपूर्ण सहावस्थान की स्थिति में रह जाएगा यह भी तयशुदा मामला है। यह सब-के-सब पहले से निश्चित कार्यक्रम का हिस्सा है। आपका कैंसर कोशसमूह अन्य स्वस्थ और स्वाभाविक कोशों की भाँति एक ही तरह के जीनप्रकृति (जीनोटाइप) लिए हुए हैं। उसे अस्वाभाविक कोश के रूप में देखना ही गलत है। वह कभी अंत्र, अस्थिमज्जा अथवा रोमकूप कोश से तेज गति से बढ़ता नहीं है। चार सौ किस्म की तुलनात्मक परीक्षणों के उपरांत भी उसे अस्वाभाविक ठहराया नहीं जा सका। स्थान-काल के नियंत्रण से परे किसी शक्ति द्वारा बनाया गया एक ब्रह्माण्डीय (कॉस्मिक) घटना है आपका कैंसर। उसकी प्राथमिकता आपके तथाकथित शेष स्वस्थ कोशों से भिन्न नहीं है। कॉस्मिक घटना होने के नाते, कैंसर होने के पीछे कोई कारण नहीं होता। अगर उसे होना है तो होकर रहेगा। अगर नहीं होना है तो किसी बाहरी कारक से उसकी उत्पत्ति नहीं होगी। आपका चिकित्सक, वह चाहे कितना सुप्रशिक्षित और बेहतर हथियारों से लैस क्यों न हो, वह कैंसर का निपट स्थानिक अभिव्यक्ति पर ही प्रभाव डाल सकता है- इससे अधिक और कुछ किया भी नहीं जा सकता। चिकित्सक की अयोग्यता के कारण यह चूक नहीं होती। इसकी जड़ उनकी तमाम सीमाबद्धताओं में निहित हैं।

उपर्युक्त तथ्यों न सिर्फ साधारण और महसूस करने योग्य हैं बल्कि अकाट्य भी हैं। जिस तरह राजा कैन्यूट के आदेश को समुद्री लहरों ने अवहेलना की थी, वैसे ही उसके पानी की एक छोटी-सी बूँद से उत्पन्न कैंसर कोश भी चिकित्सक की माँग पूरा करने से साफ इंकार करता रहता है। आपके शरीर में मौजूद एक सौ लाख करोड़ स्वाभाविक कोश जैसा ही आपका कैंसर कोश भी ठीक ईश्वर की भाँति आप अथवा आपके विज्ञान के मातहत नहीं है। कैंसर तो प्रकृति-सृष्ट एक उत्पाद भर है। प्रकृति का एक चमकीला पक्ष है तो अपरिहार्य अंधकार पक्ष भी है। कब वह अपना कौन सा पक्ष

उजागर करेगा यह तो उसका अनुपम खेल है। महानतम विज्ञानी आइन्सटाइन ने प्रकृति को इस दृष्टिकोण से विश्लेषण किया था। उन्होंने कहा तो "प्रभु गूढ़ तो है पर विद्वेषपूर्ण नहीं है।" आश्चर्यजनक, दिलचस्प, सार्वजनीन, निपक्ष, सुनिश्चित, विमूढ़ करनेवाला, तर्कशास्त्रीय चमत्कार कैंसर कोश के बारे में भी हम यही शब्दों को दोहरा सकते हैं।

क्या इसका मतलब यही है कि कैंसर होने की स्थिति में निश्चित बचाव का कोई उपाय नहीं है? हम इस तरह सोचते हैं क्योंकि हमे यही समझाया गया है कि विज्ञान के किसी भी क्षेत्र में अनुसंधान (रिसर्च) का मतलब किसी भी समस्या की निश्चित हल पेश करना है। विज्ञान के हर क्षेत्र में लगातार जारी अनुसंधान का अभिप्राय है निश्चितता, सुस्पष्टता और दिशा को संकेत करना। व्यापक व्यूह-रचना के लिहाज से परीक्षणों और क्रियाविधियों में हर रोज हो रही बढ़ोत्तरी को देखते हुए किसी कैंसर चिकित्सक और उनके रोगी को यह आशा करना न्यायसंगत है कि पारस्परिक इस क्रिया से एक विधेय नतीजा अवश्य निकलेगा। लेकिन अब तक ऐसा हो न सका। कैंसर अथवा हृदयरोग के मामले में प्रत्येक चिकित्सक और रोगी के बीच बेहतर व्यक्तिक सहयोग के उपरांत भी निराश करनेवाली अनिश्चतता की स्थिति बनी हुई है। इसलिए चिकित्सक अब बेतरतीब नियन्त्रित परीक्षण (Randomized Controlled Trial; RCT) का सहारा लेने लगे हैं। इसमें वह बहुसंख्यक रागियों की चिकित्सा करके कुछ हद तक अवश्यंभाविता की पता लगाते हैं। लेकिन यह तो सामुदायिक स्तर पर प्राप्त अनुभव मात्र है। इससे प्रोत्साहित होकर जब यही अनुभव वह किसी खास रोगी पर प्रयोग करते हैं, तो पहले जैसी अनिश्चितता की स्थिति उत्पन्न होती है। सामुदायिक स्तर पर प्राप्त नैश्चित्य को लेकर चिकित्सकों के बीच, सेमिनारों में, जर्नलों और मीडिया में मचे शोरगुल और हो-हल्ला के दौरान व्यक्तिक स्तर पर एक रोगी की दुर्गति की कहानी दब जाती है। सामुदायिक स्तर पर प्राप्त नैश्चित्य व्यक्तिक रोगी के मामले में आशा की कोई नई रोशनी बिखेरने में पूर्ववत् असफल सिद्ध होती रहती है।

विश्व भर में सर्वत्र बेतरतीब नियन्त्रित परीक्षणों में एक समानता अवश्य देखने को मिलती है। समूह स्तर पर उसका नतीजा साक्ष्य-निर्भर होने पर भी व्यक्तिगत स्तर पर उसका साक्ष्य पक्षपातपूर्ण होना अनिवार्य है। इस संबंध में 17 मार्च 2009 में

टाइम्स आफ इंडिया मे प्रकाशित एक ताजा विवरण से यह आसानी से समझा जा सकता है। इसमें भीमकाय फार्मास्यूटिकल (यानी, औषध निर्माता) फाइजर ने जिस काक्स-टू (Cox-2) नामक दवा बेच कर अथाह मुनाफा कमा रहा है, उसकी यथार्थता स्पष्ट हो गई है। इसी दवा के बारे में फाइजर से पेश की गई RCT की प्रशंसा करते हए जिन 21 अभिजात पुनर्विचार (पीयर रिव्यूड) निबंध प्रकाशित हुआ था वह सब-के-सब गढ़ा हुआ यानी, फरेब निकला। इससे चिकित्साशास्त्र में सभी विभाग में चल रहे बेतरतीब नियन्त्रित परीक्षण की यथार्थता स्पष्ट हो जाती है। ऐसा कोई भी RCT नहीं होता जिसमें चुट्की भर मिलावट नहीं होती।

वैज्ञानिक रूप से त्रुटिहीन हजारों परिक्षणों के बाद भी इस किस्म की गड़बड़ी क्यों होती रहती है? इसका स्पष्टीकरण आसानी से दिया जा सकता है। इसके लिए अपनी अंतहीन हेंकड़ी को छोड़ हमें विनम्रता का रूख अपनाना होगा। वृत्त को वर्गकरण करने जैसी सामान्य कसरत को ही लें। यह एक असंभव प्रयास हो कर रहेगा। तीसरी सहस्राब्दि की महान विज्ञान के लिए आखिर एक ही वर्गफल विशिष्ट वर्गाकार क्षेत्र को समान क्षेत्रफलवाले वृत्ताकार क्षेत्र में बदलना असंभव क्यों है? इसका संकेत वृत्त की परिधि और व्यास का अनुपात जिसे हम पाई (π) कहते हैं, उसका यथार्थ मान निर्धारण नहीं कर पाने में निहित है। उस पाई का निश्चित मान नहीं है। उसका मान तो 22/7 यानी, 3.142857142857 जैसी एक असीम संख्या है। इसलिए इस मान के पहले 'लगभग' शब्द का प्रयोग करना पड़ता है। अगर आधुनिक विज्ञानमनस्क मनष्य प्रजाति को 'लगभग' शब्द का सहारा लिए बगैर बहुत साधारण इस निर्मेय को प्रस्तुत करना इतनी टेढ़ी खीर हो तो आप यह क्यों मान नहीं लेते कि अनिश्चयता हर क्षण पर आधिपत्य करता रहेगा? कैंसरशास्त्री और उनके समवर्गी अन्य चिकित्सकगण यह कह सकते हैं कि एक रोगी का चिकित्सा करने के दौरान उन्हें वृत्ताकार क्षेत्र को वर्गाकार बनाने के लिए सर खपाना नहीं पड़ता। ठीक बात। लेकिन वे इस बात से अनजान तो नहीं बने रह सकते हैं कि उनके विज्ञान में बहुत बड़ा हिस्सा मान्यतारहित निरर्थकता और उनकी तकनीक में बहुत हद तक बनावटीपन मौजूद है।

विश्व भर में मानव शरीर के विभिन्न अंगों में होनेवाले कैंसरों के मामले में चिकित्सा करने अथवा नहीं करने से नतीजा क्या हो

सकता इस पर एक तुलनात्मक सर्वेक्षण हुआ था। उस सर्वेक्षण रिपोर्ट को आधार बनाकर नेशनल कैंसर इन्सटीट्यूट (अमेरिका) के हार्डिन जोन्स ने 1956 में जो संयमी निष्कर्ष प्रस्तुत किया था वह आज भी यथावत् प्रामाणिक माना जाता है। जोन्स का कहना था: "**अधिकतर संभावना तो यही है कि जहाँ तक जीवन-प्रत्याशा का सवाल है, चिकित्सा से परहेज करनेवालों के बनिस्बत चिकित्सा करनेवालों की उत्तरजीविता बेहतर नहीं हाती बल्कि संभावना तो यही है कि चिकित्सा करवाने से उत्तरजीविता घट सकती है**।" जोन्स का निष्कर्ष न सिर्फ मान्य है बल्कि सदा के लिए यह मान्य रहेगा भी। कैंसर किसी व्यक्ति विशेष के मामले में क्या-क्या नुकसान पहुँचा सकता है यह तो अनिश्चितता के गर्भ में निहित है लेकिन चिकित्सा के कारण रोगी को किन आफतों का सामना करना पड़ेगा उसमें अनिश्चितता की कोई गुंजाइश नहीं है। बौद्धिक प्रयास करने से अंधा व्यक्ति भी इसे स्पष्ट रूप से महसूस कर सकता है।

यह तो अब वैज्ञानिक रूप से मान्य है कि कैंसर बहुत समय तक खामोश रहकर क्रमशः बढ़ते रह सकता है। यानी, यहाँ कैंसर का वह विशिष्ट चरित्र मान्यता पा लेता है कि रोगी के शरीर में उसका कोई लक्षण प्रकट होने से एक या दो दशक पहले ही कैंसर का उद्‌भव होता है। यानी, उसकी उत्पत्ति और बढ़ते रहने के साथ रोगी की मौत का कोई सम्पर्क नहीं है। कैंसर का लक्षण प्रकट होने के बाद भी रोगी की मौत होगी यह भी निश्चयतापूर्वक नहीं कहा जा सकता है। फिर भी, हमारे पास उपलब्ध तमाम हथियारों से हम कैंसर पर हमला किए जा रहे हैं। शल्यक्रिया के पश्चात् कैंसर फैल सकता है यह हमें पता है। केमोथेरापी और रेडियोथोरापी प्रयोग करके एकल कैंसर कोश को मौत के घाट उतारने के लिए दस लाख स्वस्थ, स्वाभाविक कोश को भी मौत के घाट उतारना पड़ेगा, यह भी हमें पता है। हम इस तथ्य से भी अनजान नहीं है कि हार्मोनथेरापी के सहारे कैंसर को शमन करने के फलस्वरूप शीघ्रतापूर्वक बुढ़ापा आती है और हृदयरोग की संभावना बढ़ जाती है। उपर्युक्त वास्तविकताएँ आपको यही निष्कर्ष में पहुँचने की आज्ञा देती है जहाँ पावर्स 1972 में पहुँच चुके थे। कैंसर विरोधी युद्धों के नतीजों को सामान्यीकरण करते हुए उन्होंने कहा था: "खास कर कैंसर के मामले में इलाज से परहेज करने से शरीर का जितना नुकसान होता है, इलाज कराने से उससे अधिक ही नुकसान होता

है।'' लेकिन इससे क्या? कैंसर रणभूमि से निकलती चीखों और आहों से रणबाँकुरे कहाँ रुकनेवाले है!

चिकित्सक-सृष्ट व्यक्तिगत एक दुःखद घटना के बाद डा. अर्थर ब्लूमफिल्ड ने लगभग छः वर्षों (1930-36) के अनुभवों के आधार पर यह निचोड़ पेश की थीः

''चिकित्सकों और मेडिकल छात्रों के प्रवेशद्वार के सामने प्रत्येक अस्पताल में एक फलक लगाना चाहिए और उस पर यह लिखा होना चाहिए कि कुछ रोगियों की हमलोग मदद नहीं कर पाते, लेकिन ऐसा कोई भी रोगी नहीं है जिन्हें हम नुकसान नहीं पहुँचाते हैं।''

ब्लूमफिल्ड का खेदपूर्ण उद्‌गार मानो लालबत्ती की तरह सचेतक है। चिकित्सक और रोगी दोनों के लिए यह हितकारी होने के साथ साथ कष्टप्रद भी है। यह सदा के लिए उन्हें हैमलेटीय उस धर्मसंकट के सामने ला खड़ा करता है। चिकित्सकों का धर्मसंकट है चिकित्सा करें अथवा नहीं। और रोगियों का उभयसंकट है इलाज करवाएँ अथवा नहीं। इस किस्म की क्षोभ उत्पन्नकारी बौद्धिक संकट का विश्लेषण करने के बाद वास्तविक-जीवन में उत्पन्न कुछ स्थितियों का संश्लेषण करके ही सही निराकरण किया जा सकता है। आरिस्टटल की यह सलाह कि :

''दार्शनिक जहाँ आ कर रुकते हैं चिकित्सक ठीक वहीं से शुरू करते हैं।''

यह हिदायत चिकित्सकों के लिए प्रेरणादायक अवश्य है। संकटकाल के दौरान कैंसर चिकित्सक और कैंसर रोगी दोनों को ही अनगिनत क्या करें और न करें की भूलभलैया से होकर गुजरना पड़ता है। उन्हें पता नहीं होता कौन-सा मार्ग अपनाएँ और कौन मार्ग उनके लिए हानीकारक हो सकता है। कैंसर विषेशज्ञ के लिए ट्यूमर ही सब कुछ है। वह उसे उसके वाहक से अलग समझ कर देखने और निपटाने में यकीन रखते हैं। और इस खेल में बेचारे रोगी को ख्वाहमख्वाह शमिल होना पड़ता है। दोनों की ही माँग है कैंसर के बारे में दार्शनिक चर्चा से अलग कुछ तो अवश्य करना पड़ेगा। कौन नहीं जानता कि मौजूदा अर्थसर्वस्व, जुगत-भरी और तकनीकी-तंत्रीय दुनिया में कुछ करने का मतलब यही करना होता जो बहुत कीमती हो। इस लालच में कि जितना ज्यादा खर्च होगा उतना बेहतर परिणाम मिलेगा, हम यह भूल जाते हैं कि इसका

परिणाम भयानक भी हो सकता है। हालाँकि स्पष्टतया सुनिश्चित वैकल्पिक मार्ग उपलब्ध है।

'**अक्सफोर्ड हैन्डबुक आफ क्लिनिकल मेडिसीन**' में इस संबंध में वैकल्पिक समाधान पेश की गई है। एक सचेतक बाक्स (खाना) में सजा कर उसमें यह सुझाव दिया गया है। हम यहाँ उस पुस्तक के नवीनतम संस्करण (2007) से उसे शब्दशः दोहराना चाहेंगे।

<u>उन लक्षण रहित लोगों को सलाह जो पी.एस.ए. टेस्ट करवाना चाहते हैं।</u>

- प्रोस्टेट ग्लैन्ड यानी, पुरःस्थ ग्रन्थि मूत्राशय के नीचे एंव मूत्रमार्ग को घेरे रहती है। वयस्क लोगों में प्रोस्टेट कैंसर आम तौर पर पाये जाते हैं। 50 वर्ष पार कर चुके लोगों को लगता है कि यह कैसर है या नहीं यह जानने के लिए पी.एस.ए. टेस्ट करवाना चाहिए। क्या यह अकलमंद निर्णय है ?
- यह परीक्षण बहुत सही नहीं है, और हम यह नहीं कह सकते हैं कि टेस्ट करवाने से जिन लोगों का कैंसर पकड़ा भी जाएगा, इलाज करवाने से वे अधिक समय तक बचे रहेगें। इसका कारण यह कैंसर प्रायः बहुत सुस्त होता है। इसलिए कैंसर होने पर भी उनकी मौत कोई असंबद्ध कारण से होती है।
- खून की कई बूंदें और कुछ वक्त खर्चने में अगर आपको एतराज नहीं है तो इस टेस्ट की कोई पार्श्व प्रतिक्रिया नहीं है। लेकिन अगर धोखे से टेस्ट रिपोर्ट पॉजिटिव निकला तो आप खतरे में पड़ेंगे। क्योंकि तब आपको कई और टेस्ट करवाना पड़ेगा। इसके फलस्वरूप 1 से 5 फोसदी लोगों को रक्तस्राव और संक्रमण हो सकता है।
- जिन लोगों का पी.एस.ए. रीडिंग (पठन) बहुत ज्यादा है, उनमें से महज एक तिहाई को ही प्रोस्टेट कैंसर होता है।
- अगर अन्य परीक्षणों से भी आपका कैंसर न होने की पुष्टि होती हो तो भी आप अनावश्यक रूप से चिंतित रहेंगे।
- आप को प्रोस्टेट कैंसर होने पर भी निश्चित रूप से यह कहना संभव नहीं है कि कैंसर आपके स्वास्थ्य से टकराना चाहेगा। चिकित्सा तो हो सकती है लेकिन इसके कारण आपको दिक्कतों का सामना करना पड़ सकता है।

- जिन लोगों को प्रोस्टेट कैंसर है, उनके लिए चिकित्सा के कई विकल्प है। जैसा रैडिकल सर्जरी से प्रोस्टेट ग्लैन्ड को निकाल देना (इसमें, 0.2 से 0.5 फीसदी लोगों की मौत हो जाती है), रेडियोथेरापी और केमोथेरापी। लेकिन कौन–सी चिकित्सा किस हद तक कारगर होगी इस पर काफी अनिश्चितता है।
- अमेरीका में पी.एस.ए. टस्ट का परोक्ष फायदा देखने को मिला है। जिससे पता चलता है कि पहले रेडिकल सर्जरी करते समय जितने संख्यक लिम्फग्लैन्ड में कैंसर पाया जाता था, अब उसकी तुलना में कम ही ग्लैन्ड में कैंसर पाया जाता है। लेकिन पुराने दस्तावेजी साक्ष्य से यह भी पता चलता है कि यह टेस्ट व्यापक पचलन में आने के बाद भी प्रोस्टेट कैंसर से होने वाली मौत की दर में कमी नहीं हुई है।
- आखिरकार यह तो आपको ही तय करना है कि क्या करना सही होगा।

उपर्युक्त बाक्स (खाना) में अत्याधिक संक्षेप में ठसे कथन को सुखद विस्तारण **'अक्सफोर्ड हैन्डबुक आफ जनरल प्रैक्टिस'** के दोनों संस्करणों (2001 एवं 2005) में देखा जा सकता है। इन्हीं संस्करणों में दी गई हिदायतों को इकट्ठा करके हम यहाँ शब्दशः प्रस्तुत करना चाहेंगे।

स्क्रीनिंग यानी छानबीन का भविष्य

प्रोस्टेट कैंसर

यह कैंसर इंग्लैन्ड के पुरुषों के लिए मौत की दूसरी सबसे महत्वपूर्ण कारण है। इसका प्रकोप बढ़ता ही जा रहा है। छानबीन में उत्पन्न होनेवाली समस्याएँ : पोस्टमर्टेम से प्राप्त तथ्यों के अनुसार 75 वर्षो से ज्यादा उम्र के लोगों में 80 फीसदी लोग इस कैंसर को ढोते तो हैं पर पूरे जीवनकाल में इसके कारण वे पीड़ित नहीं होत। स्क्रीनिंग टेस्ट से इन केंसरों की मौजूदगी का पता तो लग सकता है, लेकिन उससे कोई लाभ नहीं होता क्योंकि चिकित्सा करने पर भी उत्तरजीविता नहीं बढ़ती। वास्तविक्ता तो यह है कि स्क्रीनिंग में प्रोस्टेट कैंसर का सबूत मिलनेवालों की तुलना में इसे लेकर शांति से मरनेवालों और इसके रहते भी लक्षण रहित अवस्था में रहने वालों की

संख्या बहुत अधिक होती है। प्रोस्टेट कैंसर का स्वभावधर्म समझ से परे है। इसे समझने का कोई उपाय नहीं है कि प्राथमिक दौरवाली इन कैंसरों में कौन-कौन कैंसर अपना नियमानुसार फैलने लगेगा। यह भी स्पष्ट नहीं है कि प्रारंभिक अथवा प्राथमिक अवस्था में प्रोस्टेट कैंसर पकड़े जाने से उत्तरजीविता बढ़ेगी क्योंकि इस कैंसर के कारण रूग्णता और मौत की घटनाएँ तो 75 से 79 वर्षों में पहुँचे हुए लोगों में ही सबसे ज्यादा दिखती है। अतः यह कहा जा सकता है कि छानबीन से सम्भाव्य आयु में खास इजाफा नहीं होता।

स्क्रीनिंग टेस्ट

- मूत्रविज्ञान से संबंधित कुछ लक्षण पाये जाने से पी. एस. ए. टेस्ट करवाने की सलाह दी जाती है। रिपोर्ट अस्वाभाविक होने पर मूत्रविज्ञानी (यूरोलॉजिस्ट) के पास परामर्श लेने को कहा जाता है। इसकी सुग्राहिता और विशिष्टता निकृष्ट है। अन्य अनेक कारण से पी. एस. ए. बढ़ सकता है और यह भी हो सकता है कि कैंसर के प्रारंभिक अवस्था में पी. एस. ए. सामान्य हो। आम चिकित्सकों (यानी, जी. पी.) को चाहिए कि उनके पास परामर्श माँगनेवालों को वह पी. एस. ए. टेस्ट की सीमाबद्धताओं के बारे में स्पष्टतापूर्वक बताए।
- डिजिटल रेक्टल एक्जामिनेशन (डी.आर.इ.) न सिर्फ संचालक-निर्भर है बल्कि न तो इसकी कोई विशिष्टता है न ही यह प्राथमिक अवस्था के प्रोस्टेट कैंसर को चिन्हित कर पाने में समक्ष है। वार्षिक इस परीक्षण के प्रचलन से अमेरीका और जर्मनी में कोई लाभ नहीं हुआ।
- ट्रान्सरेक्टल आलट्रासाउन्ड (टी.आर.यू.एस.) बहुत कीमती होने के कारण इसका व्यापक प्रचलन नहीं है।

डिम्बाश्य (ओवरीयन) का कैंसर

महिलाओं में कैंसर मौत के हिसाब से यह चौथा प्रमुख कैंसर है। प्रारम्भिक अवस्था में सीमित रहने से 90 फीसदी रोगो पाँच साल तक जीवित रह सकते हैं। लेकिन 80 फीसदी मामले में यह कैंसर विलम्बित अवस्था में ही चिन्हित हो पाता है जिसके कारण 10 फीसदी रोगी ही पाँच साल तक जीवित रहते हैं। विश्वसनीय छानबीन की कोई कसौटी नहीं है। अलट्रासाउन्ड स्कैन, सी.ए. 125 की माप निर्णय की सुग्राहिता

और विशिष्टता बहुत कम है और जेनेटिक स्क्रीनिंग से केवल कुछ पारिवारिक कैंसर ही पकड़ में आ सकता है। छानबीन के दौरान अस्वाभाविक कुछ नजर में आने पर शल्यक्रिया (लैपरोटॉमी) करके कैंसर को निकाल दिया जाता है। लेकिन अगर सबूत पक्का न हो तो लैपरोटॉमी करना अनैतिक होगा। यह कैंसर प्रारम्भिक अवस्था में पकड़े जाने पर भी इलाज करवाने से मौत की दर घटेगी इसका कोई सबूत उपलब्ध नहीं है। इस संबंध में इंग्लैन्ड में व्यापक पैमाने पर जो अध्ययन शुरू हुआ है, शायद उसकी समाप्ति के बाद और कुछ सूचनाएँ मिलेगी। और इसके लिए हमें और कुछ साल प्रतीक्षा करनी पड़ेगी।

बड़ी आंत का कैंसर

इस कैंसर के मामले में भी वही बात कहनी पड़ेगी। यानी, भरोसेमन्द कोई भी स्क्रीनिंग विधि नहीं है। हर एक टेस्ट की समस्याएँ और सीमाबद्धताएँ हैं। सबसे बड़ी समस्याएँ हैं : जरूरत से ज्यादा चिकित्सा करने की खतरा क्योंकि कुछ पॉलिप (यानी, गर्भाशय से लटकनेवाला वृन्तयुक्त अर्बुद) कभी भी कैंसर बनता नहीं है; परीक्षण की ग्रहणयोग्यता या स्वीकार्यता नहीं है और यह प्रॉक्सीमल कैंसरों (यानी, कैंसर समीपस्थ अवस्था) को भाँप नहीं सकता।

स्क्रीनिंग के बारे में चर्चा के बाद पाण्डित्यपूर्ण इस पुस्तक में इलाज के बारे में भी बताया गया है। कैंसर का लक्षण हो अथवा नहीं, आजकल चिकित्सा करने/करवाने की प्रवृत्ति प्रबल है। आइए, देखें इस पुस्तक में चौकसी बरतने के लिए क्या सलाहें दी गई हैं।

प्रोस्टेट कैंसर

लक्षणरहित और सीमित (यानी, फैला नहीं ह) प्रोस्टेट कैंसर इलाज के मामले में दो परस्पर विरोधी मत है। पहले मत के अनुसार कोई भी चिकित्सा की आवश्यकता नहीं है क्योंकि इसकी परिणति हितकारी कम और खतरा ज्यादा होकर रहेगा। दूसरा मत यह है कि कैंसर फैल जाने से पहले ही हमलावर चिकित्सा होनी चाहिए क्योंकि आरोग्य सुनिश्चित करने का यही एकमात्र मार्ग है।

तसवीर तब और उलझ जाती है जब अन्य किसी रोग से मरने वालों 50 वर्षों से अधिक आयु के लोगों की पोस्टमर्टेम से पता चलता है कि उनमें से 30 फीसदी लोगों को प्रोस्टेट

कैंसर था। इस कैंसर के कारण बहुत कम ही लोग मरते हैं। इस कैंसर के कारण जिन्हें कभी कोई समस्या नहीं हुई, उनका शारीरिक और आर्थिक नुकसान को ध्यान में रखते हुए इलाज के बारे में सोचना चाहिए।

निम्नलिखित विकल्पें हैं।

चौकन्ना रह कर इंतजार करना– सक्रियतापूर्वक इलाज करने के बाद रोग को मानीटर करते रहना चाहिए। पी.एस.ए. बढ़ जाने अथवा नोड्यूल (यानी, कोशिकाओं का एक छोटा सा संग्रह) का आकार जब बढ़ने लगे, तब ही सक्रिय हस्तक्षेप करना चाहिए। 10 वर्षो तक इसी नीति पर कायम रहने के बाद यह देखा गया कि 10 प्रतिशत से भी कम प्रोस्टेट कैंसर रोगी की मौत हुई है।

रैडिकल प्रोस्टेक्टॉमी– इसमें कैंसर आरोग्य करने की सामर्थ्य तो है लेकिन बहुत कम ही मामले में यह शल्यक्रिया की जा सकती है। इस उपचार के बाद प्रायः होनेवाली कुछ जटिल समस्याएँ होती है। जैसा, 50 प्रतिशत मामले में नपुंसकता और 25 प्रतिशत मामले में तरह–तरह के अक्षमता की समस्या उत्पन्न होती है।

रेडियोथेरापी – खास उपयोगी नहीं हैं। क्योंकि 30 प्रतिशत मामले में कैंसर पुनः प्रकट होते देखा गया है।

हार्मोनथेरापी – कैंसर के प्राथमिक अवस्था में इससे अधिक आयु प्राप्त होगी इसका कोई विश्वसनीय सबूत नहीं है।

लक्षणहीन प्रोस्टट कैंसर रोगोपचार के बारे में चर्चा के बाद प्रोस्टेट कैंसर का लक्षण लेकर आने वाले रोगियों के उपचार के बारे में सम्मानीय इस पुस्तक में जो सलाह दी गई है उससे पता चलता है कि इन रोगियों में से केवल 30 प्रतिशत ही पांच साल तक जीवित रह पाते हैं। उपचार की दो प्रमुख विधियाँ हैं। रोगग्रस्त ग्लैन्ड को काट कर निकाल देना ताकि मूत्रनली अवरोध मुक्त हो, यह कम खर्चीली होने के साथ साथ इसकी पार्श्व प्रतिक्रिया भी कम है। इसे छोड़ कर 80 प्रतिशत मामले में हार्मोनथेरापी का सहारा लिया जाता है। हड्डी का दर्द कम करने, पी.एस.ए. कम करने अथवा अत्यन्त जटिल समस्याएँ (जैसी, मेरूदण्डीय दबाव) कम करने के लिए हार्मोनथेरापी की जरूरत पड़ती है। इस चिकित्सा के कई प्रकार हैं। उसकी कुछ सुविधाएँ हैं, तो दिक्कतें भी।

अक्सफोर्ड प्रकाशन न सिर्फ 500 वर्षों पुराना है बल्कि अत्यन्त निर्भरयोग्य संस्थान भी है। इसलिए पाठकों से हमारा आग्रह है कि वे इन दोनों पुस्तकों को बार-बार पढ़ते रहें ताकि उसमें दी गई सलाहों को आत्मसात किया जा सके। आधुनिक कैंसर चिकित्सा के चंद अवसर (स्कोप) और बहुतेरी सीमाबद्धताओं को स्वीकारने में इन दोनों पुस्तकों ने कोई हिचकिचाहट नहीं दिखलायी। प्रोस्टेट, डिम्बाशय और बड़ी आँत की कैंसरों के मामले में उनमें दी गई सलाहों को आप अन्य किसी भी कैंसर के लिए समान रूप से उपयोगी मान सकते हैं। सोचेंगे तो इस निष्कर्ष में पहुँचने में आपको कोई कठिनाई नहीं होगी कि इन दोनों पुस्तको से उद्धृत उद्धरणें 'कैंसर का शांत स्वरूप' (यानी, इस पुस्तक) के सम्पूर्ण वक्तव्य को भरपूर मान्यता प्रदान करती है। यह आपको कैंसर के सामान्य बोधशास्त्र के बारे में साधारणीकरण करने में अनुमति देती है और आम अथवा विद्वान लोगों, रोगियों एंव चिकित्सकों, शोधकर्ताओं एंव साधन मुहैया करने वाले सरकारों, मानव प्रेमियों और फन्डदाताओं के लिए बेहद उपयोगी है।

> **"साफ और सहज भाषा में व्याख्या की जाय तो जीवविज्ञान और चिकित्साशास्त्र में ऐसा कुछ भी पेचीदा नहीं है जो कि आम आदमी समझ न सके। यह क्वाण्टम भौतिकी नहीं है।" – लिन्डा लुइस, ग्रुपमैन की हाउ डक्टरस थिंक (2007) में से उद्धृत।**

कैंसर सामान्य बोधशास्त्र का सार को निम्नलिखित दस नियमों में प्रस्तुत किया जा सकता है:-

(1) सबसे महत्वपूर्ण नीति है हिपोक्रेटिस की स्वयंसिद्धि – 'प्राइमाम नान नोसियार' जिसका मतलब है 'प्रथमतः कोई नुकसान नहीं होने दो।' यही बात लरेन्स की विख्यात किताब 'क्लिनिकल फार्मोकोलॉजी' में भी देखने को मिलती है। जहाँ सारगर्भित यह सलाह दी गई है कि संशय होने की स्थिति में निदान, जाँच-पड़ताल, चिकित्सा और पूर्वानुमान कुछ भी आवश्यक नहीं है। इसका आशय यह है कि **उपचार करने के मामले में नासमझी में निष्क्रिय रहना सक्रिय होने से बेहतर ह।** बाटन्ड रसेल की यह बात ध्यान में रखनी चाहिए कि "नासमझ लोगों का सुनिश्चित होना और बुद्धिमानों का भरपूर संदेह व्यक्त करते रहना ही दुनिया की अहम समस्या है।" इसलिए संदेह व्यक्त करना, सवाल उठाना जरूरी है ताकि

रोगियों के लिए लाभदायक कह कर आधुनिक चिकित्सा विज्ञान जो कुछ भी परोस रहा है उसे उपयुक्त रूप से अस्वीकृत किया जा सके।

(2) हम अब एक सहज बोधसम्पन्न स्वयंतथ्य प्रस्तुत करना चाहेंगे – ट्यूमर अथवा ट्यूमर समूह अगर अपने वाहक के साथ शांतिपूर्वक रहते हो तो उससे छेड़छाड़ करने की आवश्यकता नहीं है। प्राणपूर्व कैंसरग्रस्त अवस्था में से ही चूँकि प्राण का उत्सर्जन हुआ है, कैंसर मानव समाज से बहुत प्रवीण है। कैंसर यानी, ट्यूमर प्राण की सहजात प्रज्ञा है और उस आधुनिक कैंसरशास्त्र से सम्मान पाने का हकदार है जो कि विज्ञान नहीं सिर्फ तकनीक है।

(3) कैंसर रोगी और उनके कैंसर के बीच जो चीज हावी होता है वह है अद्वैतवाद, एकात्मवाद, सुस्पष्ट एकत्म और स्वअभिन्नता। जो चिकित्सक रोग निर्णय के पश्चात् रोगी को कैंसर होने की पुष्टि करते हैं, उन्हें यह समझना और रोगी को सूचित करना चाहिए कि रोगी स्वयं ही कैंसर है। यानी 'आपका कैंसर' (YOUR CANCER) नहीं, अपितु 'आप ही कैंसर' (YOU-R-CANCER) हो। अतः पार्श्व प्रतिक्रिया के हिसाब को ध्यान में रख कर देखें तो कैंसर पर कोई भी ''हमला'' रोगी की देह, मन और आत्मा पर समान रूप से हमला है। ऊपर उद्धृत अक्सफोर्ड के स्पष्टीकरण से यही सबक मिलता है।

(4) पाठ्कों का ध्यान आकर्षित करने के लिए हम विद्वान अक्सफोर्ड प्रकाशन की वह स्वीकारोक्ति उल्लेख करना चाहेंगे कि ''प्रोस्टेट कैंसर (अथवा अन्य किसी भी कैंसर) का स्वाभाविक इतिहास के बारे में अब तक पता नहीं लगाया जा सका।'' अब कॉरोनारी आर्टरी की बीमारी (हार्ट की बीमारी) संबंधी निम्नलिखित स्पष्टवादिता को देखिए। 'दि हार्ट' नामक अति विशिष्ट पुस्तक के दसवें संस्करण (2007) से हम कुछ पंक्ति उद्धत कर रहे हैं:

''किसी खास रागी के मामले में हृदयरोग का स्वाभाविक इतिवृत्त क्या होगा यह अनुमान नहीं किया जा सकता है। इस मामले में डॉक्टरों को भी तरह-तरह के अचंभों का सामना करना पड़ता है। अभी हाल ही में जाँच के बाद जिस पुरुष अथवा महिला का हार्ट एकदम स्वस्थ पाया गया था वह अगर अचानक और अप्रत्याशित रूप से हृदय रोग के

कारण चल बसे तो यह अचंभा ही मानना पड़ेगा। इसके ठीक विपरीत घटना को देख कर भी चिकित्सकगण दंग रह जाते हैं। मसलन, दिल का वह मरीज, जिनका अपारेशन भी संभव न था और सांख्यिकीय हिसाब से उन्हें जितने अर्से तक जीवित रहना चाहिए था, वह अगर उससे दस साल या उससे भी अधिक समय तक जीवित रहे तो यह भी एक अचंभा माना जाएगा।''

जेनेटिक प्रिंट–आउट, ट्यूमर मार्कर्स, सी.इ.ए. अथवा पी.एस.ए. जैसे मनमौजी परीक्षर्णे न तो रोगोपचार के मामले में पथप्रदर्शन करने में यथेष्ट भरोसेमंद है और न ही रोग के बारे में पूर्वानुमान लगाने में सहायक हैं। इन परीक्षणों से प्राप्त नतीजों को मूलभूत रूप से शरीर के स्वाभाविक परिणाम का विविध और विचित्र अभिव्यक्ति मानना चाहिए। न तो जाँच–नतीजों का उपचार करें और न ही आतंकित होकर बुद्धि का इस्तेमाल करने में चूकें। यह हमेशा ध्यान रखना चाहिए कि हमें रिपोर्ट का नहीं अपितु वास्तविक बीमारी का उपचार करना चाहिए।

(5) प्रोस्टेट स्पेशिफिक एन्टीजेन (पी.एस.ए.) टेस्ट को प्रोस्टेट स्पेशिफिक एंजाइटी (यानी, प्रोस्टेट कैंसर की आशंका बढ़ाने वाली) टेस्ट ही समझें। आपका पी.एस.ए. बढ़ जाने से प्रोस्टेट कैंसर नहीं भी हो सकता अथवा इसका उलटा भी हो सकता है। इस टेस्ट पर भरोसा करने का कोई खास औचित्य नहीं है। सिर्फ पी.एस.ए. कम करने के लिए हार्मोनों का प्रयोग करना अथवा शल्योपचार के पश्चात् ''नपुंसकता, तापोत्पादक प्रदाह और गाइनीकोमैस्टिया (यानी, पुंस्तनवृद्धि, जिनसे कभी–कभी दूध निकलने लगता है) की परिचर्या करते रहने में कोई बुद्धिमानी नहीं है। कैंसरशास्त्रियों को बढ़ा–चढ़ा कर निदान देने/अति चिकित्सा करने और ज्यादा नुकसान पहुँचाने की लत पड़ चुकी है। वह उससे बाज नहीं आएँगे क्योंकि उन्हें लगता है कि इससे रोगी का भला होगा। कैंसर के होते हुए भी कोई अगर शांति से है, भला–चंगा है तो उसका कैंसर निरुपण करना आवश्यक नहीं है। आप यह सामान्यीकरण कर सकते हैं कि ''कोई भी स्क्रीनिंग (जाँच–पड़ताल) बिल्कुल भरोसेमंद नहीं है।'' जैसे कि बड़ी आँत की कैंसर के मामले में ऊपर में कहा गया

है - अधिकांश टेस्ट के बारे में 'तिल को ताड़ बनाना'- वाली कहावत एकदम फिट बैठती है।

निवारक कैंसरविद्या (प्रिवेन्टिव अन्कोलॉजी) के लिए अंतर्राष्ट्रीय संस्था की जर्नल 'कैंसर डिटेक्सन एन्ड प्रिवेनशन' [23(4) : 316-324, 1999, में प्रकाशित गडले का निबंध - 'प्रोस्टेट कैंसर स्क्रीनिंग : 'प्रमिस एन्ड पेरिल - ए रिव्यू' में इस विषय पर प्रकाश डाला गया है। इसमें कठोर शब्दों में गडले ने स्पष्टवादिता की जो नमूना पेश की है उसका सार यह है -

"पुरुषों में यह कैंसर सर्वाधिक देखा जाता है। पी.एस.ए. स्क्रीनिंग के मामले में चिकित्सकों के बीच मतभिन्नता के कारण मेडिकल और चिकित्सक संस्थानों द्वारा जारी निर्देशों में भिन्नता देखने को मिलते हैं। पी.एस.ए. बढ़ा हुआ है पर कैंसर खामोश रहने के कारण रोगी को कोई दिक्कत नहीं है तो उपचार करने से नुकसान के अलावा और कुछ भी तो नहीं होगा। इससे या तो उनकी मौत होगी अथवा तकलीफें बढ़ेंगी। उचित रूप से मूल्यांकन करने से यह स्पष्ट होगा कि प्रोस्टेट कैंसर के खिलाफ आक्रामक शल्यक्रिया अथवा रेडियोथेरापी रोगी के जीवन का उत्कर्ष (दरजा) को नीचे गिरा देगी।"

मेडिकल दुनिया लेकिन देखभाल करने से बाज नहीं आनेवाली। अतः पी.एस.ए. पठन को आधार मान कर गंभीर शल्यक्रिया और केमो/रेडियोथेरापी से उन लोगों को कैंसर-मुक्त करने का अभियान चलता ही रहेगा जो कि कैंसर के कारण अस्वस्थ (पीड़ित) नहीं है। वे किसी भी सूरत में रोगी नहीं हैं। विख्यात अमेरीकी जर्नल सार्कुलेशन (92: 2333-2342, 1995) में आक्रमणात्मक कॉरोनारीशास्त्र के संबंध में मौजूद पूर्वाग्रह पर चर्चा की गई है। कॉरोनारी आर्टरी (धमनी) पर आक्रमण करने के विभिन्न तरीकों का उदाहरण प्रस्तुत करते हुए उसमें कठोर रूप से नियंत्रित क्लिनिकल परीक्षणों से प्राप्त तथ्य को सामने रखते हुए एथीरैक्टॉमी (यानी, शल्यक्रिया अथवा विशिष्ट नालशलाका प्रवेशन द्वारा कॉरोनारी अथवा अन्य किसी भी धमनी से मेदार्बुद अलग कर देना) को नकारा साबित किया। एथीरैक्टॉमी मर्यादाहीन हो जाने के बाद उसकी जगह समान रूप से अप्रभावी विभिन्न तरीकों का प्रयोग करते रहने से मेडिकल संस्थानों का मुनाफा भले ही बड़ा हो, मरीजों की हालत और

बिगड़ी है। हम चिकित्सकों को किंचित गंभीर होकर दिल टटोलना चाहिए।

(6) टाइम्स आफ इंडिया (6 मई, 2001) में सम्मानीय व्यंगचित्रकार लक्ष्मण के उस कार्टून पर गौर कीजिए जिसके नीचे यह टिप्पणी की गई थीः "शोध संस्थान और अनुसंधान के पीछे इतना ज्यादा खर्च के बाद परिषद (बोर्ड) को यह तो नहीं कह सकते हैं कि साधारण जुकाम का उपचार भी हम ढूँढ़ न सके। सो, जो चल रहा है, चलने दो।" साधारण जुकाम ही नहीं, हार्ट की बीमारी, स्ट्रोक, कैंसर न तो कभी लाभदायक रूप से शोधयोग्य रहा और न ही कभी ऐसा होगा। सांख्यिकीय जोड़तोड़ और वैज्ञानिक प्रपंच से उसे अब तक तो लाभदायक ठहराया नहीं जा सका। आधुनिक कैंसरशास्त्र जो कर सका है और करता ही रहेगा वह है 'अस्वस्थ' को स्वस्थ करने के बहाने आधुनिक से और ज्यादा आधुनिक एवं कीमती से कीमती चिकित्सा मुहैया करता रहेगा। कैंसर का हर एक उपचार स्वयं ही रोगोत्पादक है। अतः कैंसर के कारण कोई समस्या नहीं होने की अवस्था में अथवा सिर्फ संदेह होने पर बेहतर यही होगा कि आप चिकित्सकीय वादों के सामने घुटने टेकने से बचते रहें।

(7) चाहे और कुछ भी हो, किसी विशेषज्ञ के लिए कैंसर कोई अखाड़ा तो **नहीं** है। किसी कैंसर विशेषज्ञ स्वयं को सर्वज्ञ **सोच** सकते हैं। बहुत ज्यादा हो तो विभिन्न उपाय से वह ट्यूमर को शरीर से बाहर निकाल दे सकते हैं। लेकिन वे कभी यह नहीं सोचते हैं कि निकाले गए ट्यूमर कैंसर का एक रूप अथवा अभिव्यक्ति मात्र है। वह समग्र कैंसर का एक अंश भर है। इसलिए कैंसर का पुनः प्रकटन के लिए इंतजार करते रहना उनकी नियति है। अतः कैंसर पिंड (ट्यूमर, लम्प) पर आक्रमण के दौरान रोगी का ध्यान में रखना चाहिए कि ट्यूमर के कारण उत्पन्न संकट से निपटने के अलावा और अधिक कुछ भी करने की आवश्यकता नहीं है। रोगियों को यह ध्यान में रखना चाहिए कि वह स्वयं कैंसर है तथा कैंसर और वह अभिन्न है।

(8) हमलोगों की यह अज्ञानता कोई नयी बात नहीं है। चरक और सुश्रुत के समय से आज तक कोई भी कैंसर विशेषज्ञ को यह सही रूप से पता नहीं है कि कैंसर के मामले में क्या किया

जाना चाहिए। चाहे प्रोस्टेट कैंसर हो अथवा अन्य कोई भी कैंसर, उपचार करवाने से परिणाम क्या होगा इस पर अनैश्चित्य है। और उसका कारण भी बहुत स्पष्ट है। कैंसर उपचार के क्षेत्र में निपुणताएँ, तकनीकी बारीकियाँ और जटिलताएँ इस हद तक बढ़ चुकी हैं कि वास्तव में यह किसी को पता नहीं है कि करना क्या है। इसलिए किसी को भी उपचार के नाम पर रोगी के साथ कुछ भी करने की छूट मिली हुई है।

(९) ''रोगलक्षण रहित और स्थानिक कैंसर''–के मामले में उपर्युक्त उद्धरण से स्पष्ट पता चलता है कि ''चूँकि कुछ भी अब तक लाभदायक नहीं साबित हुआ है, चिकित्सा की परिणति हितकारी होने की अपेक्षा ज्यादा विपत्तिजनक ही होगी।'' प्रोस्टेट कैंसर और अन्य किसी भी कैंसर के मामले में यह असंदिग्ध रूप से निंदासूचक बयान माना जाएगा। कैंसर के मामले में एक विशेषज्ञ कहाँ तक जा सकते हैं? टाइम्स आफ इंडिया (26 मार्च, 2008) में 'अमरीकी चिकित्सकों ने अविश्वसनीय शल्यक्रिया की'–शीर्षक समाचार से इसका पता चलता है कि शल्योपचार (सर्जरी) में निपुणता की बर्चस्व किस कदर बढ़ गई है। लेकिन किसी भी सूरत में उसे कैंसर के जीवविज्ञान पर जीत तो नहीं कहा जा सकता है।

''ब्रुक जीप नामक एक महिला के उदर की गहराई में मौजूद ट्यूमर कई महीनों के अंदर उनकी मौत की कारण बन सकती थी। अंग प्रत्यारोपणकारी विशेषज्ञ ने कहा कि उस ट्यूमर को निकालने के पहले उन्हें ब्रुक की पाकस्थली, अग्नाशय, प्लीहा, यकृत एवं छोटी और बड़ी आँत निकालनी पड़ेगी। उन अंगों को ब्रुक के शरीर से निकालने के पश्चात् ठण्डक में संरक्षण किया गया और इसके बाद 15 घन्टों में यह शल्यक्रिया सम्पन्न हुई। दो इंच व्यास के उस ट्यूमर को निकालने के पश्चात् संरक्षित अंगों को यथास्थान पर प्रत्यारोपण किया गया। विशेषज्ञ काटो ने कहा कि इससे पहले कभी भी शल्यक्रिया की पहुँच के बाहर स्थित ट्यूमर को निकालने के लिए 6 अंगों को निकालने का उदाहरण नहीं है। उन्होंने कहा, ''वास्तव में यहाँ कुछ भी आसान नहीं था।'' उनका कहना था – ''हम यह तो नहीं कहेंगे कि यह बाजीगरी थी, लेकिन एक किस्म से थी भी। यह बहुत करतबी अपारेशन अवश्य था।''

इसमें कोई दो राय नहीं हो सकती कि बहुत पेचीदा इस शल्यक्रिया को बखूबी अंजाम दिया गया। लेकिन उपर्युक्त पूरे विवरण को बारीकी से पढ़ेंगे तो 'खोदा पहाड़ निकली चुहिया'-वाली कहावत बरबस याद आने लगेगी। क्योंकि, **यह अब एक सर्वमान्य स्वीकृत तथ्य है कि व्यापक, महिमामण्डित, मोहक कैंसर शल्योपचार को कैंसर के खिलाफ जीत में बदला नहीं जा सकता। हृदय धमनी (कॉरोनरी) अथवा मस्तिष्क धमनी (कैरोटिड) में मौजूद एथीरोमा (मेदार्बुद) को निकाल देने अथवा प्रोस्टेट या अग्नाशय से कैंसर पिंड निकाल देने से मेदार्बुद अथवा कैंसर पिंड को निकाला तो जा सकता है लेकिन उसका एक अंश और नये मेदार्बुद अथवा कैंसर उत्पन्न करने का शरीर की क्षमता के कारण पुनः मेदार्बुद अथवा कैंसर उत्पन्न होने की स्थिति बनी रहती ह**। वास्तव में यह वही साधारण जैविक सच है जिसके कारण कैंसर अथवा कॉरोनारी या कैरोटिड धमनियों की बीमारी चिकित्साशास्त्र के तमाम प्रगति को लगातार अंगुठा दिखाती रहती है।

(10) परेशान और किंकर्तव्यविमूढ़ कैंसर रोगी और उनके निकटजनों के सामने चिकित्सा विधियों की सूची रखकर आधुनिक चिकित्साशास्त्र यह सद्भावपूर्ण प्रस्ताव देता है: ''अन्ततोगत्वा आपको स्वयं यह तय करना है कि आप क्या चाहते हैं।'' चिकित्सा केन्द्र में विद्वान विशेषज्ञ कैंसर के मामले में अनजान रोगी क सामने रेस्तराँ के बैरा जैसे मेनू कार्ड रख कर उन्हें उनमें से किसी एक उपचार पर 'जानकार सम्मति' लिखित रूप से देने को कहते हैं जिनमें से हर एक कार्यविधि के साथ अनगिनत अगर और परंतु जुड़ी हुई है। स्वयं विशेषज्ञ महोदय को ही जिन प्रस्तावों के सामर्थ्य को लेकर गंभीर नैराश्य हो, सर्वसम्मति से मान्य आम कैंसर-अज्ञ लोग यानी, रोगी कैसे और क्यों उन प्रस्तावों पर सम्मति प्रदान कर सकेंगे यह तो समझ से परे है।

ब्रायान इंग्लिश की किताब (दि डिजीजेस आफ सिविलाइजेशन, 1981) में 1950 से 80 के दशक के बीच इंग्लैंड में प्रचलित अंगच्छेद करने वाला शल्योपचार के बारे में विस्तृत विवरण उपलब्ध है। तमाम मानदण्डों से अशल्यकरणीय 'घटिया शल्योपचार' का प्रचलन उस समय चल पड़ा था। जिसमें रोगी

के दोनों पैरों सहित नाभि की निचले भाग को काट कर अलग कर देने जैसे नृशंसता आम बात थी। ईश्वर की असीम कृपा मानिए कि वह घटिया शल्यचिकित्सक अब नहीं रहा और वीभत्स किस्म की वह शल्यक्रिया का जमाना भी लद गया।

अप्रयोजनीय और सर्वथा हानिकारक होने पर भी कैंसर चिकित्सा हठधर्मी बनी हुई है। राबर्ट मार्टेनसेन ने 'ए लाइफ बर्थ लिविंग, ए डक्टर्स रिफ्लेकशन्स आन इलनेस इन ए हाई-टेक एरा' नामक पुस्तक में (2008) नई सहस्राब्दि की एक मार्मिक प्रयोग का जिक्र किया है। केमोथेरापी और रेडियोथेरापी से 7 वर्षीय ब्रिट्ने को विनष्ट करने के बाद उसके दोनों पैर, नितंबों और निचले कुल्हों को काट कर निकाल दिया गया। इस तरह उस बच्ची को असहनीय जीवन और क्रूर मौत की ओर ढकेल दिया गया। चिकित्सकों की जो टोली उस की देखरेख कर रही थी, उन्हें लगा कि बच्ची की बीमारी (सार्कोमा) उनकी चिकित्सकीय क्षमता को जैविक तिरस्कार कर रही है। क्या यह सच नहीं है कि सार्कोमा (कैंसर) एक जैविक मामला है, और जरूरत भर प्रशमन के अलावा वह कोई चिकित्सकीय विचारवस्तु नहीं है?

हम फिर एक बार मरिस आब्राम के ल्यूकेमिया उपचार प्रसंग पर लौटना चाहेंगे जहाँ उसने स्वयं स्वीकारा है कि विशिष्ट चिकित्सक हॉलैंड ने "मेरी बीमारी को मानो निजी शत्रु सोच कर आक्रमण करने पर तुले हुए थे। सिर्फ ल्यूकेमिया की उपस्थिति मानो उनकी क्षमता को अपमानित कर रहा हो।"

चाहे आधुनिक चिकित्साशास्त्र का कोई भी क्षेत्र हो - संक्रमण, हृदयरोग, कैंसर, एच. आई. वी - एड्स, सर्वत्र यही देखने को मिलता है कि चिकित्सक और चिकित्सा संस्थान रोग को शत्रु मान कर हिंसक युद्ध लड़ रहे हैं- जहाँ रोगियों का शरीर ही रणक्षेत्र है। पराजित जुआरी का बहुत बड़ा दाँव मारने के इस खेल में केवल एक ही उलझन है। इसमें चिकित्सा संस्थान और चिकित्सक को नहीं परंतु रोगी को ही सब कुछ खोना पड़ता है। मानसिक, शारीरिक और आर्थिक क्षति उन्हें ही झेलनी पड़ती है। जैसा कि हमारे एक पेशेवर आइ. सी. सी. यू. विशेषज्ञ छात्र ने कहा - "रोगी वहाँ प्रायः मरते रहते हैं और उनका पारिवारिक अर्थव्यवस्था ध्वस्त हो जाता है।" यह कोई अजूबा नहीं है कि शानदार बीमा व्यवस्था के लिए चर्चित

अमेरिका में व्यक्तिगत रूप से दिवालिया होने का पाँचवा सबसे बड़ा कारण है चिकित्सा खर्च। इस मामले में भारत अमरीका से तीन कदम आगे है। हमारे यहाँ व्यक्तिगत रूप से दिवालिया होने की पहली वजह अगर दहेज है तो दूसरी वजह चिकित्सा खर्च।

(11) 'दि अदर फेस आफ कैंसर' (यानी, इस पुस्तक) को विश्व भर में परिचित करवाते हुए इवन ईलीच ने कहा था कि यह वह पुस्तक है जिसे पढ़ कर एक आम आदमी विशेषज्ञ महोदय की सलाह सुन कर बहकने के बजाए उसे उपयोग करने में समक्ष हो सकेगा। वास्तविकता यह है कि कैंसर का स्वभाव अथवा चरित्र समझने के लिए विशेषज्ञ होने की आवश्यकता नहीं है। ऐसा कोई विशेषज्ञ है भी नहीं। इस पुस्तक के प्रकाशन के तीस वर्षों के उपरांत भी यह पुस्तक न सिर्फ अपना अस्तित्व बनाए रखा है बल्कि बहु संख्यक लोगों के बीच उसकी कद्र बढ़ती गई है। ट्यूमर (कैंसर) होने के समय अगर आपको सबसे विश्वसनीय पथप्रदर्शक की तलाश हो तो आप दर्पण के बतौर इस पुस्तक से रुबरु हो सकते हैं। यह पुस्तक आपको ऊहापोह की स्थिति से सामना करने में पूर्णरूप से विश्वस्त साबित होगा।

सारवस्तु के लिहाज से उपर्युक्त सूत्र (11) कैंसर का सबसे उपयोगी सामान्य बोधशास्त्र कहा जा सकता है।

तर्कसंगत रूप से पाठ्कों को यह लग सकता है कि इवन ईलीच और हमलोगों ने कैंसर के मामले में संगीन निर्णय लेने का बोझ रोगी के कंधों पर लाद कर उन्हें निराश ही किया है। प्रमुख इस बदलाव को समझना लेकिन बहुत आसान है। सूचना, संचार और मनोरंजन के इस युग में आप आसानी से अपनी संभाव्य अथवा वास्तविक बीमारी के बारे में जान सकते हैं। अतः आप यह अस्वीकार नहीं कर सकते हैं कि आप इस मामले में भली-भाँति जानकार हैं अथवा हो सकते हैं (इन्टरनेट छान डालने के दौरान आप उत्पन्न रोग के बारे में संगत रूप से जानकार बन सकते हैं)। इन्टरनेट और अन्य मीडिया से प्राप्त तमाम ब्योरे (तथ्य) दिमाग में भर जाने के बाद भी आप अगर खुद की समस्या को स्वयं अपने हाथ में नहीं ले सकते हैं तो द्वन्द्वों का बोझ आप पर हावी होगा। इसलिए हमारा कहना है कि आप अपना रोग विवरण और मीडिया में इस पर छपे प्रतिवेदनों को समझदारी के साथ पढ़नें की आदत

डालिए। सरसरी निगाह से पढ़ने पर रिपोर्टों की अन्तर्वस्तु समझने से आप वंचित रह जाएँगे। गहराई में जाकर आलोचनात्मक अध्ययन करने की आवश्यकता है। इससे आप यह निर्णय ले सकेंगे कि आप को क्या करना चाहिए और क्या नहीं करना चाहिए। हमारे पास बहुतेर 'हृदय' रोगी मोटी नत्थी लेकर आते रहते हैं जिसमें परामर्श के रूप में बाइपास अथवा एन्जियोप्लास्टि करवाना अनिवार्य लिखा होता है। लेकिन जब हम उन्हीं 'रोगियों' को उनकी 2-डी इको रिपोर्ट पढ़ कर सुनाते हैं तो सकारात्मक आँकड़े उभर कर आते हैं और यह स्पष्ट हाता है कि हस्तक्षेप करने का परामर्श के पीछे कोई भी अनुसन्धेय आधार नहीं है। आपको कभी यह भूलना नहीं चाहिए कि आप का डर और डॉक्टरी नियम की निधिक-पूर्णता (यानी धन सम्पन्न होने) के बीच गहरा सम्बन्ध है।

अभी हाल ही में विख्यात मेडिकल जर्नलों (जर्नल आफ अमेरिकन मेडिकल एसोशियेशन और न्यू इंग्लैंड जर्नल आफ मेडिसीन) में प्रकाशित शोधपत्र को आधार बना कर टाइम्स आफ इंडिया ने जो खबर छापी है, उसे पाठ्कों के सामने हाजिर करने से हम अपने को रोक नहीं पा रहें हैं।

शोध संस्थानों से प्रकाशित उस वैश्विक द्विअर्थी बात का सार यह है कि वैज्ञानिकों ने एक सौ परिवर्तनशील डी.एन.ए. और चालीस साधारण रोगों के बीच घनिष्ट संयोग के बारे में पता लगाया है। प्रचार हो गया कि आधुनिक चिकित्सा विज्ञान के इतिहास में इस तरह का आविष्कार बहुत कम ही हुआ है। मेडिकल जर्नलो में इस विषय को लेकर बहुत हो-हल्ला होने के बावजूद प्रश्न यह उठता है आम आदमी को इससे क्या लाभ मिलेगा? टाइम्स आफ इंडिया में छपी उस खबर की अंतिम पैराग्राफ को ध्यान से पढ़ने से पता चलता है कि इससे आम लोगों को कोई लाभ नहीं होगा। अंतिम उस पैराग्राफ म यह कहा गयाः "आम आदमी के हित में इस किस्म की उत्तेजना फैलाने से क्या लाभ मिलेगा? खास कुछ भी तो नहीं। किस जीन से कौन सी बीमारी की आशंका है सिर्फ इतना भर जान पाने का अर्थ यह तो नहीं है कि उसी बीमारी को हम रोक सकेंगे? फिर, उस बीमारी की एक विकासशील उपचार निरूपण करने में तो कई साल लगेंगे।"

यह अंतिम पैराग्राफ शास्त्रीय बचाव-शर्त का यही उदाहरण है जो कि हर एक इस तरह के 'ऐतिहासिक और फलोत्पादक'

आविष्कार के साथ हमेशा देखने को मिलते हैं। हर एक ऐतिहासिक ब्रेक थ्रू (यानी, भेदन) के साथ ही बचाव के लिए हर हमेशा अगर, मगर, शायद जैसे शब्द को कवच के रूप में जोड़ दिया जाता है। इसलिए सतर्क होकर इस किस्म की रिपोर्ट को पढ़ने की आदत डालनी चाहिए। वास्तविकता यह है कि फंडदाताओं को प्रलोभित करके शोधकार्य के लिए उनसे और अधिक धन उगाने के लिए इस तरह के समाचार का प्रचार होता रहता है। ये वैज्ञानिक दावें और प्रतिश्रुतियाँ कहाँ तक उपयोगी सिद्ध होंगे इसमें काफी शंका है। एक अमेरिकी रिपोर्ट के चलते, सम्पूर्ण इस जेनेटिक झाँसा-पट्टी को अंततः रद्द करनी पड़ी।

'एक भारतीय-अमेरिकन ने जेनेटिक उपचार का खतरा-संकेत दिखलाया'-शीर्षक (टाइम्स आफ इंडिया, 30 मार्च, 2008) सनसनीखेज समाचार से हमें पता चला कि 1998 में जिन वैज्ञानिकों को जेनेटिक शोधकार्य में असाधारण सफलता से प्रभावित होकर 2006 साल में नोबल पुरस्कार से सम्मानित किया गया था, उसकी असलियत कुछ और ही थी। उस शोध के आधार पर एक खास किस्म की जेनेटिक उपचार का प्रयास चला और यह दावा किया गया कि इससे कैंसर, डायबिटीज के अलावा और कई रोगों का उपचार किया जा सकेगा। लेकिन भारतीय-अमेरिकन जयकृष्ण अम्बाति के नेतृत्व में गवेषकों की एक टोली ने यह सिद्ध कर दी कि उपर्युक्त दावा सम्पूर्ण रूप से गलत है। उनके असाधारण आविष्कार से यह स्पष्ट हो गया कि तथाकथित जीन-उपचार का निशाना विशेष किसी अपराधी जीन को मौन बनाने के बजाय कुछ रक्त वाहिकाओं की वृद्धि और विकास में अवरोध उत्पन्न करते हैं जिससे व्यापक पैमाने पर ऊतकों को नुकसान पहुँचता है।

झूमझूमी का यह खेल चलते रहने के कारण आम लोगों में हमेशा उम्मीद बनी रहती है कि उनकी प्रत्याशा पूरी होने वाली है। लेकिन कैंसर जैसे रोग को विनाश लायक रामबाण आविष्कार का सपना कभी पूरा नहीं होता।

यह समझना बहुत जरूरी है कि कैंसर, हार्ट अटैक, स्ट्रोक, डायबिटीज, अथ्राईटिस अथवा अन्य कोई भी रोग- यह सब-के-सब उम्र-शासित विवर्तन की अभिव्यक्ति है, किसी प्राणी के शरीर का जन्मजात हिस्सा है। रोग निरूपण शास्त्र के तमाम परीक्षणों से किसी बीमारी की मौजूदगी सिद्ध होने पर भी आप अगर शांति में

हैं तो आप रोगग्रस्त नहीं है, रोगी नहीं हैं। अतः किसी प्रकार की जाँच-पड़ताल, रोग निरूपण और उपचार की आवश्यकता नहीं है। प्रायः यह देखने को मिलता है कि वास्तव में जो समस्या नहीं है उसे समस्या मान कर उसके उपचार करने के दौरान समस्या खड़ी करने के लिए चिकित्सकगण, शोधकर्ताओ के दल और मीडिया वाले तुले हुए हैं। यहाँ हमारा मुख्य लक्ष्य आम लोगों को इसके बारे में संक्षेप में सूचित करना है। आप और आपके निकटजनों के लिए उपयोगी कुछ संकेत पेश करना चाहेंगे।

1. आप अगर शांति और आराम से चिकित्सा केन्द्र में परामर्श लेने के लिए चल कर पहुंचने में सक्षम है तो आप रोगी नहीं हैं।
2. अगर आपका मौलिक तीनों प्रवाह यानी, वायु, जल और भोजन में किसी प्रकार की गड़बड़ी नहीं है तो आप मूल रूप से रोगी नहीं हैं। आप स्वस्थ हैं। स्कैन रिपोर्ट में कहीं ट्यूमर अथवा हृदय धमनी में अवरोध होते हुए भी आपका जीवन आनन्दमय ढंग से चलता रहेगा।
3. आपकी तमाम जाँच रिपोर्ट सामान्य होते हुए भी आपका अगला ही साँस अंतिम साँस हो सकता है। इसके लिए आप को तैयार रहना है।
4. आपकी तमाम जाँच रिपोर्ट असामान्य होते हुए भी आप जीवित रह सकते हैं, जबकि आपका उपचार करनेवाला चिकित्सक मौत की दशा प्राप्त कर सकता है। आपको शायद विख्यात चलचित्र 'ग्लैडिएटर' की वह झलक याद होगी जहाँ दार्शनिक-सम्राट मार्कुस अरेलिउस को हम यह कहते हुए पाते हैं कि "अपने रोगी को सर्वनाश का पूर्वाभास देने वाले बहुतेरे चिकित्सक की अपनी अंत्येष्टि में वही रोगी शरीक होते हैं।"
5. नवीन मेडिकल विद्यार्थियों के सामने उद्घाटन-भाषण देते हुए हर्वार्ड विश्वविद्यालय के संकायाध्यक्ष (डीन) ने 1958 में जो बात कही थी, सोने के बराबर मूल्यवान वह बात अब भी शब्दशः सही है। उन्होंने कहा

"सज्जनों, मैं आग्रह करूँगा कि आप अपनी याददाश्त के साँचे में यह उत्कीर्ण करके रख लें : दुनिया में हजारों किस्म की बीमारियाँ हैं लेकिन चिकित्सा विज्ञान उनमें से सिर्फ 26 का अनुभवजन्य रोगोपचार कर सकता है। बाकी सब-के-सब अटकलबाजी हैं।"

अब शब्दकोश में अनुभवजन्य शब्द का जो पर्यायवाची शब्द समूह मिलते हैं वह हैं अटकलबाजी, नीमहकीमी, स्वेच्छाचारिता और निरंकुशता। कैंसर, हार्ट अटैक, स्ट्रोक प्रवंधन के मामले में आधुनिक चिकित्सा विज्ञान जो कुछ भी करता रहता है उसे नीमहकीमी और यहाँ तक कि निरंकुशता की कोटि में रखा जा सकता है। इस मामले में अन्य एक अमेरिकी डीन ने सामान्य परिणाम पेश करते हुए यह कहा था–

"सामान्यतः यह मान्य है कि आधुनिक मेडिसिन में हम जो कुछ पढ़ाते हैं उसका 50 प्रतिशत सही है। दिक्कत यही है कि किसी को निश्चित पता नहीं है कि वह कौन सा 50 प्रतिशत।"

6. अब यह सवाल उठना स्वाभाविक है कि इतने उग्र रूप से खोजपरक, निधिबद्ध, जुगत और प्रयोगशाला पर इतना आस्थावान, व्यापक रूप से प्रकाशित, विज्ञापित, उन्नत चिकित्सा विज्ञान इस कदर अनुभविक और खुद के बारे में इतना अनिश्चित क्यों है? चिकित्सा विज्ञान की इस दशा को आसानी से समझा जा सकता है। आधुनिक चिकित्सा विज्ञान रोग के क्रम में बदलाव लाने और उपचार मुहैया करने के लिहाज से अशोधयोग्य मामले में शोध करने का दावा कर रहा है। जैविक कार्यक्रमों का अंग यह प्रक्रमें भी अटल भौतिक विधियों जैसी जैविक विधियों द्वारा नियन्त्रित होती है। हमारे चाहने से सेब कभी उर्ध्वगामी तो नहीं होगा।

आप चाहें तो लक्ष्मण का नोकदार व्यंगचित्र का सही सर्वेक्षण कर सकते हैं। अब तक सामान्य जुकाम के लिए जिम्मेदार दो सौ से भी ज्यादा नासा वाइरसों को चिन्हित किया जा चुका है। लेकिन किसी को पता नहीं है कि इन वाइरसों का हैसियत क्या है? क्या वह निरा यात्री है या चालक ! 50 वर्षो से इस पर रिसर्च के दौरान और प्रयोगशाला की नाली होकर कई बिलियन डॉलर बह जाने के बाद भी किसी को यह पता नहीं है कि मामूली सर्दी–जुकाम है क्या बला, यह होता क्यों है और इससे कैसे निपटा जा सकेगा।

इस प्रसंग में सर डब्लू. एम. जेमस का एक शानदार तुकबंदी याद करने योग्य है। विश्व स्वास्थ्य संस्था (WHO) का मजाक उड़ाते हुए उन्होंने कहा थाः

विश्व स्वास्थ्य संस्था से है हमें खास लगाव

क्योंकि किसी को पता ही नहीं उसका कोई थाव
हमें तो अब तक है उनके जवाब का इन्तजार
आखिर कैसे हो सकेगा मामूली जुकाम का उपचार।

7. वयस-संबंधी सभी रोगी के मामले में सभी प्रकार पैथी जहाँ तक कर सकता है वह है रोग का प्रशमन (पैलिएशन) करना। वास्तव में प्रशमन उसके प्रबंधक की यह स्वीकृति ही है कि "हम मूल रोग संबंधी समझ को ताबूत में डाल दी है। चाहे आप को जो भी रोग (dis&ease) हो, हम तो केवल आपका चैन (ease) लौटा सकते हैं। यानी, प्रशमन तो संभव है, आरोग्य नहीं।" अंग्रजी में पैलिएशन जिस शब्द से आया है उस पैल (Pall) का आशय है (ताबूत का) आवरण। (अतः शवयात्रा की जुलूस में ताबूत ढोने वाला।)
8. चूँकि तन्दुरुस्त हमेशा **जीवित नही** रहते और **अस्वस्थ** हमेशा **नहीं मरते**, अतः हमारा बहुत प्राचीन हमराही, जिसे रोग कहा जाता है, के साथ भरपूर जीना सीखिए। पैत्रिक सम्पत्ति की बतौर मीयर पैरिस्टेइन ने हमारे लिए जिस आश्वासन को छोड़ गये हैं, आप उसे याद रख सकते हैंः "अगर आपका समय नहीं आया है तो कोई चिकित्सक भी आपको नहीं समाप्त कर सकते।"
9. आजकल आधुनिक चिकित्सा संस्थान के तरफ से निरंतर उपदेशों की बौछार होने लगी है। यह मत करो, वह मत करो - जैसे उपदेश देने की प्रवृत्ति इन दिनों क्रमशः बढ़ने लगी है। इससे भ्रमित होने क बजाय निशिद्ध फल खाने की निर्भिकता दिखलाइए। आम आदमी जैसा लचीलापन अपनाइए। जहाँ तक मदिरा पान की बात है, 'एल्केमिस्ट' उपन्यास के उस बूढ़े अरबी ने एक नौजवान को मदिरा परोसते हुए जो बात कही थी, उसे याद कीजिए। उन्होंने कहा था- "बेटा, यह महत्वपूर्ण नहीं है कि तुम्हारे मुँह से अंदर क्या घुस रहा है, महत्वपूर्ण यह है कि तुम्हारे मुँह से क्या निकल रहा है।"

इस प्रसंग में हेनरी लुइ मेन्केन ने जो चेतावनी दी थी, उसे ध्यानपूर्वक पढ़िए। पथ प्रदर्शक अमेरिकी पत्रकार और जोसेफ पुलिटजार (जिनके नाम में पुलिटजार सम्मान प्रदान किया जाता है) के परामर्शदाता होने के अलावा मेन्केन

'अमेरिकी सभ्यता की अशिष्टतर अभिव्यक्तियाँ' उजागर करने वाला एक स्वीकृत व्यंगकार रहे हैं। उन्होंने कहा थाः

"स्वास्थ्य विज्ञान (हाइजीन) चिकित्सा विज्ञान की विकृति है। चिकित्सा विज्ञान में नैतिकता की घालमेल करके स्वास्थ्य विज्ञान बना है। ऐसा एक भी स्वास्थ्य विज्ञानी नहीं है जिन्होंने उनके स्वास्थ्यकर सिद्धांत को सदाचारी सिद्धांत से दुषित न किया हो। वास्तव में सम्पूर्ण यह हाइजीन चालाकी, नीतिपरक उपदेश (और सेक्स के मामले में बचकाना) बन जाती है और अन्ततः वैराग्यवाद का वकालत करने लगती है। यह अन्ततः स्वास्थ्य विज्ञान को वास्तविक चिकित्सा विज्ञान से व्यासीय विरोध में ला खड़ा कर देता है। चिकित्सा विज्ञान का लक्ष्य निश्चित रूप से लोगों को सदाचारी बनाना नहीं है। उन्हें उनके अवगुणों के परिणाम से परित्राण दिलाना और बचाव करना ही उसका काम है। सर्वोत्तम चिकित्सक पश्चाताप करने के लिए उपदेश नहीं देते, वह पापमोचन करने की चेष्टा करते हैं।"

ध्यान रहे कि यह बात मेन्केन ने 1923 में कही थी। यह आज भी प्रासंगिक है। वही कारण है कि 2000 साल में प्रकाशित अत्यंत सम्मानीय **'अक्सफोर्ड टेक्स्टबुक आफ मेडिसिन**' में इस कथन को प्रमुखता के साथ छापा गया है।

10. एक आदर्श चिकित्सक को कैसा होना चाहिए? इस पर ब्रिटिश राजकवि डब्लू. एच. अडेन ने अपनी कविता 'आदर्श चिकित्सक' में जो कुछ कह गये हैं उससे बेहतर कुछ कह पाना हमारे लिए संभव नहीं है। स्वयं एक चिकित्सक के संतान होने के नाते एक आदर्श चिकित्सक की जिस तसवीर अडेन ने प्रस्तुत की है- उसका स्वाद ही अलग है। उनके अनुसार

एक आदर्श चिकित्सक के हर एक शब्द और आचरण में से रोगी की सुध लेने का सरोकार टपकता है। वह कभी बेतुका माँग नहीं करते, रोगी को उनके तमाम अवगुण छोड़ने को नहीं कहते और न ही संकट के समय अपना मुँह लटका लेते हैं। उनके आँख की टिमटिमाहट से रोगी को समझ में आ जाता है कि उन्हें अब बिदा लेने की घड़ी आ गई है।

'स्वास्थ्यकर जीवन-शैली' की मौजूदा वैश्विक पागलपन जब अतिनैतिकतावाद का सरहद छूने लगा हो मेन्केन और अडेन अप्रासंगिक लग सकता है। लेकिन रेनि डुबोज को अप्रासंगिक तो ठहराया नहीं जा सकता। रॉकफेलर इन्स्टीट्यूट के प्रतिष्ठाता

माइक्रोबायोलॉजिस्ट, विशिष्ट चिंतक और असंख्य गौरवग्रंथ, जैसे 'सो ह्यूमैन ऐन एनिमैल'; 'चयेसेस दैट मेड आस ह्यूमैन'; ''मैन एडाप्टिंग' और 'दि गड विदिन'- के महान रचनाकार डुबोज ने 1959 में डॉक्टरी प्रदर्शन के बारे में अनुपम समीक्षा प्रस्तुत की थी। अर्थगर्भित रूप से अभिजात उस पुस्तक का शीर्षक था- 'मिराज आफ हेल्थ- यूटोपिया, प्रोग्रेस, एन्ड बायोलॉजिकल चेन्ज' (यानी, तन्दुरुस्ती की मरीचिकाः ख्याली सपना, प्रगति और जैविक बदलाव)। बार्नेट जैसे ही स्पष्टतापूर्वक उन्होंने कहा था कि विश्व स्वास्थ्य संस्था के प्रोत्साहन से आधुनिक चिकित्सा विज्ञान जिस स्वास्थ्य- आदर्शलोक का सपना दिखा रहा है वास्तव में उसका कोई अस्तित्व नहीं है। चाहे कुछ भी क्यों न हो, यह कभी संभव होगा भी नहीं। दिवालिया बना देने वाला आधुनिक चिकित्सा विज्ञान का व्यापार का स्वरूप को उन्होंने बहुत पहले ही ताड़ लिया था। उन्होंने कहा थाः

''प्रेसिडेन्ट को सौंपे गये एक विशेष रिपोर्ट में यह दर्शाया गया है कि 1952 में 10 लाख अमेरिकी परिवार को सिर्फ चिकित्सा सेवा प्राप्त करने के लिए वार्षिक कुल आय का 50 प्रतिशत खर्च करना पड़ा था और 80 लाख परिवार इसके चलते कर्जदार बन गया था। विशाल यह आँकड़े इस कारण उतना चिंताजनक नहीं है कि उसका विस्तार कितना बड़ा है बल्कि वह एक प्रवृत्ति की द्योतक के रूप में उभर रहा है। यह प्रवृत्ति तो अब दुनिया भर में फैल गई है। जैसा कि सुप्रसिद्ध है, चिकित्साशास्त्र की प्रगति का परिणाम जहाँ वृहत्तर चिकित्सकीय क्रियाविधियों की सुलभता मुहैया करना था, वही चिकित्सा सेवा की लागत निरन्तर बढ़ती जा रही है।''

रेनि डुबोज ने चिकित्सकीय जिस त्रासदी की बात कही थी, इंडियन मेडिकेल एसासियेशन, मुम्बई की मासिक बुलेटिन 'मेडिकल इमेज' (अप्रैल, 2008) ने उसे और यथातथ्य सिद्ध किया। इसमें एक मनोविज्ञानी ने सभी कैंसर रोगियों को इस निमित्त मनो-कैंसरशास्त्री से परामर्श करने के लिए आग्रह किया कि ''कैंसर निरूपण होने के पश्चात् अन्य रोग निरूपण की अपक्षा बहुत ही ज्यादा भावोत्तेजक प्रतिक्रिया होती है।'' (तब यह निरूपण करने से बाज क्यों नहीं आते, जबकि स्पष्टतया इसे प्रायः टाला जा सकता है)। चिकित्सकों को पता है कि नई विशिष्टताओं का आविष्कार कैसे किया जाता है। जैसा कि उपर्युक्त बुलेटिन में यह सूचित किया गया

है– ''जरण–विरोधी (यानी बुढ़ापे को रोकने वाला) दवा भारत में आ चुका है।'' इस विषय पर सम्मेलनें बुलाने का वादा करते हुए निर्लज्जतापूर्वक यह लाभप्रद सूचना दी गई कि ''हजारों करोड़ डॉलर का जरण–विरोधी इस दवा बाजार में शामिल होकर मजा लीजिए।'' यह विज्ञापन देख कर डाक्टर फाउस्ट में मार्लो का विलाप याद आता है;

(फाउस्ट, एक डाक्टर बनो
खड़ा करो सोने का अम्बार
अमरत्व प्राप्त करो, ढूँढ़ निकालो
आश्चर्यजनक कुछ उपचार।)

(तत्कालीन) आधुनिक चिकित्सा विज्ञान को इस तरह की रद्दी चीज कहते हुए डुबोज ने मेन्केन, अडेन और मरिस जैसे ही सताए और जकड़े हुए मानव मन को मुक्त करने के लिए और आगे बढ़ कर कहते हैः

''एक प्राज्ञ चिकित्सक के अनुसार चिकित्सकों के कार्यभार का एक हिस्सा यह देखना है कि रोगी धूम्रपान, भोजन और मदिरापान सहित जीवन के तमाम सुखद– चीजों का आनन्द ले सके। इससे अतिरिक्त कुछ कर बैठने के कारण मरने से पहले ही वह खुद को मार न डाले यह ख्याल रखना जरूरी है।''

डेसमन्ड मरिस 'सो ह्यूमैन ऐन एनिमेल' का महत्तम दर्शक/पर्यवेक्षक रहे हैं। उनकी किताब 'पीपुल वाचिंग' (विनटेज प्रकाशन, 2007) में 121 वीं जन्मदिन मनाने वाली फ्रांसीसी महिला की रंगीन तसवीर से संलग्न आख्यान अपने आप ही एक किस्सा हैः

''बुढ़ापाः मैडम जेनि कैलमेन्ट, जो सदैव कर्मठ रही है, अपनी 121 वीं वर्षगाँठ मना रही है। 122 वर्षो की उम्र में उनकी मौत हुई थी। सम्पूर्ण जीवन–काल में उन्होंने एक दिन के लिए भी बीमार नहीं रही जबकि वह जीवन–भर गरिष्ठ भोजन, मदिरा और सिगरेट प्रेमी रही है।''

अब आधुनिक चिकित्सा विज्ञान ने तो लगभग क्रूर रूप से रोग–निवारणवाद का घूँट पिलाने में डटे हुए हैं। आप लोगों को वह यह बताने में लगे हुए हैं कि ''कैंसर, हार्ट अटैक, स्ट्रोक, ब्लाड प्रेसर आदि रोग के लिए आप स्वयं ही जिम्मेदार हैं।'' इस महत्व को अवश्य समझना होगा कि साम्प्रतिक इस निवारण–जिहाद का हो–हल्ला बौद्धिक रूप से दिवालिया, चिकित्सकीय रूप से नपुंसक,

हस्तक्षेपात्मक रूप से अक्खड़, परिकल्पित रूप से मजा किरकिरा करने वाला और वैज्ञानिक रूप से पतवारविहीन (rudderless) होने के बावजूद चिकित्सा विज्ञान का अंतिम सहारा बन गया है।

प्रतिष्ठित अमेरिकी मनोविद फूलर टोर्रे ने इस निवारण प्रपंच का कुछ मर्मज्ञ विवरण प्रस्तुत किया था। उनका कहना था :

> ''निवारण का वह देवालय मेडिकल नमूना का सर्वोत्तम मकबरा बन चुका है। यह वही परमपावन मंदिर-गर्भ है जहाँ स्वच्छता और ईश्वरपरायणता की बराबर श्रद्धांजली अर्पित की जाती है। किसी रोग का उपचार करना अच्छा तो है लेकिन किसी रोग का निवारण कर पाना हमेशा बेहतर है- सोलह गुणा बेहतर। वस्तुतः 'एक आउन्स भर निवारण एक पाउन्ड उपचार के बराबर हैं' - वाली कहावत तो सभी को पता है। प्रभावशाली, कर्मकुशल और अमरीकन है यह निवारण।''

फूलर टोर्रे – दि डेथ आफ साइकिएट्री,

विन्सटन चर्चिल के 80 वीं वर्षगाँठ की अवसर पर एक फोटोग्राफर ने उनका फोटो खींचने के बाद जब यह कहा कि ''सर, मुझे विश्वास है कि अगले साल भी मैं आपका फोटो ले सकूँगा'', चिमनी जैसा धुँआ छोड़नेवाले और मछली की तरह पीनेवाले चर्चिल ने यथोचित ताना मारते हुए उस फोटोग्राफर से कहा – ''क्यों नहीं नौजवान, मुझे तो आप में कोई खोट नहीं दिख रही है।''

अदम्य अमेरिकी हाजिर जवाब मार्क टोएन के 70 वीं वर्षगाँठ की समाराह के दौरान जब उनके तन्दुरुस्ती, सुख-शांति और ओजस्विता की राज बताने को कहा गया तो टोएन ने कहा –

> ''जीवन-चर्या के दो सरल नियम का मैं अनुपालन करता हूँ- नींद के दौरान मैं कभी धूम्रपान नहीं करता और एक ही समय में मैं एक से ज्यादा सिगरेट नहीं पीता।''

अतः खुद को ढीला छोड़िए, जीवन का आनन्द लीजिए, रूग्णता की स्थिति को भी उपभोग कीजिए। डुबोज ने जोर देकर कहा था कि चाँद और सूरज को जैसा मिल-जुलकर चलते रहना अनिवार्य है वैसा ही तन्दुरुस्ती और अस्वस्थता संग-संग चलता रहेगा। स्वास्थ्य-मरीचिका के पीछे मत भागते रहिए। जीवन को भरपूर जीते रहिए।

एक जैविक प्रतिभास होने के नाते जीवन की सहजात संवेदना, दयालुता और प्रज्ञा से कैंसर वंचित नहीं है। और इन गुणों के कारण ही कैंसर का शांत स्वरूप उभरता है। सभी वयस-संबंधित

प्रतिभास आपके पहली साँस से शुरू होती है और सादगी से और शांतिपूर्वक आपके साथ ही कब्र तक जा सकती है। अक्सफोर्ड विश्वविद्यालय के रेजियस प्रोफेसर और उच्च रक्तचाप के मामले में विश्व प्राधिकार पिकरिंग ने आपके सभी रोगदशा की शिष्टाचार के बारे में विश्वसनीय सार प्रस्तुत कर गये हैं। उनके अनुसार

"अतः रोगी के जोवन का अंत करने वाला मायोकार्डियल इन्फार्कशन, सेरीब्रल इन्फार्कशन अथवा पैर का गैंग्रीन जैसे रोगों को लम्बे समय तक मौन रहनेवाला एक अनुक्रम का अंतिम पड़ाव अथवा उपाख्यान के रूप में देखा जा सकता है। रोगी को अंत करने के पहले वह उनकी अनुभूति में दखल देती है।"

यह जान लीजिए कि आप का अंत किसी रोग के कारण नहीं होता, बल्कि अगली साँस लेने की आप की अक्षमता के कारण ही आपका अंत होता है। यह साँस नहीं ले पाने की वजह क्या है यह आपकी, हमारी और आधुनिक चिकित्सा विज्ञान की समझ से परे है।

साधारण रूप से विज्ञान और विशेष रूप से कैंसर के बारे में गलत धारणाओं की पराकाष्ठा को देखते हुए यहाँ हम हलकी छंद वाली दो कविता पेश कर रहे हैं। आइनस्टाइन का कहना था कि जटिल वैज्ञानिक मसलों को इस तरह पेश करो ताकि "एक शिशु भी उसे आत्मसात कर सके।" हमें भरोसा है कि आप अवश्य आत्मसात कर सकेंगे।

The soul of your sickness

- Cancer, as an example.

By the time your
Cancer gets detected
It has been with you
For a decade or two.
So if you lived with it
Without knowing of it
You can as well
Live with it for long.
What is cancer
Cannot be treated
What we treat

Is not cancer.
Do not trouble trouble
Unless trouble troubles you
And trouble you trouble
Trouble – far, no further.
It is really dis-ease
That warrants treatment
Hence seek treatment
Dis – ease – far, no further.
Cancer that dis – eases not
Merits neither diagnosis
Nor any treatment
Like gray – hair, wrinkled skin.

इस कविता का मतलब है कि आप जिस कैंसर को लेकर इतना चिंतित हैं वह पकड़े जाने से दस या बीस साल पहले से ही आपके संग रहते आया है। अतः अनजाने आप अगर उसके साथ इतने समय तक रह सके हैं, कैंसर पकड़े जाने के बाद भी आप उसके साथ लम्बे समय तक जी सकते हैं। कैंसर का इलाज नहीं हो सकता, हम जिसका इलाज करते हैं वह कैंसर तो नहीं है। इलाज तो सिर्फ कैंसर के लक्षणों का हो सकता है। सो, लक्षण अभिव्यक्त होने पर उस अभिव्यक्ति का प्रशमन करना आवश्यक है। बस, उतना ही किया जा सकता है। इससे अधिक कुछ भी करना आवश्यक नहीं है। अगर कैंसर के होते हुए भी किसी तरह का कष्ट या अस्वस्थता का लक्षण न हो, तो फिर न तो कोई छानबीन और न ही किसी किस्म की उपचार की आवश्यकता है। कैंसर तो मानव शरीर की स्वाभाविक परिणति है, जैसा बाल का भूरा होना अथवा त्वचा में सिकुड़न आना।

आप निश्चिंत होकर कैंसर की जगह हार्ट अटैक, स्ट्रोक, उच्च रक्तचाप, डायबिटीस अथवा अर्थ्राइटिस जैसे रोग को बैठा सकते हैं, और ऐसा करने से आप खास कोई गलती नहीं कर रहे होंगे। क्योंकि उपर्युक्त सभी रोग मानव शरीर का अभिन्न हिस्सा है, सहजात रोग है।

दसवीं सदी में आदि शंकराचार्य ने कहा था – ''ज्ञान अगर अपरिमित है तो अज्ञानता भी अपरिमित हो सकता है।'' यही बात

सत्रहवीं सदी में हमें पास्कल से सुनने को मिली। उन्होंने कहा था – "ज्ञान उस गोलक का भीतरी तल है जिसका बाहरी तल अज्ञानता से रोगन है।" आश्चर्यचकित करनेवाली वही बात हमें बीसवीं सदी के दो अग्रणी चिंतक लुइस थामस और लायाल वाटसन से भी सुनने को मिली। बीसवीं सदी में हुई तमाम आविष्कारों को सामान्यीकरण करते हुए उन्होंने मनुष्य के अज्ञानता की गहराई का पता लग पाने को सर्वोत्तम आविष्कार माना।

We know not
that
We know not
We seem to know.
We claim to know.
We pretend to know.
We do not know.
We do not know
That we know not.
We do not know
That we cannot know.
We refuse to know
What we should know,
And can easily know
If humility we know.
Apple hit Newton's Pate
Gravitation was born.
We know all of it
But apple up won't fall.
Cell, cancer, coronary
Medicine knows them all.
Despite money, machines
They do what they want.
Human, humus, humility
Threads of single rope.

It's time Homo sapiens
Fulfils Linnean hope.

स्वीडेन के विशिष्ट प्रकृतिवादी कार्ल लिनियस (1707-1778) ने पौधों और प्राणी समूहों को वर्गीकृत करते समय बहुत उम्मीद और सम्मान के कारण हमारी प्रजाति के लिए होमो सेपियन नामकरण किया था। होमो (मानव) और सेपियन (प्रज्ञा) दोनो ही लातीनी शब्द हैं। यानी, लिनियस हमें प्रज्ञावान मानव के रूप में परिभाषित किया था। धरती, पौधों और बाकी प्राणी समूहों के नजर में क्या हम लिनियस की भावना को सही साबित कर सकेंगे?

मुम्बई अप्रैल, 2009

मन कोठारी
लोपा मेहता

संयोजन 2014
मक्खीमारों की गुस्ताखी प्रदर्शन यथावत कायम है।

[मनु कोठारी और लोपा मेहता की मूल पुस्तक (दि नेचर आफ कैंसर-1973) और उसकी संक्षिप्त संस्करण (यानी यह पुस्तक - प्रथम संस्करण 1979) दोनों को ही दुनिया भर में इज्जत व लोकप्रियता तो मिली है। लेकिन कैंसर चिकित्सा संस्थानों ने जानबूझ कर कैंसर और उसकी चिकित्सा के बारे में लेखकों की धारणाओं को अनदेखी करते रहे। वे आज तक लकीर के फकीर बने रहने की टेक दोहराते रहे हैं। लगातार अपनी ऐतिहासिक उपलब्धियों के नाम पर हास्यकर मूर्खता पर अड़े रहने से वे बाज नहीं आने को ठान चुके हैं। उनके तथाकथित उन सफलताओं के बारे में इस पुस्तक के लेखकों ने छानबीन के पश्चात् अपनी टिप्पणी अब तक तीन दफे दर्ज कर चुके हैं। सन् 1994 में, 2001 में और 2009 में उनके द्वारा लिखे गये तीनों संयोजनों को इस पुस्तक में शामिल किया गया है (देखें अध्याय 4, 17 एंव 18)। अब चूँकि यह पुस्तक 2014 में प्रकाशित हो रहा है, हमलोगों ने 2009 से अब तक प्रथागत कैंसर संस्थानों द्वारा गिनाए गये उनकी और कुछ 'उपलब्धियों' के बारे में कोलकाता के जाने-माने कैंसर चिकित्सक स्थविर दासगुप्त को संयोजन-2014 लिखने के लिए अनुरोध किया। उन्होंने हमें निराश नहीं किया। इस पुस्तक के लेखकों ने भी हमारे इस विवेचन को सही ठहराया। पाठकों को यह बता देना शायद गलत न होगा कि इस पुस्तक की शानदार बंगला भाषांतर मुख्यत डा0 दासगुप्त के कारण ही संभव हो सका (2006)। उन्होंने 2014 आपडेट के लिए '2014 तो आ पहुँचा पर मिला क्या'?- शीर्षक देने को कहा है। हमें लगा कि यह एकदम सटीक है।
आग्रही पाठ्क चाहें तो हमारे वेबसाइट से भी इसी विषय पर विस्तृत जानकारियाँ प्राप्त कर सकते हैं।]

2014 तो आ पहुँचा पर मिला क्या?

चिकित्सा विज्ञान के दो सम्मानीय अध्यापक डा0 मनु कोठारी और डा0 लोपा मेहता ने आज से चालीस वर्ष पहले (1973) अपनी विश्वकोशनुमा पुस्तक 'दि नेचर आफ कैंसर' में कैंसर और उसकी चिकित्सा संबंधी जिन सच्चाईयों को रेखांकित किया था, परम्परागत कैंसर दुनिया के हाल के 'उपलब्धियों' से वह

सही साबित हो रहा है। उस पुस्तक के हरेक पन्ने पर जीवविज्ञान संबंधी धारदार तर्कों की दीप्ति से लाभ उठाने के बजाय उसे अनदेखी करते हुए कैंसर के खिलाफ जंग को लगातार आक्रामक बनाते रहने के परिणामों से यही साबित होता रहा कि कैंसर को शिकस्त देने की आशा निरी और कोरी कल्पना भर है।

परम्परागत कैंसर धारणाओं से चिपके रहने से हम कहाँ तक आगे बढ़ सकेंगे इस मामले में उलझन और किंकर्त्तव्यविमूढ़ता की स्थिति क्रमशः गाढ़ी हो रही है। न सिर्फ कैंसर के मामले में बल्कि दिल का बाइपास और एन्जीयोप्लास्टि अथवा ग्लूकोमा की चिकित्सा संबंधी अनेक सिद्धांत को लेकर चिकित्सकीय पत्रिकाओं और जर्नलों में जोरदार बहसें चल पड़ी हैं। यह भी स्पष्ट होता जा रहा है कि वैज्ञानिक विवेचन के बनिस्बत व्यावसायिक तर्कों को प्राथमिकता दी जा रही है। अगर एसा नहीं हुआ होता तो 'कैंसर महामारी' और उसके रोकथाम के नाम पर प्रचार अभियान में इस कदर हेर-फेर क्यों देखने को मिलते? जबकि, उपर्युक्त पुस्तक में कैंसरशास्त्र की तमाम प्रथासिद्ध धारणाओं में मौजूद भ्रांतियों पर विस्तार से प्रकाश डाला जा चुका था।

ऐसा भी नहीं है कि 1973 से पहले इन भ्रांतियों से कैंसर दुनिया अनजान रही हो। 'कैंसर का शांत स्वरूप' यानी, इस पुस्तक में उद्धृत अनगिनत कैंसर विद्वानों की अभिशंसाओं से यह समझा जा सकता है। मसलन, हम अगस्ट बीयर को 1946 में यह कहते हुए पाते हैं कि ''कैंसर पर बहुत शोध के उपरांत हमें जो जानकारियाँ मिली हैं उसे तो एक विजिटिंग कार्ड के पीछे ही लिखा जा सकता है।'' वे एक जाने माने जर्मन शल्यचिकित्सक थे। 1964 में प्रसिद्ध अमरीकी भौतिकशास्त्री नील्स हर्वे ने कहा था ''इतना हो हल्ला क्यों मचाया जा रहा है? कैंसर के कारण जितने लोग मारे जाते हैं उनसे बहुत ज्यादा लोग तो कैंसर को साथ लेकर ही जीवित रहते हैं।'' उसके कुछ ही साल बाद 1969 में होनहार साहित्यिक बर्नाड ग्लैमजर ने कैसर अनुसंधानकारियों से बातचीत के आधार पर 'मैन एगेन्स्ट कैंसर' नामक चर्चित पुस्तक में यह कह चुके थे कि कैसर के तीनों किस्म की चिकित्सा में से शल्यचिकित्सा को जहाँ तक हो सके परहेज करना ही अच्छा है। रेडियोथेरापी को उन्होंने निरर्थक और केमोथेरापी को निरी प्रहसन कहा था।

इससे तो वही लगता है कि कैंसर चिकित्सा के मामले में कैसर संस्थानों से जारी प्रथागत बयानों के बारे में जाने-माने

हस्तियों को यह पता था कि उसमें खोट ही खोट भरी पड़ी है। 1973 से 2014 तक गंगा और मिसीसिपी से बहुत पानी बह चुका है। इस लम्बी अवधि के दौरान अचम्भे में डालने वाला अनुसंधानों के कारण कैंसर के मामले में हमारा तथ्य भण्डार बढा तो है। लेकिन दुखद सच यह है कि इससे हमारा ज्ञान भण्डार तनिक भी नहीं बढ़ा है। यानी, कैसर और उसकी चिकित्सा के मामले में कोई नई रौशनी, नई व्याख्या उपलब्ध नहीं हो सकी जिससे कि हम गर्व महसूस कर सके।

इसका सबसे बेहतर उदाहरण 'हैरिसन प्रिन्सिपल्स आफ इन्टरनल मडिसीन' में देखा जा सकता है। आधुनिक चिकित्सकों के बीच काफी सराहनीय यह पाठ्य पुस्तक पहली बार 1958 में छपी थी। तबसे 2012 तक इसकी 18 संस्करण छप चुकी है। आइए, हम इसकी नवीनतम संस्करण में उपलब्ध कैसर अध्याय पर गौर करें। वहाँ एक तरफ यह स्वीकारोक्ति मौजूद है कि "कैसर चिकित्साओं की अनेक हानिकारक पहलू हैं। जिसके फलस्वरुप चिकित्सा उपरान्त मरीजों की स्थिति बिगड़ सकती है" साथ में यह भी कहा गया है कि "अगर चिकित्सक समझते हैं कि किसी चिकित्सा से कैंसर ठीक हो सकता है तो चाहे परिणाम भयानक भी हो, चिकित्सा करने की आवश्यकता है।" इससे पता चलता है कि चिकित्सा क्षेत्र में काफी तरक्की को लेकर हम चाहे कितना भी गर्वित क्यों न हों, हकीकत में हमारी सोच तनिक भी बदली नहीं है।

गौर से देखेंगे तो आपको एक और खास जानकारी उसमें दिख जाएगी। कैंसर कोश समूह किस अनुपात से बढ़ता रहता है इसके बारे में वहाँ यह कहा गया है कि "चिकित्सक जब कैसर की उपस्थिति के बारे में निश्चित निर्णय में पहुँचते हैं तब तक कैसर कोश की संख्या 100 कारोड़ में पहुँच चुका होता है। उस वक्त कैंसर का आकार महज एक सेन्टिमीटर घनाकार का होता है। लेकिन यह कैंसर ट्यूमर अनंतकाल तक यूँ ही नहीं बढ़ता रहता है। क्योंकि उसका आकार जब 1000 घन सेन्टिमीटर हो जाता है तब रोगी मौत के करीब पहुँच जाता है। कैंसर का आकार जितना छोटा होगा यानी, उसमें जितना कम संख्यक कैंसर कोश रहेगा वह उतना ही तेजी से बढ़ता जाएगा। कैंसर का आकार जितना बढ़ता रहेगा, कैंसर कोशों के बढ़ने की रफ्तार उतनी ही कम होती जाएगी।....

अगर हम चाहें कि चिकित्सा करके उसके आकार को कम करें, परिणाम यह होगा कि कैंसर कोश और तेज रफ्तार से बढ़ने लगेगी।''

एक तरफ उस पाठ्य पुस्तक में यह कहा जा रहा है कि येन-केन-पकरेन उपचार तो करना ही होगा, तो साथ में यह भी सूचित किया जा रहा कि कैंसर उपचार की एक प्रमुख और भयानक समस्या जीवाणु संक्रमण भी है। यानी, जितना ज्यादा रेडियो/केमोथेरापी उपचार किया जाएगा उतना ही ज्यादा जीवाणु संक्रमण होने का खतरा भी बना रहेगा। वहां जीन-चिकित्सा से संबंधित तरह-तरह की रोमांचकारी शोध विवरण तो हैं लेकिन साथ ही में यह स्वीकारोक्ति भी है कि आज तक कोई जीन-उपचार स्वीकार्य नहीं माना गया। यह भी कहा गया है कि कैंसर चिकित्सा के उपरान्त जो लोग जीवित रह जाते हैं उनकी दशा कतई सुखद नही होती। चिकित्सा की प्रतिक्रिया स्वरूप रोगियों के लिए स्वस्थ और स्वाभाविक जीवन निर्वाह कर पाना असंभव हो जाता है। यहाँ तक कि चिकित्सा के उपरांत कई तरह के कैंसर उपजने का खतरा बना रहता है जैसे कि ल्यूकेमिया, स्तन कैंसर, थायरोएड कैंसर और सार्कोमा। इसके कारण रोगियों को ताजिंदगी सतर्क रहना पड़ता है।

इस किस्म की परस्पर - विरोधी बातें कहते रहना कैंसर संस्थानों की मजबूरी ही कहा जाएगा। उन्हें पाठ्य पुस्तकों में चिकित्सा की सीमा के बारे में कहना ही होगा और यह भी कहते रहना होगा की कैंसर चिकित्साविज्ञान प्रगति की ओर बढ़ रही है। उसमें लगातार तरक्की हो रही है। किसी भी सूरत मे कैंसर चिकित्सा की असलियत को वह स्वीकार नहीं करेगा। वह नहीं मानेगा कि दयनीय इस चिकित्सा का नतीजा सकारात्मक होने के बजाय भयानक नकारात्मक ही होता रहता है। वह लगातार यही दोहराते रहेंगे कि कैंसर चिकित्सा क्षेत्र में और उन्नत उपाय ढूँढ़ना होगा ताकि भयानक पार्श्व-प्रतिक्रिया से बचा जा सके। यानी, 1946 में बीयर जो बातें कह गए हैं वह आज भी स्वीकार्य हैं, सच हैं। आज भी वह शत प्रतिशत प्रासंगिक है।

आधुनिक विज्ञान चर्चा का मतलब यह रह गया है कि जर्नलों में शोधपत्रों को छपवाने की व्यवस्था करना। जिनका जितना शोधपत्र प्रकाशित होगा उन्हें उतना ही होनहार गवेषक होने का गौरव हासिल होगा। क्या छप रहा है यह अब मानक नहीं रह गया है। बस, ज्यादा से ज्यादा शोधपत्र छपवाने की होड़ लगी हुई है।

कैंसर का शांत स्वरूप

अभी हाल ही में मुम्बई से प्रकाशित टाइम्स आफ इंडिया में (8 सितंबर, 2013) इस होड़ के परिणाम के बारे में प्रमुख बायोटेक्नोलाजी कम्पनी (एमजेन) की दर्दनाक तजुरबा यह निकला कि सम्मानीय जर्नलों में छपे दस में से नौ शोधपत्र महज कूड़ा ही निकला। यानी, इन शोधपत्रों का कोई ठोस वैज्ञानिक आधार नहीं है।

भले ही हाल में प्रकाशित ग्रन्थों में यह स्वीकारा गया हो कि विज्ञान के मानदण्डों के आधार पर कैंसर हमेशा ही विलम्बित अवस्था में ही पकड़ में आएगा – कैंसर को अपने उद्‌भव से पहले ही निरुपण करने की गपशप लगातार सुनने को मिलती है। कहा जाता है कि इस किस्म की सूक्ष्म से सूक्ष्म पद्धति हमारे पास उपलब्ध है जिससे कैंसर कोश नजर से बचकर निकल ही नहीं सकेगा। धरती को हिला देने वाली इस किस्म की चिकित्सकीय प्रगति के बारे में उड़ती खबर समाचार माध्यमों के जरिये लगातार लोगों तक पहुँचाया जा रहा है। टाइम्स आफ इंडिया मे पिछले साल के अंतिम पाँच महीनों के दौरान डींग हाँकने वाली इस किस्म की घोषणाएँ देखी जा सकती है। लेकिन वास्तविकताएँ क्या हैं? इस तरह के वादों के बावजूद कैंसर शोकगीत थमने का आसार कहीं भी नहीं दिखती। कारण यह है कि कैंसर उद्‌भव होने की रीती ही ऐसो है कि अंतिम कैंसर कोश को मार डालने के बाद भी 'युद्ध' जारी रहता है। इसके अलावा, ऐसी कोई दवा न तो कभी थी और न ही कभी बनेगी जो कि चुन-चुन कर सिर्फ कैंसर कोश को ही मार गिरा सकेगी।

सर्वाधुनिक कैंसर उपचार के बतौर जीन-उपचार को लेकर परिचर्चा चल पडो है। आम लोगों को यह बहुत आकर्षित करता है। पर जीन है क्या बला इसका सर्वसम्मत और स्वीकार्य परिभाषा अब तक नहीं बन पाया है। सम्मानीय पाठ्य पुस्तक में तो यहाँ तक स्वीकारा गया है कि सुग्राह्य कोई जीन उपचार है भी नहीं। 'सर्वाधुनिक' यह चिकित्सा दरअसल सर्वाधुनिक उन्नत कोटि की एक कल्पकथा के अलावा और कुछ भी नहीं है। इसे गहराई से समझने के आग्रही पाठकों को डा. कोठारी और डा. मेहता की 'ऐन एपिटाफ फर दि जीन' (यानी जीन के मामले में एक समाधिलेख) शीर्षक लेख पढ़ना होगा। यह लेख 'जर्नल आफ पोस्ट ग्रेजुएट मेडिसोन' के जुलाई-सितम्बर 1997 वाले अंक में छापा था। इससे यह स्पष्ट होगा कि कैसे, क्यों, किस आधार पर किसका जीन किसके शरीर

में निवेशन करने पर कब, कितना लाभदायक अथवा हानिकारक होगा– जीवविज्ञानीगण इस मामले में सम्पूर्ण अंधकार में हैं। पत्र–पत्रिकाओं में जीन–उपचार चाहे कितना भी मनोहर दिखने लगे, वास्तव में वह उतना ही अपारदर्शी है।

वास्तव में चिकित्सा का आँगन खास आरामदायक नहीं है। विज्ञानियों को इसका पता है। यही कारण है कि आजकल उपचार से भी बढ़–चढ़ कर कैंसर निवारक को लेकर भाषण सुनने को मिल रहा है। लेकिन तथाकथित इस निवारक के प्रांगण में अविज्ञान की मौज चल रही है। इसका प्रमुख उदाहरण सर्वाइकल (गभशियग्रीवा) कैंसर के मामले में वैक्सिन (टीका) का व्यवहार में देखा जा सकता है। वैज्ञानिक तर्कों के वनिस्बत व्यावसायिक तर्कों का बोलबाला यहाँ स्पष्ट देखा जा सकता है। इस कार्यक्रम में अबोध किशोरियों को व्यापक रूप से इस्तेमाल करने के खिलाफ दुनिया भर में हो–हल्ला निहायत कम तो नहीं हुआ पर तिजारती हवा की गति को नहीं रोका जा सका।

फिर भी, यह देख कर तसल्ली मिलती है कि काफी लोगों ने जोरदार ढंग से सही बातें कहने में पीछे नहां रहे। उन लोगों के कतार में पीटर डएसबार्ग जैसे सम्मानीय वैज्ञानिकों के अलावा जाने–माने मेडिकल जर्नलों और अन्य समाचार माध्यमों को देख कर तसल्ली होती है। हमारे यहाँ भी इंटरनेट पत्रिका कैंसर फण्डामेन्टल ट्रुथ.कॉम इस काम में मुस्तैदी से लोगों को सचेत करने में जुटे हुए हैं। जहाँ मुम्बई निवासी अभिजित मुखर्जी के देख रेख में कैंसर और उसके उपचार के बारे में ठोस जानकारियाँ सरल ढंग से प्रस्तुत किया जा रहा है। सर्वाइकल कैंसर का रोकथाम करने वाली टीका की भूमिका क्या होगी इस सवाल का गंभीर विवेचन की बात तो छोड ही दीजिए। सहज लेकिन बुनियादी सवाल तो हम उठा ही सकते हैं। एक तो यह कि किसी कैंसर होने के पीछे अगर हम किसी जीवाणु को जिम्मेदार मान लें तो कैंसर को एक संक्रामक व्याधि के रूप में मान्यता देनी पड़ेगी। इस सवाल का उत्तर देने के बजाय इससे कन्नी काट लिया जाता है। यानी, सरासर संक्रामक व्याधि कहने से परहेज किया जाता है। दूसरा सवाल है– किसी स्वस्थ महिला के देह में इस जीवाणु को घुसेड़ने से क्या वे गर्भाशयग्रीवा कैंसर से आक्रांत होंगे? क्या ऐसा किसी भी परीक्षण से प्राप्त साक्ष्य उपलब्ध है? जो लोग इस टीकों को जहाज पर लाद कर बेचने निकले हैं, उन्हें भी हम यह कहते हुए पाते हैं कि

इस टीका को लगाने से भी गर्भाशयग्रीवा कैंसर के उद्‌भव पर प्रतिबंध नहीं लगाया जा सकेगा। अतः टीका भी लगाते रहो और सतर्कता के लिहाज से लगातार स्क्रीनिंग भी करते रहो। यानी, आंतक का वातावरण यथावत् कायम रहेगा।

इस प्रकार एक ओर आतंक का वातावरण बनाया जा रहा है तो दूसरी ओर टीका आविष्कारक वैज्ञानिकों को नोबल सम्मान दिया जा रहा है (2011)। मजे की बात यह है कि जिस टीका आविष्कार को 'विज्ञान की जययात्रा' कहा गया उसका एक आविष्कारक स्टाइनमैन स्वयं ही कैंसर का शिकार होकर दम तोड़ दिया। नोबल सम्मान घोषणा के चार घन्टे पहले ही उनकी मौत हो चुकी थी। अगर विज्ञान के जययात्रा की बानगी यही है तो कहना ही होगा कि वैज्ञानिकों ने डन किहोते के पदचिन्ह पर चलकर अपना ख्याली दुश्मनों के खिलाफ तलवार चलाने में जुटे हुए हैं। वास्तव में इस तलवारबाजी से थके-हारे गवेषकगण अनुसंधान के नाम पर आतंक फैलाने में डटे हुए हैं। इस आतंक फैलाने के मामले में अगर सामने से संवादमाध्यम अगुआई कर रही है तो पर्दे के पीछे खड़े विज्ञान का लबादा लपेटे शोधकर्त्ताओं को उन्हें प्रचार सामग्री मुहैया करते देखा जा सकता है। नापाक इस मिलीभगत के तरफ से नित-नए कैंसर उत्पन्नकारी चीजों के बारे में खबर फैलायी जाती है। मसलन, 'मोटापा से कैंसर का खतरा बढ़ जाता है', 'कसा हुआ कमरबंध से कैंसर होता है', 'रात की ड्यूटी करने वाली औरतों में ज्यादा कैंसर पाया जाता है'। उनमें से कई तो ठोस हिसाब भी पेश करते रहते हैं। मसलन, ''भारत में पचहत्तर वर्ष तक जीने वाले दस में से एक को कैंसर का खतरा है।'' हैरानी की बात तो यह है कि विश्व स्वास्थ्य संगठ्न से भी इस किस्म का हास्यकर समाचार जमकर प्रचारा जाता है।

खैर, विश्व स्वास्थ्य संगठ्न ने अब तक जन-स्वास्थ्य सुरक्षा संबंधी कौन-सी खास जिम्मेदारी निभायी है यह तो हमें पता नहीं है। लेकिन ज्योतिषी नसट्रडेम की लीक पर बीच-बीच में जारी इन घोषणाओं से कैंसर आतंक और गहराने लगता है। हमें समझ में नहीं आता कि हमारे जीवनचर्या में थोड़ी बहुत हेर-फेर होने से ही-मसलन, दिन ड्यूटी के जगह रात की ड्यूटी करने से हमारे शरीर का स्वस्थ और स्वाभाविक कोशों में क्यों और कैसे कैंसरीय पागलपन सवार होगा? इसका न तो कोई वैज्ञानिक स्पष्टीकरण दिया जाता है और न ही इस मामले में कोई छानबीन रिपोर्ट पेश

की जाती है। जबकि जिम्मेदार संस्था की जिम्मेदारी निभाते हुए वे ऐतिहासिक रूप से प्रतिष्ठित इस सच से लोगों को आगाह कर सकते थे कि कई शताब्दियों से कैंसर उद्भव होने के मामले में एक आश्चर्यजनक संतुलन बनी हुई है। विश्व भर में सर्वत्र उसके प्रकोप दर में पिछली कई शताब्दियों से समरूपता बनी हुई है। प्रकृति-सृष्ट इस संतुलन के कारण ''कैंसर सर्वत्र पाया तो जाता है पर उसकी अधिकता कहीं भी नहीं दिखती।'' यह कहने के बजाय कि प्रकृति की इस राज के बारे में हमें पता नहीं है, मीडिया के जरिए लोगों को आधा-सच या निरी झूठे तथ्यों के सहारे लगातार हड़काया जा रहा है। लोग तो वही चाहते हैं कि वे अपने मर्जी से, अपनी रूचि के अनुरूप आनन्दपूर्वक जीवन बिताते रहे। वही उनकी प्राथमिक अभिलाषा है। लेकिन पग पग पर उनकी इस इच्छा पर नकेल कसने के लिए निरंकुश और आक्रामक टिप्पणी करना कहाँ तक उचित है? यह तो नाजीवाद की अभिव्यक्ति ही कही जाएगी।

लोगों को शांतिपूर्वक नहीं रहने देना नाजीवाद की एक बानगी रही है। लोगों की शांति छीननें वाले हमेशा ही खुद को जनहितकारी के रूप में पेश करते रहते हैं। आपने उस मछली प्रेमी सज्जन की कहानी शायद सुनी होगी। जिन्होंने यह सोचकर मछलियाँ पकड़-पकड़ कर जमीन पर रखा था ताकि पानी में डूब कर वह दम न तोड़ दें। हमारे समाजसेवी, लोकोपकारी सज्जनें भी वैसी ही हरकत करते हैं। खास कर महिलाओं को तो वह किसी भी सूरत में शांति से नहीं रहने देने की ठान चुके ह। उनके स्तन में कुछ हो चाहे न हो, शारीरिक और मानसिक अड़चन हो अथवा न हो, उन्हें लगातार कैंसर परीक्षण केन्द्र में जाने के लिए उकसाया जाता है। कहा जाता है कि इससे उनका स्तन कैंसर प्राथमिक दौर में पकड़ा जाएगा और इसके फलस्वरूप उन्हें रोग-यंत्रणा से मुक्ति मिलेंगी। मैमोग्राफ की गई एक महिला के फोटो के नीचे ''दुनिया भर में महिलाओं की स्तन कैंसर पिछले किसी भी समय की अपेक्षा अब ज्यादा ठीक हो रही है''- शीर्षक लगा कर पेश की जाती है ताकि ज्यादा से ज्यादा महिलाओं को स्तन कैंसर परीक्षण केन्द्रों में पहुँचने के लिए प्रभावित किया जा सके। स्वयंनियुक्त लोकोपकारीगण किसी भी सूरत में लोंगों को निरी इस धोखेबाजी की भनक तक लगने नही देते कि ना तो प्राथमिक दौर का कैंसर निर्णय हो सकता है और ना ही दुनिया भर में कहीं भी महिलाएँ इसके कारण उपकृत हो रहे हैं। आग्रही पाठक चाहे तो इस विषय पर एच

गिलबार्ट वेल्स, जेम्स ला फानु और नार्टीन हैडलर की शानदार पुस्तकें पढ़कर इसके बारे में यथातथ्य जान सकते हैं। यूँ तो हैरिसन की उपर्युक्त पुस्तक में भी यह साफ-साफ कहा गया है कि स्तन कैंसर शुरुआती दौर में कभी पकड़ा नहीं जाता। यानी, 1802 साल में स्कॉटिश चिकित्सकों ने जो बातें कह गए हैं उसे ही हम 2014 में दोहरा भर रहे हैं। फिर भी प्रगति का नगाड़ा पीटते रहने का तुक क्या है?

जरा दिमाग़ पर ज़ोर डालेंगे तो पता चलेगा कि कैंसर अगर उसके आरम्भिक अवस्था में पकड़ में नहीं आता तो वह विलम्बित दौर में ही पकड़ा जाता होगा। उस स्थिति में उसकी क्या चिकित्सा हो सकती है? इसके बारे में अभी हाल ही में टाटा मेमोरियल वालों ने अपना अनुभव व्यक्त किया है। टाइम्स आफ इंडिया (13 सितम्बर, 2013) में छपे उनके बयान के अनुसार कैंसर फैल जाने से (यानी, विलम्बित दौर में पकड़े जाने से) शल्यक्रिया अथवा केमोथेरापी करने से कोई लाभ नहीं होता। यही बात तो 2500 वर्ष पहले हमारे यहाँ चरक-शुश्रुत कह गए हैं। क्या सचमुच हम आगे बढ़ रहे हैं न कि लम्बे 2500 वर्षों से घूम-फिर कर एक ही बात को दोहरा रहे हैं? लेकिन इससे क्या? आदत से पिंड छुड़ाने में असमर्थ वही टाटा मेमोरियल वालों को हम मेडिकल साजो-सामान से लैस गाड़ियों पर सवार होकर कैंसर तलाश अभियान में निकलते देख रहे हैं। और उन्हें कैंसर मिलते भी रहते हैं। उनकी इस कैंसर छानबीन अभियान की कहानी 23 दिसम्बर 2013 की 'मुम्बई मिरर' पत्रिका में छपी है। उससे पता चला कि दो वर्षों तक की छानबीन के बाद दस लाख लोगों में 25 लोगों में अधोग्रसनी, ग्रासनली और मुँह का कैंसर पकड़ा गया है। इस 'खोजपरक' कवायद के दौरान अन्यथा शांत 25 कैंसर को धर-दबोचने के लिए 9 लाख 99 हजार 975 लोगों के जेहन में कैंसर आतंक पैदा किया गया। तिस पर भी, इसे "सनसनीखेज उपलब्धि" कही गयी।

सन् 2011 में सिद्धार्थ मुखर्जी की पुस्तक 'दि एम्पारर आफ अल मेलाडीज' को लेकर मीडिया में काफी चर्चा हुई। पुस्तक की काफी तारीफ भी की गई। लेखक को सम्मानीय पुरस्कार से भी नवाजा गया। लेकिन उस पुस्तक में ऐसा कुछ भी तो नहीं है जिससे कैंसर पीड़ितों को तनिक भी राहत मिल सके। लच्छेदार अंग्रेजी में लिखी गई इस पुस्तक में कैंसर रणभूमि में मुस्तैद

कैंसर का शांत स्वरूप

अनगिनत सेनानायकों ने अब तक कितनी किस्म की गोलाबारी की और तोप दगी इसकी विस्तृत वर्णना तो है। लेकिन उससे कैंसर को परास्त नहीं किया जा सका और न कभी जा सकेगा यह स्वीकारोक्ति भी है। शायद यही कारण है कि लेखक ने कैंसर को शांतिभंगकारी एक भयानक बीमारी मान कर उसे तमाम व्याधियों का ''सम्राट'' कहा है। वास्तव में उस पुस्तक के अंदर ऐसा एक भी सुराग अथवा दिशासूचक कहीं नजर में नहीं आता जिससे हम कैंसर अनुसंधान, निरूपन, उपचार अथवा पूर्वानुमान के मामले में कोई लाभ उठा सकें। अधिक से अधिक इस पुस्तक के बारे में यही कहा जा सकता है कि यह एक सुगठित संतचरित-लेखन तो है लेकिन स्पष्टतया उसमें एक भी उपयोगी उपादान नहीं हैं।

कैंसर पर जीत हासिल करने वाली ढ़ेरों अनोखे युद्ध विवरण आजकल अखबारों में मिलते रहते हैं। जबकि कहीं इस सच का दर्शन नहीं होता कि कैंसर स्वयं कोई युद्ध नहीं छेड़ता। बल्कि आधुनिक चिकित्सा विज्ञान ही कैंसर पर युद्ध थोप रहे होते हैं। कोई नहीं कहता कि इस युद्ध का मैदान रोगी का शरीर ही है, जिसमें भाग्यवान कई रोगी की जीत होती हैं। इससे तो यही साबित होता है कि उन भाग्यवान रोगियों ने जान की बाजी लगाकर चिकित्सा-जनित कुप्रभाव से बच निकले हैं। अभी हाल ही में इस प्रकार का एकतरफा और सर्वथा अनावश्यक नकली युद्ध लड़ने के लिए हॉलीवुड के जाने-माने सितारे एंजेलिना जोली ने अगुआई की है। दूर-भविष्य में स्तन कैंसर होने की अज्ञात आशंका को टालने के लिए जोली साहेबा ने अपना दोनों स्तन कटवा डाला। और दूसरों को इस पुण्य काम करने के लिए अनुप्राणित किया। उनके इस आत्मत्याग को देख कर ग्रीक-पुराण में उल्लिखित एक कहानी स्वतः याद आने लगती है। उस कहानी में कृष्णासागर के दक्षिण-पूर्व छोर स्थित मर्द-विहीन मुल्क सिदिया का जिक्र है। जहाँ हरेक महिला का एक स्तन जला डालने की प्रथा थी ताकि वें तीर चलाने में निपुण बन सकें। उन्हें ऐमाजन (यानी, वीरांगना) कहा जाता था। यानी, ऐमाजन का मतलब एक स्तन वाली औरत। फिर तो जोली साहेबा को हमें 'डबल ऐमाजन' कहना पड़ेगा। दोनों स्तन गँवाने के बाद जोली और उनके पग पर चलने वालों ने शायद कैंसर के खिलाफ तीर-धनुष लेकर युद्ध में उतरेंगी। लेकिन देर-सबेर उन्हें एहसास होगा कि मीडिया-प्रशंसित यह स्तनत्याग निरी पागलपन और मूर्खता के अलावा और कुछ भी नहीं है। अगर उन्हें कैंसर होना है तो

स्तन में न सही, शरीर के अन्य अंग में उसका उद्भव होकर रहेगा।

इस मामले में Cancerfundamentaltruth.com में विस्तार से चर्चा की गई है। वहाँ सटिक रूप से एंजेलिना प्रकरण पर टिप्पणी की गई है कि ‘‘जन्मपत्री निर्माता द्वारा की गई भविष्यवाणी को ध्रुव सत्य मान कर इस बिना पर आत्महत्या कर लेना कि तीस वर्षों बाद किसी जानलेवा बीमारी से मौत की आशंका है और जीन–पत्री के आधार पर एंजेलिना की दोनों स्तन कटवा लेने के बीच एक समानता तो है ही। इसका कोई सबूत तो नहीं है कि किसी गलत जीन के कारण कैंसर उत्पन्न होता है। यह भी गंभीर विवाद का विषय बना हुआ है कि जीन–विकृति के कारण कैंसर उत्पन्न होती है न कि कैंसर उत्पन्न होने के पश्चात् जीन में विकृति पैदा होती है। परीक्षण से पता चला है कि एक ही प्रकार के कैंसर में कई किस्म की जीन–विकृति हो सकती है। आँकड़ों से तो यह भी सिद्ध हो चुका है कि तरह–तरह के उन्नत छानबीन की व्यापक प्रचलन के बावजूद अमेरीका में प्रति वर्ष हमारे यहाँ (अथवा किसी भी उन्नयनशील देश) की तुलना में पाँच से तीस गुना ज्यादा स्तन कैंसर मौत होती है। सही हिसाब लगाने से यह साबित किया जा सकता है कि अगर जोली साहेबा अपना दोनों स्तनों को यूँ ही रहने देती तो भी उन्हें स्तन कैंसर से मौत की आशंका दशमिक एक प्रतिशत से ज्यादा नहीं होता। जबकि, भविष्य में अगर सच में ही उन्हें कैंसर होने का अंदेशा है, तो यकीन मानिए कि इस किस्म की साहसी आत्मत्याग के बावजूद उन्होंने उस संकट को टालने में ज्यादा से ज्यादा दशमिक एक प्रतिशत कामयाबी हासिल की है।’’

फिर भी, अंजेलिना के इस उज्जड आदर्श (मॉडिल) अथवा इसके अनुरूप देशी–विदेशी जाने–माने हस्तियों द्वारा समय–समय पर छेड़े गये अनुपयोगी युद्ध को लेकर बेकार की जयोल्लास, हमारे यहाँ के लोगों पर कुछ असर तो डालता ही है। इस तरह, हम लोग आधुनिक जीवनचर्या की एक बुनियादी सच को लगभग भूलते जा रहे हैं कि चिकित्साविज्ञान के तमाम पहलू बहुत आसान समीकरण से हल नहीं होने वाले। यह पुस्तक बार–बार चिकित्साविज्ञान के उन प्राथमिक सच्चाईयों की ओर अंगुली उठाती है। यह हमें याद दिलाती है कि हमारी इच्छा और हमारी सामर्थ्य की सीमा के बारे में लोगों को स्पष्ट रूप से बताना चाहिए। यह भ्रम पालते रहने से हमें बाज आना चाहिए कि चिकित्सा जितनी

आक्रामक और कीमती होगी वह उतनी ही अच्छी होगी। यह आज बार-बार दोहराते रहने की आवश्यकता है कि आक्रमण का पैनापन अथवा लागत की मात्रा के आधार पर चिकित्सा की उत्कर्षता अथवा तन्दुरुस्ती का पैमाना तय नहीं होता। हमें यह ध्यान में रखना होगा कि स्वास्थ्य-रक्षा मद में ब्रिटेन से दो गुना खर्च करने के बावजूद उत्कर्षता के लिहाज से औसत अधेड़ आयु के अमेरीकी के स्वास्थ्य का मान समवयस्क अंग्रेज की तुलना में बहुत कम ही है। यह जोर देकर कहने की आवश्यकता है कि तकनीकी चकाचौंध से चारों ओर झिलमिलाने के बावजूद चिकित्साविज्ञान में कोई मौलिक प्रगति नहीं हुई है। कड़वें इस सच को देश-विदेश के समाचारपत्रों ने भी आजकल प्रचार करने लगे हैं। मसलन, 4 नवम्बर 2012 और 20 अगस्त 2013 वाली टाइम्स आफ इंडिया में, 30 जुलाई 2013 की न्यूवर्क टाइम्स में प्रकाशित कैंसर समाचारों से यह स्पष्ट होता है कि कैंसर युद्ध में पराजय के अलावा अब तक कोई उपलब्धि नहीं मिल सकी। यह भी स्वीकारा गया है कि कैंसर है क्या बला यही अब तक पता नहीं चल सका। यानी, कैंसर का ठोस परिभाषा अब तक अज्ञात ही रह गया। यह भी कहा गया कि कैंसर के खिलाफ उन्मादपूर्ण युद्ध घोषणा करते रहने की कोई वैज्ञानिक तर्क भी नहीं है। जाने-माने बायो-टैकनोलाजी कम्पनी ने ही यह विज्ञप्ति जारी कर चुकी है कि प्रतिष्ठित मेडिकल जर्नलों में प्रकाशित शोधपत्रों का नब्बे प्रतिशत वास्तव में कूड़ा ही है। और, तो और 'जर्नल आफ अमेरीकन मेडिकल एसोशियेसन' ने भी यह सवाल उठाया है कि जिन कैंसरों को हड़बड़ी में खोज निकाल कर त्वरित उपचार के उपरांत सफलता का नगाड़ा बजाया जाता है, उन्हें कैंसर कहना कहाँ तक जायज है? अनगिनत विज्ञानी के अनुसार उन कैंसरों को कैंसर के बदले अन्य कोई नाम देना चाहिए क्योंकि चिकित्सा से परहेज करने से भी वह कैंसर जैसा आचरण नहीं करता।

इन स्वीकारोक्तिओं को देख कर यह मत सोचिए कि अब तक आम लोगों को बेवकूफ बनाते रहने के बाद वैज्ञानिक और चिकित्सक पश्चाताप करने लगें हैं। फिर भी, देर में ही सही, कहीं-कहीं, कभी-कभार, कोई-कोई, साफ-साफ सच्चाईयों की ओर आकृष्ट हो रहे हैं। हमारे लिए यह प्रसन्नता का विषय है। 2014 के शुरुआत में आकर सोच-विचार करने वाले कुछ लोगों के अंदर कम से कम इतनी भर जागरूकता की अभिव्यंजना देख पाना कम

तो नहीं कहा जाएगा। इस ग्रंथ के रचनाकारों ने कभी यह दावा नहीं किया कि कैंसर के सच को उन्होंने ही सबसे पहले प्रकाश में लाया है। बल्कि उन्होंने बार-बार यह दिखलाने की कोशिश की है कि बीते समय में (यानी, 1973 से बहुत पहले ही) अनगिनत गवषकों और चिकित्सा जगत के महारथियों ने कैंसर के सच के विभिन्न पहलुओं के बारे में कहते आ रहे थे। पुस्तक के शुरू में ही उन्होंने कहा है कि इस में ''छः हजार से ज्यादा हवाले शामिल है।'' जिनमें से अधिकांश संदर्भ त्रुटिहीन रूढ़िनिष्ठता के लिए मशहुर मेडिकल पुस्तकों और जर्नलों से ली गई है। उन्होंने प्रस्तावना में यह लिखा है-''कैंसर के बारे में हमारी कोई निजी राय नहीं है। कैंसर के बारे में हमने उसके विभिन्न विकासात्मक, जैविक, लाक्षणिक और चिकित्सकीय पहलुओं को बहुत धीरज के साथ अध्ययन के फलस्वरूप कैंसर की जो झाँकी हमारे सामने उभर कर आयी, हमने उसे सबसे पहले कैंसर विशेषज्ञों के समक्ष 1973 में और तत्पश्चात् कैंसर मरीजों के सामने रखा (1979)।'' विनम्र इस स्वीकारोक्ति के बावजूद हमें इस सच को अवश्य ध्यान में रखना होगा कि कैंसर गवेषणाओं से निकले तत्वों, उनके स्पष्टीकरण और ढेरों तथ्य को मिलाप करके इस तरह की एक सारगर्भित ग्रंथ इन दोनों से पहले किसी ने नहीं लिखा है। इसकी कोई जानकारी हमें तो नहीं है। इसलिए, यह सोच कर हमें गर्व महसूस होता है कि भारतवासी होने के नाते सिद्धांत, प्रयोग और खासकर चिंतन के मामले में हमें हीनताबोध करने का यथोचित कोई कारण नहीं है। बल्कि सच तो यही है कि ऐतिहासिक रूप से अनमोल, सैद्धांतिक पर्यवेक्षण से संसिक्त विशाल जो रत्न भंडार हमारे पास मौजूद हैं, चोटी के पश्चिमी मुखियाओं के लिए वह तो कल्पनातीत है।

लम्बे तीस वर्षों स भी ज्यादा समय से कैंसर चिकित्सा करते रहने के दौरान प्राप्त अनुभवों के आधार पर मैं इतना ही कहना चाहूँगा कि हिन्दी भाषी पाठ्क इस पुस्तक को पढ़कर अवश्य उपकृत होंगे।

स्थविर दासगुप्ता-2014
कोलकाता

REFERENCES

1. Websters' Third New International Dictionary of the English Language unabridged.Ed. Grove, P.B., G & C, Merriam Co., Springfield, 1971
2. Virchow, R.' Quoted by Ewing, J., Pathological aspects of some problems of experimental research. Jour, Cancer Research,1:71, 1916..
3. Foulds, L.: Neoplastic Development. I. Academic Press, London, N.Y., 1969.
4. Watson, J.D.; Quoted by Greenberg, D.S., in 44.
5. Burnet, M.: Immunological Surveillance. Pergamon Press, Oxford 1970.
6. Kothari, M.L., and Mehta, Lopa A.; The Nature of Cancer, Kothari Medical Publications, Bombay,1973.
7. Love, R.; Obituary - Leslie Founds, Jour, Natl., Cancer Inst., 53:III, 1974.
8. Hixson,J.; The Patchwork Mouse, Politics and Intrigue in the Campaign to Conquer Cancer, Anchor Press/Doubleday, N.Y. 1976.
9. Solzhenitsyn, A.; Cancer Ward. Bantam Books, N.Y. 1972.
10. Ingelfinger, F.J.; Cancer! alarm! cancer! N.Eng. Jour. Med., 293:1319 1975.
11. Jones, H.B.: Demographic consideration of the cancer problem. Tran N.Y.Acad.Set., 18:298, 1956.
12. Logan, W.P.D.: Cancer of the breast: no decline in mortality. WHO Chronicle, 29:462,1975.
13. Dao, T.: Quoted by Greenberg, D.S. in, 44.
14. Brody, J.E. and Holleb, A.I.: You Can Fight Cancer and Win. Quad rangle/ The New York Times Book Co., N.Y. 1977.
15. Burnet, M.: Genes, Dreams and Realities, MTP, Bucks, 1971.
16. Goodfield, J.: The Siege of Cancer, Dell Publ. Co., N.Y.1975.
17. Roe, F.J.C.: Cancer as a disease of the whole organism. In, The Biology of Cancer. (Ed. Ambrose, E.J., and Roe, F.J.C.) D.Van Nostrand, London, 1966, p.l.
18. Dawe, C.J.: Phylogeny and oncogeny. In, Neoplasms and Related Disorders of Invertebrate and Lower Vertebrate Animals. Natl. Cancer Inst. Monograph, 31:1, 1969.

19. Weiss, P.: Some introductory remarks on the cellular basis of differentiation. Jour. Embyyolic and Exp. Morphology, 1:181, 1953.
20. Willis, R.A.: Pathology of Tumours, Butterworths, London, 1967.
21. Weinstein, I.B.: Genetic code of normal and neoplastic mammalian cells, Gann Monogr., 4:3, 1968.
22. Glemser, B.: Man Against Cancer. Funk & Wagnalls, N.Y.1969.
23. Garb, S.: Cure for Cancer A National Goal. Springer, N.Y. 1968.
24. Comfort, A.: Aging: The Biology of Senescence. Routledge and Kegan Paul, London, 1964, p.57.
25. Knudson, A.G.: Genetics and Disease. McGraw-Hill, N.Y. 1965.
26. Hayflick, L.: The cell biology of human aging. N.Eng. Jour, Med., 295:1302, 1976.
27. Griffin, G.E.: World Without Cancer: The Story of Vitamin B17 Parts I & II. American Media, California, 1974.
28. Benn, G.: Quoted by Plessner, H.: in, On the relation of time to death. In, Man and Time: Papers from the Eranos Yearbooks. Pantheon Books, N.Y., 1957, p.249.
29. Zumoff, B., Hart, H., and Hellman, L.: Considerations of mortality in certain chronic diseases. Ann. Int. Med., 64:595, 1966.
30. Innes, J.R.M.: Malignant disease of domesticated animals. In, Cancer III. (Ed. Raven, R.W.), Butterworths, London, 1958, p.73.
31. Schlumberger, H.G.: Tumours characteristic for certain animal species:A review. Cancer Research, 17:823, 1957.
32. Dameshek, W., and Gunz, F.: Leukemia. Grune and Stratton, N.Y., 1964.
33. Pickering, G.: Degenerative diseases: Past, present and future. In Reflections on Research and the Future of Medicine, (Ed. Lyght, C.E.), McGraw-Hill, N.Y., 1967, p.83.
34. Foote, T.: Books: The taste of hemlock. Time, June 12, 1972, p.62.
35. Haldane, J.B.S.: Cancer's a Funny Thing. New Statesman, Feb 21,1964.

36. Behaviour: Frued and death. Time, July 17, 1972 p.29.
37. Huxley, Laura A.: This Timeless Moment. A personal view of Aldous Huxley. Chatto & Windus, London, 1969.
38. Leukemia Abstracts. Sponsored by: Lenore Schwartz Leukemia Research Foundation. Prepared by: Research Information Service. The John Cerar Library, Chicago.
39. Gunther,J.: Death Be Not Proud. A Memoir. Harper & Row, N.Y., 1965.
40. Bodley Scott, R.: Cancer chemotherapy - The first twenty-five years. Brit.Med.Jour., 4:259, 1970.
41. Lajtha, L.G.: The nature of cancer. In, What we Know about Cancer.(Ed. Harris, R.J.), George Allen & Unwin, London, 1970, p.34.
42. Editorial: 'Early; Diagnosis of cancer. N. Eng. Jour. Med., 275:673, 1966.
43. Cheatle, G.L.: Important early symptoms in diseases of breast. Brit. Med.Jour., 2:47, 1927.
44. Greenberg, D.S.: 'Progress' in cancer research - Don't say it isn't so. N.Eng. Jour.Med., 292:707, 1975.
45. Whiteside, M.G., Cauchi, M.V., and Paton, C.M.: Immunotherapy with chemotherapy in the maintenance of remission in acute myeloblastic leukemia. Med. Jour. Aust., 2:10, 1976.
46. Mathe,G.: Approaches to the immunological treatment of cancer in man. Brit. Med. Jour., 4:7,1969.
47. Wilcox, W.S.: The last surviving cancer cell: The chances of killing it Cancer Chemother. Rep., 50:541, 1966.
48. Medicine: What causes cancer? Newsweek, January 26, 1976, p.40.
49. Economy & Business: Reappraising saccharin - and the FDA. Time, April 25, 1977, p.43.
50. Kaplan, H.S.: Discussion on cocarcinogenic substances by Salaman, M.H. In, Ciba Foundation Symposium on Carcinogenesis: Mechanismsof Action (Ed. Wolstenholme, G.E.W., and O.'Connor, M.), Churchill, London, 1959, p.82.
51. Boyd, W.: A Textbook of Pathology. Structure and Function in DiseaseLea and Febiger, Philadelphia, 1970.
52. Coppleson, M., and Reid, B.: Preclinical Carcinoma of the Cervix Uteri. Pergamon Press, Oxford, London, 1967.

53. Kessler, I.I.: Husband as agent of cervical cancer. Medical Aspects of Human sexuality. August 19,1977, p.84.
54. Fuller, B.A.G.: A History of Philosophy. Oxford & IBH Publ. Co., Calcutta,1955, part II, p.152.
55. Kark, W.: A symposis of Cancer. John Wright, Bristol, 1966, p.101.
56. Royal College of Physicians of London: Report on smoking in relation to cancer of the lung and other diseases. Pitman, London, 1962.
57. Russell, B.: On the notion of cause. In, Mysticism and Logic. W. Norton & Co., N.Y. 1929, p.171.
58. Knebel, F.: Quoted in, The International Thesaurus of Quotations. Compiled by Tripp, R.T., Penguin Books, Middlesex, 1976, 976.8.
59. Koestler,A.: The perversity of physics.In, The Roots of Coincidence. Vintage Books, N.Y., 1973, p.50.
60. Webb, H.E. and Smith, C.E.G.: Viruses in the treatment of cancer. Lancet, 1:1206, 1970.
61. Prehn, R.T.: Immune reaction as a stimulator of tumour growth. Science, 176:170, 1972.
62. Medicine: Mammogram muddle. Time, August 2,1976, p.45.
63. Fialkow, P.J.: The origin and development of human tumours studied with cell markers. N.Eng. Jour. Med., 291:26, 1974.
64. Jelliffe, A.M.: Book review: The Prevention of Cancer. Proc. Roy.Soc.Med., 61:1072,1968.
65. Cushing, H.: Quoted in, 124, p.451.
66. Leading Article: The curability of cancer. Lancet, 1:715,1954.
67. Park, W.W., and Lees, J.C.: The absolute curability of cancer of the breast. Surg. Gynec.Obstet., 93:129, 1951.
68. Bloodgood, J.C.: The diagnosis of early breast tumours.Jour.Amer. Med. Ass., 81:875, 1923.
69. McKinnon, N.E.: Control of cancer mortality. Lancet, 1:251, 1954.
70. Bunker, J.P., Donahue, V.L., Cole, P., and Notman, M.T.: Elective hysterectomy: Pro and con. N.Eng. Jour. Med., 295:264,1976.
71. Smithers, D.W.: On the Nature of Neoplasia in Man. Livingstone Edinburgh, London, 1964.

72. Hosokawa, T., Ito., H., Sekina, T., Komuro, N., Tanaka, T., Sekino, S., Miyashita, A., Miura, S., and Ozeki, A.: Studies on the histogenesis of induced chorioepithelioma in rats. Jikeikai Med. Jour., 23:85, 1976.
73. Walker, A.E.: Intracranial tumours, In Cecil-Loeb Textbook of Medicine, (Ed. Beeson, P.B., and McDermott, W.), W.B. Saunders, Philadelphia, London, 1966,p.1675.
74. Editorial: Carcinoma of the prostate. Lancet, 1:1259, 1958.
75. Franks, L.M.: The natural history of prostatic cancer. Lancet, 2:1037, 1956.
76. Schiller, W., Daro, A.F., Gollin, H.A., Primiano, N.P.: Small preulcerative invasive carcinoma of the cervix: The spray carcinoma. Amer. Jour. Obstet. & Gynec., 65:1088, 1953.
77. Christopherson, W.M., and Parker, J.E.: Dysplasia, Carcinoam in situ, and Microinvasive Carcinoma of the Cervix Uteri. (Ed. Gray, L.), C.C. Thomas, Springfield, Illinois, 1964.
78. Siegler, E.E.: Microdiagnosis of carcinoma in situ of the uterine cervix. A comparative study of pathologists' diagnoses, Cancer, 9:463, 1956.
79. Way, S.: Methods of discovering carcinoma in situ. Reports of Societies, Jour.Obstet. & Gynec. Brit. Emp., 67:150,1960.
80. Wildavsky, A.: Doing better and feeling worse: The political pathology of health policy. In, Doing Better and Feeling Worse: Health in the United States. (Ed. Knowles, J.H.), W.W. Norton & Co., N.Y., 1977, p.105.
81. Fischer, M.H.: Quoted in 124, p.97.
82. Macdonald, I.: The breast. In, Management of the Patient with Cancer. (Ed. Nealon, T.F.) W.B. Saunders, Philadelphia, London, 1965, p.435.
83. Kiricuta, I., and Bucur, M.: Prognostic value of malignant evolutive onset in breast cancer. In, Oncology 1970, Abstracts. Year Book Medical Publishers, Chicago, 1970, p.732, Abstract 1199.
84. Hamblin, T.: Personal view. Brit. Med. Jour., 3:407, 1974.
85. Billroth, T.: Quoted by Rosemond, G.P., in Newer concepts in the management of patients with breast cancer. Cancer, 28:1372, 1971.

86. Veronesi, U.: Noncurative surgery. In, Cancer Medicine, (Ed. Holland,J.F., and Frei, III, E.), Lea and Febiger, Philadelphia, 1974, p.530.
87. Wilson, C.: The Outsider. Pan Books, London, 1971.
88. Brooke, B.N.: Understanding Cancer, Heinemann, London, 1971, p.105.
89. Watts, A.: Wealth versus money. In, Project Survival, Playboy Press, Chicago, Illinois, 1971, p.165.
90. Stephens, F.O.: 'Crab' care and cancer chemotherapy, Med. Jour. Aust., 2:41, 1976.
91. Veronesi, U.: Principles of cancer surgery. In, Cancer Medicine (Ed.Holland, J.F. and Frei III, E.), Lea and Febiger, Philadelphia, 1974. p.521.
92. Weil, R.: Chemotherapy and tumours. Jour.Amer. Med.Ass., 64:1283, 1915.
93. Issels, J.: Quoted by Newton-Fenbow, P.in 238, p.127.
94. Lewin,I.: Neoplasia. In, Internal Medicine Based on Mechanisms of Disease. (Ed. Talso, P.J., and Remenchik, A.P.), C.V. Mosby Co., Saint Louis, 1968, p.140.
95. Sutherland, R.: Cancer, The Significance of Delay. Butterworths, London, 1960.
96. Homburger, F.: The Biologic Basis of Cancer Management. Hoeber-Harper, N.Y., 1957.
97. Lewison, E.F., Montague, A.C.W., and Kuller, L.: Breast cancer treated at the John Hopkins Hospital, 1951-1956. Cancer, 19:1359, 1966.
98. Henderson, E.S.: Acute lymphoblastic leukemia. In, Cancer Medicine. (Ed. Holland, J.F., and Frei, III, E.), Lea and Febiger, Philadelphia 1974, p.1173.
99. Metchnikoff, E.: Quoted by Harrison, R.J. and Montagna,W., in Man. Appleton-Century-Crofts, N.Y., 1969, p.337.
100. Karnofsky, D.A.: Experimental cancer chemotherapy. In, Physiopathology of Cancer. (Ed. Homburger, F.), Hoeber - Harper, 1959,p.783.
101. Chabner, B.A.: Second neoplasm - a complication of cancer chemotherapy. N.Eng. Jour. Med., 297:213, 1977.
102. Reimer, R.R., Hoover, R., Fraumeni, J.F., Jr. and Young, R.C.: Acute leukemia after alkylating-agent therapy of ovarian cancer. N.Eng. Jour.Med., 297:177, 1977.

103. Cancer problems 160 years ago. Institution for investigating the nature of cancer. Int. Jour. Cancer, 2:281, 1967. This article originally appeared in the Edinburgh Medical and Surgical Jour., 2:382, 1806.

104. Ho, J.H.C.: Head and neck tumours. The natural history and treatment of nasopharyngeal carcinoma (NPC). In, Oncology. IV. (Ed. Clark, R.L.,Cumbley R.W. McCay, J.E., and Copeland, M.M.), Year Book Medical

105. Publishers, Chicago, 1970, p.1. Green R.A., and Dixon, H.: Expectancy for life in chronic lymphatic leukemia, Blood, 25:23, 1965.

106. Monti, A.: Diseases of the blood-forming organs. In, Internal Medicine Based on Mechanisms of Disease. (Ed. Talso, P.J., and Remenchik, A.P.), C.V. Mosby Co., Saint Louis 1968, p.644.

107. Field, J.B., Jr.: Quoted by Green, M.E. in, When to treat leukemia. N.Eng. Jour. Meds., 281,1018, 1969.

108. Stevens, A.R.: Lymphatic leukemia for perhaps 28 years. N.Eng. Jour.Med., 281:448, 1969.

109. Durrant, K.R., Berry, R.J., Ellis, F., Ridehalgh, F.R., Black, J.M., and Hamilton, W.S.: Comparison of treatment policies in inoperable bronchial carcinoma. Lancet, 1:715,1971.

110. Swan, K.G.: Surgeons and operations. N. Eng. Jour. Med., 282:1105, 1970.

111. Wenkart, A., and Robertson, B.: The natural course of gallstone disease. Eleven years; review of 781 non-operated cases. Gastroenterology, 50:376, 1966.

112. Bloom, H.J.G.: Natural history of untreated breast cancer. Ann. N.Y. Acad. Sci., 114: 747, 1964.

113. Zumoff, B., and Hellman, L.: The possibility of predicting the efficacy of cancer chemotherapy in the prolongation of survival. Lancet, 1:878, 1967.

114. Berry R.E.L.: The surgical and non-surgical treatment of gastric ulcer. Arch. Surg., 79:326, 1959.

115. Moore, F.D.: The effect of definitive surgery on duodenal ulcer disease: a comparative study of surgical and non-surgical management. Ann.Surg., 132:652, 1950.

116. Wilson, J.K.: The natural history of mitral stenosis. Canad. Med. Ass.Jour., 71:323, 1954.

117. Eisenberg, H.: Trends in survival of digestive system cancer patients in Connecticut 1935 to 1962. Gastroenterology, 53:528,1967
118. Editorial: Oral cancer: A stubborn problem. *Lancet*, 1:299, 1972.
119. Ratcliff, J.D.: I am Jane's breast. *Reader's Digest* (India), September 1972, p.147.
120. Wilkie, D.P.D.: In, *Great Teachers of Surgery in the Past*. John Wright, Bristol, 1969, p.144.
121. Medicine: A right to die? *Newsweek*, November 3, 1975, p.42.
122. Robbins, L.L.: Prognosis, *Arch. Int.Med.*, 107:801, 1961.
123. Morton, L.T.: *A Medical Bibliography*. (Ed. Morton, L.T.), Andre Deutsch, London, 1970.
124. *Familiar Medical Quotations*. (Ed. Strauss, M.B.), Little Brown & Co., Boston, 1968.
125. Anonymous: Quoted in 124, p.461.
126. Black, M.M., Opler, S.R., and Speer, F.D.: Structural representations of tumour-host relationships in gastric carcinoma. *Surg. Gynec. Obstet.*, 102:599, 1956.
127. Mulligan, R.M.: Introduction to the pathology of cancer. In, *Management of the Patient with Cancer.* (Ed. Nealon, T.F.), W.B. Saunders, Philadelphia, 1965, p.11.
128. Boyd, W.: ***Boyd's Pathology for the Surgeon.*** (Ed. Anderson, W.), W.B. Saunders, Philadelphia, 1967.
129. Nathanson, I.T. and Welch, C.E.: Life expectancy and incidence of malignant disease: I.Carcinoma of breast. *Amer. Jour. Cancer,* 28:40, 1936.
130. Hyman, H.T.: Quoted in, 124, p.461.
131. Krall, L.P.: Clinical evaluation of prognosis. In, *Joslin's Diabetes Mellitus*. (Ed. Marble, A., While, P., Bradley, R.F., and Krall L.P.), Lea & Febiger, Philadelphia, 1971, p.211.
132. Friedberg, C.K.: Angina Pectoris. In, *Cecil-Loeb Textbook of Medicine*. (Ed. Beeson, P.B. and McDermott, W.), W.B. Saunders, Philadelphia,London, 1966, p.682.
133. Perera, G.A.: Primary (essential) hypertension. In, *Cecil-Loeb Textbook of Medicine* (Ed. Beeson, P.B., and McDermott, W), W.B. Saunders, Philadelphia, London, 1966, p.682.

134. Goldberg, I.D., Levin, M.L., Gerhardt, P.R., Handy, V.H., and Cashman, R.E.: The probability of developing cancer, *Jour. Natl. Cancer Inst.*, 17:155,1956.
135. Macdonald, I.: The natural history of mammary carcinoma. *Amer. Jour.Surg.*, 111:435, 1966.
136. Medicine: Who shall die? *Newsweek*, May 24, 1971, p.52.
137. Hewitt, H.B.: Review of Cancer and the Immune Response by Currie, G.A. *Brit. Jour. Radiol.*, 48:516, 1975.
138. Byers, V.S. and Levin, A.S.: Tumour immunology. In, *Basic and Clinical Immunology.* (Ed. Fudenberg, H.H. Stites, D.P., Caldwell, J.L., and Wells, J.V.), Lange Medical Publications, Los Altos, California, 1976, p.242.
139. Editorial Comment: R.W.: *The Year Book of Cancer* 1973. (Ed. Clark, R.L., and Cumley, R..W.), Year Book Medical Publishers, Chicago, 1973, p.346.
140. Macdonald, I., and Kotin, P.: Biologic predeterminism in gastric carcinoma as the limiting factor of carability. *Surg. Gynec., Obstet., 98:148,1954.*
141. McKhann, C.F.: Book review: Immunotherapy of Cancer in Man: Scientific Basis and Current Status. *N.Eng. Med.,* 290:1267, 1974.
142. Roitt, I.M.: Transplantation. In, *Essential Immunology.* Blackwell, Oxford, 1974, p.181.
143. Nutting, M.G.: Ascites in malignant melanoma after oral BCG immunotherapy. *N.Eng. Jour. Med.*, 295:395, 1976.
144. Saksela, E., and Meyer, B.: Clinical follow-up and the cell-mediated cytotoxicity against HeLa cell in patients with invasive or pre-invasive cervical cancer. *Med. Biol.,* 54:217, 1976.
145. Harris, J.E., and Sinkovics. J.G.: Tumours of man. In, *the Immunology of Malignant Disease*. C.V.Mosby, Saint Louis, 1970, p.203.
146. Oettgen, H.F., and Hellstrom, K.E.: Tumour immunology. In, *Cancer Medicine.* (Ed. Holland, J.F., and Freit, III, E.), Lea & Febiger, Philadelphia, 1974. p.951.
147. McKhann, C.F., Hendrickson, C.G., Spitler, L.E., Gunnarsson, A.,Banerjee, D., and Nelson, W.R.: Immunotherapy of melanoma with BCG: two fatalities following intralesional injection. *Cancer,* 35:514, 1975.

148. Bluming, A.G.: BCG: A note of caution. *N.Eng. Jour. Med.*, 289:860, 1973.
149. Wybran, J.: Experimental aspects of immunotherapy. In, *Basic and Clinical Immunology.* (Ed. Fudenberg, H.H., Stites, D.P., Caldwell, J.L. and Wells, J.V.), Lange Medical Publications, Los Altos, California, 1976,p.606.
150. Peter, L.J., and Hull, R.: *The Peter Principle*, Pan Books Lt., London, 1971.
151. Kothari, M.L., and Mehta, Lopa A.: The nature of immunity, I & II. *Jour.Postgrand. Med.*, 22:50, 112, 1976.
152. Lerner, A.J.: My Fair Lady. Adapted from *Pygmalion* by Shaw, G.B.Penguin Books, Middlesex, 1965.
153. Solzhenitsyn, A.: *The First Circle.* Allied Publishers Pvt.Ltd., Bombay,1970, p.88.
154. a. Weinberg, A.M.: Science and trans-science. *Minerva,* 10:209-222,1972.b. Leader: Trans-science. *Med. Jour.Aust.* 2:923, 1975.
155. Homburger, F.: Clinical investigation in cancer research. In, *The Physiopathology of Cancer.* (Ed. Homburger, F.), Hoeber-Harper, N.Y., 1959, p.890.
156. Hoch-Ligeti, C.: *Laboratory Aids in Diagnosis of Cancer.* C.C. Thomas, Springfield, Illinois, 1969.
157. Capra, F.: *The Tao of Physics.* N.Y., 1977.
158. Ananthachar, V.S.: Do we know what mass it? *Science Reporter,* 6:287, 1969.
159. Dawkins, R.: *The Selfish Gene,* Oxford Univ. Press, Oxford, 1976, p.30.
160. Ardrey, R.: *The Social Contract*, Collins, London, 1970, p.5.
161. Science: DNA research: Not so dangerous after all? *Time,* August 15, 1977. p.44.
162. Weaver, R.F.: The cancer puzzle. *National Geographic,* 150:396, 1976.
163. Tainter, M.C.: Medicine's golden age: The triumph of the experimental method. *Tran. N.Y. Acad. Sci.*, 18:206, 1956.
164. Heiger, I.: Theories of carcinogenesis. In, *Ciba Foundation Symposium on Carcinogenesis: Mechanisms of Action.* (Ed. Wolstenholme, G.E.W., and O'Connor, M.), Churchill, London, 1959, p.3.

165. Smithers, D.W.: *A Clinical Prospect of the Cancer Problem.* Living stone, Edinburgh, London, 1960.
166. Page, I.H.: Cancer - conquest or turmoil? *Modern Medicine*, 39:73, 1971.
167. *Cancer Medicine,* Edited by Holland., J.F., and Frei, III, E. Lea & Febiger, Philadelphia, 1974.
168. Mihich, E.: Pharmacologic principles and the basis for selectivity of drug action. In, *Cancer Medicine*. (Ed. Holland, J.F., and Frei, III, E.) Lea & Febiger, Philadelphia, 1974, p.650.
169. Indian Cancer Society: Second All India Cancer Convention. *The Indian Express*, Bombay, February 17, 1978.
170. McGrady, P.: Quoted by, Weaver, R.F., in 162.
171. Rutstein, D.D.: The paradox of modern medicine. In, *The Coming Revolution in Medicine*. Vakils, Feffer and Simons Pvt.Ltd., Bombay, 1967, p.9.
172. Kurtzman, J., and Gordon, P.: *No More Dying: The Conquest of Aging and the Extension of Human Life*. Dell Publ. Co., N.Y., 1977.
173. Culliton, B.J.: Science, society and the press. *N. Eng. Jour. Med.,*296:1450,1977.
174. Cover Story: Towards cancer control. *Time*, March 19, 1973, p.30.
175. Greenberg, D.S.: The press and health care. *N. Eng.Jour. Med.*, 297:231, 1977.
176. Eisenberg, L.: The search for care. In, *Doing Better and Feeling Worse: Health in the United States.* (Ed. Knowles, J.H.). W.W. Norton, N.Y., 1977, p.235.
177. Taylor, D.M.: Book review: The Nature of Cancer. *Brit. Jour. Radiol.,*48:420, 1975.
178. Segi, M., and Kurihara, M.: *Cancer mortality for selected cancer siters in 24 countries*, NO.4 (1962-1963), Sendai (Japan) Tohoko University School of Medicine, Dept. of Public Health, Japan, 1966.
179. Dunham, L.J., and Bailer, J.C.: World maps on cancer mortality rates and frequency ratios. *Jour. Natl. Cancer Inst.,* 41:155, 1968.
180. Khanolkar, V.R.: Quoted by Glesmer in 22, p.122.

181. Moore D.H., Sarkar, N.H. Kramarsky, B., Lasfargues, E.Y., and Charney, J.: Some aspects for the search for a human mammary tumour virus. *Cancer*, 28:1415, 1971.
182. Higginson, J.: Foreword. In, *Cancer Incidence in Five Continents*. Volume III-1976. International Agency for Research on Cancer, Lyon, 1976, p.vii.
183. Portmann, A.: Time in the life of the organism. In, *Man and Time*, Pantheon Books, N.Y., 1957, p.308.
184. Everson, T.C., and Cole, W.H.: *Spontaneous Regression of Cancer*. W.B. Saunders, Philadelphia, 1966.
185. Comments: Spontaneous regression of primary cutaneous melanoma.*Med. Jour. Aust.*, 2:759, 1975.
186. Pack, G.T.: St. Peregrine, O.S.M. the patron saint of cancer patients, Ca,17:183, 1967.
187. Curtis, H.J.: Biological mechanisms of delayed radiation damage in mammals. In, Current Topics in Radiation Research. (Ed. Ebert, M., and Howard, A.), North-Holland Publ. Co., Amsterdam, 1967, p.139.
188. Shimkin, M.B.: Pulmonary tumours in experimental animals. Adv.Cancer Research, 3:223, 1955.
189. Bizzozero, O.J. Johnson, K.G., and Cicocco, A.: Radiation-related leukemia in Hiroshima and Nagasaki, 1946-1964, N.Eng. Jour. Med., 274:1095, 1966.
190. Kothari, M.L., and Mehta Lopa A.: Modus operandi of carcinogens: Mere temporal advancement. Jour. Postgrad. Med., 15:101, 1969.
191. Stewart, F.M.: The Methuselah Enzyme. Bantam Books, N.Y., 1972.
192. Selye, H.: The future for aging research. In, Perspectives in Experimental Gerontology. (Ed. Shock, N.W.), C.C. Thomas, Springfield, Illinois, 1966, p.375.
193. Strehler, B.L.: Time, Cells and Aging. Academic Press, N.Y., London, 1968.
194. Nelson, W.E.: Diabetes Mellitus. In, Textbook of Pediatrics. (Ed. Nelson, W.E.), W.B. Saunders, Philadelphia, 1969, p.1155.
195. Maugh II, T.H. and Marx, J.L.: Seeds of Destruction. The Science Report on Cancer Research. Plenum Press, N.Y., 1975.

196. Waterhouse, J.A.H.: Cancer Handbook of Epidemiology and Prognosis. Churchill, Livingston, London, 1974.
197. Loewy, A.G. and Siekevitz, P.: Cell Structure and Function. Amerind Publ.Co., New Delhi, 1974, p.7.
198. Nilsson, L., and Lindberg., J.: Behold Man, Harrap, London, 1973, p.143.
199. Kothari, M.L., and Mehta, Lopa A.: Cancerology - Science or Non-Science. Jour. of Postgrad. Med., 24:68, 1978.
200. Carrel, A.: Man, the Unknown. Macffaden Publications, N.Y., 1961, p.162.
201. Illich, I.: Limits to Medicine, Medical Nemesis: The expropriation of Health. Marrion Boyars Publishers Ltd., 1976.
202. Malleson, A.: Need Your Doctor Be So Useless? George Allen & Unwin, London, 1973.
203. Platt, R., Private and Controversial, Cassell. London, 1972.
204. Cullinton, B.J.: Mammography controversy: NIH's entree into evaluating technology. How important is early detection? Science, 198:171, 1977.
205. Rang, M.: The Ulysses syndrome. Canad. Med. Ass. Jour., 106:122, 1972.
206. Huxley, A.: The Perennial Philosophy. Fontana Books, Collins, 1966,p.299.
207. Barnard, C.: Heart Attack. You don't Have to Die. W.H. Allen, London N.Y., 1972, p.78.
208. Harrison, T.R.: In retrospect: some pride and more folly. Am. Jour. Med.Sci., 269:11, 1975.
209. Krauss, K.: Quoted in, 124, p.97.
210. Proust, M.: Quoted in, 124, p.472.
211. D'Arcy, P.F., and Griffin, J.P.: Iatrogenic Diseases. Oxford Univ. Press, London, 1972.
212. *Disease of Medical Progress*, Edited by Moser, R.H., C.C. Thomas, Springfield, Illinois, 1964.
213. Pyke, D.A.: Iatrogenic disease. In, *The Fontana Dictionary of Modern Thought*. (Ed. Bullock, A., and Stallybrass, O.) Fontana/Collins, London, 1977, p.296.
214. Knowles, J.H.: The responsibility of the individual. In, *Doing better and Feeling Worse: Health in the United States.* (Ed. Knowles, J.H.), W.W. Norton, N.Y., 1977, p.57.

215. Ferguson, J.H..: Positive cancer smears in teenage girls. *Jour. Amer. Med. Ass.,* 219:81, 1972.
216. King, L.S.: Editorial: Let this be a lesson to you! *Jour. Am.Med.Ass.*,219:81, 1972.
217. Bailar, J.C. III.: Estrogen therapy for prostatic cancer. In, *Progress in Clinical Cancer. IV.* (Ed. Ariel, I.M.), Grune and Stratton, N.Y., 1970, p.387.
218. Crile, G., Jr.: The advantage of bypass operations over radical pancreatoduodenectomy in the treatment of pancreatic carcinoma. *Surg.Gynec. Obstet.*, 130, 1049, 1970.
219. Duval, M.K.: The provider, the government, and the consumer. In, *Doing Better and Feeling Worse: Health in the United States.* (Ed. Knowles, J.H.), W.W. Norton, N.Y., 1977, p.185.
220. Medicine: A time to write. *Time,* November 14, 1977, p.40.
221. Gellhorn, A.: Clinical cancer chemotherapy. In, *Physiopathology of Cancer.* (Ed. Homburger, F.), Hoeber - Harper, 1959, p.1013.
222. Ingelfinger, F.J.: Editorial: Laetrilomania. *N. Eng.Jour.Med.,* 296:1167, 1977.
223. Martin D.S.: Laetrile - a dangerous drug. Ca, 27:301,1977.
224. Dawe, C.J.: Comparative neoplasia. In, *Cancer Medicine.* (Ed. Holland, J.F., and Frei, III, E.), Lea & Febiger, Philadelphia, 1974.p.193.
225. Leading Article: How relevant is present cancer research? *Brit. Med.Jour.*, 3:45, 1969.
226. Altman, L.K.: Cancer experiment spurs controversy: New York Times, 23rd October 1977, p.27. Quoted in *Current Contents*, 21:12, 1978.
227. Arley, N.: Applications of stochastic models for the analysis of the mechanism of carcinogenesis. In, *Stochastic Models in Medicine and Biology.* (Ed. Gurland, J.), The Univ. Wisconsin Press, Maddison, 1964, p.3.
228. Burnet, M.: Concepts of autoimmune disease and their implications for therapy. In, *Reflections on Research and the Future of Medicine.*(Ed. Lyght, C.E.), McGraw Hill, N.Y., 1967, p.9.
229. Mirkin, H.R.: *The Complete Fund Raising Guide.* Public Service Materials Centre, 1973.

230. Susser, M.: *Causal Thinking in the Health Sciences. Concepts and Strategies of Epidemiology.* Oxford Univ. Press, N.Y., 1973.

231. Fredrickson, D.S.: Health and the search for new knowledge. In, *Doing Better and Feeling Worse: Health in the United State.* (Ed. Knowles, J.H.), W.W. Norton, N.Y., 1977, p.159.

232. Berman, E.: The Solid Gold Stethoscope. Macmillan, N.Y., 1976, p.169.

233. Higginson, J.: Overall anti-cancer strategy. In, Cancer – Painstaking Progress. Documenta Geigy, Ciba-Geigy Ltd.,. Basle, 1971.

234. Thomas, L.: On the science and technology of medicine. In, Doing Better and Feeling Worse: Health in the United States. (Ed. Knowles, J.H.), W.W. Norton, N.Y., 1977, p.35.

235. Foote, T.: Books: Witness to yesterday. Time, September 25, 1972, p.52.

236. Peabody, F.W.: Quoted in 124, p.164.

237. Peabody, F.W.: The pathology of the bone marrow in pernicious anemia. Amer. Jour. Path. 3:179, 1927.

238. Newton-Fenbow, P.: A Time to Heal. A Personal Testimony of Dr. Issels' Cancer Treatment.P. Souvenir Press, London, 1971.

239. Spriggs, A.I., Boddington, M.M., and Halley, W.: Uniqueness of malignant tumours. Lancet, 1:211, 1967.

240. 240. Scheinfeld, A.: You and Heredity. (Ed. Haldane, J.B.S.), Chatto and Windus, London, 1939.

241. Roberts, J.A.F.: An Introduction to Medical Genetics. Oxford Univ. Press, London, 1970.

242. Higginson, J., and Muir, C.S.: The role of epidemiology in elucidating the importance of environmental factors in human cancer. Cancer Detection and Prevention, 1:79, 1976.

243. Schneiderman, M.A.: Eighty percent of cancer is related to the environment. Laryngoscope, 88:559, 1978.

244. Staszewski, J., Slomska, J., Muir, C.S., and Jain, D.K.: Sources of demographic data on migrant groups for epidemiological studies of chronic diseases. Jour. Chronic Dis., 23:351, 1970.

245. Haenszeal, W., and Kurihara, M.: Studies of Japanese migrants. I. Mortality from cancer and other diseases among

Japanese in the United States, Jour. Natl.,Cancer Inst., 40:43, 1968.

246. Willis, R.A.: The Spread of Tumours in the Human Body. Butterworths, London, 1952.

247. Lewis, M.R., and Cole, W.H.: Experimental increase of lung metastases after operative trauma (amputation of limb with tumour).Arch. Surg., 77:621, 1958.

248. Windeyer, B.: Applications of radiology to radiotherapy. In, Modern Trendsin Radiotherapy-2. (Ed. Deeley, T.J.), Butterworths, London, 1972,p.1

249. Kligerman, M.M.: Principles of radiation therapy. In, Cancer Medicine.(Ed. Holland, J.F., and Frei. III, E.), Lea & Febiger, Philadelphia, 1974,p.541.

250. Copeland, M.M.: The biologic aspects of cancer of the breast: A challange.Amer. Geriatrics Soc., 36:97, 1978.

251. Gunz, F.W.: Chronic lymphocytic leukemia. In, Cancer Medicine.(Ed.Holland, J.F., and Fri, III,E.), Lea & Febiger, Philadelphia, 1974, p.1256.

252. Lo Buglio, A.F.: Leukemic reticuloendotheliosis: A defined syndrome of an ill deined cell. N.Eng. Jour. Med., 295:219,1976.

253. Cell Differentiation: A Ciba Foundation Symposium. Edited by De Reuck,A.V.S., and Knight, J. Churchill, London, 1967.

254. DeRobertis, E.D.P., Saez, F.A., and DeRobertis, Jr.E.M.F.: Cell differentiation and cellular interaction. In, Cell Biology, W.B.Saunders, Philadelphia, 1975, p.441.

255. Bhatnagar, S.M., Kothari, M.L., and Mehta, Lopa A.: Essentials of Human Embryology. Orient Longman Ltd., Bombay, 1983, p.78.

256. Daver, A., and Agerup, B.: B2- Microglobulin and cancerembryonic antigen in intestinal cancer. Danish Med. Bull., 25:91, 1978.

257. Shields, R.: Ectopic hormone production by tumours. Nature, 272:494,1978.

258. Ellison, R.R.: Acute myelocytic leukemia. In, Cancer Medicine. (Ed. Holland, J.F., and Frei, III, E.), Lea & Febiger, Philadelphia, 1974. p.1199.

259. Gius, J.A.: Palliative treatment of cancer. In, Fundamentals of General Surgery. Oxford & IBH Publ.Co., Calcutta, 1965, p.241.
260. Gius, J.A.: Cancer and cacotelic operations. Surg. Gynec.& Obstet., 108:743, 1959.
261. Moertel, C.G.: The esophagus, In, Cancer Medicine. (Ed. Holland, J.F. and Frei, III, E.), Lea & Febiger, Philadelphia, 1974, p.1519.
262. Feinstein, A.R.: Symptoms as an index of biologic behaviour and prognosis in human cancer. Nature, 209:241, 1966.
263. Cowdry, E.V.: Etiology and Prevention of Cancer in Man. Appleton- Century-Crofts, N.Y., 1968.
264. Nelson, J.H., Jr.: Uterine cervix. In, Cancer Medicine (Ed. Holland, J.F.,and Frei, III, E.), Lea & Febiger, Philadelphia, 1974, p.1733.
265. Colebatch, J.H.: Developing role of anticancer drugs in cancer treatment.Med. Jour. Aust., 1:265, 1978.
266. Leading Article: Non-endemic Burkitt;s lymphoma. Brit. Med. Jour.,1:1508, 1978.
267. Leading Article: The price of survival in childhood leukemia. Brit. Med.Jour., 1:321, 1978.
268. MRC's Working Party on Leukaemia in Childhood: Testicular disease in acute lymphoblastic leukaemia in childhood. Brit. Med. Jour., 1:334,1978.
269. Baumer, J.H., and Mott, M.G.: Sex and prognosis in childhood acute lymphoblastic leukaemia. Lancet, 2:128,1978.
270. Editorial: Testicular infiltrates in childhood leukaemia: Harbour or harbinger.Lancet, 2:136,1978.
271. Jacobs, P.: Editorial: The curing of human leukaemia - Fact or fancy?S.A. Med. Jour., 53:610, 1978.
272. Thomas, E.D., Buckner, C.D., Fefer, A., Sanders, J.E., and Storb, R.:Efforts to prevent recurrence of leukemia in marrow graft recipients. Transplantation Proceedings, 10:163, 1978.
273. Gale, R.P. for the UCLA Bone Marrow Transplant Team: Approaches to leukemic relapse following bone marrow transplantation. Transplantation Proceedings, 10:167, 1978.
274. Santos, G.W.: Bone marrow transplantation in acute leukemia – remaining problems. Transplantation Proceedings,. 10:173,1978.

275. Editorial: Bone-marrow transplantation. Lancet, 1:859,1978.
276. Ziegler, J.L.: Burkitt;s tumour. In, Cancer Medicine (Ed. Holland, J.F.,and Frei, III, E), Lea & Febiger, Philadelphia, 1974, p.1321.
277. Burchenal, J.H.: Geographic chemotherapy - Burkitt;s tumour as a stalking horse for leukemia. Presidential Address to a meeting of the American Association for Cancer Research in Denver, Colorado, May 1966.
278. Hoerr, S.O.: Hoerr's law. Amer. Jour. Surg., 103:411, 1962.
279. Wessel, M.A.: Care of the cancer patient. N. Eng. Journ.Med. 295:1435, 1976.
280. Nealon, T.F., Jr.: Cancer: Some personal reflections and an overview. In, Management of the Patient with Cancer. (Ed. Nealon, T.F., Jr.), W.B. Saunders, Philadelphia, 1965, p.3.
281. Prager, M..D.: Specific cancer immunotherapy. Cancer Immunologic. Immunotherapy, 3:157,1978.
282. a. International Conference on Immunobiology of Cancer. Edited by Friedman, H., and Southam, C.Ann. N.Y.Acad, Sci., Vol.276,1976. b. Carter, S.K.: Immunotherapy of cancer in man: Current status and prospectus. Ann. N.Y. Acad.Sci., 277:722, 1976.
283. The Immuno-cancerology Week in Paris. La Medicine En France, 26:13, August 1978.
284. Furnivall, P.: A personal account of the after-effects of the modern treatment of carcinoma. Brit. Med. Jour., 1:450,1938.
285. Tashima, C.K.: Care of the cancer patient, N.Eng. Jour. Med., 295:1435, 1976.
286. Jones, H.W.: Comment on should the doctor tell the patient that the disease is cancer? by Glibertsen, V.A., and Wangensteen, O.H.C., 12:82,1962.
287. Graham, J.: A time to live: biweekly column in Chicago Daily News and now in Chicago Sun-Times since July 9, 1977.
288. Sontag, S.: 1. Illness as metaphor. 2. Images of illness. 3. Diseases as political metaphor. New York Review of Books, Jan. 26, February 9, February 23, 1978.
289. Marston, R..Q.: Cancer research in the U.S. Nature, 273:321, 1978.

290. Werner, E.R.: Cancer epidemic? A symposium on carcinogers. Bull N.Y.Acad. Med., 54:347, 1978.
291. Curnen, M.G.M.: Epidemiological outlook on cancer. Bull. N.Y. Acad. Med.,54:349, 1978.
292. Cramer, W.: The new outlook on cancer. Brit. Med. Jour., 1:175,1926.
293. Burch, P.R.J.: The Biology of Cancer: A New Approach. MTP, England,1976.
294. Godwin-Austen, R.B.: Parkinson's Disease - A booklet for patients and their families. Parkinson's Disease Society U.K., 1977, p.1.
295. Handley, R.S.: Conservative surgery for breast cancer. Jour. Roy. Soc.Med., 71, 246, 1978.
296. Malpas, J.S. and Whitehouse, J.M.A.: Medical management of malignant disease. In, Progress in Clinical Medicine, Churchill, Livingstone, London, 1978, p.236.
297. Holland,J.: Psychologic aspects of cancer. In, Cancer Medicine (Ed.Holland, J.F., and Frei,II, E.), Lea & Febiger, Philadelphia, 1974, p.991.
298. Ellis, H.: If my wife had cancer of the breast. Brit. Med. Jour., 1:896,1978.
299. Hellegers, A.E.: Biologic origins of bioethical problems. In, Obstertrics and Gynecology Annual. Vol. 6, 1977. (Ed. Wynn, R.M.), Appleton- Century-Crofts, N.Y., 1977, p.1.
300. Comfort, A.: The Anxiety Makers, Panther Books, London, 1968.
301. Leading Article: Breast lumps in adolescent girls. Lancet, 1:260,1978.
302. Knox, E.G.: Multiphasic screening. Lancet, 2:1434, 1974.
303. Editorial: Multiphasic screenin general practice. Lancet, 1:29, 1978.
304. Bate, J.G.: Cervical cytology. In, Contemporary Obstetrics and Gynaecology. (Ed. Chamberlain, G.V.P.), Northwood Publ., London, 1977,p.341.
305. Knaus, W.: Modern hospital becomes a warehouse for machines. Reprinted from Washington Post in Indian Express, August 4, 1978.
306. Round the World: United States: Health care - where the money goes. Lancet, 1:926, 1978.

307. Wied, G.L.: Bahr., G.F., Bartels, H., and Bibbo, M.: Cancer cell identification by computer (Program TICAS). Tenth International Cancer Congress. Abstracts. Houston, Texas, U.S.A., 1970, (Abstract 908), p.561.
308. Muhm, J.R., Brown L.R., and Crowe, J.K.: Use of computed tomography in the detection of pulmonary nodules. Mayo Clinical Proc., 52:345, 1977.
309. Burwood, R.J.: Ultrasound in malignant disease of the abdomen: a review. Jour. Roy.Soc. Med., 71:100, 1978.
310. Juret, P., Delozier, T., Mandard, A.M., Couette, ZJ.E., Leplat, G., and Vernhes, J.C.: Sex of first child as a prognostic factor in breast cancer. Lancet, 1:415, 1978.
311. Ritman, E.L., Robb R.A., Johnson, S.A., Chevalier, P.A., Glibert, B.K., Greenleaf, J.F., Sturm, R.E., and Wood, E.H.: Quantitative imaging of the structure and function of the heart, lungs and circulation. Mayo Clinical Proc., 53:3, 1978.
312. Salmon, S.E., Hamburger, A.W., Soehnlen, B., Durie, B.G.M. Alberts, D.S., and Moon, T.E.: Quantitation of differential sensitivity of human tumour stem cells to anticancer drugs. N. Eng. Jour. Med., 298:1321,1978.
313. Medicine: The petri dish and the patient: Predicting which drugs will work on cancer patients. Time, June 26, 1978, p.55.
314. Stock, J.A.: The chemotherapy of cancer. In, The Biology of Cancer. (Ed. Ambrose, E.J., and Roe, F.J.C.), D. Van Nostrand Comp., London, 1966, p.176.
315. Clarkson, B.D.: Current concepts of leukemia and results of recent treatment programs. Transplantation Proceedings, 10:157, 1978.
316. Hersh, E.M.: Modification of host defense mechanisms. In, Cancer Medicine. (Ed. Holland, J.F., and Frei, III, E.), Lea & Febiger, Philadelphia, 1974, p.681.
317. Editorial: Human tumours in mice and rats. Lancet, 1:138, 1978.
318. Zubrod, C.G.: Introduction. In, Cancer Medicine. (Ed. Holland, J.F., and Frei, III, E.), Lea & Febiger, Philadelphia, 1974, p.601.
319. Bodey, G.P.: Infections in patients with cancer. In, Cancer Medicine. (Ed.Holland, J.F., and Frei, III. E.), Lea & Febiger, Philadelphia, 1974, p.1135.

320. Wheeler, G.P.: Alkylating-agents. In, Cancer Medicine. (Ed. Holland, J.F.,and Frei, III, E.), Lea & Febiger, Philadelphia 1974, p.791.
321. Bier, A.: Quoted in Familiar Medical Quotations. (Ed. Strauss, M.B.), Little Brown & Co., Boston, 1968, p.476.
322. Thomas, L.: Biostatistics in medicine. Science, 198:675,1977.
323. Greenberg, D.: The war on cancer: Official fiction and harsh facts. Science and Governmental Report,Vol. 4, December 1, 1974.
324. Robbins, G.F., Macdonald, M.C., and Pack, G.T.: Delay in the diagnosis and treatment of physicians with cancer. Cancer, 6:624, 1953.
325. Leading Article: If I had. Brit. Med. Jour., 1:874, 1978.
326. Dudley, H.A.F.: If I had carcinoma of the middle third of the rectum. Brit.Med. Jour., 1:1035, 1978.
327. Erikson, E.H.: The golden rule and the cycle of life. In, Hippocrates Revisited. (Ed. Bulger, R.J.), Medcom, N.Y., 1973, p.181.
328. Riggall, F.: Treatment of Cancer. Brit. Med. Jour., 1:1029, 1952
329. Selawry, O.S. and Hansen, H.H.: Lung Cancer. In, Cancer Medicine. (Ed. Holland, J.F., and Frei, III, E.), Lea & Febiger, Philadelphia, 1974,p.1473.
330. Block, J.B.: Drugs for cancer. In, Drugs of Choice 1978-1979. (Ed. Modell, W.), C.V. Mosby, St. Louis, 1978, p.580.
331. Editorial: Osteosarcoma: Advances in treatment or changing natural history? Lancet, 2:82, 1978.
332. Editorial: Hospice care. Lancet, 1:1193, 1978.
333. Medicine: A better way of dying. Time, June 5, 1978, p.55.
334. Kothari, M.L. and Mehta, Lopa A.:. Cancer: Myths and Realities of Cause and Cure. Marion Boyars, London, 1979.
335. Kothari, M.L. and Mehta, Lopa A.: 1st Krebs eine Krankheit? Rowohlt, Hamburg, 1979.
336. Kothari, M.L. and Mehta, Lopa A.: Kanker Fabels en feiten Het,Werelvenster Bussum, Amsterdam 1989.
337. Kothari M.L. & Mehta Lopa A.: The Other Face of Cancer. Other India Press, Goa, 1994.
338. Kothari M.L. & Mehta Lopa A.: Death : A New Perspective on the Phenomena of Disease and Dying. Marion Boyars, London, 1986.

339. Kothari M.L. & Mehta Lopa A.: Living, Dying. Other India Press, Goa, 1996.
340. Inlander C.B., Levin L.L., and Weiner E.: Medicine on Trial: The Appalling Story of Medical Ineptitude and the Arrogance That Overlooks It. Pantheon Books, NY, 1988.
341. Chain E. B.: Futility of the "mass attack" on diseases where knowledge of fundamental biologic facts is lacking. In, Reflections on Research and the Future of Medicine. A symposium and other addresses. (Ed. C. E. Lyght), McGraw Hill, NY, 1966, pp. 167-168.
342. Porter R.: The Greatest Benefit to Mankind: A Medical History of Humanity. W. W. Norton, NY, 1997.
343. Das Gupta D., Kothari M.L., Mehta Lopa A.: Cancer Pain: An Indian Perspective. In, Cancer Pain Management: Principles and Practice. (Ed.:Winston C.V.), Butterworth-Heinemann, Paris, 1997, pp.567-74.
344. Maclean, N.: The Differentiation of Cells. University Park Press, London, 1977.
345. Jose Ortega y Gasset: The Barbarism of Specialization. In, Fourth Man 169 and Future. (Ed. Rashmi Mayur), International Institute of Sustainable Future, Mumbai, 1996, p.115.
346. Eysenck, H.J: Sense and Nonsense in Psychology. Penguin, London, 1957.
347. Jorde, L. B., Carey, J. C. and White, R. L.: Medical Genetics. Mosby, St.Louis, 1995.
348. Brenner S.: Chairman's Closing Remarks. In, Human Genetics: Possibilities and Realities. Ciba Foundation Symposium 66. Excerpta Medica, Amsterdam, 1979, pp.413-414.
349. Luria S.: Quoted in, Epilogue. Genes VI by B. Levin, OUP, Oxford,1997,p.l211.
350. Siniscalco, M.: Human Gene Mapping and Cancer Biology. Loc cit. In, 19, pp.283–307.
351. Wizmerovicz, M., Rose-John, S. and Mackiewicz, A.: Gene therapy of cancer. In, Molecular Aspects of Cancer and its Therapy. (Eds. A. Mack-iewicz and P B Sehgal) Birkhauser Verlag, Basel, 1998, pp.107–150.
352. Begley, S. and Karl, C: One man's quest to cure cancer. Newsweek May 18,1988, pp.49–50A.

353. Cowley, G. and Rogers, A.: Of mice and men. Ibid. pp. 50B-50E.
354. German, C.: An Attack on Aging. Time, January 26,1988, p. 42.
355. Parulkar, G. B.: Heart disease before 80 not God's will but due to our own faults. The Gateway: Bulletin of the Rotary Club of Bombay. 39(47): 1–3, 3 June, 1988.
356. Ghosh, P. Reading the book of life. Outlook, July 10,2000, pp.38–41.
357. News: New Genesis. Down to Earth, July 31,2000, pp.15–16.
358. Zukav, G.: The Dancing Wu Li Masters: An Overview of the New Physics. Bantam New Age Books, NY, 1980.
359. Horgan, J.: The End of Science-Facing the Limits of Knowledge in the Twilight of the Scientific Age. Broadway Books, NY, 1997.
360. Preston, R.: The Hot Zone: A Terrifying True Story. Random House, NY, 1993.
361. Charles, Prince of Wales: Quoted by J M Grange: The human dimension of tuberculosis control. In, Proceedings of International CME on Tuberculosis. (Eds. Pratibha Narang and Mendiratta D K.) Mahatma Gandhi Institute of Medical Sciences, Sevagram, Wardha, 1996, pp.110–120.
362. Bailar, J. C.III, Smith E. M. and Bailar J. C.: Progress against cancer? NEnglJMed, 314:1226–1232,1986.
363. Bailar, J.C.III, and Gornik, H..L: Cancer undefeated. Ibid. 336:1569–1574,1997.
364. Knowles, J.H., ed.: Doing Better and Feeling Worse: Health in the United States. W.W. Norton, NY, 1977.

www.ingramcontent.com/pod-product-compliance
Lightning Source LLC
Chambersburg PA
CBHW060235290526
45789CB00001B/60
9781500217099